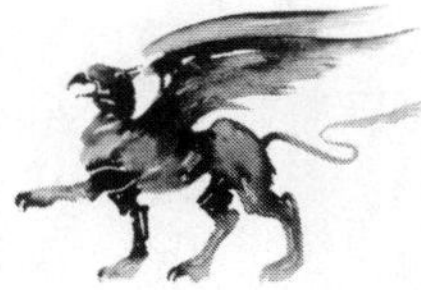

Inge Seiffge-Krenke

Psychoanalytische und tiefenpsychologisch fundierte Psychotherapie mit Jugendlichen

Klett-Cotta

Klett-Cotta
www.klett-cotta.de

Printed in Germany
Schutzumschlag: Roland Sazinger, Stuttgart
Foto: photocase.com /Angela Wittwe
Gesetzt aus der Minion von Kösel, Krugzell
Auf säure- und holzfreiem Werkdruckpapier gedruckt
und gebunden von fgb-freiburger graphische betriebe
ISBN 978-3-608-94440-2

Bibliographische Information Der Deutschen Nationalbibliothek
Die Deutsche Nationalbibliothek verzeichnet diese Publikation in der
Deutschen Nationalbibliographie; detaillierte bibliographische
Daten sind im Internet über <http://dnb.d-nb.de> abrufbar.

Für David und Moritz

Danksagung

Mein erstes Buch über psychoanalytische Psychotherapie bei Jugendlichen entstand 1986. Inzwischen sind über 20 Jahre vergangen. Die Konzeptionen, Vorstellungen und praktischen Umsetzungen der Behandlung von Jugendlichen haben seither eine Weiterentwicklung erfahren, die eine umfassende Neudarstellung nahe legen. Seit In-Kraft-Treten des Psychotherapeutengesetzes 1999 ist die berufliche Grundlage, die Ausbildung von Kinder- und Jugendlichentherapeuten, auf eine neue Basis gestellt. Die Herausforderungen, denen sich Jugendlichentherapeuten stellen, haben sich durch neue Möglichkeiten der Behandlung, aber auch durch den Krankheitswandel, eher erhöht.

Bei der Gestaltung und Fertigstellung dieses Buches haben mich verschiedene Personen unterstützt, denen ich an dieser Stelle herzlich danken möchte. Michelle Huppert und Anna Sidor haben bei der Suche und Zusammenstellung relevanter Literatur zu den Krankheitsbildern und der Qualitätssicherung mitgearbeitet, Hiltrud Kirsch hat verschiedene Exzerpte und eine erste Literaturliste geschrieben. Christian Skaletz war mir bei der Erstellung der Endfassung einschließlich der Graphiken, beim Korrekturlesen und bei der endgültigen Literaturliste eine kompetente Hilfe. Außerdem haben mich Stefan Beher, Susanne Pfaff und Hiltrud Kirsch beim Korrekturlesen unterstützt. Gabriele Stephan, Anne Grothe, Angelika Hübner, Nicole Welter, Tina Mayer und Inka Werner danke ich für die Überlassung von Fallmaterial, das aus unseren Supervisionen stammt. Judith Usiskin, Tony Lee und David Bell haben mir einen lebendigen Eindruck von der gegenwärtigen Arbeit an an der Tavistock Clinic in London vermittelt. Dr. Heinz Beyer vom Klett-Cotta Verlag bin ich dankbar für den Nachdruck, den er auf diese Publikation legte, und die Geduld, die er bis zum Fertigstellen des endgültigen Manuskriptes aufbrachte.

Inhalt

1. Kapitel Einleitung

»Würdest du mir bitte sagen, welchen Weg ich einschlagen muss?«
»Das hängt in beträchtlichem Maße davon ab, wohin du gehen willst«, antwortete die Katze.
»Oh, das ist mir ziemlich gleichgültig«, sagte Alice.
»Dann ist es auch einerlei, welchen Weg du einschlägst«, meinte die Katze.
»Hauptsache, ich komme irgendwohin«, ergänzte sich Alice.
»Das wirst du sicher, wenn du lange genug gehst«, sagte die Katze.

(Carroll, 1865, S. 103).

Seit In-Kraft-Treten des Psychotherapeutengesetzes 1999[1] wurde die Ausbildung von Kinder- und Jugendlichentherapeuten und deren berufliche Grundlage auf eine neue, sichere Basis gestellt. In der Versorgung psychisch kranker Jugendlicher gibt es aber immer noch gravierende Versorgungslücken. Lange Wartelisten und zu späte Therapien führen dazu, dass Jugendliche chronische Störungen entwickeln, in ihrer schulischen und sozialen Entwicklung Beeinträchtigungen erleiden und vermeidbare stationäre Behandlungen und Maßnahmen erforderlich werden. Für diese seit langem bekannte Notlage muss dringend eine Lösung gefunden werden. Der 8. Deutsche Psychotherapeutentag (DPT) forderte daher im Mai 2006 in einer einhellig verabschiedeten Resolution, für Kinder- und Jugendlichentherapie eine Mindestquote von 20 % der Bedarfsplanung vorzusehen. Der Präsident der Bundespsychotherapeutenkammer (BPtK), Rainer Richter, unterstrich, dass Psychotherapie für Kinder und Jugendliche keine »kleine« Psychotherapie sei, die geringere Anforderungen an die Qualifikation stelle als Psychotherapie für Erwachsene. Ob man, wie die Kultusministerkonferenz, bei pädagogischen Grundberufen einen Bachelor-Abschluss für akzeptabel hält oder, wie der Vorstand und die Delegierten der BptK, den Masterabschluss als bundesweit einheitliche Zugangsvoraussetzung für die

[1] Dieses Buch stützt sich auf die Entwicklung in Deutschland. Die Ausbildung und der Zugang zu den Krankenkassen sind in anderen deutschsprachigen Ländern wie der Schweiz und Österreich weniger formalisiert und festgelegt; die theoretischen Grundlagen und das praktische Vorgehen sind jedoch weitgehend vergleichbar.

Ausbildung zum Kinder- und Jugendlichen-Psychotherapeuten fordert – eine qualitätsgesicherte Versorgung von Jugendlichen setzt eine fundierte Aus- und Weiterbildung voraus. Auch die Tatsache, dass bei der Beratung der neuen Psychotherapierichtlinien die Psychotherapie als ganzheitlicher Ansatz erhalten bleiben soll und eine indikations- oder störungsspezifische sozialrechtliche Zulassung abgelehnt wird, ist für Jugendlichentherapeuten von besonderer Bedeutung.

Dieses Buch hat sich zum Ziel gesetzt, auf dem Hintergrund von analytischen Theorien, Forschungsbefunden und analytischer Praxis einen Beitrag zu wesentlichen Arbeitsschwerpunkten von Jugendlichen-Psychotherapeuten zu leisten. Bereits 1905 hatte Freud (1905a) auf die Bedeutung der Pubertät für die Triebentwicklung, Anna Freud 1936 auf ihren Einfluss auf die Ich-Entwicklung und insbesondere auf die Abwehr hingewiesen. Publikationen zur Psychotherapie in dieser Altersphase blieben aber zunächst noch spärlich, und es ist auch nicht zur Entwicklung verschiedener behandlungstechnischer Schulen gekommen, wie wir es in der Kinderanalyse beobachten konnten. Seit Anna Freuds bahnbrechender »Einführung in die Technik der Kinderanalyse« (1927) ist intensiv und kontrovers über die analytische Behandlung von Kindern diskutiert worden; die Behandlung psychischer Störungen in der Adoleszenz hingegen blieb bis in die 80er Jahre weitgehend »ein weißer Fleck auf der psychoanalytischen Landkarte« (Müller-Pozzi, 1980, S. 339).

In den letzten 20 Jahren hat sich allerdings das theoretische Interesse an dieser Entwicklungsphase verstärkt. Auch die therapeutische Vorgehensweise in der Behandlung von Jugendlichen hat sich stark verändert, und zwar auf Grund von drei Entwicklungen, die Cohen (1997) wie folgt beschreibt:

1. Eine größere Differenzierung in den ätiologischen Faktoren, die das Verständnis des Einflusses von Entwicklungsfaktoren hervorgebracht und dazu geführt haben, dass diese verstärkt in der therapeutischen Arbeit benutzt werden.
2. Jugendlichentherapeuten arbeiten verstärkt mit einer Balance zwischen externen und internen Faktoren, die den Jugendlichen beeinflussen.
3. Neuere entwicklungspsychologische und entwicklungspsychopathologische Untersuchungen über Jugendliche, die psychoanalytisch beeinflusst sind, haben das Denken und Verhalten von Therapeuten stark beeinflusst.

Die Herausforderungen, denen sich Jugendlichentherapeuten gegenübersehen, haben sich durch neue Möglichkeiten der Behandlung, aber auch durch den Krankheitswandel, eher erhöht. Jugendliche Patienten heutzutage unterscheiden sich deutlich von jenen, die noch vor 20, 30 Jahren oder gar zu Beginn des vorigen Jahrhunderts therapiert wurden. Dieser Krankheitswandel hängt auch mit gesamtgesellschaftlichen Veränderungen zusammen, wie ich in diesem Buch belegen will. Wesentliche Impulse zur Beachtung der Realität – im Vergleich zu den unbewussten Phantasien – kamen von der Bindungsforschung. Sie sollen in den nächsten Kapiteln dargestellt werden, ebenso wie entwicklungspsychopathologische Befunde, die von besonderer klinischer Relevanz sind.

Fragen der Behandlungstechnik jugendlicher Patienten wurden, historisch gesehen, häufig zusammen mit Fragen der Behandlungstechnik bei Kindern abgehandelt, als gäbe es keine entwicklungspsychologischen Unterschiede. Genuin jugendtherapeutische Gesamtdarstellungen nahmen aber in den folgenden Jahren zu (z. B. Blos, 2001; Mâle, 1976; Laufer & Laufer, 1984; Seiffge-Krenke, 1986; Perret-Catipovic & Ladame, 1998; du Bois & Resch, 2005). Aus diesen Gründen werden Fragen der Behandlungstechnik und verschiedene Behandlungsmethoden in diesem Buch einen besonderen Schwerpunkt ausmachen.

Schon die Klärung der Indikation zur Eignung eines Jugendlichen für eine psychoanalytische Behandlung stellt den Therapeuten vor besondere Aufgaben, da es nicht immer einfach ist, eine passagere Entwicklungskrise von einer eigentlich behandlungsbedürftigen Störung zu unterscheiden. Zu dieser Unsicherheit mag beigetragen haben, dass die Psychoanalyse – anders als die Psychologie – das Konzept der Adoleszenzkrise beibehalten hat und ein gewisses Adoleszenzkolorit zur Meisterung des Übergangs für prognostisch eher günstig hält. Ist eine analytische oder tiefenpsychologisch fundierte Behandlung angezeigt, so geht es, auch wenn Abweichungen der klassischen analytischen Technik angewandt werden, um das Benennen und Zuordnen von Gefühlen, um korrigierende emotionale Erfahrungen, aber auch um Deuten und Durcharbeiten von Übertragung und Widerstand in einem festen Rahmen. Es gab von Anbeginn kritische Stimmen, die eine analytische Therapie zur Zeit der Adoleszenz für kontraindiziert hielten und der Meinung waren, Patienten in der Latenz und im jungen Erwachsenenalter seien besser geeignet (vgl. Eissler, 1966; Gitelson, 1952). Doch es gab auch immer schon den Optimismus (A. Freud, 1960, 1970), aufgrund einer präzisen Analyse der gesunden Ich-Anteile des jugendlichen Patienten, seines Leidensdrucks, der Behandlungsmotivation und seiner Fähigkeit, ein Arbeitsbündnis einzugehen, eine analytische Behandlung zu empfehlen.

In Anbetracht der Möglichkeit, die »zweite Chance« zur grundlegenden Veränderung der psychischen Struktur (Blos, 2001) zu nutzen, ist die analytische Behandlung von Jugendlichen aber auch eine große Aufgabe, die die Kompetenz von Therapeuten herausfordert. Ein Kapitel dieses Buches wird sich daher Fragen der Professionalisierung (Wer sind wir? Was macht einen »hinreichend guten« Jugendlichentherapeuten aus?) widmen. Die später zusammengetragenen Evaluationsstudien unterstreichen, dass diese Altersgruppe sehr von einer solchen Therapie profitiert; die Effektstärken liegen nur wenig unter denen für Erwachsenenbehandlungen.

Eine den Psychotherapierichtlinien entsprechende analytische oder tiefenpsychologisch fundierte Behandlung von Jugendlichen kann sich – wie in weiteren Kapiteln dieses Buches nachgewiesen werden soll – in ihrem Verlauf und in behandlungstechnischer Hinsicht sehr von einer Erwachsenenbehandlung unterscheiden, und ihr oft abruptes Ende stellt ein zusätzliches Moment der Verunsicherung für Therapeuten dar. Aus diesen Gründen ist es besonders wichtig, die entwicklungspsychologischen Basisdaten dieser Entwicklungsphase zu kennen, konturieren sie doch den Hintergrund, vor dem sich der analytische Prozess zwischen Therapeuten und jugendlichem Patienten entfaltet. Daher werden nach einer Darstellung analytischer Theorien und Ansätze zur Illustrierung und Präzisierung Befunde der Entwicklungspsychologie und Entwicklungspsychopathologie des Jugendalters dargestellt.

Wenn im Folgenden aus Gründen der Vereinfachung der Begriff des »Adoleszenten« verwendet wird, so umgreift er ganz unterschiedliche Entwicklungsabschnitte. Die Differenzierung in frühe, mittlere und späte Adoleszenz mit ihren ganz unterschiedlichen Anforderungen und Problemen findet sich einheitlich in der entwicklungspsychologischen und analytischen Theorienbildung und wird untermauert durch empirische Befunde. Er ist für die Indikationsstellung und den weiteren Behandlungsverlauf von Bedeutung, beeinflusst auch die Elternarbeit und hat Einfluss auf die regelmäßige Teilnahme bzw. den Behandlungsabbruch.

Neuere entwicklungspsychologische Forschung hat darüber hinaus gezeigt, das frühere Konzepte einer prolongierten oder sogar pathologisch prolongierten Adoleszenz (Blos, 1954) nicht mehr zutreffend sind, sondern dass das Auftreten eines neuen, bislang unbekannten Entwicklungsabschnitts zwischen Jugendalter und Erwachsenenalter (»emerging adulthood«) heute die Regel ist und für Jugendlichen-Psychotherapeuten die Behandlung von jungen Menschen jenseits des 20. Lebensjahres einschließen kann – ein Aspekt, der gesundheitspolitisch noch umgesetzt werden muss.

Insgesamt wird in diesem Buch durch die Integration vielfältiger interdisziplinärer Theorien und Befunde, durch die Illustration in Form von Falldarstellungen und den Fokus auf wesentliche Arbeitsschwerpunkte (wie Diagnostik, Gutachtenerstellung, Eingehen auf und Arbeiten an der therapeutischen Beziehung, Umgang mit technischen Fragen in der Jugendlichenbehandlung, Elternarbeit und Qualitätssicherung) Jugendlichentherapeuten in der Ausbildung und bei ihrer praktischen Arbeit ein komplexer theoretischer Rahmen, ein hilfreiches Gerüst an Einsichten und Techniken angeboten.

2. Kapitel Das Jugendalter aus psychoanalytischer und entwicklungspsychologischer Sicht

Die altersmäßige Umgrenzung des Jugendalters als Entwicklungsabschnitt ist nicht einfach. Während der Beginn der Adoleszenz noch relativ eindeutig das Alter von 12 bis 13 Jahren umfasst, bereitet die Bestimmung der obersten Grenze zunehmend Schwierigkeiten. In der entwicklungspsychologischen Forschung wurde vor einigen Jahren ein neues, eigenes Stadium zwischen später Adoleszenz und jungem Erwachsenenalter entdeckt, »emerging adulthood« (Arnett, 2000). Auch nach psychoanalytischer Auffassung ist das Ende der Adoleszenz unbestimmt; es ist erreicht, so Freud (1905a), wenn das Individuum ein nichtinzestuöses Liebesobjekt gefunden hat – ein schwierig zu definierendes Kriterium.

Während sich in psychologischen Theorien in den letzten Jahrzehnten die Sicht von der kontinuierlichen Ablösung durchgesetzt hat, finden wir in psychoanalytischen Ansätzen über einen Zeitraum von 100 Jahren ein Verständnis von Adoleszenz, in dem die Unterbrechung der bisherigen Entwicklung und der durch starke Affekte begleitete Objektwechsel als charakteristisch angesehen werden. Orientiert am historischen Verlauf werden in diesem Kapitel zunächst die Konzeptionen der klassischen Vertreter psychoanalytischer Adoleszenztheorien wie Sigmund und Anna Freud sowie die Reflexion ihrer Ansätze in älteren analytischen Arbeiten vorgestellt. Daran schließt sich das Fünfphasenmodell von Peter Blos an, das, 1962 in Englisch publiziert, bis heute als das Standardwerk über Adoleszenz gilt. Dann werden die Objektbeziehungstheorien und die Selbstpsychologie dargestellt, deren Ideen, obwohl sie keinen eigenständigen Beitrag zur Theorie der Adoleszenz geleistet haben, bis heute in den meisten aktuellen analytischen Konzeptionen vertreten werden. Die Bindungstheorie stellt ein Bindeglied zwischen Psychoanalyse und Entwicklungspsychologie dar und wird, da zu ihr viele wichtige empirische Befunde vorliegen, im Rahmen der Vorstellung entwicklungspsychologischer Befunde und Theorien erörtert. Schließlich geht es um Beziehungsentwicklung, Körperkonzept, Identität und Stressbewältigung des Jugendlichen, die in den Rahmen der Familienentwicklung in dieser Altersphase eingebettet sind.

Frühe analytische Ansätze: Von Freud zu Blos

Im Folgenden wird auf ältere psychoanalytische Arbeiten über diesen Entwicklungsabschnitt, z. B. die von Sigmund Freud, von Anna Freud und Erik H. Erikson, nur kurz eingegangen, da ihre Bekanntheit vorausgesetzt werden kann (vgl. auch Seiffge-Krenke, 2003a). Etwas ausführlicher wird die Theorie von Peter Blos dargestellt, der sich besonders um eine Differenzierung in einzelne Entwicklungsabschnitte und ihre speziellen Aufgaben bemüht hat.

Sigmund Freud: Adoleszenz als »natürliche Neurose« und die endgültige Lösung des Ödipuskomplexes

Das psychoanalytische Studium der Adoleszenz begann bekanntlich 1905 mit dem entsprechenden Kapitel in den »Drei Abhandlungen zur Sexualtheorie«, in denen Sigmund Freud das Erreichen einer endgültigen Sexualorganisation als entscheidendes Charakteristikum dieser Entwicklungsphase herausstellte. Die dort von ihm vertretene Sicht, die Adoleszenz sei vor allem eine *Neuauflage ödipaler Probleme*, hatte weit reichende Konsequenzen und wurde erst knapp 50 Jahre später in ihrer starken Generalisierung von Spiegel (1951) hinterfragt. Die relativ geringe Bedeutung, die Freud der Erforschung der Pubertät beimaß, wird auf sein Interesse an der Klärung der Triebentwicklung in der frühen Kindheit als einer wesentlichen Bedingung der Persönlichkeitsentfaltung zurückgeführt. Die Pubertät war für Freud eine Spätphase der Triebentwicklung, in der lediglich eine Umorganisation des Trieblebens im Sinne der Auflösung und Veränderung bereits zuvor bestehender Abwehrhaltungen und Charakterzüge stattfindet. In wesentlichen Zügen wiederholt die Adoleszenz nach Freud den Ödipuskomplex und muss ihn endgültig lösen. Um das Ziel der reifen Sexualität zu erreichen – nach Freud die Unterordnung der erogenen Zonen unter das Genitalprimat und die Anerkennung der Fortpflanzungsfunktion des Sexualtriebes – hat der Jugendliche mehrere Entwicklungsaufgaben zu bewältigen: Er muss den Ablösungsprozess von den Eltern vollziehen, also auf inzestuöse Objektbesetzungen verzichten, sowie gleichgeschlechtliche Neigungen aufgeben, also heterosexuelle Objekte wählen.

Freud war sich der Krisenhaftigkeit, die mit diesen Umgestaltungen verbunden ist, durchaus bewusst. So schreibt er 1912 (S. 370), dass

> »infolge des Erreichens eines gewissen Lebensabschnittes und im Anschluss an gesetzmäßige biologische Vorgänge die Quantität der Libido im seelischen Haushalt eine Steigerung erfahren hat, welche für sich allein hinreicht, das Gleichgewicht der Gesundheit umzuwerfen und die Bedingungen der Neurose herzustellen. Das bedeutet also eine spontane Entstehung ohne neurotische Disposition und ohne vorausgehendes Psychotrauma.«

Freuds Sichtweise der »zweiten ödipalen Phase« war sehr einflussreich. Noch 1922, 17 Jahre nach dem Erscheinen der »Drei Abhandlungen«, publizierte Ernest Jones eine Arbeit, in der er es als ein Gesetz beschrieb, dass die Adoleszenz im Wesentlichen die frühe Kindheit rekapituliert. In den folgenden Jahren haben Siegfried Bernfeld (1923), Alfred Adler (1927) und August Aichhorn (1925) von einer eher praktischen Seite her zum Verständnis von Jugendlichen beigetragen. Bernfelds Beitrag zur analytischen Theorie bestand in der Beschreibung eines spezifischen Typus männlicher Jugendlicher, des protrahierten Typus, der weit über die normale Altersstufe hinaus adoleszente Verhaltensweisen beibehält. Seine Ideen sind heute vor dem Hintergrund der neuen Phase des »emerging adulthood« besonders interessant. Erst sehr viel später sollte Blos (1965) in einem Beitrag über das initiale Stadium bei männlichen Jugendlichen eine Ergänzung zum spezifischen Ablauf der Adoleszenz beim männlichen Geschlecht liefern. Der Ablauf der frühen Adoleszenz bei Mädchen wurde von Helene Deutsch (1944) beschrieben. Aichhorns Arbeiten haben bekanntlich wesentlich zum Verständnis dissozialer und delinquenter Jugendlicher beigetragen, wobei vor allem sein behandlungstechnisches Vorgehen von Einfluss war.

Anna Freud: Entidealisierung der Eltern, Trauerarbeit und jugendspezifische Abwehrmechanismen

Anna Freud beschäftigte sich eingehender als ihr Vater mit diesem Entwicklungsabschnitt und hob seine Bedeutung für die Charakterentwicklung hervor. 1936 veröffentlichte sie zwei Aufsätze, »Das Ich und das Es in der Pubertät« und »Triebangst in der Pubertät«, in denen sie die konfliktträchtige und quantitative Veränderung der Triebe mit dem Eintritt in die Pubertät belegt. Für sie bedeutet

> »die Pubertät ihrem Wesen nach die Unterbrechung einer Periode friedlichen Wachstums, […] das Weiterbestehen von innerem Gleichgewicht und

Harmonie dagegen eine abnorme, nicht eine normale Erscheinung, die dringend einer Behandlung bedarf« (A. Freud, 1960, S. 21).

Die Ausprägung des Adoleszenzkonfliktes ist abhängig von der Stärke der Es-Impulse (bestimmt durch physiologische und endokrinologische Prozesse), von den Fähigkeiten des Ichs, sich der Triebkraft zu widersetzen oder sich ihr auszuliefern, und von der Wirksamkeit und Natur der Abwehrmechanismen. Erschwert wird die Stellung des relativ schwachen Ichs gegenüber dem relativ starken Es auch durch die abnehmende elterliche Unterstützung.

Anna Freud hält die Verlagerung libidinöser Besetzungen der Elternrepräsentanzen auf nichtinzestuöse Objekte für das zentrale Problem der Adoleszenz. Sie macht eine spezielle Trauerarbeit erforderlich, die an einen realen Objektverlust erinnert. Dabei ist unerheblich, ob der Jugendliche noch im Elternhaus wohnt oder sich bereits räumlich von den Eltern separiert hat. Entscheidend ist, dass Jugendliche eine Entidealisierung ihrer Eltern vornehmen müssen. Anna Freud betont auch das Gefahrenmoment der präödipalen und ödipalen Liebesobjekte, die immer wieder Ursache Angst erregender Phantasien sind. Im idealen Fall reduzieren sich Angst und Schuldgefühle mit dem Abzug von Besetzungen. Zur Bewältigung der Ängste setzt das Ich alle ihm zur Verfügung stehenden Abwehrmechanismen aus jeder Entwicklungsstufe ein. Im Einzelnen unterscheidet Anna Freud (1958, S. 269):

1. *Abwehr gegen infantile Bindungen* durch Verschiebung der Libido auf andere Objekte (abrupte Besetzung außerfamiliärer Objekte wie Freunde, Bandenführer etc.) bzw. durch Verkehrung eines Affektes in sein Gegenteil (Verleugnung von positiven Gefühlen, Verkehrungen ins Gegenteil mit provokantem, aggressivem Verhalten);
2. *Abwehr gegen triebhafte Impulse* durch Askese (den Versuch, jegliche Triebbefriedigung zu unterdrücken; dazu gehören auch physiologische Bedürfnisse wie Schlaf und Nahrung) bzw. durch Intellektualisierung (der gedanklichen Meisterung der Triebwünsche, die sich oft in endlosen Diskussionen über abstrakte politische Themen äußert).

Aus den Ausführungen Anna Freuds wird ersichtlich, dass sie den Abwehrkämpfen des Ichs besondere Bedeutung für die Charakterbildung – bzw. im Fall einer Störung der normalen Entwicklung für die Symptombildung – zumisst. Dabei hebt sie besonders die Abwehrmechanismen der *Askese* und der *Intellektualisierung* als für das Jugendalter charakteristisch hervor. Da sich diese Abwehrmechanismen gegen Triebabkömmlinge aus allen prägenitalen Phasen richten müssen, ist das pathologische Erscheinungsbild des Jugendlichen variabel und unberechenbar; es »erinnert uns an neurotische und psychotische Symptome oder dissoziale Erscheinungen und ist oft kaum zu unterscheiden von den Anfangszuständen, den frustranen Formen und den Grenzfällen zur Geisteskrankheit« (A. Freud, 1960, S. 13). Fluktuationen zwischen extremen Gegensätzen – wie Ablehnung vs. Erfüllung eigener Triebimpulse, Hass vs. Liebe zu den Eltern, Auflehnung vs. Abhängigkeit von den Eltern, idealistisches, selbstloses vs. egozentrisches, berechnendes Verhalten – sind ihrer Auffassung nach für Personen anderer Altersgruppen hochgradig auffällig, für Jugendliche aber angemessen und durchaus normal. Dieser Umstand lässt eine Differentialdiagnose zwischen jugendtypischem »Aufruhr« und wirklicher Pathologie zum Problem werden (A. Freud, 1958).

Wichtig ist auch das Konzept der *Entwicklungslinien*, das sich teilweise aus dem diagnostischen Profil ergibt. Anna Freud (1965) hat darauf hingewiesen, dass Imbalancen der Entwicklungslinien relativ häufig sind. Dabei handelt es sich etwa um die Entwicklungslinie von der Abhängigkeit zur emotionalen Selbstständigkeit und zu erwachsenen Beziehungen, von einem mit der Mutter geteilten Körper zu eigener Verantwortlichkeit im Körperlichen oder von der Egozentrizität zur Kameradschaft und Freundschaft.

Jeanne Lampl-de Groot (1965) hat die Ansätze von Anna Freud weiter ausgearbeitet. Sie streicht besonders die nach innen gekehrte Aggression beim Trauerprozess heraus und macht darauf aufmerksam, dass der Jugendliche nicht nur seine alten Liebesobjekte aufgeben, sondern sich zugleich von einem Teil der eigenen kindlichen Persönlichkeit lösen muss. Wesentliche Teile des Ichs, das Ich-Ideal, gehen durch diesen Ablösungsprozess verloren und müssen neu aufgebaut werden. Hinsichtlich der Suche nach neuen Liebesobjekten differenziert sie daher zwischen neuen Liebesobjekten (wie Freunden, Gruppenleitern), die der Jugendliche relativ leicht gewinnen kann, und neuen Idealen, die weitaus schwerer zu finden sind.

Für Spiegel (1951) haben die jugendspezifischen Abwehrmechanismen der Askese und der Intellektualisierung vor allem die Funktion, traumatische Situationen im Zusammenhang mit dem Ablösungsprozess zu verhindern. Der erhöhte Narzissmus dieser Entwicklungsphase findet seinen Ausdruck auch in einer erhöhten Masturbationsrate. Männliche Jugendliche erlangen nun eine narzisstische Wertschätzung des Penis, die das gesamte weitere Leben erhalten bleibt. Mit dem

Erreichen des genitalen Primats kann man seiner Beobachtung nach zugleich einen definitiven Entwicklungsfortschritt in den Ich-Leistungen, vor allem der Realitätsprüfung und der intellektuellen Entwicklung, ausmachen. Auch die Kreativität der Jugendlichen hängt indirekt mit den Besetzungsverschiebungen zusammen. Erst zum Ende der Adoleszenz erwirbt der Jugendliche ein stabiles Gleichgewicht von narzisstischer Besetzung und Objektbesetzung, wie es für Erwachsene charakteristisch ist (Spiegel, 1958).

Erikson: Identitätsentwicklung und die Notwendigkeit eines Moratoriums

Im Gegensatz zu klassischen Vertretern psychoanalytischer Theorien stellen die Neofreudianer nicht verschiedene Organisationsformen der Libido in den Vordergrund, sondern betonen, dass soziale Faktoren die Entwicklung und die Es-Impulse beeinflussen. Insbesondere die Arbeiten Eriksons (1950; 1956; 1970/2003) verdeutlichten, dass das Phänomen der Adoleszenz nicht nur durch eine Zunahme der Triebimpulse begründet werden kann, sondern eine psychosoziale Notwendigkeit darstellt, die wesentlich zur Integration des Individuums in die Gesellschaft beiträgt. Durch die Postulierung von acht psychosozialen Phasen der Ich-Entwicklung, die sich über den Zeitraum von der Geburt bis ins hohe Alter erstrecken, erweitert er die Auffassung Freuds, für den die Persönlichkeitsentwicklung auf die kindlichen Phasen beschränkt blieb. Für Erikson entwickelt sich die Persönlichkeit demnach kontinuierlich während aller Phasen des Lebens weiter. In jeder der acht Entwicklungsstufen hat das Individuum einen typischen Konflikt zu lösen, dessen befriedigende Bewältigung und dessen Integration in die nächstfolgende Stufe die Voraussetzung für eine gesunde Entwicklung des Ichs und der Ich-Identität bilden.

Die Adoleszenz, als fünfte seiner Grundphasen, wird durch die Antithese von *Identität* vs. *Identitätsdiffusion* charakterisiert. Er weist darauf hin, dass Jugendliche in unserer hoch technisierten Welt, die eine längere Ausbildungszeit erfordert, eines Moratoriums bedürfen, bevor sie als junge Erwachsene endgültig eine spezialisierte Arbeit ergreifen können und zur *Intimität* fähig sind (Erikson, 1970/2003). Die endgültige Identität, wie sie am Ende der Adoleszenz feststeht, schließt die Auseinandersetzung mit allen bedeutsamen Identifizierungen der Vergangenheit ein, aber sie verändert diese auch und integriert diese zu einem einzigartigen zusammenhängenden Ganzen. Dass diese Integration eine schwierige Leistung der Ich-Synthese darstellt, die nicht ohne Konflikte und Krisen abläuft, verdeutlicht das folgende Zitat:

> »Es ist nicht immer einfach, sich daran zu erinnern, dass – trotz der Ähnlichkeit der Reifungs-Symptome und -episoden mit neurotischen und psychotischen Symptomen und Episoden – die Adoleszenz kein Leiden ist, sondern eine *normative Krise*, das heißt eine normale Phase erhöhten Konfliktes, gekennzeichnet sowohl durch scheinbare Schwankungen in der Ich-Stärke wie durch ein hohes Wachstumspotential. […] Im Gegensatz zu neurotischen und psychotischen Krisen sind *normative Krisen* reversibler oder, besser gesagt, überstehbarer und zeichnen sich durch eine Überfülle an zur Verfügung stehender Energie aus, die zweifellos zwar ruhende Ängste erweckt und neue Konflikte erregt, aber auch neue und erweiterte Ich-Funktionen bei der Suche nach und im spielerischen Engagement mit neuen Möglichkeiten und Verbindungen unterstützt« (Erikson, 1970/2003, S. 167 f.).

Die Weiterentwicklung der Identität geschieht also in einer Phase, die Erikson als »normative Krise« bezeichnet. Mit Identitäts- oder Rollendiffusion sind dagegen für den Heranwachsenden problematische Entwicklungsverläufe gemeint. Erikson (1970/2003) sieht im ideologischen Potential einer Gesellschaft, das dem Jugendlichen ermöglicht, sich mit neuen Rollen zu identifizieren und systemimmanente Werte zu akzeptieren, eine wichtige Hilfe bei der Identitätsbildung. Das Moratorium ist eine relativ neue gesellschaftliche Erfindung der letzten 100 Jahre; zuvor waren Jugendliche unterschiedslos mit der Welt der Erwachsenen vermischt und hatten Erwachsenenaufgaben zu erfüllen (Ariès, 1975). Damit kommt Erikson den Theorien, die in der Entwicklungspsychologie unter anderem auf der Grundlage umfangreicher Studien gegenwärtig vorherrschen, sehr nahe.

Das Fünfphasenmodell der Adoleszenz von Peter Blos

Zu den umfassendsten psychoanalytischen Arbeiten über die Adoleszenz zählt das 1962 in den USA (1973 in deutscher Sprache) erschienene Buch von Peter Blos, das mehrere deutsche Auflagen durchlief (zuletzt 2001, 7. Auflage). Bis heute ist es das Standardwerk über die psychoanalytische Theorie der Adoleszenz geblieben. Blos versucht, den Übergang von der Kindheit zum Erwachsenenalter durch Differenzierung von fünf mehr oder weniger deutlich voneinander abgesetzten Phasen der psychischen Entwicklung überschaubarer zu machen, wobei er auch ältere analytische Arbeiten wie die von Anna Freud oder Siegfried Bernfeld als

Belege heranzieht. Die Altersangaben sind als grobe Orientierungsmarken zu verstehen.

Präadoleszenz: Zunahme des Triebdrucks, Banden-Stadium und Tomboy-Verhalten. Während der Präadoleszenz (etwa 10. bis 12. Lebensjahr) bewirkt die Zunahme des Triebdruckes eine wahllose Besetzung aller libidinösen und aggressiven Befriedigungsarten, die dem Kind in seinen früheren Lebensjahren zur Verfügung gestanden haben. Nahezu jedes Erlebnis – z. B. Zorn, Furcht, sportliche Betätigung – kann sexuell stimulierend wirken. Die Genitalien dienen als unspezifisches Organ der Spannungsabfuhr; erst ab der Adoleszenz werden sie ihre exklusive Empfindsamkeit für zumeist heterosexuelle Reize erhalten. Die quantitative Triebzunahme führt zu einem mehr oder weniger starken Wiederaufleben der Prägenitalität. Jugendliche in diesem Entwicklungsabschnitt haben Spaß an schmutzigen Worten und analen Witzen, waschen sich ungern, machen gerne Geräusche nach und verhalten sich häufig oral gierig (Blos, 2001).

Als Konsequenz der verstärkten Triebzunahme werden Abwehrmechanismen wie Verdrängung, Reaktionsbildung, Verschiebung etc. verstärkt eingesetzt. Zugleich entwickelt der Präadoleszente Tätigkeiten, die ihm in der Gruppe der Gleichaltrigen Anerkennung und Prestige verschaffen (z. B. Sammeln von Briefmarken und Münzen). In diesem Alter tritt auch die Sozialisierung der Schuld auf. Das Phänomen der geteilten oder projizierten Schuldgefühle ist einer der Gründe für die wachsende Bedeutung der Gruppenzugehörigkeit. Natürlich glückt die Abwehr nicht vollkommen, und so finden wir in der Präadoleszenz eine Reihe von Symptomen, die als Spannungsventile anzusehen sind, wie Magen- und Kopfschmerzen, Nägelknabbern, Herumbeißen auf den Lippen, Herumspielen an den Fingern, den Haaren sowie erhöhte motorische Unruhe.

Die Hauptaufgabe dieser Phase stellt der schwierige und langwierige Ablösungsprozess von der Mutter dar. Die typischen Bewältigungs- und Aktivitätsformen von Jungen und Mädchen unterscheiden sich auffallend: Jungen zeigen eine mädchenfeindliche Einstellung. Sie meiden Mädchen bzw. setzen sie herab, necken sie und verhalten sich angeberisch, wenn sie mit ihnen zusammen sind. Bei den Mädchen ist diese Phase durch einen Aktivitätsschub *(Tomboy-Verhalten)* gekennzeichnet, indem jungenhaftes Benehmen einen Höhepunkt erreicht. Blos (2001) erklärt das Verhalten der Jungen durch das Wiederauftauchen der Kastrationsangst; das der Mädchen, ähnlich wie Helene Deutsch (1944), durch eine Verleugnung der Weiblichkeit. Passive Bestrebungen werden bei beiden Geschlechtern überkompensiert. Häufig haben Jungen in diesem Alter Größenideen; das Thema des Tötens, Unterwerfens, Demütigens taucht in endlosen Variationen auf. Dies wird verstärkt durch das Zusammensein in gleichgeschlechtlichen Peergruppen *(Banden-Stadium)*. Es handelt sich Blos' Beobachtungen zufolge hier um Neid und Rivalität gegenüber Frauen, die abgewehrt werden.

In einer früheren Arbeit (Blos, 1965) führt er aus, dass bei männlichen Jugendlichen die erhöhte Risikofreudigkeit und Unfallneigung als Versuche zu werten sind, der Kastrationsangst zu begegnen. Der entscheidende Unterschied zwischen männlichen und weiblichen Jugendlichen in diesem Stadium besteht darin, dass Mädchen ihre Prägenitalität wesentlich stärker verdrängen. Bis auf das jungenhafte Benehmen verhalten sie sich angepasst und ruhig und zeigen eine Neigung zum Tuscheln und zu Geheimnissen (Mack Brunswick, 1940). Das so genannte Tomboy-Verhalten des präadoleszenten Mädchens wurde von Katherine Dalsimer (1979) ausführlich beschrieben.

Frühadoleszenz: Homosexuelles Durchgangsstadium, Agieren und Ich-Ideal. Im Stadium der Frühadoleszenz (etwa 13 bis 14 Jahre) beginnen der Trennungsprozess von den frühen Objektbindungen und die Hinwendung zu libidinösen, extrafamiliären Objekten. Der besondere Charakter der frühen Adoleszenz liegt so in der Absetzung der inzestuösen Liebesobjekte und als Folge davon in der frei werdenden Objektlibido, die auf neue Unterbringung drängt. Die Suche nach einem neuen Objekt folgt zunächst noch einem narzisstischen Schema: Man schließt Freundschaft mit Gleichaltrigen, an denen man ein bestimmtes Charakteristikum besonders liebt, das man selbst gern hätte. Aus diesem Grunde sind Freundschaftsbeziehungen in diesem Altersabschnitt latent oder manifest homosexuell: Der Freund übernimmt Teile des Ich-Ideals als Substruktur des Ichs. Jede Diskrepanz zwischen Ich-Ideal und Selbstrepräsentation empfindet der Jugendliche als Minderung seiner Selbstwertschätzung und begegnet ihr mit paranoiden Abwehrmechanismen, die als typisch für diese Phase angenommen werden (Blos, 1965). Ein Grund für die Beendigung einer solchen homosexuell getönten exklusiven Freundschaft sind daher auch unvermeidliche Frustrationen, in denen der Freund auf gewöhnliche Proportionen schrumpft. Typisch für eine solche frühadoleszente Freundschaft zwischen Jungen, in der sich Idealisierung und Erotik verbinden, ist jene zwischen Tonio Kröger und Hans Hansen in Thomas Manns »Tonio Kröger«.

Bei den frühadoleszenten Mädchen finden wir sehr enge und intime gleichgeschlechtliche Freundschaften. Hinzu kommt eine typische Form der Idealisierung bei weiblichen Jugendlichen: Der Schwarm, eine idealisierte und erotische Beziehung, die sich auf ältere Männer und Frauen beziehen kann. Eindrucksvolle Beispiele dazu gibt Karen Horney in ihren Jugendtagebüchern (Seiffge-Krenke & Kirsch, 2002). Das Objekt einer solchen Schwärmerei wird passiv geliebt mit dem Ziel, ein wenig seiner Aufmerksamkeit und Zuneigung zu erlangen. Stärker als bei den erotisch getönten Jugendfreundschaften dieser Altersstufe tritt der passive und masochistische Charakter (das Quälen, die Sehnsucht) hervor, die Bisexualität wird weniger verdrängt. Das Nachlassen der bisexuellen Tendenz bei beiden Geschlechtern zeigt dann den Eintritt in die eigentliche Adoleszenz an.

Interessant sind in diesem Zusammenhang die Ausführungen von Laufer (1964) über das *Ich-Ideal* in der Adoleszenz. Laufer unterscheidet zwischen den verschiedenen Komponenten des Ich-Ideals, die aus den Identifizierungen mit wichtigen Bezugspersonen stammen. Seinem Verständnis nach dient das Ich-Ideal in diesem Entwicklungsabschnitt vor allem der Stärkung der Beziehung zum gleichgeschlechtlichen Elternteil. Die Identifizierungen mit ihm haben im Wesentlichen defensiven Charakter, d. h. sie dienen vor allem der Abwehr negativer ödipaler Bestrebungen. Laufer spricht deshalb von einem Pseudo-Ich-Ideal.

Im Vergleich zur Präadoleszenz, deren Thema in der Auseinandersetzung mit der aktiven Mutter liegt, ist die Entwicklung nun so weit fortgeschritten, dass eine Identifizierung mit dem gleichgeschlechtlichen Elternteil im Vordergrund steht. Charakteristisch für diesen Entwicklungsabschnitt ist auch das von Blos (1964) beschriebene *Agieren* (vgl. auch Kapitel 7). Auf dem Wege der Aktion, einer spezifischen Form des Erinnerns, kann sich »die Synthese der Vergangenheit mit der Gegenwart und der erwarteten Zukunft vollziehen« (Blos, 1964, S. 128). In diesem Sinn dient das Agieren der progressiven Entwicklung des Jugendlichen, nämlich dem Wiederherstellen der historischen Ich-Kontinuität. Im Agieren ist aber auch der Versuch des Jugendlichen zu erkennen, die Aufmerksamkeit anderer zu gewinnen und als Individuum anerkannt zu werden. Die Phase des »adoleszenten Experimentierens« besteht so lange fort, bis der Heranwachsende fähig ist, seine eigenen Gedanken zu analysieren und Theorien zu bilden (Stadium der formalen Operationen nach Piaget & Inhelder, 1972), was das »*Probehandeln* im Denken und das Agieren entbehrlich macht« (Blos 1964, S. 128).

Mittlere Adoleszenz: Zunahme an Narzissmus, Hinwendung zum heterosexuellen Objekt, split parental imago. Charakteristisch für die Phase der eigentlichen oder mittleren Adoleszenz (etwa 15 bis 17 Jahre) ist die Aufgabe der bisexuellen Einstellung und die Hinwendung zu heterosexuellen Liebesobjekten. Vom psychoanalytischen Standpunkt aus liegen die Hauptprobleme in den Besetzungsverschiebungen: Der Entzug von Besetzungen von den Eltern führt zu einer verstärkten Besetzung des Ichs mit narzisstischer Libido, die zu einer Reihe für die mittlere Adoleszenz charakteristischer narzisstischer Zustände führt (wie Überschätzung des Selbst, Selbsterhöhung auf Kosten der Realitätsprüfung, extreme Empfindlichkeit und Selbstbezogenheit, überscharfe Wahrnehmung, zum Teil an Halluzinationen erinnernd). In gewisser Hinsicht ähnelt dieser Zustand einer beginnenden Psychose (Bernfeld, 1923). Diese Selbstüberschätzung – wie auch die stark ausgeprägte autoerotische Betätigung – lassen nach, wenn der Jugendliche das andere Geschlecht als neues Liebesobjekt zu begreifen beginnt.

Das *narzisstische Stadium* ist als positives Stadium im Loslösungsprozess anzusehen. Es liefert dem Jugendlichen die narzisstische Gratifikation, die für die Ablösung von den Eltern notwendig ist. Phantasieleben und schöpferische Betätigung erreichen in diesem Entwicklungsabschnitt einen Höhepunkt; recht häufig wird ein Tagebuch geschrieben. Das Tagebuch nimmt dabei die Qualität eines Objektes an. Das Niederschreiben erlebter Vorstellungen und Emotionen verhindert zumindest teilweise das Agieren (Bernfeld, 1931). Die heterosexuelle Objektfindung, die die Ablösung von den primären Liebesobjekten zur Voraussetzung hat, bewirkt eine Reaktivierung ödipaler Konflikte. Diese zielen darauf ab, die ödipalen Eltern zu verletzen, und werden daher für die zahlreichen Konflikte zwischen den Eltern und ihren heranwachsenden Kindern verantwortlich gemacht.

Mit der endgültigen Bewältigung des Ödipuskomplexes, die bis in die Spätadoleszenz reichen kann, sind die affektiven Zustände des *Trauerns* (Verzicht auf die ödipalen Eltern) und des *Verliebtseins* (Fortschreiten der Libido zu neuen Objekten) verbunden. Das Gefühl des Verliebtseins deutet an, dass die eigene, geschlechtsfremde Komponente, die vorher drohte, die Einheit des Ichs zu zerstören, Ich-Syntonizität erworben hat, »indem sie eine Eigenschaft des Liebesobjektes geworden ist, das seinerseits mit Objektlibido besetzt ist« (Blos 2001, S. 119). Die erste Wahl eines heterosexuellen Liebesobjekts wird allgemein durch eine physische oder geistige Ähnlichkeit mit dem gegengeschlechtlichen Elternteil bzw. einer auffallenden Unähnlichkeit bestimmt. So verliebt sich Tonio Kröger, der eine dunkelhäutige und exotische Mutter hat, in eine blonde, rundliche Germanin mit einem dicken Zopf, Inge Holm.

Da die Integrität des Ichs durch die Absetzung der elterlichen Liebesobjekte bei zunehmendem Triebdruck bedroht wird, finden wir auch in der mittleren Adoleszenz verstärkt Abwehrprozesse wie *Intellektualisierung* (Triebvorgänge sollen durch Vorstellungsinhalte beherrscht werden) und *Askese* (Äußerungen von Triebbedürfnissen werden generell versagt; vgl. A. Freud, 1936). Beide Abwehrmechanismen sind für die westeuropäische Kultur besonders bedeutsam, während Blos (2001) für amerikanische Jugendliche vor allem die Bewältigungsform des *Uniformismus* hervorhebt: Die Neigung, in einer Gruppe unterzutauchen, die eine Angst bindende Funktion hat. Die »Normallösung« der adoleszenten Entwicklung – darauf hat schon Freud (1905a) hingewiesen – besteht in der Objektfindung, d. h. in einer Ablösung von den primären und der Wahl von nichtinzestuösen Liebesobjekten. In dieser Phase kann man bei Jugendlichen Übergangsobjekte beobachten.

Die regressiven Tendenzen des Jugendlichen sieht Blos nicht nur im Zusammenhang mit ödipalen Konflikten. Er macht darüber hinaus für die Tendenz zur Polarisation und Intoleranz eine Regression auf das Niveau der präödipalen Phase verantwortlich, in der es dem Säugling noch nicht gelingt, die »gute« und die »schlechte« Mutter zu integrieren. Ganz ähnlich kann man in der mittleren Adoleszenz ein Verhalten beobachten, in dem der Jugendliche seine sozialen Beziehungen in krassen Gegensätzen beschreibt. Die Wurzeln dieses auffälligen Verhaltens des Jugendlichen, jedermann, einschließlich seiner selbst, als entweder gut oder schlecht, entweder klug oder dumm, entweder aufregend oder langweilig, entweder aktiv oder passiv zu bezeichnen, liegen nach Blos (1976) in einem gespaltenen Elternbild (»split parental imago«).

Spätadoleszenz: Irreversible sexuelle Einstellung, Aufschubmanöver. Die Spätadoleszenz (etwa 18 bis 20 Jahre) ist eine Phase der Konsolidierung, in der es zu einer Stabilisierung der Ich-Funktionen kommt, zu einer einheitlichen Identität, verbunden mit einer stabilen Selbstdarstellung. In dieser Phase wird eine konstante Objektbesetzung sowie eine irreversible sexuelle Einstellung (vorzugsweise verbunden mit einem genitalen Primat) erreicht. Es ist zugleich eine Phase relativer Reife, denn der Jugendliche bemüht sich um die Ausarbeitung eines einheitlichen Ichs. Es kann aber noch zu Krisensituationen kommen, wenn die Integrationsfähigkeit des Ichs versagt. Wir wissen über den Weg der Persönlichkeitskonsolidierung allerdings noch recht wenig, da, wie Blos (2001, S. 152) ausführt, »Integration eben leiser vor sich geht als Desintegration«.

Der Spätadoleszente beginnt, seinen Lebensraum abzustecken. Es werden neue, eigenständige Interessen entwickelt, ein verändertes Selbst konzeptualisiert und die Beziehungen zu Erwachsenen und Gleichaltrigen neu geordnet. Wichtig ist dabei, dass narzisstische Tendenzen aufgegeben werden können und eine prosoziale Einstellung zu den Gleichaltrigen, auch zu den Erwachsenen, zum Tragen kommt. Schließlich nimmt auch die sexuelle Identität ihre endgültige Form an. Dass im Alter von 18 bis 20 Jahren eine Sexualwahl getroffen ist, wird auch daran deutlich, dass Homosexuelle sich ab diesem Zeitpunkt als permanent homosexuell betrachten (Blos, 2001).

Symptome und neurotische Störungen können auftreten, wenn die Eltern nicht aufgegeben oder zärtliche und sinnliche Bestrebungen zu einem neuen homosexuellen oder heterosexuellen Liebesobjekt nicht integriert werden können. Der Jugendliche unternimmt dann Aufschubmanöver, um den Konflikt nicht lösen zu müssen, weil er eine schmerzhafte Ablösung mit sich bringt. Die Spätadoleszenz ist zugleich ein Zustand der Begrenzung: Was zuvor noch entwicklungsmäßig offen war, ist nun in gewisser Weise festgelegt. Dazu zählt das endgültige Akzeptieren der eigenen Struktur und anderer Liebesobjekte. Am Ende der Spätadoleszenz steht also ein Gefühl der Identität – in jeder Beziehung. Dies meint Blos (2001), wenn er das Über-Ich als das Erbe des Ödipuskomplexes und das *Selbst* als das Erbe der Adoleszenz postuliert.

In einer weiteren Arbeit beschreibt Blos (1954) die Aufschubmanöver, die Jugendliche in der *prolongierten Adoleszenz* unternehmen. Dieses von Bernfeld bereits 1923 beobachtete Phänomen, die Phase der Kindheit noch etwas auszudehnen, verbunden mit einem gewissen Widerwillen, den Entwicklungsprozess zum Abschluss zu bringen, wird von ihm charakterisiert als »perseveration in the adolescent position which under normal circumstances is of transitory nature« (Blos 1954, S. 736). Therapeutische Implikationen hat dieses Verharren in einer Entwicklungsposition erst, wenn eine bestimmte Toleranzgrenze überschritten wird und die Unfähigkeit zur Lösung der elterlichen Bindung ursächlich mit pathologischen Fixierungen zusammenhängt. Dies ist auch der Grund, weshalb Blos (1967) die Bedeutung dieses zweiten Individuationsprozesses für die Ich- und Triebentwicklung besonders hervorhebt und kurzzeitige Ich- und Triebregressionen in diesem Entwicklungsabschnitt für obligatorische Komponenten einer normalen Entwicklung hält: Für Regressionen im Dienste der Progression. Die Ausbildung einer *historischen Kontinuität des Ichs* ist eine besondere Leistung dieses Entwicklungsabschnittes, in dem Patienten verstehen, dass »man wohl nur eine Zukunft haben kann, wenn man auch eine Vergangenheit hat« (Blos, 2001, S. 155).

Postadoleszenz: Konsolidierung, Experimentieren, Aussöhnung mit den Eltern. Die Postadoleszenz (21 bis 25 Jahre) stellt eine Übergangsperiode zwischen Adoleszenz und Erwachsenensein dar. Aufgabe dieser Phase ist es, Wege zu finden, auf denen die in der Spätadoleszenz gefundenen Lebensaufgaben verwirklicht werden können. Dazu zählt die Konsolidierung sozialer Rollen, die Ausprägung einer endgültigen Geschlechtsidentität und die Berufswahl bzw. der Abschluss der Berufsausbildung. Die emotionale Entwicklung ist allerdings keineswegs zum Abschluss gekommen. Dies sieht man an dem typischen Verhalten des postadoleszenten *Experimentierens.* Im Bereich der Sexualität zeigt sich dieses Experimentieren mit potentiellen Liebesobjekten in allen möglichen Kombinationen von niederer oder idealisierter, sinnlicher oder zärtlicher Liebe. Ganz ähnlich experimentiert der Postadoleszente mit Ich-Interessen und entwickelt spielerisch neue Lebensformen. Im Gegensatz zur Spätadoleszenz ist wichtig, dass die Ziele schließlich in Form von dauerhaften Bindungen, Rollen oder einer dauerhaften Milieuwahl umgesetzt werden können.

Es ist aber anzumerken, dass in diesem Entwicklungsabschnitt zugleich psychische Erkrankungen in ein manifestes Stadium eintreten und eine besorgniserregend hohe Sterblichkeitsrate (aufgrund von Unfällen und Suiziden) vorliegt. Beide Beobachtungen zeigen, dass Integrationsforderungen an den jungen Erwachsenen herangetragen werden, die ihn teilweise überfordern. Das Resultat kann Dekompensation sein. Auch das besonders häufige Auftreten von Rettungsphantasien in der Postadoleszenz hängt vermutlich mit diesen Integrationsforderungen zusammen: Statt die Lebensaufgabe zu bewältigen, hofft der Heranwachsende, dass andere oder schlicht die Umstände diese Aufgabe für ihn übernehmen werden.

Ein weiterer wichtiger Aspekt der Postadoleszenz liegt in dem Bemühen, mit den Eltern auf Distanz ins Reine zu kommen. Darunter versteht Blos (2001) die Aussöhnung mit den elterlichen Ich-Interessen und -Haltungen bzw. mit dem gleichgeschlechtlichen Eltern-Imago. Misslingt diese Aussöhnung, kann es zu Ich-Missbildungen, regressiven Lösungen oder sogar zu einem Bruch mit der Realität kommen.

Wesentliche Merkmale sind demnach die Differenzierung, die Integration und die Individualisierung der Entwicklung des Jugendlichen. Wie schon deutlich wurde, ist der Übergang von der Spät- zur Postadoleszenz fließend. Erikson (1956) umgreift sogar beide Phasen in seiner Formulierung des psychosozialen Moratoriums: Der Jugendliche experimentiert und ist – bei gewissen Erwachsenenvorrechten – von Erwachsenenpflichten noch entbunden, genießt also ein Stück Freiraum.

Weiterentwicklungen der analytischen Theorien: Selbstpsychologie, Objektbeziehungstheorien und die Bedeutung des Körpers

Es ist auffällig, dass in heutigen Konzeptualisierungen und Schriften über das Jugendalter Ich-Entwicklung, Phantasien, Realität, Grenzen und Bindung, also Objektbeziehungs- und Selbstaspekte eine sehr große Rolle einnehmen und praktisch gleichwertig mit den Aspekten des Körpers betrachtet werden. Die Übergänge zwischen beiden Konzeptionen sind fließend, und so kann man nicht selten finden, dass manche Theoretiker (z. B. Margaret Mahler oder Moses Laufer) von einigen Autoren der Selbstpsychologie, von anderen Autoren wiederum der Objektpsychologie zugeordnet werden. Die Arbeit von Sandler und Sandler (1999) stellt ein gutes Beispiel für die Integration beider Konzeptionen dar. Die Objektbeziehungspsychologie und die Selbstpsychologie werden im Folgenden geschildert; daran schließen sich aktuelle analytische Ansätze, die teilweise auf diesen Konzeptionen aufbauen.

Von der Ich-Psychologie zur Objektbeziehungstheorie und Selbstpsychologie

Zwei Theoretikerinnen waren und sind besonders wichtig und als Pioniere der Ich-Psychologie anzusehen: Anna Freud und Melanie Klein. Wie bereits dargestellt, beschäftigte sich Anna Freud besonders mit Ich-Aspekten, und ihre Formulierungen der Abwehrmechanismen sind insofern eine direkte Weiterentwicklung dieser Ich-Funktionen. Auch der Widerstand ist eine Ich-Funktion. Anna Freud hat viele Jugendliche behandelt und spezifische Ausführungen zur Theorie und Technik formuliert, die bis heute im Anna Freud Centre vertreten werden (Sandler, Kennedy & Tyson, 1982; Fonagy & Target, 2000). Sie hat besonders die Arbeiten von Margaret Mahler (1968) beeinflusst, die die komplexe Aufgabe der Ablösung, »separation«, beschrieben hat.

Anders als Anna Freud hat Melanie Klein im strukturellen Modell eher den interpersonalen Aspekt betont. Im Widerspruch zu Freud behauptete sie, dass das Baby von Geburt an eine Beziehung zur Mutter aufnimmt, auch wenn dessen Kapazitäten noch sehr rudimentär entwickelt sind. Diese sehr frühen Objektbeziehungen sind Klein zufolge Beziehungen zu Teilobjekten, weil das Aufspalten in gut und böse als frühe Ordnungsgebung bereits erfolgt ist. Für sie wird die innere Welt durch Prozesse der Projektion und Introjektion kreiert, wobei es bei Überwiegen der guten mütterlichen Erfahrung zur Internalisierung eher guter innerer Objekte kommt. Unbewusste Phantasien sind für Melanie Klein von sehr großer Bedeutung, während Anna Freud die Realität stärker betont. Melanie Klein ging von Anfang an von Objektbeziehungen aus, demgegenüber nahm Anna Freud – ähnlich wie ihr Vater – an, dass das Kind mit einer unzureichenden Ausstattung geboren wird und zunächst einen Zustand des primären Narzissmus durchlebt. Während bei Freud das Subjekt und das Unbewusste zentral sind, verlagert sich in den Objektbeziehungstheorien der Schwerpunkt in das Objekt und das Selbst entsteht aus einem interaktiven Zusammenspiel im Raum zwischen Mutter und Kind. Das Individuum ist nicht länger autonomes Zentrum seiner Welt, sondern wird in ein intersubjektives Feld einbezogen. Diese Bezogenheit wird als Begegnung zwischen zwei Subjekten konzeptualisiert, die sich wechselseitig beeinflussen (Bohleber, 1999). Diese wechselseitige Bezogenheit ist entscheidend und trägt zum Aufbau des Selbst eines Kindes oder Jugendlichen bei (Winnicott, 1969a).

Die Überschneidungen, die zwischen den drei Ansätzen der Ich-Psychologie, der Selbstpsychologie und den Objektbeziehungstheoretikern bestehen, können auch auf die Biographie der Theoretiker zurückgeführt werden. Winnicott z. B. war auf einzigartige Weise durch das England der 40er Jahre geprägt, als die Anna Freud-Melanie Klein-Kontroversen stattfanden. Er wurde durch einen Freudianer, James Strachey, und eine Kleinianerin, Joan Riviere, analysiert und fand beide Erfahrungen wichtig und produktiv. Obwohl er mit manchen Gedanken von Klein später nicht mehr einverstanden war, nahm er ihre Idee der internalisierten Objektbeziehungen, vor allen Dingen ihre Konzepte über präödipale Teilobjekte und primitive Aggression sehr ernst.

Die Theorien von Melanie Klein führten zur Gründung einer Objektbeziehungsschule, zu der Denker wie Donald Winnicott, Michael Balint, Ronald Fairbairn und Wilfried Bion gehören. Sie stimmten Klein bzgl. der frühen Aktivitäten dieses Ichs, aber auch Anna Freuds Überlegungen zur frühen Hilflosigkeit des Ichs zu, das nicht auf die mütterliche Unterstützung zurückgreifen konnte – eine Idee, die Winnicott später durch die »Einheit zwischen Mutter und Säugling« verstärkte. Kleins Konzept der unbewussten Phantasien war sehr einflussreich, aber auch Anna Freud hatte schon auf die Bedeutung des Phantasielebens von Kindern hingewiesen, wenngleich sie die realen Lebensbedingungen ungleich stärker beachtete als Melanie Klein.

Objektbeziehungstheoretiker des Jugendalters

Während Triebaspekte und deren Abwehr bei Anna Freud im Vordergrund standen, beschäftigte sich Melanie Klein stärker mit den frühen Mutter-Kind-Beziehungen und konzeptualisierte diese als Teil-Objekt-Beziehungen mit einer deutlichen aggressiven Note. Sie datiert den frühen Ödipuskomplex schon mit sechs Monaten (Klein, 1928), während Margaret Mahler (1968) meint, der Geschlechtsunterschied werde dem Kleinkind erst ein Jahr später, also mit 18 Monaten, bewusst. Melanie Klein (1946) hat wenig über das Jugendalter geschrieben und sie hat auch nur weniges zur Jugendlichenbehandlung publiziert, u. a. die Analyse der 15-jährigen Lisa, vermutlich die ihrer Tochter Melitta Schmideberg. Dennoch hat sie darauf hingewiesen, dass manche Symptome der späten Adoleszenz die Ängste der paranoid-schizoiden oder depressiven Position aus der frühen Kindheit aufgreifen. Über die depressive Position von Melanie Klein, in der es schließlich gelingt, böse und gute Anteile der Mutter zu einem ganzen Objekt zu integrieren, schrieb Winnicott (1965, S. 176):

> »This is Klein's most important contribution, in my opinion, and I think it ranks with Freud's concept of Oedipus complex. The latter concern is three body relationship and Klein's depressive position concerns at two body relationship, that between the infant and the mother.«

Wie erwähnt, bestehen nach Melanie Klein (1928) Objektbeziehungen von der Geburt an, wenn auch weniger komplizierte. Bowlby (1980) hat später in der Bindungstheorie die Suche nach dem Objekt, einen regelrechten »Trieb nach Bindung«, postuliert. An der Tavistock Clinic werden gegenwärtig die von Klein entwickelten Konzepte der Spaltung, der Teil-Objekt-Beziehungen bis hin zur depressiven Position in der Behandlung von Jugendlichen vertreten und durch Bowlbys Konzept der Bindung ergänzt (Bronstein, 2001).

Winnicott, der sich zunehmend als »Unabhängiger« zwischen den Melanie Klein-Anna Freud-Fronten empfand, fügte den Klein'schen Vorstellungen über die primitiven dyadischen Phantasien, Konflikte und Abwehrmechanismen etwas Drittes, das geistige Leben, hinzu: Die Konzepte des Übergangsraumes, Übergangsobjektes, Übergangsphänomens (Winnicott, 1969b). Auch das »containing« oder die »holding function« sind Konzepte, die darauf aufbauen und Aspekte der Triangulierung vorwegnehmen. Für Winnicott repräsentierte Freud das väterliche Prinzip (Moral, Rationalität, Objektivität, Sekundärprozess) und Klein das mütterliche Prinzip (Emotionalität, die Welt der gespaltenen und Teilobjekte, die primitiven Identifikationen und Projektionen, die im Primärprozess vorhanden sind). Er hob die Bedeutung der Symbolbildung hervor, ebenso wie das akkurate »affect attunement«. Therapeuten, die auf der Basis der Winnicott'schen Ideen arbeiten, beschäftigen sich mit der »hinreichend guten Bemutterung« (»good enough mothering«) und dem Erlernen von Takt, Timing und den angemessenen Grenzen – Dingen also, die sich an die Bindungstheorie anlehnen und das prompte Wahrnehmen und angemessene Reagieren thematisieren. Für Winnicott (1974/2002) war das Konzept der fördernden Umwelt sehr wichtig. Sein primäres therapeutisches Ziel mit Jugendlichen bestand immer darin, die Übertragung dazu zu nutzen, die Deprivation in der mütterlichen Versorgung zu kompensieren.

In diesem Rahmen spielt auch die projektive Identifizierung – ein Konzept, das als erstes von Melanie Klein (1946) eingeführt wurde – eine große Rolle. Es beschreibt die klinische Erfahrung, dass eine Person etwas von sich selbst in einer anderen Person sieht und auf diese Weise kontrolliert. Meistens handelt es sich um intolerable oder schwierige, problematische Aspekte. Die projektive Identifikation enthält einen Aspekt der Projektion, der »containt« (Bion, 1967a) und nach und nach z. B. in einer Behandlung modifiziert werden muss. In diesem Zusammenhang ist auch der Begriff des »transitional space« von Winnicott wichtig.

Selbstpsychologie: Identität und Narzissmus

Obgleich die bekannten Selbstpsychologen Kernberg (1975) und Kohut (1979a) keine genuin jugendpsychologischen Arbeiten angefertigt haben und auch nie einen Jugendlichen behandelt haben, werden ihre Theorien von Jugendlichentherapeuten stark rezipiert. Kohut (1979b) hatte an erwachsenen narzisstischen Patienten schwere Defizite des Selbstwertgefühls beobachtet, die einen Mangel an Selbstkohäsion zeigen. Beide Narzissmustheoretiker haben unterschiedliche Behandlungskonzepte entwickelt.

Winnicott ist, wie dargestellt, einerseits als Objektbeziehungstheoretiker einzuordnen, andererseits ist er der Selbstpsychologie zuzuordnen, was kein Widerspruch ist, denn für ihn entsteht das Selbst aus Beziehungen. Ähnlich wie Anna Freud spekulierte Winnicott (1969a) darüber, dass die Störungen des Jugendlichen oft sehr schwer zu unterscheiden seien von normalen Entwicklungen. Für Winnicott stellen die narzisstischen Borderlinezüge, die jugendliche Patienten haben, mentale Erfahrungen von »unreality« und »madness« dar. Winnicott hat die unbewusste Destruktivität von Jugendlichen hervorgehoben, was seine Herkunft aus der kleinianischen Richtung anzeigt. Sehr zentral ist Winnicotts (1969a) Hypothese, dass Jugendliche letztlich unbewusst an der Beseitigung ihrer Eltern arbeiten:

> »Growing up means taking the parents place. It really does. In the unconscious fantasy growing up is inherently an aggressive act and a child is no longer child-size« (Winnicott, 1971, S. 169).

Von ihm stammt auch der Begriff »das falsche Selbst«, der einen Übergang zu den Selbstpsychologen darstellt. Fogel (1992) unterscheidet zwischen Übergangsobjekt und Selbstobjekt. Ein idealisiertes Selbstobjekt ist z. B. der Vater, mit dem sich das Kind als untrennbar vermischt erlebt und dessen omnipotente Macht es zufrieden und ruhig macht. Im Zusammenhang mit der eigenen Identitätsentwicklung, aber auch der Beziehungsentwicklung ist, »the capacity to be alone« (Winnicott, 1965) zentral und wird heute noch in der Arbeit mit Jugendlichen verwendet (Erlich, 1998).

Andere Autoren wie Palombo (1990) beschäftigen sich mit Kohuts Begriffen des »cohesive self« und des »nuclear self«. Palombo berichtet, dass bei vielen Jugendlichen, die er in Langzeittherapie hatte, im Alter von ungefähr 17 Jahren erstaunliche Veränderungen auftraten. So nahm der Widerstand gegen den therapeutischen Prozess deutlich ab, die Jugendlichen waren weniger konfrontativ auch gegenüber ihren Eltern, zeigten ein größeres Gefühl von Verantwortlichkeit für ihre eigenen Handlungen und deren Konsequenzen und waren aktiver in der Planung ihrer Zukunft. Diese Veränderungen scheinen Palombo zum einen durch den therapeutischen Prozess bedingt, zum anderen aber auch ein Ergebnis der Stabilisierung des Gefühls des Selbst (»sense of self«) zu sein. Die Jugendlichen hatten offensichtlich im Vergleich zu den aufregenden früheren Jahren eine neue internale Balance erreicht.

»Cohesive self« oder »self cohesion« meint nach Kohut einen Zustand von Festigkeit, Vitalität und Harmonie, in dem verschiedene Aspekte integriert sind. Seiner Beobachtung nach haben Personen mit einer narzisstischen Persönlichkeitsstörung unzureichend besetzte oder hyperbesetzte Anteile, die sie nicht in ihre Persönlichkeit integrieren können. Die Bedeutung solcher Selbstaspekte stammt aus der Interaktion, »through shared experience to his others« (S. 345). »Self cohesion« ist kein Zustand, sondern eine dynamische Entwicklung, und es gibt unterschiedliche Entwicklungswege, die Jugendliche auf ihrem Weg zu einem »cohesive self« durchschreiten können. Die Auflösung oder Destabilisierung dieses »sense of coherence« kann auch dazu führen, dass Fragmentierung, Diffusität oder Regressionen auftreten, die phasenspezifisch für das Jugendalter sind.

»Developmental breakdown« und zentrale Onaniephantasie

Die Arbeiten von Moses und Eglé Laufer (1984) reflektieren sowohl den Einfluss der Ich-Psychologie als auch der Objektbeziehungstheorie. Sie kombinieren Freuds Konzentration auf die Pubertät mit Anna Freuds Konzept der Entwicklungslinien und ihrer eigenen Idee eines Entwicklungszusammenbruchs, speziell bezogen auf die sexuelle Identität. Die Laufers haben sowohl in privater Praxis als auch in einer »Outpatient«-Klinik mit schwer gestörten suizidalen Jugendlichen analytisch gearbeitet und die Ängste dieser Jugendlichen während einer Krise »containt«. Die analytische Psychologie definiert Identität als eine balancierte Beziehung zwischen Ich und Selbst. Da das Ich während der Adoleszenz zu schwach ist, kann eine Desintegration des Selbst eintreten, die zu schwerem psychotischem Zusammenbruch führt.

Von besonderer Bedeutung ist die so genannte *zentrale Onaniephantasie*, die die Auflösung des Ödipuskomplexes enthält: Es handelt sich um eine komplexe Phantasie, in der die verschiedenen regressiven Befriedigungen und die sexuelle Hauptidentifikation beinhaltet sind. Onanie und Onaniephantasien werden als Äquivalent eines Probehandelns (Laufer, 1980) angesehen. Die ödipalen Phantasien der Jugendlichen werden, wenn auch in maskierter Form, zum Bewusstsein zugelassen. Nach Laufers Dafürhalten ist die zentrale Onaniephantasie ein universelles Phänomen, das unabhängig davon auftritt, ob der Jugendliche masturbiert oder nicht. Während der Latenzzeit bleibt der Inhalt dieser Phantasie unbewusst, kommt aber in maskierter Form in Tagträumereien und die Masturbation begleitenden Phantasien und Spielen zum Ausdruck (A. Freud, 1965). Allein schon die Tatsache, dass sie nach dem Erreichen der Geschlechtsreife bewusst erlebt wird und auch real vollzogen werden kann, bedeutet eine viel größere Belastung der Abwehrorganisation. Ödipale Identifikationen, die für das Kind in der Latenz oder Präadoleszenz vielleicht noch ausreichen, können sich nun als unzulänglich erweisen. So kann die Identifikation des Kindes mit einem passiven Vater bis zur Adoleszenz problemlos sein, danach jedoch den Jugendlichen in seiner Entwicklung hemmen oder als Störung seiner sexuellen Identität erlebt werden.

Einige Jugendliche nehmen die Veränderung ihres Körpers als eine Katastrophe für ihre innere Welt wahr und reagieren mit einem psychotischen Zusammenbruch, andere fühlen sich von ihrem Körper als einem schlechten Objekt angegriffen bzw. ignorieren ihn (Sidoli & Bovensiepen, 1995). Der Körper, der in nicht symbolischer Weise mit dem Körper der Mutter gleichgesetzt wird, wird abgelehnt, ignoriert, als bedrohlich erlebt. Dies kann verstehen helfen, warum Jugendliche ihren Körper regelrecht attackieren, etwa bei Anorexia nervosa, bei selbstverletzendem Verhalten und bei Suizid (vgl. Kapitel 5).

Die psychoanalytische Objektbeziehungstheorie hat weitere Konzepte vorgestellt, nach denen der Umgang mit dem Körper u. a. als Umgang mit verinnerlichten Objekten oder als Urphantasie des Verschmolzenseins verstanden wird. Eine wichtige Rolle bei dem Prozess der Individuation kommt dem Vater im Rahmen der Triangulierung (Rotmann, 1978) zu, der die enge Mutter-Kind-Symbiose aufbricht. Fällt der Vater in dieser Funktion aus und ist die Mutter nicht in der Lage, abwechselnd bei ihrem Kind die Wünsche nach Verschmelzung, nach Differenzierung und Individuation wahrzunehmen und zu beantworten, läuft sie Gefahr, das Kind Bedingungen auszusetzen, die zur Psychose oder Psychosomatose führen können.

Die analytischen Ansätze der letzten Jahre

In den letzten Jahren sind die klassischen Ansätze reflektiert und Ideen der Objektbeziehungstheoretiker und Selbstpsychologen integriert worden. Außerdem sind interessante Weiterentwicklungen vollzogen worden, bei denen offenkundig verstärkt empirische Ergebnisse aus der Entwicklungspsychologie rezipiert wurden.

Festhalten am Krisenbegriff

Bürgin (2002) stellt die Adoleszenz als eine normative Krise schlechthin dar. Das Wellenmuster der Vorwärtsbewegungen und Regressionsvorgänge in das Kindliche werden als typische Phänomene des Heranwachsens beschrieben. Da Bürgin vom krisenhaften Modell der Adoleszenz ausgeht, besteht eine Notwendigkeit, die »normalen« von den psychopathologischen Schwankungen im Jugendalter abzugrenzen. Auch andere Autoren halten weiterhin am Krisenbegriff fest. Waddell (2002) schreibt in diesem Kontext ausdrucksvoll von »terror of maturation, individuality, change and unspeakable sexuality« (S. 380).

Schwierigkeiten, zwischen normal und pathologisch zu unterscheiden

Von vielen analytischen Autoren werden gegenwärtig die Schwierigkeiten bei der Beurteilung der psychischen Befindlichkeit im Jugendalter hervorgehoben. Auch normale Jugendliche können durch die für dieses Entwicklungsalter typische starke Tendenz zu Projektion, Verleugnung, Grandiosität und extremer Selbstbeschäftigung beinahe psychotisch anmuten. Vor allem ihre Neigung zum heftigen Körperagieren kann beunruhigen: Waddell (2002, S. 367) schreibt, dass dies bei Psychotherapeuten elternähnliche Ängste (»parental-type anxieties«, S. 367) hervorrufen kann. Schleske, Meng und Bürgin (2002) heben hervor, dass die psychotisch anmutenden Symptome im Jugendalter einen anderen diagnostischen und prognostischen Wert haben können als bei Erwachsenen. Bei der Beurteilung der Jugendlichen muss deshalb der ganze Entwicklungsprozess betrachtet und darf nicht lediglich auf Symptome fokussiert werden. Auch Bloch (1995) betont die Wichtigkeit herauszufinden, ob die Abwehrmechanismen eine adaptive Funktion haben, ob sie altersangemessen sind und ob insgesamt die Entwicklung voranschreitet.

»Parental sponsorship«

Für die adoleszente Entwicklung ist die Unterstützung der Eltern dringend notwendig (»parental sponsorship«). Bereits Blos (1985) hatte darauf hingewiesen, dass es bei der Ich-Idealbildung wichtig sei, dass der Vater »give his blessing to his son's emerging manhood«. Vaillant (1977) fand, dass mentorenartige Beziehungen bis ins mittlere Erwachsenenalter gesucht werden. Bloch (1995, S. 78) verdeutlicht dies anhand der Autobiographie von Sherwood Anderson, einem amerikanischen Autor, der 1941 gestorben ist:

> Man hört, dass Väter ganz bestimmte Wünsche an ihre Söhne haben, z. B., dass sie das werden, was sie selbst nicht werden können. Aber ich sage dir, es ist genau so andersherum. Ein Sohn möchte auch etwas Spezielles von seinem Vater. Als kleiner Junge wollte ich, dass mein Vater in ganz bestimmter Weise ist, aber genau das war er nicht. Ich wollte einen stolzen, ruhigen und besonderen Vater. Aber er war so nicht.

Anderson beschreibt seinen Vater als lächerlich und peinlich im öffentlichen Auftreten und berichtet, dass er sich als Kind oft für seinen Vater geschämt hat.

> Ich war oft mit Bitterkeit erfüllt und wünschte manchmal, dass er nicht mein Vater wäre. Ich habe sogar einen anderen Mann als meinen Vater erfunden. Um meine Mutter zu schützen, erfand ich Geschichten von einer heimlichen Heirat mit einem starken, fremden Mann.

Er schildert dann eine Situation, in der sein Vater eines Tages nach Hause kam mit einem Gesicht erfüllt von Traurigkeit und seinen Sohn aufforderte, mit ihm schwimmen zu gehen. Sie fuhren an einen einsamen See, wo sie sich auszogen und nackt schwammen. Es war eine starke Strömung, und er musste sich sehr an seinen Vater anlehnen. Sie schwammen eine ganze Zeit lang im Schweigen, und es war ein Gefühl von Traurigkeit, aber auch Stärke. Der Autor hatte das Gefühl, dass er einen neuen und besonderen Vater durch dieses Erlebnis gewonnen hatte. Dies war zum ersten Mal ein Moment, der ihm das Gefühl gab, der Sohn seines Vaters zu sein und niemals einen anderen Vater haben zu wollen. Es ist deutlich, dass Anderson einen Familienroman entwickelte, weil sein Vater ihm niemals Aufmerksamkeit geschenkt hatte. Er identifizierte sich mit dem Aggressor und wertete seinen Vater ab, aber er suchte auch eine Art von »sponsorship« bei ihm.

Triangulierungsprozesse

Spätestens in der ödipalen Phase realisiert das Kind, dass das Liebespaar nicht länger aus Mutter und Kind besteht, sondern aus Mutter und Vater. Für den Jungen bedeutet die Triangulierung, dass er seine Liebesbeziehung zur Mutter mit Separation, einer unterschiedlichen Geschlechtsidentität und ödipalen Konkurrenz vereinbaren und neu strukturieren muss. Auf der Suche nach einem Gegengewicht zu seiner Abhängigkeit vom mütterlichen Liebesobjekt – so Poluda (1999) – setzt er sein aggressives Potential überwiegend extravertiert in Motorik, Initiative und Experimentierfreude sowie zur Erkundung seines Genitales ein. Im Gegensatz dazu löst das Mädchen sein Begehren von der Mutter und nimmt die Mutter mehr in sich hinein, d. h., es separiert sich vor allem durch die Umwandlung der Objektliebe zu ihr in eine Identifizierung mit ihr.

Eine gelungene Triangulierung entspricht der Fähigkeit, gleichzeitig eine Beziehung zu Mutter und Vater zu haben und zu akzeptieren, dass beide Eltern parallel auch eine Beziehung zueinander haben. Diese Beziehungsform muss dann verinnerlicht werden. Meng, Schleske und Bürgin (2002) betonen, dass die Triangulierung auf der gelungenen Individuation-Separation (Mahler, 1968) im Verlauf der früheren, präödipalen Entwicklung aufbaut. Die Entwicklung eines separaten Selbst ist mit der Entdeckung verbunden, dass die anderen auch ihre subjektive Innenwelt, eigene Gedanken und Seelenzustände haben, in ähnlicher Art wie das Subjekt selbst. Ab diesem Entwicklungsschritt entsteht die »Zwischenmenschlichkeit«. Ein Kind beginnt, Vorstellungen über das psychische Leben anderer, eine »theory of the mind« auszubilden (Stern, 1985). Nach Fonagy und Target (1996) schließt eine gelungene Triangulierung die Fähigkeit ein, dem Dritten eine Innenwelt, die von dem Selbst unabhängig ist, zuzubilligen: »Die Möglichkeit des Getrenntseins ohne Ausschluss der anderen bildet eine sicherheitsspendende Matrix, die den Prozess der Verselbständigung fördert« (ebd., S. 37).

In der Adoleszenz gewinnen trianguläre Phänomene erneut an Aktualität, da eine neue Lösung erarbeitet werden muss. Wenn das Kind eine trianguläre, ödipale Beziehung nicht ausreichend verinnerlicht hat, kommt es im Jugendalter bei dieser Umgestaltung leicht zu Störungen bzw. im ungünstigen Fall zum Entwicklungszusammenbruch (Schleske, Meng & Bürgin, 2002). Die triadische Fähigkeit ermöglicht es, Hilfe eines Dritten zuzulassen, der einer übermäßigen regressiven Annäherung an ein ödipales Objekt entgegenwirkt.

Vom Ödipuskomplex zur emanzipatorischen Schuld

Bloch (1995) hält den Ödipuskomplex für weniger bedeutsam für die normale Entwicklung; von sehr viel zentralerer Bedeutung ist dagegen die Emanzipation oder Autonomie des Jugendlichen und die Tatsache, dass Jugendliche wahrnehmen, welche Folgen ihre Autonomieentwicklung auf die Beziehung zu ihren Eltern hat. Sie empfinden Schuld nicht nur bezüglich feindlicher oder inzestuöser Wünsche gegenüber ihren Eltern, sondern vor allem wegen ihres Bedürfnisses nach Emanzipation. Diese »emancipatory guilt« wird von ihm für sehr wichtig gehalten, so ist es z. B. charakteristisch, dass Jugendliche ihre Eltern in den Leistungen übertreffen wollen, aber dass sie das nicht auf Kosten der Eltern tun möchten.

Bloch (1995) weist auch auf die große Bedeutung von defensiven Identifikationen in der Adoleszenz hin. Identifikationen sind im Grunde Zeichen einer progressiven Entwicklung. Sie können allerdings auch zur Symptombildung beitragen. Als Therapeut sieht man häufiger die defensiven Identifikationen, weil sie maladaptiv sind. Eine solche defensive Identifikation ist die mit den schwachen Eltern. Die Adoleszenten vermitteln das Gefühl: »Ich bin nicht stärker als meine Eltern, sondern ich bin schwach oder sogar schwächer als meine Eltern«. Entsprechend treten im Zuge der Autonomiewerdung »separation guilt« oder »emancipatory guilt« (Bloch, 1995) auf. Während von Freud die ödipale Schuld als charakteristisch oder typisch für die Adoleszenz angesehen wurde, lässt Blochs Arbeit mit Jugendlichen den Schluss zu, dass manches, was als ödipale Schuld interpretiert wird, eigentlich Emanzipationsschuld ist. Bloch zufolge hat die Psychoanalyse die Rolle von inzestuösen Konflikten im Emanzipationsprozess stark übertrieben.

Phantasie und Realität, »being« und »doing«

Die Beziehung zwischen Phantasie und Realität ist generell wichtig für die Entwicklung, bekommt aber in der Jugendlichenentwicklung eine herausragende Bedeutung. Erlich (1993) unterstreicht, dass das Ich eine »Grenzkreatur« ist, also Grenzziehung wichtig ist für die Realitätstestung: Das Ich muss zwischen internal und external unterscheiden lernen. Es werden Tagträume entwickelt, weil die Realität den eigenen Bedürfnissen nicht gerecht wird. Er unterscheidet des Weiteren zwischen Tun und Sein im Sinne von Winnicott (1971). In der Adoleszenz müssen »being« und »doing« integriert werden. Im Jugendalter sind die Grenzen zwischen psychischer und äußerer Realität fließend. »Acting out« wird nicht nur als Regression angesehen, sondern auch als Möglichkeit der Etablierung von psychischer Realität. Die Suche nach identifikatorischen Modellen ist deutlich. Externe Objekte werden gesucht, um die inneren Imagines zu redefinieren, Phantasien zu entwickeln und Repräsentationen zu konsolidieren.

Freud hatte darauf hingewiesen, dass die präpubertären Wünsche und Phantasien vor Eintritt der Reife gefahrlos annehmbar waren, aber von der Pubertät an die gleichen Wünsche und Phantasien mit einer neuen, inzestuösen Bedeutung befrachtet sind. Der Körper ist jetzt in der Lage, sexuelle und aggressive Phantasien direkt umzusetzen und wirklich zu schwängern oder zu töten (Bürgin, 2002). In der Adoleszenz bekommen Omnipotenzen daher eine neue Bedeutung. Möglichkeit und Wirklichkeit, Wunsch und Realität müssen nun schärfer auseinander gehalten werden (Eiguer, 1996).

Körper-Ich und Sexualität

Relativ viele neuere Arbeiten beschäftigen sich mit der psychosexuellen Entwicklung der Geschlechter (Poluda, 1999); eigene Monographien sind der Entwicklung von Mädchen (Flaake & King, 1992) und Jungen (King & Flaake, 2005) gewidmet.

Zunächst bedeuten die körperlichen Veränderungen zu Beginn der Pubertät einen Abschied vom kindlichen Körper, dem bis dahin in der Phantasie des Kindes noch alle Entwicklungsmöglichkeiten offen standen.

> »In der Kleinkind- und Latenzzeit scheint die sexuelle Identität noch nicht festgelegt zu sein. Ohne großen Realitätsverlust kann sich das kleine Mädchen phantasieren, irgendwann einen Penis zu haben, was nicht bedeutet, das eigene Geschlecht aufzugeben, sondern alle sexuellen Möglichkeiten offen zu halten, beide sexuelle Identitäten in sich zu vereinen« (Brainin, 1999, S. 233).

Auch Jongbloed-Schurig (1999) betont, dass Jungen und Mädchen sich in der Pubertät endgültig abfinden müssen mit der Festgelegtheit ihres Geschlechts. Brainin (1999) beschreibt, dass junge Mädchen die Menarche als Verlust der körperlichen Kontrolle erleben können. Die Scham bezieht sich darauf, dass Körpervorgänge unbemerkt ablaufen. Menstruationsbeschwerden und Schmerzen können bei jungen Mädchen die Funktion erfüllen, das innere Genitale bewusst wahrzunehmen.

Innerhalb der Psychoanalyse gibt es eine jahrelange Kontroverse über die Entwicklung der weiblichen Sexualfunktionen. Ein immer wieder hervorgebrachter Kritikpunkt ist Freuds Ansicht über die Rolle der Vagina in der psychosexuellen Entwicklung von Mädchen. Freud war der Meinung, der Klitoris käme in der genitalen Masturbation kleiner Mädchen eine hervorragende Stellung zu und erst mit dem Geschlechtsakt, quasi mit Hilfe des Penis, werde die Erregung von der Klitoris auf die Vagina umgeleitet. Wir wissen seit einigen Jahren, dass es auch bei kleinen Mädchen eine vaginale Masturbationspraxis gibt. Auffällig ist allerdings, dass auch in neueren analytischen Schriften die relative Passivität junger Mädchen (»Das Mädchen ohne Hände«; Flaake & King, 1992) beschrieben wird, obwohl Melanie Klein schon früh deren aktive Rolle in der Sexualität betont hat.

Von strukturellen Konflikten zu Beziehungskonflikten

Während die klassische Triebtheorie auf der Lösung des Ödipuskomplexes als entscheidendem Hindernis in der Entwicklung fokussierte, widmet die Objektbeziehungstheorie größere Aufmerksamkeit den Konflikten und Defiziten der ersten zwei oder drei Lebensjahre. Sie werden auch für die weitere Entwicklung im

Jugendalter für bedeutsam gehalten. In jedem Fall geht es stärker um Beziehungskonflikte als um strukturelle Konflikte (d. h. Konflikte zwischen Ich, Es und Über-Ich). Stark (1996) geht zunächst auf Kohuts Selbstpsychologie ein, die letztlich eine Theorie über Trauer ist – Trauer um den Verlust der Illusion darüber, perfekt zu sein, oder darüber, dass Objekte perfekt sind. Im Grunde handelt die Selbstpsychologie von der optimalen Desillusionierung und anschließenden Internalisierung, dem Aufbau innerer Strukturen. Neben dem strukturellen Modell, in dem Konflikte eine Auseinandersetzung zwischen den drei Instanzen darstellen, enthält das relationale Konfliktmodell von Anfang an das Bedürfnis des Patienten, dass der Therapeut als gutes oder böses Objekt (»The old bad object«; Stark, 1996, S. 249) fungiert, dass der Therapeut also zu diesem Objekt wird. Das therapeutische Setting führt symbolisch zur Wiederbelebung der frühen Beziehung zwischen Mutter und Kind und zum »good enough mothering«.

Identität als Beziehungskonstruktion

Erikson (1956) hat in seiner Konzeption der Identität einen Vorläufer der modernen Objektbeziehungs- und Selbsttheorien vorgestellt. Der Jugendliche muss seine verschiedenen, teils widersprüchlichen Identifizierungen einer inneren Umwandlung unterziehen und aus ihnen in einer sowohl bewussten als auch unbewussten Restrukturierung ein einzigartiges und zusammenhängendes Ganzes machen.

In neueren Theorien des Selbst und der Identität (z. B. Hinshelwood, 1997) wird ein modernes, kleinianisches Konzept der Identität entwickelt. Hinshelwood geht von der Fähigkeit des menschlichen Geistes aus, sich seiner eigenen Erfahrungen entledigen zu können und sie nicht als die eigenen anerkennen zu müssen. Anders als bei der Verdrängung verschwindet durch die projektive Identifizierung ein unerträglicher Selbstanteil aus der psychischen Selbstorganisation und wird in einen anderen Menschen hineinprojiziert, dort lokalisiert und kontrolliert. Im projizierenden Selbst bleibt häufig eine Erfahrung der Leere und des Verlustes zurück. Insofern ist für Hinshelwood Identität eine zwischenmenschliche Aushandlung darüber, welche Selbstanteile und Erfahrungen als zu sich selbst gehörig betrachtet werden. Durch »splitting« und Projektionen können sie eliminiert und anderen zugeschrieben werden. Interessant ist hier die Verstreuung von Selbstanteilen über die Selbstgrenzen hinaus. Selbstanteile stecken gleichsam in anderen Menschen und dieses »containment« durch andere formt das Individuum wiederum. Eine solche Sicht wirkt auf den ersten Blick befremdlich, ermöglicht aber, Identität als fließend und flexibel aufzufassen (Bohleber, 1999). Auch Christopher Bollas (1992) räumt dem Mechanismus der projektiven Identifizierung bei seiner Konzeption von Selbst und Identität einen zentralen Platz ein, aber er betont nicht den Verlust von Selbstanteilen, sondern gibt dem Vorgang der projektiven Identifizierung eine positive Bedeutung. Ebenso wie Winnicott fasst Bollas das Selbst als einen Kern auf, der angereichert wird durch frühe, von der Mutter eingeschriebene Identitätsthemen. Zunächst taucht das Selbst in die Objektwelt ein, um sie dann nachträglich dieser Erfahrung reflexiv anzueignen.

Wie später beschrieben, entsteht die Selbstreflexion aus der frühen Mutter-Kind-Interaktion (Fonagy, 2003). Ihre frühe Grundform könnte man so in Worte fassen: »Ich bin das, was meine Mutter in mir sieht«. Diese Struktur der Identitätsarbeit ist mit dem Konzept des intermediären Raumes von Winnicott verwandt, weil sie eine Mittelstellung zwischen der inneren und äußeren Realität einnimmt. Für den adoleszenten Restrukturierungsprozess ist die Fähigkeit zur Selbstreflexion, verbunden mit einer Flexibilität, Selbstbilder im inneren mentalen Raum durchzuspielen, von großer Bedeutung. In der psychoanalytischen Literatur wird ihr aber nicht die Aufmerksamkeit gewidmet, die ihr als zentrales psychisches Organisationsprinzip im Verlauf der adoleszenten Umgestaltung zukommt (Bohleber, 1999). Verschiedenartige infantile Selbstbilder und vergangene Erfahrungen müssen im Lichte der gegenwärtigen Realität eines sexuell reifen Körpers reorganisiert und in eine entsprechende sexuelle Identität integriert werden. Handeln sowie inneres Ausprobieren und Probehandeln durch Tagträume und Masturbation schaffen Erfahrungen, die darauf hin reflektiert werden müssen, ob sexuelle Vorstellungen, Gefühle und Befriedigung die eigenen sind und ob sie in das eigene Netzwerk von Selbstbildern passen oder auf Ablehnung des Über-Ichs stoßen. Von entscheidender Bedeutung ist das Gefühl des Adoleszenten, über eine innere Aktivität zu verfügen, einen inneren Spielraum zu besitzen und eine Wahl zu haben. Grenzerfahrungen werden gesucht. Bei alldem schwankt das adoleszente Selbstgefühl zwischen Größenphantasien und mit Panik empfundener Einsamkeit.

Begrenzungen der psychoanalytischen Adoleszenztheorien: Warum brauchen Jugendlichentherapeuten entwicklungspsychologische Kenntnisse?

Die psychoanalytische Sicht des Jugendalters wurde bisher – etwa im Vergleich zu der umfangreichen Beschäftigung mit der Säuglingszeit – vernachlässigt. Das gilt auch für die therapeutische Arbeit. Kulish (1998) weist auf die Vernachlässigung der Adoleszenz in Analysen von Erwachsenen hin. Anna Freud (1958) macht spezielle Widerstände dafür verantwortlich, die den Patienten an der Erinnerung hindern. Die Vorfälle der Adoleszenz werden als peinlicher erlebt als Ereignisse aus der Kindheit, weil sich der Patient in viel stärkerem Maße selbst verantwortlich fühlt. So erklärt sich auch die von Anna Freud beschriebene Amnesie für diesen wichtigen Entwicklungsabschnitt: Es gelingt selten, Ereignisse aus der Adoleszenz in der analytischen Behandlung mit derselben Stärke wieder zu beleben, wie dies für Kindheitsereignisse möglich ist.

Eine verstärkte Arbeit mit diesem Entwicklungsabschnitt wäre allerdings wünschenswert, denn schon Lampl-de Groot (1965) gewann nach einer Überprüfung von Fallmaterial den Eindruck, dass bei einigen Patienten das Ausbleiben oder die Unvollständigkeit des therapeutischen Erfolges am Fehlen des Wiederbelebens von Adoleszenzerlebnissen gelegen haben könnte. Freud hatte ihr vor 30 Jahren von einer jungen Frau erzählt, die in der Analyse gut mitgearbeitet hatte und deren Kindheitsentwicklung recht gut rekonstruiert worden war, jedoch ohne therapeutisches Ergebnis. Die meisten Symptome der Patientin waren erhalten geblieben, bis sie sich plötzlich lebhaft eines traumatischen Ereignisses erinnerte, das sich in ihrem 15. Lebensjahr ereignet hatte. Nachdem diese traumatische Situation und alle damit verbundenen Gefühle durchgearbeitet worden waren, war die Patientin geheilt. Jeanne Lampl-de Groot beobachtete, dass die Patienten sich beharrlich an infantiles Material klammern, um Pubertätserlebnisse abzuwehren. Der Therapeut muss dann den abwehrenden Charakter des Materials und die ihm zugrunde liegenden Ängste analysieren und den Patienten mit seinen Pubertätsgefühlen von Scham, Schuld, verletztem Stolz usw. konfrontieren. Offenkundig bereitet die Wiedererweckung der starken adoleszenten Gefühle in der Therapie auch dem Analytiker Schwierigkeiten.

Während man für die Rekonstruktion der frühen Kindheit in Erwachsenenbehandlungen inzwischen die entwicklungspsychologischen Befunde der Säuglings- und Kleinkindforschung heranzieht (Dornes, 1995), werden die Erkenntnisse der entwicklungspsychologischen Adoleszenzforschung sehr viel zögerlicher rezipiert; der Schwerpunkt der Materialgewinnung und Theorienbildung lag fast ausschließlich im Studium klinisch auffälliger Jugendlicher, die zweifellos Ausnahmen darstellen. So nimmt es nicht Wunder, dass trotz verschiedener Modifikationen und unterschiedlicher Schwerpunktsetzungen in den theoretischen Konzeptionen bei allen Vertretern psychoanalytischer Provenienz bis heute die Ansicht dominiert, dass das Jugendalter eine Zeit des Aufruhrs und der Krise sei, das mit einer Ich-Schwäche einhergehe. Viele Aussagen zum Erscheinungsbild des Jugendlichen beinhalten auch heute noch Begriffe wie Konflikt, Unberechenbarkeit, Unangepasstheit, Rebellion oder psychoseähnlicher Zustand und werden bis zu einem gewissen Grad als integraler Bestandteil der normalen Entwicklung betrachtet. Erikson (1970/2003) hat – wie erwähnt – diese Sichtweise unter dem Begriff der »normativen Krise« gefasst. Die Annahmen über einen zwangsläufig krisenhaften Verlauf wurden fast ausschließlich aus der Arbeit mit psychisch auffälligen Jugendlichen bzw. selten aus Analysen Erwachsener gewonnen. Die Konzentration auf den adoleszenten Patienten hatte auch zur Folge, dass wenig Wissen über die normale Entwicklung von Jugendlichen vorlag. Hinzu kam, dass interaktionistische Aspekte des Übergangs, etwa das gleichzeitige Zusammentreffen von körperlicher Reife des Jugendlichen und Klimakterium seiner Eltern, zu wenig beachtet wurden, während etwa für die Säuglingszeit interaktive Aspekte wie selbstverständlich beschrieben sind. Im Blos'schen Ansatz wird beispielsweise an keiner Stelle erwähnt, dass die Ablösungsprozesse des Adoleszenten Interaktionsprozesse sind, die in der Dynamik familiärer Beziehungsstrukturen begründet sind und sich nicht schlicht auf Vorgänge der Triebstrukturentwicklung reduzieren lassen. Die Objektbeziehungstheoretiker haben ihre Sicht zwar grundsätzlich auch für das Jugendalter postuliert, Konkretisierungen für diese spezielle Phase sind rar; die meisten Publikationen beschränkten sich auf die frühe Entwicklung (Bronstein, 2001). Selbstpsychologische Ansätze haben sich ebenfalls selten mit dem Jugendalter beschäftigt; teilweise gründen ihre Ausführungen auf sehr schwer gestörten Jugendlichen mit autistischen Symptomen (Lee & Hobson, 1998).

Die Entwicklung des Jugendlichen ist also immer im sozialen, vor allem familiären Kontext zu sehen. Eine entwicklungspsychologische Perspektive ist dringend erforderlich, markiert sie doch die »base line«, vor der bestimmte pathologische Änderungen überhaupt erst verständlich und sichtbar werden. Grundwissen über die Veränderungen psychologischer Funktionen wie Beziehungsentwicklung,

Emotionsregulierung und -bewältigung sind nicht nur hilfreich im Verstehen der Dynamik in Jugendlichenbehandlungen, sie ermöglichen auch eine adäquate Einschätzung von Veränderungen, die sich in einer psychotherapeutischen Behandlung vollziehen. Edgcumbe (1993) unterstreicht, dass Entwicklungskonzepte und ein entwicklungsbezogenes Denken sehr hilfreich sind bei der Interpretation von Übertragung und Gegenübertragung in der Behandlung von Jugendlichen.

Die Sicht der Entwicklungspsychologie: Der kompetente Jugendliche

Auch die Entwicklungspsychologie hat verstanden, dass sie Erkenntnisse über psychisch auffällige Jugendliche nutzen kann, um zu einem besseren Verständnis von Entwicklungsprozessen zu gelangen. In der Tat gibt es einen fließenden Übergang zwischen Normalität und Pathologie, sind in allen Beziehungskontexten und Entwicklungsprozessen sowohl Risiko- als auch Schutzfaktoren enthalten. Dies soll im Folgenden durch die Darstellung wichtiger Befunde der Jugendforschung geschehen.

Neuer Entwicklungsbegriff

Die Ergebnisse von Längsschnittstudien, in denen klinisch unauffällige Jugendliche und ihre Familien über Jahre beobachtet und untersucht wurden, machten eine Neukonzeptualisierung des Entwicklungsbegriffs notwendig. Insgesamt ist man von einer Stadienkonzeption der Adoleszenz abgekommen. In früheren Konzeptionen wurde Entwicklung als stark reifungsabhängig betrachtet, als eine irreversible Reihenfolge von Phasen mit qualitativen Unterschieden. Allerdings folgt eine Vielzahl von Entwicklungsprozessen, möglicherweise die meisten, diesem Muster nicht. Jugendliche werden vielmehr als aktive Produzenten ihrer eigenen Entwicklung gesehen, d. h. ihr Beitrag zu ihrer eigenen Entwicklung ist unübersehbar. Sie lösen die altersrelevanten Entwicklungsaufgaben (wie Umgestaltung der Identität, Ablösung von den Eltern, Aufbau eines reifen Körperkonzeptes, Gestaltung von intimen Beziehungen zu Gleichaltrigen) und beeinflussen aktiv auch bedeutende Beziehungspartner, wie ihre Eltern und Freunde. Differentielle Unterschiede wurden offenkundig, und man fand unterschiedliche Entwicklungspfade in Abhängigkeit von unterschiedlichen Entwicklungskontexten.

Damit ist die heutige Entwicklungskonzeption dem analytischen Konzept von

Anna Freud (1965) über Entwicklungslinien einzelner psychischer Funktionen sehr ähnlich. Aufgrund des klinischen Zugangs beobachteten Psychoanalytiker eine kleine, hochselektierte Population bei der Bewältigung des Übergangs; die hier entstandenen, zweifellos wichtigen Erkenntnisse wurden dann in der Folge oft unzulässig verallgemeinert und als charakteristisch für *das* Jugendalter schlechthin angesehen. Dass sich in diesem Entwicklungsabschnitt für die Mehrzahl der Jugendlichen ein umfassender emotionaler und kognitiver Reifungsprozess vollzieht – und dies weitgehend ohne Hilfe ihrer Eltern, die dem Erwachsenwerden durchaus ambivalent gegenüberstehen und auch einen historisch anderen Zugang zu diesem Prozess haben –, wird zu wenig bedacht. Wenn man berücksichtigt, wie viele komplexe und miteinander vernetzte Umstrukturierungen notwendig sind, so ist die produktive Anpassungsleistung der Mehrzahl der Jugendlichen eine erstaunliche, von Erwachsenen im Allgemeinen zu wenig honorierte Leistung (Seiffge-Krenke, 2006a).

In der psychologischen Theorienbildung hat sich diese veränderte Sicht in den letzten beiden Jahrzehnten durchgesetzt, so in der These des »Jugendlichen als Produzenten seiner eigenen Entwicklung«. Lerner (1984, S. 69) beschreibt das starke Bedürfnis, die eigene Entwicklung voranzubringen, als »striving to complete development«. Auch in der Fokaltheorie, die die kontinuierliche Aufarbeitung altersgemäßer Entwicklungsaufgaben durch die Jugendlichen herausarbeitet, wird die starke Aktivität des Jugendlichen betont. Charakteristisch für klinisch unauffällige Jugendliche ist in der Regel, an einer Entwicklungsaufgabe pro Zeitpunkt zu arbeiten (Sequenzierung). So können sie etwa bewusst oder unbewusst danach streben, ein schulisches Ziel zu erreichen, bevor sie sich mit der Wahl eines Liebespartners beschäftigen. Eine Krise entsteht nur dann, wenn mehrere Stressoren und Belastungen *gleichzeitig* auftreten, die dann nicht mehr angemessen bewältigt werden können.

Integration von »normaler« und »gestörter« Entwicklung: Entwicklungspsychopathologie

Seit Beginn der 80er Jahre wurden die klinische und die entwicklungspsychologische Perspektive in dem neuen Forschungsschwerpunkt der Entwicklungspsychopathologie zusammengeführt. Eine Wiesbadenerin, Emmy Werner, wurde zur herausragenden Mitbegründerin dieser neuen Disziplin; sie leitete die Aufsehen erregende Kauai-Studie, in der sämtliche neugeborenen Kinder und ihre Familien einer hawaiianischen Insel über zwei Jahrzehnte regelmäßig beobachtet und untersucht wurden, um Aufschluss über gelingende und scheiternde Entwicklungsprozesse und deren Determinanten zu finden (Werner & Smith, 1992). Risiko- und Schutzfaktoren für eine gesunde und pathologische Entwicklung konnten so identifiziert werden (vgl. Kapitel 3). Die neue Forschungsrichtung hat zu einer Anzahl ungewöhnlicher und beeindruckender Resultate geführt, z. B. zum Entdecken der *Invulnerabilität*: Auch Jugendliche, die unter extrem ungünstigen Belastungen und stressreichen Bedingungen aufwuchsen (wie Verlust der Mutter, schwere psychische oder körperliche Erkrankung der Eltern, Armut), konnten sich gesund entwickeln, wenn kompensatorische Schutzfaktoren in ihrer eigenen Person oder in der Umwelt vorhanden waren. Damit wurde deutlich, dass belastende Lebenssituationen und kritische bzw. traumatisierende Ereignisse nicht notwendigerweise zum Ausbruch schwerer psychischer und körperlicher Erkrankungen führen müssen, sondern eine erhebliche Varianz hinsichtlich der Individuen besteht, die letztlich eine psychische Störung entwickeln. Schutzfaktoren müssen also stärker beachtet werden.

Ergebnisse der Bindungstheorie und -forschung

In den letzten 20 Jahren hat es, ausgelöst durch Bowlbys Arbeiten (Bowlby, 1995), geradezu eine Explosion der Bindungsforschung in der Entwicklungspsychologie gegeben. Auch in der Psychoanalyse sind zahlreiche neuere Arbeiten erschienen, die verdeutlichen, dass die Konzepte und Thesen Bowlbys in die klinische Arbeit aufgenommen wurden. Allerdings gibt es immer noch deutlich weniger Forschungs- und Theoriearbeiten zum Jugendalter.

Dialektik von Bindung und Exploration. Unter *Bindung* versteht man ein lang andauerndes affektives Band zu ganz bestimmten Personen, die nicht ohne Weiteres auswechselbar sind und deren körperliche und psychische Nähe und Unterstützung gesucht werden, wenn z. B. Furcht, Trauer, Verunsicherung und Krankheit in einem Ausmaß erlebt werden, das nicht mehr selbstständig regulierbar ist. Wichtig ist, dass die Bindungsbeziehung von Anfang an mehr als nur die Bindung selbst umfasst. Die beiden Verhaltenssysteme Bindung und *Exploration*, also Erkundungsverhalten, sind auf subtile Weise miteinander verknüpft, wobei die Bindungsfigur die unabdingbare sichere Basis bietet, von der aus das Kind die Welt erkunden kann. Das Explorationsverhalten bricht abrupt ab, wenn das Kind feststellt, dass die Bezugsperson vorübergehend abwesend ist. Es kann, so Bowlby (1980), keine Neugier, kein Lernen entstehen, wenn die Grundbedürfnisse des Kindes nach Bindung und Sicherheit nicht erfüllt werden. Diese Dialektik von Bindung und Exploration bestimmt die weitere Entwicklung des Kindes und erklärt die oft erheblichen und noch im Jugendalter zu beobachtenden kognitiven Defizite von Kindern, die emotional vernachlässigt wurden.

Sehr entscheidend ist die kognitive Strukturierung von Beziehungen, die Fonagy (2006) als *Mentalisierung* bezeichnete. In eindrucksvollen Untersuchungen haben Fonagy et al. (1994) die Entstehung der Selbstreflexion aus der frühen Mutter-Kind-Interaktion erforscht. Das reflexive Selbst interpretiert die Erfahrung und schafft, indem es sie mentalisiert, daraus eine symbolische Repräsentation. Die Fähigkeit zur Mentalisierung entsteht aus einem intersubjektiven Austausch zwischen Mutter und Kind. Die Mutter erkennt die Absichten ihres Kindes und drückt sie verbal und nonverbal aus. Das Kind beobachtet dabei die Mutter und nimmt an ihr wahr, wie diese seiner eigenen Intentionalität Wort und Gestalt gibt. Nun kann die Mutter die Intention nicht perfekt widerspiegeln, wodurch die Erkenntnis des Kindes vorbereitet wird, dass die Mutter seine Intentionen symbolisch repräsentiert. Auf diese Weise wird die Fähigkeit aufgebaut, Handlungen, Gefühle und Gedanken zu reflektieren. Die gebildeten inneren Arbeitsmodelle von sich selbst und anderen wichtigen Bezugspersonen werden dann in der Folge handlungsleitend für die weitere Beziehungsgestaltung.

Auch die Fähigkeit zur Emotionsregulierung gehört zu den zentralen Fertigkeiten, die auf der Basis von Bindungsbeziehungen erworben werden. Aufbauend auf den frühen Arbeiten von René Spitz in Findelkindhäusern zeigen noch heute Studien an traumatisierten Kindern aus Waisenhäusern in fremden Ländern, die bei Adoptiveltern aufwachsen (Zeanah et al., 2005), dass diese nach Eingliederung in ein normales Familienleben enorme Entwicklungsdefizite kompensieren können. Diese Nachentwicklung erfolgt im kognitiven und motorischen Bereich, in den sprachlichen Fähigkeiten und im Gesundheitsstatus; oft bleiben jedoch im sozialen und emotionalen Bereich Symptome zurück. Diese Kinder können durch schützende und fördernde Adoptiveltern ein zunehmend sicheres Bindungsverhalten entwickeln, allerdings bleiben auch weiterhin desorganisierte oder unsichere »Einsprengsel« erhalten.

Bindungstypen als Ergebnis früher Interaktion. In klinisch unauffälligen Gruppen unterscheidet man auf der Ebene eines Beobachtungsverfahrens, des Fremde-Situations-Tests (FST), drei verschiedene Typen: Die *sicher gebundenen Kinder* (50 %) zeigen ihren Trennungsschmerz offen und sind in der Lage, sich bei Rückkehr der Mutter den dort nötigen Trost zu holen, um sich dann wieder von ihr zu lösen und die Umwelt zu explorieren. Die *unsicher-vermeidend gebundenen Kinder* (25 %) scheinen von der Trennung wenig beeindruckt zu sein, weisen aber hohe physiologische Belastungsreaktionen auf. Sie vermeiden bei der Rückkehr der Mutter den Kontakt zu ihr. Die *unsicher-ambivalent gebundenen Kinder* (15 %) wirken durch die Trennung enorm beunruhigt, sind jedoch gleichzeitig nicht in der Lage, aus der Nähe zur Mutter nach deren Rückkehr die nötige Sicherheit zu schöpfen, um sich wieder der Exploration zuwenden zu können. Der Fokus auf die Mutter bleibt erhalten, das Bindungssystem kommt nicht zur Ruhe. Nach dieser Einteilung in drei Basisgruppen wurde später eine weitere Gruppe, die *desorganisiert gebundenen* Kinder, eingeführt, die etwa 10 % in klinisch unauffälligen Populationen ausmachen. Merkmale sind widersprüchliche Verhaltensmuster, unterbrochene und stereotype Bewegungen und fraktionierte Kommunikation.

Es ist wichtig, darauf hinzuweisen, dass sicher gebundene Kinder zwar in der klinisch unauffälligen Gruppe etwa 50 % ausmachen, jedoch nur noch 8 % in klinischen Gruppen (van IJzendoorn, Scheungel & Bakermans-Kranenburg, 1999). Sicher gebundene Muster finden sich demnach nur in einer verschwindend geringen Anzahl von Patienten. Über 80 % aller Kinder, die Gewalt und Missbrauchserfahrungen gemacht haben, sind desorganisiert gebunden. In den letzten Jahren wurden vor allem die Auswirkungen depressiver Mütter auf den Bindungsstatus ihrer Kinder untersucht (Seiffge-Krenke, 2004a). Es ist aber auch darauf hinzuweisen, dass Kinder unter extremen Lebensbedingungen, z. B. Kinder von Inhaftierten (Poehlmann, 2005), noch zu einem erheblichen Prozentsatz (37 %) sicher gebunden sein können, wenn alternative Betreuungen vorliegen. Ein negativer Entwicklungskontext allein führt also nicht zwangsläufig zu unsicheren Bindungsmustern.

Die Bindungsbeziehungen im Jugendalter. Es gibt nur wenige Studien zur Bindung im Jugendalter, was mit der schwierigen methodischen Situation zusammenhing, denn es gab bis in die jüngste Zeit keine angemessenen Verfahren zur Erfassung von Bindung im Jugendalter. Untersucht wurden zumeist die ehemaligen Kleinkinder der Längsschnittstudien aus den USA und Deutschland, die ins Jugendalter kamen und dann mit dem Adult Attachment Interview (AAI), das ursprünglich für Erwachsene entwickelt worden war, ab dem Alter von 16 Jahren befragt wurden. Es wurde also nicht das Bindungs*verhalten*, sondern die aktuelle Bindungs*repräsentation* gemessen. Dabei zeigte sich Folgendes (Seiffge-Krenke, 2004a):

In der retrospektiven Befragung nach dem AAI zu Fragen wie »Wie hast Du Dich gefühlt, wenn Deine Eltern Dich abends allein gelassen haben?« oder: »Kannst Du Dich an das erste Mal erinnern, als Du eine längere Zeit von Deinen Eltern getrennt warst?« findet man bei *sicher gebundenen* Jugendlichen (»secure«) hohe Autonomie gegenüber den Eltern, hohes Vertrauen in sie und zwar nicht weniger Konflikte mit ihnen, aber produktivere Konfliktlösungen. Es herrscht ein gutes Gleichgewicht von Bindung und Exploration vor. *Unsicher-distanziert gebundene* Jugendliche (»dismissing«) zeigen dagegen wenig Autonomie gegenüber den Eltern, geringe Verbundenheit mit den Eltern – in Richtung auf: »Ich habe eigentlich keine Beziehung nötig, ich brauche niemanden« – und starkes Rückzugsverhalten. Diese Jugendlichen haben Schwierigkeiten, negative Gefühle bei sich und anderen wahrzunehmen; Bindung erscheint unwichtig. Die Gruppe der *unsicher-ambivalent gebundenen* Jugendlichen (»preoccupied«) zeigt ebenfalls wenig Autonomie im Hinblick auf die Eltern, aber gleichzeitig ein erhöhtes und vollständig unproduktives Engagement mit den Eltern und viel dysfunktionalen Ärger. Es zeigen sich ähnliche Muster wie bei den unsicher-ambivalent gebundenen Kindern: Das Bindungssystem bleibt ständig aktiviert, es kommt nicht zur Ruhe. Diese Jugendlichen zeigen später in Bezug auf heterosexuelle Kontakte, den romantischen Partner, ein stark anhängliches, dann wieder sehr ängstliches Verhalten.

Während demnach sicher gebundene Jugendliche die Beziehungen zu ihren Eltern wertschätzen, sich aber allmählich ablösen, bleibt für die beiden Gruppen unsicher gebundener Jugendlicher die elterliche Beziehung ein zentrales Thema. Sie sind gefangen in ihren frühen Bindungserfahrungen durch unangemessene Idealisierung der Eltern oder ständige Versuche, noch etwas von den Eltern zu bekommen. Damit ist eine Exploration von einer sicheren Basis aus kaum möglich, die Eroberung neuer Welten, der Aufbau heterosexueller Beziehungen blockiert (Seiffge-Krenke, 2006b).

Langfristige Auswirkungen der Bindungsbeziehungen. Weitere wichtige Thesen der Bindungstheorie betreffen die langfristigen Auswirkungen früher Bindungen. Bowlby postulierte, dass auf der Grundlage früher Bindungserfahrungen ein inneres *Arbeitsmodell* von sich und anderen entsteht, das alle zukünftigen Beziehungen beeinflusst. Befunde aus neueren Studien untermauern zum Teil den prägenden Charakter früherer Bindungsbeziehungen. In einigen amerikanischen Längsschnittstudien, in denen Personen über einen Zeitraum von 20 Jahren zweimal untersucht wurden, fand man eine beeindruckende Stabilität in den Bindungsklassifikationen von 68 bis 75 %. In anderen Studien war die Stabilität deutlich geringer bzw. gar nicht gegeben; auch in den relativ kleinen deutschen Stichproben fiel die Stabilität weniger eindrucksvoll aus (Grossmann & Grossmann, 2004). Dies hing möglicherweise auch damit zusammen, dass zwischenzeitlich belastende Ereignisse eingetreten waren, die zu einer Veränderung des Bindungsstatus geführt hatten. Hinzu kommt das »Bindungsloch« (Seiffge-Krenke, 2004a) in der Adoleszenz, in dem vor allen Dingen im Zeitraum zwischen 13 und 16 Jahren keine Stabilität in den Beziehungsmustern zu finden ist, was mit der emotionalen Ablösung von den Eltern zusammenhängt.

Frühe Bindungserfahrungen stellen u. a. die Basis für Psychopathologie dar. Allerdings können spätere positive Beziehungserfahrungen, z. B. in Partnerschaften oder nach Psychotherapien, unsichere Arbeitsmodelle erfreulicherweise noch korrigieren. Es gibt demnach zwei verschiedene Ursachen für eine geringe Stabilität: Das spätere Auftreten von schweren Belastungen (Wechsel von sicherer zu unsicherer Bindung) und spätere positive Beziehungserfahrungen (Wechsel von unsicherer zu sicherer Bindung).

Bindung und Emotionsregulierung. Die Frage der Übereinstimmung zwischen der Bindungsqualität von Eltern und ihren Kindern stand lange Zeit im Vordergrund der Bindungsforschung. Sie scheint aus klinischer Sicht unmittelbar relevant zu sein, zumal man auch in einigen Studien eine transgenerationale Weitergabe von Bindungsmustern fand (Seiffge-Krenke, 2004b). Allerdings darf nicht übersehen werden, dass das, was in Bindungsbeziehungen gelernt und entwickelt wird – nämlich eine Fähigkeit zur *Emotionsregulierung* und eine innere Repräsentation, ein *inneres Arbeitsmodell* über sich oder andere –, entscheidender für die weitere Beziehungsentwicklung und die intellektuelle Entwicklung ist als etwa die Frage der Stabilität.

Starke negative Emotionen wie Angst und Aggression müssen von Beginn des Lebens an bewältigt werden. Sehr entscheidend ist, inwieweit die Betreuungsperson das Kind in einer solchen Situation emotional unterstützt und ihm hilft, mit seinen Emotionen fertig zu werden. In der Tat ist die Fähigkeit zur Emotionsregulierung eines der wichtigsten Ergebnisse von Bindungsbeziehungen. In den letzten Jahren gab es viel Forschung über so genannte »ego undercontrolled« Kinder und Jugendliche. Sie zeigt, dass Jugendliche, die hohe Werte in negativen Affekten haben, dennoch nicht psychopathologisch auffällig werden, wenn sie über gute

Fähigkeiten zur Emotionsregulierung verfügen. Jugendlichen mit schlechter Ich-Kontrolle fehlt die Fähigkeit, auf negative Emotionen in interpersonalen Beziehungen angemessen zu reagieren. Sie sind nicht in der Lage, ihre negative Erregung einzudämmen und ihre negativen Reaktionen zu unterdrücken.

Einbettung in familiäre Entwicklungsprozesse

In welcher Form und durch welche Mechanismen Kinder familiäre Prozesse verändern, ist besonders im Jugendalter offenkundig. Hier wird das Ineinandergreifen von Jugendlichen-Entwicklung und Entwicklung der Eltern sehr deutlich.

Die Adoleszenz wird im Rahmen der Familienentwicklungstheorie als eine Phase verstanden, in der weit reichende Umstrukturierungen in den Familienbeziehungen stattfinden, die hohe Anforderungen an das Engagement aller Familienmitglieder stellen. Während frühere Sichtweisen das Jugendalter hauptsächlich unter der zentralen Entwicklungsaufgabe, der Ablösung von den Eltern, betrachteten und die Individualentwicklung des Jugendlichen in den Vordergrund stellten, betonen gegenwärtige Konzeptualisierungen hingegen die enge Interdependenz zwischen der Familienentwicklung und der sozio-emotionalen Entwicklung des Jugendlichen: Die Ablösung des Jugendlichen wird verstärkt vor dem Hintergrund der »Empty Nest-Situation« für seine Eltern betrachtet.

Veränderungen in den familiären Beziehungen. In der Beziehung zwischen Jugendlichen und ihren Eltern kommt es zu zahlreichen Veränderungen: Die eher unilaterale und komplementäre Eltern-Kind-Beziehung wird zu einer Eltern-Jugendlichen-Beziehung, die sich durch Kameradschaftlichkeit und Gegenseitigkeit auszeichnet. Ausgeglichenere Machtverhältnisse signalisieren einen größeren Einfluss des Jugendlichen auf Familienentscheidungen und familiäre Aktivitäten. Es handelt sich um einen schrittweisen *Ablösungsprozess*, der in der späten Kindheit beginnt und oft bis weit in das Erwachsenenalter hineinreicht (Seiffge-Krenke, 2006b). Dem an klinischen Familien gewonnenen Eindruck einer besonders heftigen und strapaziösen Phase stehen die Befunde an klinisch unauffälligen Familien gegenüber, die mehrheitlich die positiven Aspekte dieser Entwicklungsphase hervorheben und begrüßen, ohne jedoch den Belastungscharakter zu verleugnen.

Aushandeln von Autonomie durch Zunahme von Konflikten. Die Veränderungen in der Beziehung zwischen Eltern und Jugendlichen lassen sich an verschiedenen

Merkmalen aufzeigen. Mit Beginn der Pubertät nehmen Konflikte in der Auseinandersetzung zwischen Eltern und Jugendlichen deutlich zu, wobei das alltägliche Aushandeln neuer Verhaltensweisen und Regeln im Vordergrund steht (Seiffge-Krenke, 1999; Smetana, Yau & Hanson, 1991). Dieses Aushandeln spiegelt das ständige Bemühen um eine Balance zwischen elterlicher Kontrolle und der Förderung von Emanzipation und Selbstverantwortlichkeit wider. Die Machtstrukturen in der Familie sind einer starken Veränderung unterworfen, wobei der Jugendliche zunehmend als kompetenter Partner eingeschätzt wird. Mit fortschreitender Emanzipation des Jugendlichen und seiner wachsenden Ebenbürtigkeit in der Beziehung kann man dann in der mittleren und späten Adoleszenz eine deutliche Abnahme der Eltern-Jugendlichen-Konflikte beobachten (Baumrind, 1991). Die Gruppe der Gleichaltrigen und enge Freunde erschließen neue Erfahrungsmöglichkeiten und lösen die Eltern in vielen Bereichen als bedeutsame Unterstützungspartner ab. Eltern sind auch nicht mehr länger bevorzugter Partner für private, intime Informationen des Jugendlichen, die zunehmend nur noch mit den Freunden geteilt werden. Geheimnisse erfüllen eine wichtige Funktion in der Abgrenzung von den Eltern und anderen Erwachsenen. Die mit den Eltern verbrachte Zeit geht drastisch zurück und wird durch Aktivitäten mit Freunden und Freundinnen oder durch Alleinsein ersetzt.

In meinen eigenen Studien (Seiffge-Krenke, 1997a) zeigten sich bedeutsame Unterschiede zwischen Jugendlichen und ihren Eltern bei Interviewfragen nach familiären Problemen und Konflikten. Mütter gaben spontan mehr familiäre Konflikte und Probleme an als die Jugendlichen, wobei sich im zeitlichen Verlauf auch Differenzierungen in den Konfliktthemen zeigten: Die Jugendlichen berichteten über mehrere Jahre hinweg zunehmend häufiger über Autonomiekonflikte wie Ausgehzeiten oder Allein-Verreisen, während die Eltern stärker allgemeine Konflikte über Aufräumen des Zimmers oder Mithilfe im Haushalt nannten. Es ist bemerkenswert, dass sich der Inhalt dieser Konflikte seit den ersten Studien 1930 kaum gewandelt hat. Die Hauptkonflikte zwischen Eltern und Jugendlichen, so Hill und Holmbeck (1987, S. 215), sind Konflikte über »homeworks, dishes and galoshes«, was man übersetzen könnte mit (nicht gemachten) Hausaufgaben, (nicht abgewaschenem) Geschirr und (herumfliegenden) Schuhen. Es sind offensichtlich immer dieselben alltäglichen Ärgernisse, über die Eltern und Jugendliche seit über 70 Jahren streiten. Dieses zunächst banal erscheinende Ergebnis ist dennoch bedeutsam, weil es zeigt, dass es keine großen Krisen sind, keine »Generationenkonflikte«, die das emotionale Band zwischen Eltern und Jugendlichen bedrohen. Die positive, entwicklungsfördernde Funktion von Konflikten (»ohne Konflikt keine Fortentwicklung«) wird unterstrichen. Es wird weniger die Tatsache von Konflikten beachtet, sondern vielmehr deren unangemessene Häufigkeit für problematisch gehalten. Konflikte sind in klinisch auffälligen Familien nämlich sehr viel häufiger (»all families some times – some families most of the time«; vgl. Montemayor, 1983, S. 28).

Ineinandergreifen von familiärer Entwicklung und Jugendlichenentwicklung. Die Bedeutung der Eltern wird relativiert, jedoch trotz der abnehmenden emotionalen Nähe nicht aufgehoben. So zeigen Befunde von Seiffge-Krenke (2002), dass Jugendliche, die sich sowohl mit den Gleichaltrigen als auch mit den Eltern identifizierten, den vielfältigen Anforderungen der Jugendphase besser gerecht werden konnten als Jugendliche, die sich nur mit einem oder gar keinem dieser Sozialisationssysteme identifizierten. In die gleiche Richtung weisen auch die oben dargestellten Befunde im Rahmen der Bindungsforschung, die einen Zusammenhang zwischen wahrgenommener Verbundenheit in der Beziehung zu den Eltern und dem emotionalen Wohlbefinden von Jugendlichen herstellen.

Dass die Bedeutung des familiären Bezugssystems für die individuelle Entwicklung des Jugendlichen auch oder gerade in der Phase der Ablösung erhalten bleibt, zeigen die Untersuchungen der Forschergruppe um Grotevant und Cooper (1986), die die Eltern-Jugendlichen-Beziehung als Individuationsprozess beschrieben. Ihnen kommt das Verdienst zu, neben dem Faktor *Bindung* (»closeness«) auf einen weiteren wichtigen Faktor in der Eltern-Jugendlichen-Entwicklung aufmerksam gemacht zu haben: Die *Abgrenzung* (»separateness«). Die Beziehung zwischen Eltern und Jugendlichen ist dieser Theorie zufolge über die gesamte Spanne der Adoleszenz hinweg immer sowohl durch Verbundenheit als auch durch Abgrenzung gekennzeichnet, wobei von allen Beteiligten ständig eine Neubalancierung vorgenommen wird. Diese Neubalancierung führt zu einer kontinuierlichen Veränderung in der Beziehung zwischen Eltern und Jugendlichen, hat aber darüber hinaus entscheidenden Einfluss auf weitere Entwicklungsprozesse. Jugendliche, die eine individuierte Beziehung zu ihren Eltern pflegen, verfügen, dieser Theorie folgend, über höhere soziale Fertigkeiten und sind in ihrer Identitätsentwicklung weiter fortgeschritten als Jugendliche, deren Beziehung zu ihren Eltern eine Balance zwischen Verbundenheit und Abgrenzung vermissen lässt. Diese Theorie der Individuation wird von zahlreichen Studien bestätigt, die ebenfalls das Ineinandergreifen von familiärer Interaktion und Jugendlichenentwicklung nachweisen. Untersuchungen zur Kommunikation in Familien wie die von Hauser, Powers und Noam

(1991) haben »enabling«-Interaktionen, die die Ich-Entwicklung und Autonomie fördern, beschrieben, gegenüber den »constricting interactions«, die die Ich-Entwicklung und Autonomie einschränken.

Unverwechselbar: Der Einfluss des Vaters. Charakteristisch für die Forschung der vergangenen Jahrzehnte ist eine starke Pathologisierung der Beziehung von Vätern zu ihren Kindern. In Studien zu Gewalt und Missbrauch in Familien wurde auf die schädigende Wirkung von Vätern auf ihre Kinder hingewiesen. Inzwischen stehen die normale Vater-Kind-Beziehung, insbesondere die spezifische Bedeutung, die Körper und Geschlecht des Kindes für den Vater haben, und die Frage, wie der Vater die Entwicklung seiner Kinder beeinflusst, im Mittelpunkt vieler Studien. Die entwicklungspsychologische Vaterforschung der letzten Jahre belegt definitiv eine besondere, *distinktive Rolle von Vätern* in Familien mit klinisch unauffälligen Babys, Kindern und Jugendlichen (Seiffge-Krenke, 2001a). Sie bezieht sich auf die Betonung von Spiel und Freizeitaktivitäten mit starkem Fokus auf den Körper des Kindes, auf die Förderung von Selbstständigkeit beim Kind und auf die Akzentuierung des Geschlechts des Kindes. Im Grundschulalter ist das »kamikaze play«, das aufregende und gefährliche Spiel von Vätern mit ihren Söhnen, gut untersucht worden. Väter unterscheiden stark zwischen Söhnen und Töchtern. Die Spielaktivitäten mit den Töchtern sind sanfter; ihre Weiblichkeit wird hervorgehoben und bezeichnet. Väter sind auch strenger in der Disziplin und wilder und direktiver in ihrem Spiel mit Söhnen, dagegen weicher, vorsichtiger und unterstützender im Umgang mit Töchtern. Besonders die *Spielfeinfühligkeit*, d. h. die Abstimmung von Neugier und Exploration auf den jeweiligen Entwicklungsstand und die Persönlichkeitseigenschaften des Kindes, zeichnet gute Väter aus.

Der Vater ist insbesondere für Jugendliche ein sehr gutes Modell für Autonomie und erlaubt ihnen größere Selbstständigkeit als die Mutter, in der Regel tut er dies vier Jahre früher (Shulman & Seiffge-Krenke, 1997). Wie erwähnt, werden mentorenartige Beziehungen bis ins Erwachsenenalter hinein gesucht (Vaillant, 1977). Allerdings zeigen die Studien auch, dass gerade in Problemfamilien Väter diese distinktive Rolle nicht übernehmen, sondern sich entweder stark zurückziehen und ausgrenzen oder die Kinder überstimulieren (»Disneyland-Daddies«; Seiffge-Krenke, 2004b). Auch Väter, die die Rolle von zweiten Müttern einnehmen, kommen dieser wichtigen Funktion nicht nach und unterstützen den Autonomieprozess nicht nachhaltig genug (»Sag-Du-doch-mal-was-Papas«; Seiffge-Krenke, Hertel & Nieder, 2001).

Mütter und Väter – Töchter und Söhne. Der Ablösungsprozess und die Beziehungsgestaltung entwickeln sich in Abhängigkeit vom Geschlecht der Interaktionspartner sehr unterschiedlich (Seiffge-Krenke, 2001b). Die Beziehung zwischen weiblichen Jugendlichen und beiden Eltern ist zumeist durch ein höheres Ausmaß an emotionaler Nähe geprägt. Insbesondere die Beziehung zur Mutter ist durch starke Gefühle der Verbundenheit bei einer gleichzeitig größeren Anzahl heftiger, emotionaler Konflikte gekennzeichnet. Ambivalenz in der Beziehung zur Mutter ist tendenziell auch bei männlichen Jugendlichen wahrnehmbar, aber bei weitem nicht so stark ausgeprägt wie bei weiblichen Jugendlichen. Im manifesten Verhalten der männlichen Jugendlichen dominieren Konflikte mit beiden Eltern. Männliche Jugendliche haben größere Schwierigkeiten, eine positive Bindung an die Eltern aufrechtzuerhalten und zu gestalten. Sie treiben ihren Ablösungsprozess energischer voran und werden darin auch weniger gebremst als junge Mädchen. Die in vielen Untersuchungen gefundene Konfliktintensität in Familien mit weiblichen Jugendlichen – bei unverminderter emotionaler Bindung an die Eltern – ist auch so zu erklären, dass weiblichen Jugendlichen größere Einschränkungen für ihre Verselbstständigung auferlegt werden, gegen die sie sich zur Wehr setzen. Diese Konflikte werden häufiger im Zusammenhang mit Müttern geäußert, die stärker in das Familienleben und in das Alltagsleben der Jugendlichen involviert sind.

Die horizontale Perspektive: Geschwisterbeziehungen. Geschwisterbeziehungen sind komplex, weil sie sowohl durch vertikale Beziehungen zu beiden Eltern als auch durch horizontale Beziehungen zueinander gestaltet sind. Der Entwicklungsgewinn durch das Aufwachsen mit Geschwistern wurde in der Psychotherapie zu wenig beachtet, zu häufig beschäftigte man sich mit negativen Aspekten von Geschwisterbeziehungen wie Neid und Rivalität (Seiffge-Krenke, 2004b). Die Beziehungen von Geschwistern sind untrennbar mit der Funktion von Geschwistern im Familienverband verbunden und abhängig von der Art und Weise, wie Eltern mit ihren Kindern umgehen. Bislang wurde auch nur sehr wenig wahrgenommen, wie sehr Geschwister wiederum das Verhalten ihrer Eltern beeinflussen und dass die Verschiedenheit von Geschwistern über eine eher aktive und kreative Anpassung die Schaffung einer eigenständigen Identität unterstützt.

Willi (1996) und Sulloway (1999) haben die Nischenspezialisierung als ein Prinzip erläutert, die Zuneigung der Eltern zu erhalten. Das Konzept der Nischenbildung oder Nischenspezialisierung beschreibt sehr gut die aktive Leistung des Kindes, sich innerhalb seiner Familie im Vergleich zu seinen Geschwistern zu entwickeln und zu einer ganz eigenen und unverwechselbaren Identität zu gelangen. Geschwister haben unterschiedliche Rollen und Funktionen, wie z. B. die des Lehrers und Helfers, des Beneideten und Gehassten, sie können Rivale sein, Elternersatz, Sündenbock, Verführer und erotischer Partner (Seiffge-Krenke, 2004b), aber, wie es Hirsch (1999) eindrucksvoll beschrieben hat, auch Ersatzkind, was sich besonders dramatisch auf die Identität dieses Kindes auswirkt.

Beziehungsentwicklung zu Freunden und romantischen Partnern

Auch die Rolle von Freunden und ersten romantischen Partnern als echte Entwicklungshelfer und gemeinsame Agenten und Produzenten ihrer eigenen Entwicklung wird in der Psychotherapie gegenwärtig nur wenig beachtet. Dafür gibt es jedoch viele entwicklungspsychologische Belege (Seiffge-Krenke, 2004b).

Freunde und romantische Partner als »Entwicklungshelfer«. Zu den Prozessen, die mit dem Alter zunehmen und vor allen Dingen in Freundschaftsbeziehungen gelernt werden, zählen Fähigkeiten in der Emotionsregulierung und im Umgang mit Konflikten. Hier wird echte Beziehungsarbeit geleistet, die die Beziehungen auf ein höheres Niveau bringt. Freunde helfen nicht nur bei der Konturierung der eigenen Identität, des Selbstkonzeptes und des Körperkonzeptes, auch die Annäherung an das andere Geschlecht erfolgt später im Schutze der besten Freunde. Um das 15. Lebensjahr hat ein markanter Wechsel des Enthüllungspartners für Vertrauliches stattgefunden. Jugendliche fühlen sich von ihren Freunden besser verstanden als von ihren Eltern und teilen Privates bevorzugt mit ihnen.

In den letzten Jahren ist verstärkt die *protektive Funktion* der Unterstützung durch Freunde untersucht worden – vor allem, wenn defizitäre Eltern-Kind-Beziehungen vorliegen. Auch für Eltern, Lehrer und Therapeuten ist die Tatsache, dass Jugendliche keine Freunde haben, ein besorgniserregendes Zeichen. Es gibt kein anderes Symptom, das klinisch auffällige von unauffälligen Jugendlichen so gut trennt wie Probleme mit Gleichaltrigen. Die protektive Funktion kann sogar so weit gehen, dass sich Jugendliche Phantasiefreunde schaffen, wenn sie keine Freunde haben.

Robert Selman (1984) hat die qualitativen Veränderungen in der Entwicklung von Freundschaftsbeziehungen beschrieben. Erst bei Jugendlichen tritt der intime gegenseitige Austausch als zentrales Kriterium für Freundschaft auf; die bloße physische Nähe verliert an Bedeutung. Das ist auch einer der Gründe, weshalb Jugendliche gerne im Internet »chatten« oder Brieffreundschaften in ferne Länder pflegen. Die für die Entwicklung romantischer Partnerschaften so wichtige Intimität wird zunächst in den gleichgeschlechtlichen Freundschaften »gelernt«. Dabei weisen weibliche Jugendliche rund zwei Jahre vor den männlichen Jugendlichen schon recht hohe Intimitätswerte in ihren Freundschaftsbeziehungen auf – vermutlich, weil sie stärker an Beziehungen orientiert sind. Es lässt sich ebenfalls eine engere Körperbetonung in Freundschaftsbeziehungen bei Mädchen im Vergleich zu Jungen nachweisen (Seiffge-Krenke & Seiffge, 2005).

Freuds Idee des Findens eines nichtinzestuösen Partners wurde von Gray und Steinberg (1999) aufgegriffen. Für Gray und Steinberg ist das Finden eines romantischen Partners der entscheidende Schritt im Ablösungsprozess. In den ersten romantischen Beziehungen geht es zunächst mehr um den eigenen Körper, die eigene Identität und den Status in der Jugendlichengruppe, also darum, dazuzugehören und auch mit einem Jungen oder einem Mädchen zu »gehen« (Brown, 1999). Die romantischen Beziehungen in der frühen und mittleren Adoleszenz sind recht kurzlebig, dennoch aber sehr aufregend. In der Regel tritt erst um das 17. Lebensjahr oder noch später ein Stadium in der romantischen Entwicklung auf (»affection phase«), in der der Partner wirklich als Gegenüber »gemeint ist« und die Beziehung eine gewisse Tiefe, Dauer und Intimität erreicht (Seiffge-Krenke, 2003b). Noch im jungen Erwachsenenalter kann man allerdings nachweisen, das die jungen Frauen ein höheres, reiferes Intimitätsniveau besitzen – nicht selten Anlass für viele Missverständnisse und Paarkonflikte – und dass junge Männer mit wenigen Beziehungen in ihrer Intimitätsentwicklung stagnieren. Junge Frauen sind also eine Art »Lehrmeister« in Sachen Beziehungsentwicklung und Intimität für ihre Partner (Sidor, Knebel & Seiffge-Krenke, 2006).

Größere Empathie und passagerer Egozentrismus. Entwicklung vollzieht sich nicht nur im Sinne einer linearen Progression. Manchmal scheinen sich auch Rückschritte in der sozialen Entwicklung anzudeuten. Nachdem Kinder im Alter zwischen vier und acht Jahren gelernt haben, sich in die Perspektive eines anderen hineinzuversetzen und die »egozentrische Perspektive« nachlässt, entsteht im Jugendalter erneut eine egozentrische oder narzisstische Haltung, wenn dem Jugendlichen die adäquate Bezugnahme auf das Denken und Fühlen anderer kurzzeitig abhanden kommt. Alberts et al. (2007) haben darauf hingewiesen, dass Jugendliche ihre eigenen Gefühle überdifferenzieren und dass sie sich selbst und auch ihre Gefühle als einzigartig im Vergleich zu denen anderer Personen wahrnehmen. Der kognitive Schritt vom konkreten zum formalen Denkniveau ist hier sehr entscheidend und die Interaktion mit den Freunden trägt maßgeblich zum Rückgang des adoleszenten Egozentrismus bei (Seiffge-Krenke, 2002). In der Emotionsregulierung machen Jugendliche ebenfalls große Fortschritte. Sie sind viel besser als Kinder in der Lage, negative Emotionen zu verbergen (»cool sein«), wenn sie spüren, dass das offene Äußern negativer Gefühle ihr Gegenüber verletzt.

Zuwachs an kognitiven Fertigkeiten, Risikoverhalten, erhöhte Phantasietätigkeit

Wir finden einen abrupten Wechsel zwischen Gefühlen von Angst, Wertlosigkeit bis hin zu grandiosen Gefühlen von Omnipotenz. Gefühle von Scham, die aus der wahrgenommenen Hässlichkeit und Insuffizienz ihres Körpers herrühren, sind häufig. Viele Jugendliche entwickeln neue Bewältigungsformen in diesem anstrengenden und schmerzhaften Stadium.

Denken in Möglichkeiten und Wahrscheinlichkeiten, Zukunftsperspektive. In unmittelbarem Zusammenhang mit den Veränderungen in der Beziehungsentwicklung sind kognitive Veränderungen zu sehen, die das neue Niveau auf der Beziehungsebene ermöglichen. Der Jugendliche lernt, formallogisch zu denken, und ist dadurch in der Lage, von sich selbst zu abstrahieren, eine andere Perspektive einzunehmen und sich von außen zu sehen. Er dringt dadurch in den Bereich des Hypothetischen, des Möglichen und des Imaginären vor (Lichtenberg, 1998) und dehnt seinen Horizont auf Weltanschauungen, religiöse Überzeugungen und politische Ideologien aus, an denen sich Identitätsthemen ausgestalten können. Der Adoleszente wird zu einem »richtigen Geschichtsschreiber, der die Vergangenheit im Lichte der Gegenwart erblicken will« (Freud, 1909a, S. 427). Piaget und Inhelder (1972) haben darauf hingewiesen, dass Jugendliche immer unabhängiger von Idealen, Werten und Moralprinzipien anderer Personen werden.

Wahrnehmung der eigenen Sterblichkeit und Risikoverhalten. Zum ersten Mal werden Jugendliche sich auch ihrer eigenen Sterblichkeit bewusst und testen die Grenzen dazu aus. Viele der Aktivitäten in der frühen Adoleszenz haben einen hedonistischen Charakter; Risikoverhaltensweisen und riskante Sportarten sind häufig. Dabei wird die Peergruppe als ein Experimentierfeld für neue Erfahrungen genutzt.

In einem Kultfilm der 50er Jahre, »Rebel without a cause«, geht es darum, dass ein Jugendlicher mit einer starken Bindung an seine Mutter und einem Vater, der sehr schwach ist und mit dem man sich nicht identifizieren kann, sich von der Mutter zu trennen versucht. Der Sohn Jim, gespielt von James Dean, sucht Zuflucht in einer delinquenten Gang und muss ein Rennen gegen den Führer Buzz bis zur Ecke einer Klippe fahren, in dem er in letzter Sekunde vor dem Absturz aus dem Auto springen muss. Buzz stürzt in den Tod, weil er nicht rechtzeitig aussteigen kann. Im Film experimentiert James Dean mit der Gefahr und überlebt; im wirklichen Leben fuhr er sich zu Tode in einem schnellen Wagen. James Dean wurde ein Held für seine Generation, weil er diese Phantasien ausagierte. Der vorzeitige Tod eines Helden garantiert seine Unsterblichkeit. Das klassische Beispiel dafür ist der Werther-Effekt, d. h. das epidemische Auftreten von Suiziden nach dem Erscheinen von Goethes »Die Leiden des jungen Werther« 1772. Internetforen für Jugendliche beschäftigen sich heute mit der Möglichkeit, seinem Leben ein Ende zu setzen.

Zunahme an Tagtraumraten und Phantasiefreunden. Exzessives Tagträumen und bewusste oder unbewusste Phantasien sind häufig in der Adoleszenz. Sidoli und Bovensiepen (1995) beschreiben »heroic dreams of fantasies«: Jugendliche versetzen sich ganz stark in Heldenfiguren wie »Batman«, »Superman«, »Spider Man«, »Luke Skywalker« oder die »Ghost Busters« hinein und fühlen sich entsprechend durch den Vergleich in der Realität schlecht ausgestattet. Viele dieser Jugendlichen sind häufig mit Rollenspielen am Computer beschäftigt. Die enormen Zunahmen in den Tagtraumraten und in der Phantasietätigkeit haben sehr stark mit den Veränderungen in ihrer Beziehungsgestaltung zu tun (Seiffge-Krenke, 2001c). Phantasierte Beziehungen haben im Jugendalter eine sehr große Bedeutung. Jugendliche verbringen beispielsweise sehr viel Zeit damit, über romantische Beziehungen nachzudenken und zu phantasieren – lange bevor sie wirklich Zeit mit romantischen Partnern verbringen. 34 % aller weiblichen Jugendlichen und 25 % aller männlichen Jugendlichen nennen phantasierte heterosexuelle Beziehungen, haben sich also in jemanden verliebt, ohne dass der Betreffende etwas davon weiß (Furman et al., 1999). Häufig war eine sozial defizitäre Situation Anlass für diese Konstruktion. Sie unterstreicht die enormen Selbstheilungskräfte, über die die Jugendlichen, oft verborgen vor unseren Augen, verfügen.

Phantasiefreunde werden nicht nur im Kindesalter beobachtet, sondern spielen auch im Jugendalter eine Rolle (Seiffge-Krenke, 2000). Die Frage, inwieweit ein imaginärer Gefährte Ausdruck von Gesundheit oder einer speziellen Pathologie ist, wird zwar kontrovers diskutiert, aber in der Regel wird ein imaginärer Gefährte *nicht* als ein Ausdruck von Pathologie angesehen (Nagera, 1969). Bei allen bislang untersuchten imaginären Gefährten handelte es sich um die Produktion gesunder Kinder und Jugendlicher. Es ist aber auch zu bedenken, dass der imaginäre Gefährte eine Projektion der Gefühle des Jugendlichen von Omnipotenz in einer Situation schmerzhafter Abhängigkeit darstellen kann.

Wie sich nachweisen lässt (Seiffge-Krenke, 2001c), kovariieren imaginäre Gefährten im Jugendalter nicht zwangsläufig mit bestimmten biographischen Eigentümlichkeiten wie dem Fehlen eines Vertrauten oder konflikthaften Beziehungen zu den Eltern. Im Tagebuch wird er beispielsweise als konkreter Partner angesprochen. Er kann dem Jugendlichen durchaus ähnlich sein, aber auch völlig verschieden. Der imaginäre Gefährte als phantasierter Gesprächspartner stellt eine Möglichkeit der Selbstexploration in einem verborgenen, privaten Rahmen dar; die Kontrolle der Beziehung ist wichtig. Wenn die Identitäts-Neustrukturierung abgeschlossen ist, wird der imaginäre Gefährte ebenfalls aufgegeben.

Körperkonzept und der Einfluss der körperlichen Reife

In der Entwicklungspsychologie sind die Untersuchung des Körperkonzeptes und der Einfluss der körperlichen Reife wichtige Themen. Seit etwa 50 Jahren wird in diesem Bereich intensiv geforscht, mit sehr einheitlichen Ergebnissen. Dazu gehört zunächst das deutlich andere Körperkonzept von Jugendlichen, etwa im Vergleich zu Erwachsenen. Körperentfremdungsgefühle und ein veränderter Umgang mit Körperkontakt sind auffällig. Während die Beziehungen zu Gleichaltrigen eng sind und auch körperliche Nähe (z. B. bei Mädchen durch wechselseitiges Schminken, Kleidertausch, Händchenhalten) umfassen, sind körperliche Distanzierungen von Erwachsenen häufig und treten noch vor den äußerlich sichtbaren Zeichen der körperlichen Reife auf. Die Regulierung der körperlichen Distanz geht sehr stark von den Jugendlichen selbst aus und macht sich in den Familien z. B. beim Umgang mit Nacktheit deutlich bemerkbar. Die Modellierung eines weiblichen oder männlichen Körpers geschieht in engen Freundschaftsbeziehungen, in denen körperliche Erfahrungen geteilt und der neue Körper erprobt wird.

Das Körperkonzept von Mädchen ist insgesamt negativer als das von Jungen. Typische Bemerkungen über den Körper in Mädchentagebüchern umfassen kritische Urteile, starke soziale Vergleiche und Körperbeschwerden (Seiffge-Krenke,

1994). Auch Diäten und die extreme Beschäftigung mit dem Gewicht, die man bei weiblichen Jugendlichen findet, sind keine neuen Phänomene. Schon vor 20 Jahren zeigten Untersuchungen die verzerrte Körperwahrnehmung von klinisch unauffälligen, weiblichen Jugendlichen und ihre Bevorzugung für den untergewichtigen Status, während Körperkonzept und Gewichtseinschätzung der gleichaltrigen männlichen Jugendlichen realistisch waren.

Des Weiteren zeigte sich in den letzten Jahrzehnten nicht nur eine zeitliche Vorverlagerung der körperlichen Reife, sondern auch ein Verschwinden des Geschlechtsunterschiedes; Mädchen sind Jungen nur noch knapp ein Jahr in der körperlichen Reife voraus. Ein weiterer wichtiger und konsistenter Befund betrifft die diametral unterschiedlichen Effekte von Frühreife. Sehr viele Studien zeigen, das frühreife Mädchen depressiver, ängstlicher und schwieriger im Kontakt sind, während sich Frühreife auf das Selbstbewusstsein von Jungen ausschließlich positiv auswirkt. Frühreife Mädchen sind demnach als eine Risikogruppe für psychische Störungen anzusehen. Auffällig ist die hohe Anzahl von diffusen Körperbeschwerden im Jugendalter, die leicht die Normwerte für erwachsene Psychosomatiker erreichen (Seiffge-Krenke, 1994).

Die Verarbeitung von Belastungen

Das Jugendalter ist eine Entwicklungsphase, in der Veränderungen in sehr vielen verschiedenen Bereichen (körperlich, kognitiv, emotional, auf der Beziehungsebene) an der Tageordnung sind. Von daher sind belastende oder herausfordernde Ereignisse ubiquitär und zählen im Leben von Jugendlichen zu den häufigen und prägenden Erfahrungen.

Bewältigung von Belastungen. Dem Umgang mit Belastungen, d.h. dem Bewältigungsverhalten (»coping«), kommt daher in diesem Entwicklungsabschnitt eine zentrale Bedeutung zu. Die PISA-Studien haben sehr stark auf einzelnen Schulleistungen wie Lesen und Mathematik fokussiert und eine sehr eingeschränkte, naturwissenschaftlich dominierte Sicht von »Kompetenz« gemessen. Studien, denen ein umfassender, komplexer Begriff von Kompetenz zu Grunde liegt, der die Bewältigung einer Vielzahl von alltäglichen Problemen umfasst, die über schulische Leistungsanforderungen hinausgehen (z.B. Bewältigung von Problemen in der Familie, mit den Freunden, Auseinandersetzung mit der eigenen Identität, dem sich verändernden Körper sowie zukunftsbezogene Probleme und Fragen), zeigen eine sehr hohe Kompetenz der deutschen Jugendlichen auch im internationalen Vergleich (Seiffge-Krenke, 2006a). Diese Bewältigungskompetenz ist eine entscheidende Variable, die bestimmt, wie zukünftige Herausforderungen gemeistert werden. Sie hat auch einen starken Puffereffekt auf Belastungen. Die aktive, reflektierte Auseinandersetzung ist für die Mehrzahl der untersuchten nicht klinischen Jugendlichen sehr charakteristisch. Aktive Versuche, Probleme zu bewältigen, lassen sich bei ihnen beispielsweise sehr viel öfter beobachten als bei ihren Eltern. Rückzug und ausweichendes Verhalten sind eher selten und nur in besonderen Untergruppen erhöht, etwa bei depressiven Jugendlichen, bei Jugendlichen aus Trennungsfamilien und bei Jugendlichen, die in Armut leben.

Furchtsame Zukunftsperspektiven. Neben der Familie und der Gleichaltrigengruppe stellt die Schule das wichtigste Sozialisationsumfeld Jugendlicher dar und trägt entscheidend zu deren Selbstwerterleben bei. Die in schulischen Institutionen verbrachte Zeit hat in den letzten Jahrzehnten stetig zugenommen, da der Besuch höher qualifizierender Schulen wie Gymnasien oder Realschulen zunehmend angestrebt wird. Mit dieser Verschiebung ist einerseits eine Verbesserung der Bildungschancen insgesamt verbunden, andererseits jedoch beinhaltet das Streben nach einem hoch qualifizierten Bildungsabschluss eine Verstärkung des Leistungs- und Konkurrenzdruckes. Für eine große Gruppe der Jugendlichen werden dadurch die Erwerbstätigkeit und das Erreichen wirtschaftlicher Unabhängigkeit weiter hinausgeschoben; die Jugendzeit wird weitgehend zur Schulzeit.

Die Kluft zwischen dem Bildungsniveau der Eltern und dem des Jugendlichen – ob nun im Sinne einer Abwärts- oder Aufwärtsentwicklung – geht oft mit einem erhöhten Belastungsniveau und psychosomatischen Beschwerden einher, wie Hurrelmann et al. (2003) zeigen konnten. Der von den Eltern und der gesellschaftlichen Umwelt vermittelte Leistungs- und Erwartungsdruck spiegelt sich auch in den eigenen Leistungsansprüchen der Jugendlichen wider.

Haupt- und Realschüler müssen bereits frühzeitig den wesentlichen Schritt in Richtung Berufsfindung vollziehen. Für sie ist charakteristisch, dass sie den Übergang zum Erwachsenenalter relativ rasch und in vielen Entwicklungsbereichen gleichzeitig vollziehen müssen. Jugendliche, die ihre Schulphase mit dem Abitur abschließen und ggf. im Anschluss daran studieren, können gegenüber Jugendlichen mit Hauptschulabschluss die Phase des Jugendalters mit ihren charakteristischen Privilegien (Erwachsenenvorrechte bei kindlicher Abhängigkeit) teilweise um bis zu zehn Jahre »verlängern«. Die Angst vor Arbeitslosigkeit steht neben globalen Ängsten vor Umweltzerstörung und Kriegen an erster Stelle der zukunftsbezogenen Sorgen von Jugendlichen in aller Welt, so auch in Deutschland (Seiffge-Krenke, 2006a), was angesichts der derzeitigen Entwicklung auf dem Arbeitsmarkt und insbesondere der ansteigenden Jugendarbeitslosigkeit unmittelbar nachvollziehbar ist.

Entdeckung einer neuen Entwicklungsphase: Emerging adulthood

In der modernen Gesellschaft haben sich traditionelle Rollen weitgehend aufgelöst und die Geschlechtsidentität ist flexibler geworden. Werte haben sich gewandelt. Durch die Pluralisierung der Lebenswelten sind junge Menschen deshalb in nie bekannter Weise aufgefordert, sich und ihre Identität aus einer nicht zu überschauenden Fülle von vereinbaren und unvereinbaren Möglichkeiten selbst zu konstruieren.

Die Zeit vom 18. Lebensjahr bis Mitte, Ende des dritten Lebensjahrzehnts, in der sich der Übergang vom Jugend- zum Erwachsenenalter vollzieht, findet in den letzten Jahren zunehmende Beachtung in der Entwicklungspsychologie. Diese Phase des »emerging adulthood« unterscheidet sich von der ihr vorausgehenden Adoleszenz und von dem ihr nachfolgenden Erwachsenenalter sowohl in der subjektiven Wahrnehmung als auch in den objektiven Kriterien deutlich. Junge Menschen dieses Alters geben an, zwar keine Jugendlichen mehr, aber auch noch nicht wirklich erwachsen zu sein. Während es für unter 18-Jährige und für Personen ab 30 Jahren relativ eindeutige »soziodemographische Normen« bzgl. der Wohnsituation, des Ausbildungsstands und des Familienstands gibt, ist die Zeit zwischen dem 18. Lebensjahr und dem Alter von Mitte/Ende 20 durch eine große Heterogenität gekennzeichnet (Arnett, 2000).

Der Auszug aus dem Elternhaus und die endgültige Autonomie von den Eltern, der Übergang in die Berufstätigkeit, die Etablierung stabiler Partnerschaften und ggf. der Übergang in die Elternschaft werden als die zentralen Entwicklungsaufgaben dieser Lebensphase bezeichnet. Einige der genannten Aufgaben, wie z. B. die Suche nach einem Partner/einer Partnerin oder die Berufswahl, treten dabei nicht erstmalig in der Phase »emerging adulthood« auf, sondern sind auch schon in der späten Adoleszenz relevant. Sie erhalten jedoch mit fortschreitendem Alter eine andere Qualität und Bedeutung, da bei Entscheidungen nicht mehr nur die Erfüllung aktueller Bedürfnisse und Interessen im Vordergrund steht, sondern ebenso die Frage, ob sich diese in der Zukunft und auf Dauer bewähren werden.

Trotz der zunehmenden Ernsthaftigkeit und der stärkeren Einbeziehung der Zukunftsperspektive ist in dieser Altersspanne dennoch ein Ausprobieren, ein Durchspielen verschiedener Alternativen möglich und gesellschaftlich akzeptiert. Arnett (2007) sieht darin eine weitere Besonderheit der Übergangsphase vom Jugend- zum Erwachsenenalter, die in der Adoleszenz wegen der finanziellen Abhängigkeit von den Eltern und der Kontrolle, die diese ausüben, *noch nicht* und in der Gruppe der über 30-Jährigen wegen der rapide abnehmenden gesellschaftlichen Toleranz eines »unsteten Lebenswandels« *nicht mehr* gegeben ist. Aus diesem Grund stehen in dieser Lebensphase dem Individuum mehr Freiheiten und Möglichkeiten offen als zu jedem anderen Zeitpunkt in seinem Leben.

Aus theoretischer Sicht imponiert die Phase »emerging adulthood« aufgrund formaler Merkmale sowie aufgrund der Entwicklungsaufgaben, die in diesem Zeitraum bewältigt werden müssen. Es handelt sich um eine »Zwischenphase« zwischen Adoleszenz und Erwachsenenalter, mit eigener Verantwortlichkeit, starkem Zukunftsbezug und großer Varianz in der Realisierung einzelner Entwicklungsaufgaben. Die empirische Forschung zu diesem noch jungen Forschungsgebiet zeigt gravierende Veränderungen in den Eltern-Kind-Beziehungen, die nach der turbulenten Adoleszenz zu einer neuen Ruhe und Gleichwertigkeit gelangen, aber auch ein verzögertes Auszugsverhalten, mit Verbleiben der jungen Erwachsenen im Elternhaus bis weit in das dritte Lebensjahrzehnt in einigen Subgruppen. Bei diesen »Nesthockern« sind die familiären Beziehungen häufig angespannt und die Eltern fühlen sich von der Rundumversorgung (»Hotel Mama«) gestresst. Bestimmte familiendynamische Bedingungen (wie wenig Konflikte, wenig Autonomie und ein unsicherer Bindungsstatus während der Jugendzeit; Seiffge-Krenke, 2006b) tragen dazu bei, dass junge Erwachsene länger zu Hause wohnen bleiben – was noch einmal die entwicklungsfördernde Funktion von Konflikten unterstreicht. Die Ergebnisse zeigen insgesamt, dass frühere Konzepte von Blos zur prolongierten bzw. pathologisch prolongierten Adoleszenz zu überdenken sind. Es hat ein genereller Trend zum späteren Auszug und zu längerer emotionaler und finanzieller Abhängigkeit eingesetzt, es gibt aber Untergruppen, die eine Entwicklungsverzögerung aufweisen und psychotherapeutischer Hilfe bedürfen.

Von der Defizitorientierung zur Ressourcenorientierung

Jugendliche gehen sehr produktiv und adaptiv mit den Herausforderungen in den verschiedenen Altersphasen um, die eingebettet sind in die familiäre Entwicklung. Ein Blick auf die Veränderungen, die sich in den vergangenen Jahrhunderten in den Familien vollzogen haben, insbesondere die Veränderungen in der Nachkriegszeit mit ihrem hauptsächlichen Veränderungsschub bis in die 70er Jahre des 20. Jahrhunderts hinein, verdeutlicht die enormen Einflüsse dieser Entwicklungskontexte auf die Paarbeziehung, die Eltern-Kind-Interaktionen und die Vorstellungen über Erziehung sowie das Erziehungsverhalten. Die Ursachen des familienstrukturellen Wandels sind allerdings heute weder Notlagen noch einschneidende Lebensereignisse, sondern die gestiegenen Ansprüche an Beziehungen in einer immer kleiner werdenden Familie (Seiffge-Krenke, 2004b). Besonders in den Phasen der familiären Transformation, wie dem Übergang in die Elternschaft oder dem Auszug der Kinder aus dem Elternhaus, wird die Vulnerabilität der Familie sehr deutlich, wie auch die Scheidungsgipfel in beiden Phasen zeigen.

In der therapeutischen Arbeit der letzten drei Jahrzehnte stand zunehmend die Arbeit mit Patienten mit frühen Störungen, mit ich-strukturellen Störungen sowie traumatisierten Patienten im Vordergrund (vgl. Kapitel 5). Dies verlangte vom Therapeuten sehr viel Halt, Strukturierung und »containing« und veränderte zwangsläufig auch seine Wahrnehmung des Patienten. Der Krankheitswandel verführte zu einer zu pathologisierenden Betrachtungsweise von Patienten, bei der Defizite im Vordergrund standen, die es schwer machten, das Potential des Patienten und seiner Familie zu bemerken. Von Schlippe und Schweitzer (1996) haben zu Recht die Fokussierung auf Defizite als einen Beitrag zur Chronifizierung von Problemen bei Patienten herausgearbeitet. Entwicklungspsychologische Befunde können bei einer stärkeren Ressourcenorientierung helfen.

Zusammenfassung

Während die traditionelle psychoanalytische Entwicklungstheorie Phasenmodelle der psychischen Entwicklung annahm, entwickelten sich in den folgenden Jahren Ansätze der Objektbeziehungspsychologie und der Selbstpsychologie, die helfen, die intrapsychische emotionale Entwicklung von Jugendlichen und ihren Reaktionen auf die körperliche Entwicklung zu klären. Den analytischen Konzepten wurden in diesem Kapitel neuere Befunde der Entwicklungspsychologie und Entwicklungspsychopathologie zur Beziehungsentwicklung und Bindungsforschung, zum Körperkonzept, zu Identität und zur Stressbewältigung von Jugendlichen gegenübergestellt, die in den Rahmen der Familienentwicklung in dieser Altersphase eingebettet sind. Es wurde deutlich, dass viele psychologische Befunde analytische Konzepte der letzten Jahre bestätigen, dass es jedoch auch neue und abweichende Ergebnisse gibt. Aus analytischer Sicht scheint neuerdings der Ödipuskomplex etwas weniger bedeutsam zu sein als noch vor einigen Jahrzehnten. Von sehr viel zentralerer Bedeutung sind die Autonomie des Jugendlichen und die Tatsache, dass Jugendliche die Folgen ihrer Autonomieentwicklung für die Beziehung zu ihren Eltern sehen. Psychoanalyse und Entwicklungspsychologie unterscheiden sich in der Bedeutung und Universalität, die sie dem Krisenbegriff zuweisen. Übereinstimmungen zwischen dem analytischen Denkmodell und den empirischen Befunden der Entwicklungspsychologie bestehen insofern, als die Phase der Frühadoleszenz als am belastungsreichsten angesehen und den körperlichen Veränderungen eine große Bedeutung zugeschrieben wird.

3. Kapitel Ursachen für die Zunahme psychischer Störungen

Freuds Aufgabe der Verführungstheorie hat zu einer stärkeren Betonung der psychischen Realität und der Phantasien geführt – auch Melanie Klein hat sehr stark die unbewussten Phantasien herausgearbeitet. In der Folge haben Kliniker die realen Lebenserfahrungen ihrer Patienten eher ignoriert. Erst durch »Unabhängige« wie Winnicott und in der Folge dann Bowlby wurde die Realität stärker beachtet: In den letzten 15 Jahren ist eine deutliche Balance in der Beachtung innerer und äußerer Realität spürbar (Cohen, 1997). In diesem Kapitel geht es darum, diese Balance zwischen Faktoren der inneren und äußeren Realität herzustellen und der (teilweise erdrückenden) äußeren Realität ihren gleichberechtigten Platz neben den unbewussten Phantasien zuzuweisen. Aus diesen Gründen wird zunächst auf Veränderungen in den ätiologischen Modellen eingegangen.

In den letzten Jahren hat ein deutlicher Krankheitswandel stattgefunden: Zunehmend mehr Patienten mit ich-strukturellen Störungen kommen in therapeutische Praxen und Beratungsstellen. In der Jugendlichen-Psychotherapie und -psychiatrie geht man auf diese Veränderungen u.a. durch das zunehmende Anbieten von strukturbildenden Maßnahmen ein. Die Veränderungen sind auf der Folie von gesamtgesellschaftlichen Veränderungen zu sehen. In den letzten Jahren haben Familien einen starken Strukturwandel durchlebt. Die Reduzierung der Familiengröße, das Verschwinden der Großelterngeneration aus dem gemeinsamen Haushalt und das Zusammenleben mit nur wenigen Geschwistern sind wesentliche Veränderungen, die die Erfahrungen von Jugendlichen und ihren Eltern heute bestimmen. Hinzu kommen weitere familienstrukturelle Veränderungen wie z.B. Einelternfamilien, die gegenwärtig etwa 20% aller Familien ausmachen. Aber auch die zunehmende Arbeitslosigkeit und die Tatsache, dass häufig beide Eltern berufstätig und die Kinder unbetreut sind, spielen hier eine Rolle. Diese insgesamt stark veränderte Wirklichkeit hat sicher dazu beigetragen, dass in verschiedenen epidemiologischen Studien eine Zunahme der Prävalenzraten bei Kindern und Jugendlichen in den letzten Jahren dokumentiert wurde und auch ich-strukturelle Störungen sehr zugenommen haben.

Veränderungen in den ätiologischen Modellen und Krankheitswandel

Im Jahre 1897 gab der 41-jährige Freud unter dramatischen Umständen die von ihm bis dahin vertretene »Verführungstheorie« auf und ersetzte sie durch die Theorie des Ödipuskomplexes, die zu einer wichtigen Grundlage der Psychoanalyse wurde. Die »Verführungstheorie« hatte behauptet, dass Neurosen auf reale sexuelle Verführungserlebnisse in der Kindheit zurückgehen. Der Vortrag, den Freud zuvor, Ende April 1896, vor dem Wiener Verein für Psychiatrie und Neurologie mit Belegen für seine »Verführungstheorie« hielt, fand eine »eisige Aufnahme« (Krüll, 1979, S. 54). Er belegte in diesem Vortrag anhand von 18 Fällen, dass sexuelle Erlebnisse in der Kindheit für die Ätiologie von Neurosen eine große Rolle spielen. Im Einzelnen unterschied er drei Formen von Verführung: die sexuelle Verführung von Kindern durch unbekannte Erwachsene, durch bekannte Erwachsene wie Gouvernanten, Väter, Lehrer sowie durch etwa Gleichaltrige, von denen einige zuvor von Erwachsenen missbraucht (und durch diese »verführt«) worden waren.

Wie Krüll (1979) nachweist, gab Freud diese »Verführungstheorie« wenig später im unmittelbaren zeitlichen Zusammenhang mit dem Tod seines Vaters Jakob Freud auf. Als Begründung führte er in seinem Briefwechsel mit Fliess an, dass die ungewöhnliche Häufung von Neurosen zur Konsequenz gehabt hätte, dass sehr viele solcher Vorfälle im damaligen Wien stattgefunden haben müssten. Krüll vermutet, dass Freud, der sich für einen Neurotiker hielt, damit auch latent seinen Vater beschuldigt und für sein eigenes neurotisches Leiden verantwortlich gemacht hätte. Freud ersetzte dann 1897 die »Verführungstheorie« durch eine Theorie, in der die kindlichen Phantasien – statt der realen Erlebnisse – als eigentliche Ursachen der Neurosen gesehen werden. Diese Konzeption von der Bedeutung unbewusster Phantasien ist innerhalb der Psychoanalyse bis heute sehr bedeutsam geblieben und wird vor allem in den kleinianischen Ansätzen (Bronstein, 2001) stark vertreten. Allerdings wird häufig vergessen, dass Freud keineswegs das Vorhandensein realer Traumata leugnete (Nitschke, 1998). In den Arbeiten von Anna Freud (1965) wird die Unterscheidung in verschiedene Konflikttypen wie den realen Konflikt und den unbewussten Konflikt fortgeführt. Die Bedeutung des unbewussten Konfliktes für die Neurosenentstehung ist bis heute nahezu unangetastet geblieben. Auch heute noch gehen bestimmte psychoanalytische Konzeptionen ätiologisch von einem Konfliktmodell aus, im klassischen freudianischen Sinn ein Konflikt zwischen den triebhaften Bestrebungen und den internalisierten

Normen der Gesellschaft, verdeutlicht in den Instanzen Es und Über-Ich, wobei das Ich eine vermittelnde Rolle einnimmt und durch Abwehrprozesse die anstößigen Triebregungen aus dem Bewusstsein fernhält. Durch die Zweiseitigkeit des Symptoms wird aber auch eine versteckte Befriedigung ermöglicht.

Im Sinne moderner Konzeptualisierungen wie der Operationalisierten Psychodynamischen Diagnostik im Kindes- und Jugendalter (OPD-KJ, 2003) wird als Ursache von Neurosen ein intrapsychischer, zeitlich überdauernder Konflikt verstanden, bei dem unvereinbare Bestrebungen aufeinanderprallen und in einem eher aktiven bzw. passiven Modus »gelöst« werden. Entscheidendes Kriterium ist, dass sich der intrapsychische Konflikt in verschiedenen Alltagsbereichen beobachten lässt und die Weiterentwicklung des Kindes oder Jugendlichen hemmt, blockiert. In diesen Arbeiten wie auch in Arbeiten, die die Psychotherapie Erwachsener betreffen (OPD, 2006; Rudolf, 2004), wird jedoch hervorgehoben, dass ein gewisses Maß an Struktur Voraussetzung dafür ist, dass sich überhaupt intrapsychische Konflikte entwickeln können. Patienten mit schweren ich-strukturellen Störungen weisen demgegenüber Defizite auf, sodass eher von einem Defizitmodell gesprochen werden muss (Beck, 1994).

In den letzten Jahrzehnten lässt sich ein deutlicher Krankheitswandel in Richtung auf solche frühen Störungen mit schweren Strukturdefiziten feststellen. Obwohl für psychoanalytische Konzeptionen nach wie vor unbewusste Prozesse sehr zentral sind, zeigen doch Konzeptionen wie die Bindungstheorie, dass der realen Interaktion und der Wirklichkeit (Bowlby, 1980) eine nicht zu unterschätzende Bedeutung zukommen. Es ist in den bisherigen Kapiteln dieses Buches schon deutlich geworden, dass eine Integration verschiedener Perspektiven sehr sinnvoll ist. Daher soll in diesem Kapitel nicht nur belegt werden, dass es in den letzten Jahren zu einer Zunahme von Störungen bei Jugendlichen gekommen ist, sondern es soll auch der gesamtgesellschaftliche Kontext analysiert werden, der zu dieser Veränderung beigetragen hat. Er konturiert den Hintergrund, vor dem analytische Ätiologie-Konzepte, die in Kapitel 5 paradigmatisch an einigen Störungen beschrieben sind, verständlich werden.

Neue Trends: Balance zwischen internalen und externalen Faktoren

Wie Streeck-Fischer (1999a) anführt, hat Erikson in seiner Diskussion von Freuds Bericht über die Behandlung von Dora betont, wie wichtig es gerade bei Jugendlichen ist, die historische Realität zu sehen und anzuerkennen. Freud hatte sich dafür wenig interessiert gezeigt. Obwohl Dora immer wieder auf äußere Geschehnisse hinwies, die ihr Verletztsein begründeten, drängte Freud (1905b) sie, nach innen und auf ihre inneren Konflikte zu schauen. Er legte starken Wert auf die psychische Realität. Dies war bekanntlich ein wichtiger Schritt für die Entstehung der Psychoanalyse. Indem er sich von der Bedeutung der faktischen äußeren Realität distanzierte (Aufgabe der »Verführungstheorie«), rückte sie im Verständnis von psychischen Konflikten zunehmend in den Hintergrund – obwohl gerade bei jungen Patienten die realen Bedingungen immer sehr viel unmittelbarer auf der Hand liegen.

Die therapeutische Vorgehensweise in der Behandlung von Kindern und Jugendlichen hat sich in den letzten fünfzehn Jahren stark verändert. Wie Cohen (1997) schreibt, ist im analytischen Denken die Bedeutung internaler *und* externaler Faktoren stärker ins Bewusstsein gerückt, arbeiten Therapeuten gegenwärtig mit einer Balance zwischen externen und internen Faktoren, die das Kind oder den Jugendlichen beeinflussen. Dennoch ist auffällig, dass es immer wieder zum »Vergessen« dieser realen Faktoren kommt. Streeck-Fischer (1999a) kommt zu dem Schluss, dass reale Traumata oftmals in der therapeutischen Arbeit verloren gehen oder hinsichtlich ihres Realitätsgehaltes nicht weiter nachdrücklich untersucht werden. So fiel ihr bei der Lektüre von Krankengeschichten auf, dass Mitarbeiter solche Fakten nicht weitergaben oder vergaßen. Auch beim Lesen und Begutachten von Psychotherapie-Kassenanträgen für Kinder und Jugendliche bemerkte sie, dass Jugendliche von schrecklichen Vorfällen, schweren Misshandlungen, Missbrauch, Erfahrung mit Gewalt oder sogar von Gewaltverbrechen, die sie erlebt hatten, berichteten oder sie zumindest andeuteten. Dennoch wurden diese Dinge in den Anträgen häufig nicht weiter bearbeitet und aufgenommen.

Was führte dazu, dass solche wichtigen, oft traumatischen Realitäten übergangen oder in ihrer Bedeutung unterschätzt wurden? Offenkundig handelt es sich nicht unbedingt um Achtlosigkeit, Nachlässigkeit überarbeiteter Ärzte und Psychotherapeuten, sondern »wir folgen Abwehrbewegungen, die uns psychoanalytische Konstrukte vorgeben und die zur Ausblendung und zur Verleugnung von Realität führen« (Streeck-Fischer, 1999a, S. 58). Interessant in diesem Zusammenhang ist auch das Konzept der Nachträglichkeit, das schon Freud beschrieben hat. Jugendliche datieren ihre realen traumatischen Erfahrungen zurück, um Unverstandenes verständlich zu machen. Eine solche Nachträglichkeit hat auch die Funktion einer Sinngebung.

In den metapsychologischen Arbeiten hat Freud zwar darauf hingewiesen, dass internale und externale Kräfte interagieren, er hat aber, wie bereits beschrieben, den unbewussten Phantasien eindeutig den Vorrang vor den Realitäten gegeben. In der Jugendlichen-Psychotherapie muss man aber stärker auf externale Faktoren achten als in der Erwachsenentherapie. Dies ist alleine schon durch die Tatsache gegeben, dass viele reale Faktoren den Rahmen mit abstecken, z. B. die Eltern des Patienten. Diese äußeren Faktoren sind in der Tat erdrückend, denn die Welt von Jugendlichen hat sich dramatisch verändert. Das Modell einer intakten Familie, das damals noch der psychoanalytischen Theorie zugrunde lag, hat sich gewandelt in Richtung auf eine Vielzahl von Familienmodellen, mit veränderten Einstellungen gegenüber Geschlecht und Sexualität. Wir fangen an, immer mehr zu verstehen, wie diese äußeren Veränderungen die intrapsychische Realität von Kindern und Jugendlichen verändern. Ein abtrünniger Kleinianer, John Bowlby, hat die theoretischen Grundlagen für die Bindungsforschung gelegt, die die Macht und den lang dauernden Einfluss der externen Welt auf das innere Leben von Kindern demonstrierte (vgl. Kapitel 2). Sie hat verdeutlicht, was Melanie Klein schon Jahrzehnte zuvor postuliert hat: dass menschliche Erfahrungen von den ersten Lebenswochen an relational sind (Klein, 1932). Zwar war Melanie Klein mehr auf intrapsychische, prädeterminierte, sexuelle und aggressive Bestrebungen fokussiert; gegenwärtige Kleinianer sind aber von dieser radikalen Sicht abgewichen. Die interpersonale Sicht hat sich durchgesetzt, auch in der psychoanalytisch orientierten Arbeit mit den Eltern.

Der starke externale Einfluss wird besonders in der Bindungsforschung deutlich. Beispielgebend seien die Arbeiten von Fonagy et al. (1994) genannt, die fanden, dass Mütter einer hoch gestressten Gruppe (charakterisiert durch »single parent families, overcrowding, unemployment, parental criminality and psychological illness«, S. 249) selten sicher gebundene Kinder haben. Der große Einfluss von Stressoren auf die Veränderung des Bindungsverhaltens (von »sicher« zu »unsicher«) wurde in Kapitel 2 herausgearbeitet. Diese Arbeiten knüpfen an frühe Studien an, z. B. an jene von Anna Freud und Mitarbeitern über Kriegskinder (»war refugees«), die die erdrückende Wirkung der Realität zeigten. Später hat man bei der Behandlung von sehr aggressiven Kindern in Jerusalem (Cohen, 2004) den starken Einfluss der externen Welt herausgearbeitet. Gegenwärtig gibt es verstärkt Bemühungen unter Analytikern, die Nazi-Vergangenheit bzw. den Fall der Mauer und die »Wende« in theoretischen Arbeiten und gemeinsamen Konferenzen zu verarbeiten. Insbesondere in den Nazareth-Konferenzen, die ins vierte Jahr gehen, werden die zerstörerischen Prozesse und die Sprachlosigkeit bei erdrückenden Realitäten deutlich (Brinkmann & Blank-Knaut, 2005). In den folgenden Ausführungen soll verdeutlicht werden, dass die Zunahme von Störungen im Jugendalter auch mit veränderten Realitäten zu tun hat.

Zunahme von psychischen Störungen bei Jugendlichen: Epidemiologische Studien und Krankenkassen-Statistiken

Internationale epidemiologische Studien weisen darauf hin, dass Verhaltensauffälligkeiten bei Jugendlichen im Verlauf der letzten Jahre generell zugenommen haben. Zum einen wird dabei ein Anstieg depressiver Erkrankungen betont (Fombonne, 1998; Essau & Dobson, 1999). Zum anderen berichten Studien auch über einen Anstieg von Kriminalität und über erhöhten Substanzmissbrauch bei Jugendlichen (Pfeffer, 1997; Rutter & Smith, 1995). Eine Zunahme von Störungen bei Jugendlichen muss sehr ernst genommen werden, da sie nicht Ausdruck zeitlich begrenzter pubertärer Entgleisungen sind, sondern eine enorme Stabilität bis ins Erwachsenenalter aufweisen (Achenbach et al., 1995; Esser et al., 2000; Lehmkuhl et al., 1998), wie noch im Laufe dieses Kapitels sowie in Kapitel 5 anhand einiger Krankheitsbilder zu zeigen sein wird.

Eine Analyse aktueller Gesundheitsberichte verschiedener gesetzlicher Krankenkassen (Lademann, Mertesacker & Gebhardt, 2006) zeigte unabhängig voneinander die zunehmende Bedeutung psychischer Störungen beim Krankenstand auf. Obwohl sich der Rückgang des Krankenstandes insgesamt fortsetzt, steigt das Ausmaß der Arbeitsunfähigkeit auf Grund von psychischen Erkrankungen. Der Anteil von psychischen Störungen liegt dabei je nach Krankenkasse zwischen 6 und 13 % und nimmt dabei Rang 3 bis 5 ein. Gemäß den Berichten der Krankenkassen waren bislang vor allem Menschen im mittleren Lebensalter betroffen. Allerdings zeigen die aktuellen Reporte auch für jüngere Altersgruppen zwischen 15 und 24 Jahren eine kritische Entwicklung im Bereich psychischer Störungen. Seit 1997 ist bei den 20- bis 24-jährigen Frauen ein bedeutsamer Anstieg zu verzeichnen; seit 2003 sind bei den Männern bis zum 20. Lebensjahr die höchsten Anstiege zu verzeichnen. Dieser Trend spiegelt sich auch in einer Zunahme stationärer Behandlungsfälle auf Grund psychischer Störungen bei den 15- bis 19-Jährigen um 15 %; weitere Zunahmen von 11 % sind bei den 20- bis 24-jährigen Frauen zu verzeichnen. Bis zum Alter von 14 Jahren sind Verhaltens- und emotionale Störungen (F90 – F98) auffallend, aufgrund derer Jungen mehr als doppelt so häufig stationär behandelt werden wie Mädchen; die Zuwachsrate beträgt hier 11 %. Diese Befunde unterstreichen die in Kapitel 2 herausgearbeitete Verlängerung der Jugendzeit bzw. des Auftauchens einer neuen Entwicklungsphase, »emerging adulthood«, in der weiterhin eher jugendspezifische Entwicklungsaufgaben bearbeitet werden und der Eintritt ins Erwachsenenalter noch nicht erfolgt ist. Sie sprechen dafür, dass zukünftig Kinder- und Jugendlichentherapeuten verstärkt mit jungen Menschen über das 21. Lebensjahr hinaus, der bisherigen Obergrenze (VAKJP, 2003), arbeiten müssen.

Zunahmen in einzelnen Störungen, Geschlechtsspezifität

Kinder und Jugendliche werden gewöhnlich in einer Inanspruchnahme-Population gemeinsam untersucht. Auffällig sind deutliche altersabhängige Geschlechtseffekte (Plück, Döpfner & Lehmkuhl, 2000; Resch, 1996): Bei Mädchen werden allgemein häufiger internalisierende Störungen wie Depression, Angststörungen und Essstörungen sowie körperliche Beschwerden diagnostiziert. Jungen zeigen hingegen höhere Prävalenzraten in externalisierenden Verhaltensweisen wie Hyperaktivitätsstörungen, aggressivem und sozial unangepasstem Verhalten.

Insgesamt hat die Lebenszeitprävalenz depressiver Störungen stetig zugenommen (Diekstra, 1995). Depressive Symptome auf subklinischem Niveau – wie depressive Stimmung – haben ebenfalls eine relativ hohe Prävalenzrate. Nach Steinhausen (1996) liegt die Prävalenzrate für die Major Depression bei Jugendlichen zwischen 0,4 und 6,4 %. Während es in der Kindheit noch keine Geschlechterunterschiede in Bezug auf Depressivität und Depression gibt, wird ab der Adoleszenz der Anteil von Mädchen, bei denen diese Störungsformen diagnostiziert werden, immer größer und führt schließlich zu 2- bis 3-mal so hohen Raten wie bei Jungen. Dabei nähern sich die Prävalenzraten depressiver Störungen den für das Erwachsenenalter gefundenen Häufigkeiten an. Auch die Geschlechterunterschiede entsprechen ab dem Jugendalter denen des Erwachsenenalters. Der durchschnittliche Beginn depressiver Störungen liegt verschiedenen epidemiologischen

Studien zufolge bei etwa 14 Jahren; in klinischen Studien wird jedoch auch ein früheres Erstmanifestationsalter berichtet (Reicher, 2000).

Wie in Kapitel 5 genauer erläutert wird, muss man von einer erheblichen Prävalenz von ADHS ausgehen. Zwischen 2 und 17 % der Kinder und Jugendlichen im Alter zwischen 6 und 18 Jahren sind betroffen (Fink, 2004). Die Frage, ob es sich um ein eigenständiges Krankheitsbild handelt, ist offen. Neuropsychologische Defizite wurden bei Kindern und Jugendlichen mit Hyperaktivität häufig gefunden (Johnson et al., 2001).

Aggressive Störungen und Delinquenz zeigen, wie im nächsten Abschnitt erläutert wird, eine erhebliche Stabilität. Allerdings muss man dabei bedenken, dass es zwei unterschiedliche Formen von aggressivem, delinquentem Verhalten gibt und unterschiedliche Entwicklungswege dorthin führen: Man unterscheidet eine frühzeitig einsetzende, über den Lebenslauf persistierende Form (»life-course persistent« nach Moffitt, 1993) sowie eine passagere, auf das Jugendalter begrenzte Verlaufsform (»adolescence limited«). In der ICD-10 wird entsprechend im Kapitel F91 (Störungen des Sozialverhaltens) der Störungsbeginn vor dem 10. Lebensjahr vom Beginn in der Adoleszenz unterschieden; in jedem Fall sollen nur persistierende Verhaltensmuster diagnostiziert werden. Der Typus mit Beginn in der Adoleszenz ist zwar relativ häufig, weist aber keine der typischen Risikofaktoren auf, der für die über den Lebenslauf persistierende Form gilt. Er endet mit Abschluss der Adoleszenz, ist also im Erwachsenenalter nicht mehr nachweisbar (Seiffge-Krenke, 2005).

Stabilität von Störungen

In angloamerikanischen prospektiven Studien konnten aggressive Störungen aus der Kindergartenzeit mit 84 %iger Stabilität bis in die Pubertät vorhergesagt werden. Dies gilt für die Verlaufsform mit frühem Beginn. Zu einer ähnlich pessimistischen Einschätzung für die Stabilität der Entwicklung von (früh einsetzenden) aggressiven Verhaltensstörungen kommen auch Esser et al. (2000) in ihrer deutschen prospektiven Studie. Stabilitäten mit einer Symptompersistenz von 60 bis 75 % fanden sich auch bei Angststörungen und Depressionen. Depressive Störungen gehören zwar, wie dargestellt, zu den häufigsten psychiatrischen Störungen (Essau & Dobson, 1999), trotz der Bedeutung dieses Krankheitsbildes bleiben aber immer noch 70 bis 80 % der depressiven Jugendlichen unbehandelt (Cicchetti & Toth, 1998). Ursachen für die Stabilität insbesondere von Depressionen können

u. a. transgenerationale Prozesse sein. So haben weibliche Jugendliche, deren Mütter an Depression leiden, ein hohes Risiko, selbst depressiv zu erkranken.

Es ist einleuchtend, dass das Aufwachsen in einem familiären Kontext mit psychisch kranken Eltern zur Stabilität beiträgt. Dennoch muss betont werden, dass dies nicht zwangsläufig gilt. So etwa hat Spatz Widom (1989) in ihrer Übersicht über delinquentes und antisoziales Verhalten von Kindern und Jugendlichen, die in einem Gewaltmilieu aufwuchsen, belegt, dass Gewalt durchaus nicht immer wieder zu Gewalt in der Nachfolgegeneration führt. Nur rund 20 % der Kinder und Jugendlichen, die missbraucht oder vernachlässigt wurden, werden später selbst zu Tätern.

Ingram, Hechtman und Morgenstern (1999) berichten bei einer Diagnose von ADHS im Kindes- und Jugendalter von einer relativ hohen Stabilität bis zum Erwachsenenalter hin. In ihrer Längsschnittstudie fanden sie, dass 70 bis 80 % der Patienten, die in der Kindheit eine solche Diagnose bekamen, noch als Jugendliche auffällig waren und dass darüber hinaus von ihnen immerhin noch 60 % im Erwachsenenalter symptomatisch bleiben. Hier sind es vermutlich die starken neurologischen und ich-strukturellen Defizite, die zu einer Stabilität der Diagnose und zu wenig Veränderungen beitragen.

Die Stabilitäten sind also für einige Störungen erheblich, wenn auch aus unterschiedlichen Gründen. Nur am Rande sei erwähnt, dass im Jugendalter auch Störungen verschwinden, die eher für Kinder typisch sind. Dazu gehören Enuresis, Enkopresis und einige Angststörungen, die mit mangelnder Realitätstrennung zusammenhängen (z. B. Dunkelangst).

Komorbidität als jugendtypisches Phänomen

Besondere diagnostische Probleme entstehen dadurch, dass einzelne Krankheitsbilder nicht allein auftreten, sondern mit weiteren psychischen Beeinträchtigungen einhergehen können. Orientiert an einem psychodynamischen Verständnis stellt für psychoanalytisch arbeitende Kinder- und Jugendtherapeuten die (möglicherweise schnell wechselnde) Symptomatik eines Jugendlichen in der Regel kein so gravierendes Problem dar, verglichen mit Behandlungsformen wie der Verhaltenstherapie, die störungs- und symptomspezifisch vorgehen. Dennoch können das Vorliegen verschiedener Störungen und die Frage nach der Differentialdiagnose im Jugendalter besondere Probleme aufwerfen, die auch den Behandlungsverlauf bestimmen.

Für das Jugendalter scheint Komorbidität sogar die Regel zu sein. Im Rahmen der Heidelberger Evaluationsstudien für Kinder- und Jugendlichen-Psychotherapie (Fahrig, Kronmüller & Rudolf, 1996) wurde beispielsweise bei 41 % der Patienten eine Komorbidität von zwei Störungen und bei 10 % eine Komorbidität von drei Störungen gefunden. Reine Depressionen sind im Jugendalter beispielsweise eher die Ausnahme. Compas und Hammen (1996) berichten die höchsten Komorbiditätsraten zwischen depressiven Störungen und Angststörungen, während geringere Komorbiditäten zwischen Depressivität und Substanz- bzw. Drogenmissbrauch und Essstörungen vorliegen. Fend (2000) berichtet mäßige bis hohe Korrelationen ($r = 0.40$ bis $r = 0.70$) zwischen Angst und depressiven Stimmungen. Relevant wird das Komorbiditätsproblem insbesondere im Rahmen von Diagnostik und Therapie. Die Gefahr, dass bei starken Verhaltensauffälligkeiten z. B. eine möglicherweise vorhandene depressive Symptomatik übersehen wird, ist groß (Reicher, 2000).

Auch die Einstufung in Richtung somatoforme oder dissoziative Störungen und Essstörungen ist schwierig und zeigt oft Überlappungen. Die Tatsache, dass die dissoziativen Störungen im diagnostischen Inventar der ICD-10 in unmittelbarer Nähe zu den somatoformen Störungen (F45) und den Essstörungen (F50) stehen, verweist auf einen engen Zusammenhang und die Schwierigkeit, diese Störungen voneinander abzugrenzen. Aufgrund der generell relativ hohen Anzahl von diffusen Körperbeschwerden im Jugendalter, die leicht die Normwerte für erwachsene Psychosomatiker erreichen, ist es schwierig, neurotische Krankheitsbilder wie das der Hysterie bei starker somatischer Mitbeteiligung überhaupt zu diagnostizieren (Welter & Seiffge-Krenke, 2006). Die Überlappung mit Krankheitsbildern, die in den Bereich der Essstörung fallen, ist groß (Herpertz-Dahlmann et al., 2005). Therapeutisch ist von besonderer Relevanz, dass das Auftreten komorbider Störungen meistens mit einem früheren Einsetzen, einer stärkeren psychosozialen Beeinträchtigung und einem ungünstigeren Störungsverlauf einhergeht (Bird et al., 1993).

Gesellschaftliche Veränderungen als Ursachen für die Zunahme von psychischen Störungen

In ihrem Aufsatz »Psychoanalysis is alive and well: Meeting the challenges of diversity« beschreibt Marianne Horney-Eckhardt (1988) die starken gesellschaftlichen Veränderungen, wie etwa das Verschwinden der Kernfamilie und das Kreieren neuer Familienformen, und fordert nachdrücklich, dass die Psychoanalyse diese

Veränderungen aufnehmen muss. Wir stehen in einem fortschreitenden Prozess der kulturellen Transformationen, das Leben ist diverser und komplexer geworden, und dies muss auch unsere Wahrnehmung von Normalität und Pathologie beeinflussen.

Gesellschaftliche Veränderungen: Ein neues Phänomen?

Kulturelle Transformationen sind häufig und nicht erst in unserer Zeit beobachtbar. Horney-Eckhardt (1988), die jüngste Tochter von Karen Horney, verdeutlicht dies anhand ihrer eigenen Biographie: Geboren während des Ersten Weltkrieges, als Teenager in den Mittzwanzigern in Berlin, mit dem ganz außergewöhnlichen damaligen Lebensstil von Liberalität und Experimentierlust, in den Dreißigern dann konfrontiert mit einer total unbekannten Kultur in den USA. Auch für frühere Generationen waren demnach kulturelle Brüche vorhanden, allerdings betrafen sie häufig nur bestimmte gesellschaftliche Gruppen.

Gerade in den letzten 20 Jahren haben sich allerdings rapide gesamtgesellschaftliche Veränderungen ergeben, die für die Zunahme von psychischen Störungen bei Jugendlichen mit in Rechnung gestellt werden müssen. Seit dem Beginn des vorigen Jahrhunderts hat sich das Alter bei Beginn der körperlichen Reifung kontinuierlich verringert, gleichzeitig hat sich die Zeit bis zum Eintritt ins Erwachsenalter verlängert (»emerging adulthood«, vgl. Kapitel 2). Die körperliche Akzeleration, verbunden mit gestiegenen Qualifikationsansprüchen und einem unklaren Ende der Adoleszenz zeigt, dass einige Entwicklungsaufgaben deutlich früher, andere wiederum deutlich später zu absolvieren sind und ihr Ausgang weniger klar umrissen ist als für frühere Generationen. Veränderungen in den »time frames« und eine größere Pluralität und Diversität von Entwicklungsverläufen sind auffallend (Seiffge-Krenke & Gelhaar, 2006). Zugleich ist zu bedenken, dass geringere Proportionen von Jugendlichen (am Anteil der Gesamtbevölkerung) für nahezu alle Industrienationen, so auch Deutschland, typisch sind und zugleich diese kleiner werdende Gruppe von Jugendlichen durch spezielle Entwicklungsbedingungen (mehr ausländische Jugendliche, mehr allein erziehende Eltern, mehr Armut) gekennzeichnet ist, verglichen mit Jugendlichen, die vor zehn Jahren aufwuchsen (Seiffge-Krenke, 2006a).

Der starke Einfluss von Medien, Bereicherungsstreben bei Zunahme des allgemeinen materiellen Wohlstandes und ein Funktions- und Strukturwandel der wichtigsten Sozialisationsinstanz, der Familie, sind ebenfalls zu bedenken. Klassische Zwei-Eltern-Familien sind zwar immer noch die dominante Familienform, hinzu kommt allerdings eine zunehmende Anzahl allein erziehender Eltern sowie Stiefeltern- bzw. Stiefgeschwisterfamilien; auch Adoptionen haben zugenommen (Walper & Pekrun, 2001). Zugleich haben sich die Zukunftsperspektiven von Jugendlichen dramatisch verschlechtert. Trotz zunehmender Qualifikation sind ihre Chancen, den gewünschten Ausbildungs- und Arbeitplatz zu bekommen, deutlich geringer als für frühere Generationen. Massiver Leistungsdruck bei Lehrstellen bzw. Arbeitsplatzkonkurrenz wird berichtet (Ihle, Esser & Schmidt, 2003).

Zunehmende psychische Störungen bei ostdeutschen Jugendlichen?

Für Jugendliche aus beiden Teilen der Bundesrepublik stellen sich die veränderten Bedingungen des Aufwachsens in unterschiedlicher Schärfe. Gerade in Ostdeutschland hat eine dramatische Verdrängung aus dem Arbeitsmarkt stattgefunden (Mayer, Fuhrer & Uslucan, 1997). Innerhalb weniger Jahre kam es dort, ausgehend von Vollbeschäftigung, zu umfassender und lang anhaltender Massenarbeitslosigkeit. Aber auch familienstrukturelle Veränderungen wie die zunehmenden Scheidungsraten und das Aufwachsen in Einelternfamilien oder komplexen Patchworkfamilien sind wesentliche Veränderungen, die den Entwicklungskontext von Jugendlichen heute bestimmen und für ostdeutsche Jugendliche noch charakteristischer sind als für westdeutsche.

Seit Jahren wird die erhöhte psychische Auffälligkeit von Jugendlichen in den neuen Bundesländern (mit Zunahme von Gewaltbereitschaft und rechtsradikalen Aktivitäten; Sturzbecher & Tausendteufel, 2003) in der Öffentlichkeit diskutiert. Man fand eine höhere Ausprägung externalisierender Verhaltensweisen bei Jungen in Ostdeutschland im Vergleich zu jenen in Westdeutschland und den Niederlanden (Goetze & Julius, 2001). In der Studie von von Widdern et al. (2004) an 533 Rostocker Jugendlichen der Klassenstufen sieben bis elf bzw. im ersten und zweiten Berufslehrjahr zeigte sich im Vergleich zu westdeutschen (z. B. Döpfner et al., 1998) und internationalen Studien eine hohe psychische Symptombelastung bei Jungen und Mädchen. Jeder fünfte Jugendliche wurde als klinisch auffällig beurteilt. In den Skalen zur Erfassung internaler Probleme des Youth Self Reports (sozialer Rückzug, körperliche Beschwerden, Angst und Depressivität) beschreiben sich die Mädchen im Vergleich zu den Jungen als signifikant auffälliger. Hinsichtlich aggressiver und delinquenter Verhaltensweisen beschreiben sich Jungen im Alter von 15 bis 16 Jahren als deutlich höher belastet. Aufmerksamkeitsprobleme und internale Auffälligkeiten nehmen mit steigendem Alter zu. Ein vergleichbar niedriges Ausbildungsniveau (Hauptschule), die erlebte Scheidung der Eltern und eine große Geschwisterzahl korrelierten mit dem gehäuften Auftreten externaler Auffälligkeiten, wohingegen die Arbeitslosigkeit des Vaters mit depressiven und sozialen Problemen der Jugendlichen assoziiert war.

Welche gravierenden Auswirkungen die »Wende« auf die Identität hatte, wird in einem eindrucksvollen Beitrag von Ponesicky (2005) beschrieben. Die Westdeutschen wurden nach dem verlorenen Krieg gehasst und gedemütigt und mussten sich einer Entnazifizierung unterziehen, während die Ostdeutschen ihre »braune Vergangenheit« abspalten und sozialistischen Idealen zunächst folgen konnten. Zunehmend geringere Bereitschaft, für diese Ideale zu kämpfen, der Rückzug ins Private und die Bereicherung am sozialistischen Eigentum als Ersatz für den entgangenen Wohlstand waren für die folgenden Jahre charakteristisch. Die plötzlich auftretende Existenzunsicherheit nach der Wende, in der Arbeit und gesicherte Wohnung nicht mehr als Grundrecht gewährleistet waren, haben zu einer großen Verunsicherung geführt. Unrealistische Versprechungen von Politikern, Zusammenbruch der Idealisierung, narzisstische Abwertung und belehrendes und überhebliches Verhalten Ostdeutschen gegenüber haben zu einer unheilvollen Beziehungsdynamik geführt, die sich bis in die nächste Generation erhalten hat. Die Auflösung nachbarschaftlicher Unterstützungsressourcen und die anhaltende ökonomische Unsicherheit in Ostdeutschland verstärkten diese erdrückenden Realitäten.

Armut und Arbeitslosigkeit: Auswirkungen auf die psychische Gesundheit von Jugendlichen

Die Kinderarmut in Deutschland hat 2006 nach Angaben des Kinderschutzbundes ein ungeahntes Ausmaß erreicht. Mehr als 2,5 Millionen Kinder und Jugendliche bis zu einem Alter von 18 Jahren leben in Haushalten, die über weniger als die Hälfte des Durchschnittseinkommens verfügen. Im Dezember 2004, vor Einführung von Hartz IV, hatten dem Kinderschutzbund zufolge 1,15 Millionen Kinder auf Sozialhilfeniveau gelebt. Diese Zahl erhöhte sich 2006 auf 2,2 Millionen, hinzu kommen 350 000 Kinder und Jugendliche, die Gelder aus dem Asylbewerberleistungsgesetz erhalten oder deren Familien Ein-Euro-Jobs haben.

Seit den 30er Jahren des vorigen Jahrhunderts zeigen Studien, dass sich ökonomische Härten nicht nur negativ auf die direkt Betroffenen, sondern auch auf deren

Familien und vor allem auf ihre Kinder auswirken (Liker & Elder, 1983). Kinder ökonomisch belasteter Eltern haben beispielsweise ein erhöhtes Risiko für depressive Stimmungen (Conger et al., 1993). Die wahrgenommene wirtschaftliche Belastung führt zunächst zu depressiven Symptomen bei beiden Eltern. Diese elterliche Depressivität ist der Hauptmechanismus, durch den sich finanzielle Probleme in der Folge dann auf die Qualität der elterlichen Ehe und über diese auf die Eltern-Kind-Beziehung auswirken. Dieser Faktor ist in Ostdeutschland besonders gravierend. Anhand der Daten von Heintze (2004) lässt sich zeigen, dass von Dresdner Jugendlichen 42 % in einer Familie aufwuchsen, in der seit der Wende 1989 mindestens ein Elternteil bereits einmal Erfahrung mit Arbeitslosigkeit gemacht hat, und 15 % aktuell mit Arbeitslosigkeit der Eltern konfrontiert sind.

Empirische Studien belegen, dass Jugendliche in einer besonderen Weise von der Arbeitslosigkeit ihrer Eltern betroffen sind (Silbereisen & Walper, 1989). Finanzielle Einschränkungen sind die Regel, Umzüge in kleinere Wohnungen häufig. Beengte Wohnungen und die Tatsache, keinen eigenen Raum für sich beanspruchen zu können, sind für die Jugendlichen gravierend. Auch die zunehmende Ausgrenzung von der Teilhabe am soziokulturellen Leben wird als belastend erlebt und führt zu Defiziten in ihrer gesundheitlichen, psychischen und emotionalen Entwicklung (Becker & Nietfeld, 1999).

Allein erziehend – allein gelassen? Psychosoziale Beeinträchtigungen von Kindern Alleinerziehender

Der Anteil der verheirateten Paare an Familien mit Kindern unter 18 Jahren betrug im Jahr 2003 75,4 %. Somit wächst nach wie vor der überwiegende Teil aller Kinder bei einem verheirateten Paar auf. Allerdings stieg der Anteil der Alleinerziehenden an den Familien mit Kindern unter 18 Jahren von 8 % (1970) auf 16,9 % (2003) (Statistisches Bundesamt, 2004). Folglich wächst mehr als ein Fünftel aller Kinder unter 18 Jahren bei einem allein erziehenden Elternteil auf, davon 17,3 % bei einer allein erziehenden Mutter und 3,7 % bei einem allein erziehenden Vater. Der Familienstatus der allein erziehenden Mütter mit Kindern unter 18 Jahren ist heterogen: 58,3 % sind getrennt bzw. geschieden, 35,2 % sind ledig und 6,3 % sind verwitwet (Statistisches Bundesamt, 2004). Nach Angaben des Statistischen Bundesamtes steigt die Zahl der Ehescheidungen kontinuierlich.

Ein Großteil der Kinder in Familien mit Alleinerziehenden ist einer gravierenden ökonomischen Mangelsituation ausgesetzt (Stegmann, 1997). 2004 bezog mehr als jede vierte (26,3 %) Alleinerziehende Sozialhilfe. Je mehr Kinder eine allein erziehende Mutter hatte, desto eher erhielt sie Sozialhilfe. So sind von den Haushalten allein erziehender Mütter mit einem Kind 22,0 % von Sozialhilfe betroffen, von denen mit zwei Kindern 30,5 % und von denen mit drei und mehr Kindern mehr als die Hälfte (51,0 %) (Statistisches Bundesamt, 2004). Das Armutsrisiko ist jedoch nicht in allen europäischen Ländern gleich. In England leben etwa 58 % Alleinerziehende in Armut, in Schweden dagegen nur 10 %.

Zur gravierenden ökonomischen Mangelsituation kommen Erkrankungen und psychische Probleme, die bei allein erziehenden Müttern immer wieder gefunden wurden und die Auswirkungen auf deren Kinder haben. Ringbäck Weitoft et al. (2000) fanden eine erhöhte Prävalenz von psychischen und körperlichen Erkrankungen von Alleinerziehenden auch nach Berücksichtigung des sozioökonomischen Status und vorher bestehenden Leiden. Eine erhöhte Beeinträchtigung durch Depressivität und Angst bei Alleinerziehenden wurde in vielen Ländern wie Kanada, den USA, Großbritannien, China und Puerto Rico gefunden (Franz & Lensche, 2003). In einer deutschen Erhebung (Franke et al., 2001) waren unter den Frauen mit einem hohen bzw. sehr hohen Alkoholkonsum Alleinerziehende mit 58 % deutlich überrepräsentiert gegenüber Frauen, die mit ihrem Kind und einem Partner zusammen lebten (36 %). Die psychosomatischen Beeinträchtigungen waren bei den allein erziehenden Müttern doppelt so hoch wie der in der Kontrollgruppe. Besonders hoch waren die Werte in Depressivität (Franz & Lensche, 2003).

Es ist wichtig, darauf hinzuweisen, dass zwar die Beeinträchtigung Alleinerziehender vor allem unter Armutsbedingungen in zahlreichen Untersuchungen belegt ist, es gibt aber auch in der Literatur Hinweise darauf, dass viele Alleinerziehende ihre alltäglichen Anforderungen gut bewältigen (Schwarz & Gödde, 1999). Eine bessere Ausbildung, ein gesichertes Arbeitsverhältnis sowie umfangreiche und supportive Netzwerke werden als protektive Faktoren für geringere Depressivität und Ängste sowie besseres Wohlbefinden Alleinerziehender beschrieben. Dies unterstreicht nachdrücklich die Wirkung der erdrückenden Realität, auf die schon Bowlby (1980) hingewiesen hat. Selbst Opfer eines defizitären Entwicklungskontextes, können diese Mütter oft nur unter großen Opfern eine hinreichend gute Bemutterung leisten.

Folgen von Scheidung und Trennung

Scheidung und Trennung haben nicht zwangsläufig ungünstige Auswirkungen auf die Entwicklung von Jugendlichen. Amato (2000) weist in seiner Übersicht auf die Heterogenität der längerfristigen Verarbeitung von Trennungsfolgen hin: Bei etwa 50 % der Alleinerziehenden erfolgt eine Rekompensation, wohingegen bei 25 % lang andauernde gesundheitliche Probleme resultieren (»chronic strain model«). Wie bei den allein erziehenden Müttern generell, so haben auch erhöhte ökonomische, psychosoziale und gesundheitliche Belastungen von Müttern in Trennungsfamilien Auswirkungen auf das Wohlbefinden und Verhalten ihrer Kinder (Amato, 2000). Zu den Risikofaktoren für die spätere Entwicklung eines Kindes zählen psychische Störungen und schwere körperliche Erkrankungen der Mütter (Egle & Hoffmann, 1997; Werner & Smith, 1992), chronische elterliche Disharmonie (Amato & Booth, 2001), berufsbedingte Abwesenheit der Mütter (Baydar & Brooks-Gunn, 1991) und niedrige Schulbildung der Mütter (Werner & Smith, 1992). Die vorliegenden Untersuchungen erlauben insgesamt den Schluss, dass Einflüsse, welche die Mütter in ihrer mütterlichen Fürsorge und Bindungsfähigkeit bzw. -bereitschaft beeinträchtigen können, zu einem erhöhten gesundheitlichen Risiko der Kinder beitragen. Längsschnittliche Untersuchungen über den Prozess der Scheidung zeigen, dass Mütter in der Nachscheidungsphase sehr mit sich beschäftigt sind und die Kinder, die eine unsystematische und widersprüchliche Erziehung (»chaotische Nachscheidungsphase«) erleben, weitgehend allein zurechtkommen müssen. Disziplinprobleme, Absinken der Schulleistung und Verwahrlosungstendenzen werden berichtet; erst etwa zwei Jahre nach der Scheidung hat sich das veränderte familiäre Gefüge stabilisiert.

Auch das Fehlen des Vaters in den kritischen Entwicklungsjahren wurde in vielen epidemiologischen Untersuchungen als ein Risikofaktor für spätere psychische oder psychosomatische Beeinträchtigungen im Jugendalter beschrieben (Werner & Smith, 1992; Franz et al., 1999). Allerdings scheint in den Fällen, in welchen vor einer Trennung oder Scheidung in der elterlichen Beziehung ein chronifizierter, gravierender Partnerkonflikt bestand, eher die konflikthafte Elternbeziehung als allein die Trennung vom Partner einen negativen Einfluss auf das spätere Erkrankungsrisiko zu besitzen (Amato & Booth, 2001).

Während Mädchen in Trennungsfamilien überwiegend asymptomatisch sind, fand man bei Jungen ein erhöhtes Risiko für Lern- und Verhaltensstörungen (Hogan et al., 1997), ein Nachlassen der schulischen Leistungen (McLanahan,

1999) sowie Schulabbruch. Symptomverstärkend wirkt eine negativ erlebte Mutter-Kind-Beziehung oder eine negativ erlebte Beziehung zum Vater (Schmidt-Denter & Beelmann, 1997). Insgesamt gehört das Ausmaß elterlicher Konflikte vor und nach einer Trennung zu den gut gesicherten negativen Einflussfaktoren auf das Wohlbefinden von Jugendlichen.

Ethnische Herkunft, Migration

In den psychotherapeutischen Praxen, in Beratungsstellen und in der stationären Versorgung finden sich gehäuft Jugendliche mit Migrantenstatus. In Studien fand man einen schlechteren Gesundheitszustand und höhere Belastungswerte bei ausländischen Jugendlichen (Jerusalem, 1992). Für türkische Jugendliche etwa sind gleichaltrige deutsche Jugendliche eine relevante Bezugsgruppe, da sie mit diesen im Leistungs- und Sozialbereich konkurrieren müssen. Dabei schneiden ausländische Jugendliche auf Grund ihres Minderheitenstatus, ihrer Sprach- und Bildungsdefizite eher schlechter ab. Folge dieser wahrgenommenen Unterlegenheit ist eine Beeinträchtigung des Selbstwertgefühls. Eine gute Schulbildung kann deshalb einen protektiven Faktor gegenüber migrantenspezifischen Stressoren darstellen, während ein geringes Bildungsniveau die Vulnerabilität der betroffenen Person verstärkt. Vor allem geringe Sprachkompetenz ist sehr belastend (Jerusalem, 1992). Sie ging einher mit höherer Ängstlichkeit, mehr Einsamkeit, einem schlechteren Selbstwertgefühl und sozialer Unsicherheit.

In vergleichenden Studien an türkischen und deutschen Familien fand man eine ungewöhnlich große Häufung von aggressiven, autoritären Interaktionen in den türkischen Familien. So etwa waren körperliche Strafen an der Tagesordnung (Mayer, Fuhrer & Uslucan, 2005) und bezogen sich auf den Eltern-Kind-Kontext, aber auch auf das Verhalten in der elterlichen Partnerschaft. Zu bedenken sind auch die relative Abwertung der Väter und die enormen Aufgaben, die auf Jugendliche durch die Übernahme von Funktionen als Übersetzer, Manager und Vermittler zwischen der Kultur des Einwanderungslandes und des Herkunftslandes für die Familien zukommen. Rollenumkehr, Parentifizierung und sehr hohe Belastungswerte zeigen alle Studien, die sich mit Migrantenkindern beschäftigen. Bei Kindern russischer Einwanderer in Israel wurden ebenfalls sehr hohe Werte in der Parentifizierung gefunden (Walsh et al., 2006). Die Unterstützungsleistung der ausländischen Jugendlichen für ihre Eltern und die Familie insgesamt wird auch in der Studie von Fuligni et al. (1999) deutlich. Bei diesen Jugendlichen findet man im therapeutischen Erstgespräch sehr häufig starke Loyalitätskonflikte, d.h. das Bedürfnis nach Adaptierung an die westlichen Werte in der Peergruppe bei gleichzeitigem Wunsch, die gute Beziehung zu den Eltern aufrechtzuerhalten. Diese Wertekonflikte und die starke Parentifizierung sind vermutlich der Grund dafür, dass in einer eigenen Studie der Migrantenstatus bei *allen* Jugendlichen in einer sehr großen Stichrobe von 14000 Jugendlichen aus 20 Ländern mit extrem hohen Stresswerten verbunden war.

Erdrückende Realitäten: Kumulierung von Stressoren in der Gruppe psychisch auffälliger Jugendlicher

Es ist deutlich geworden, dass sich der Entwicklungskontext für alle heute lebenden Jugendlichen gegenüber den Lebensbedingungen von Jugendlichen der 80er und 90er Jahre des vergangenen Jahrhunderts deutlich verändert hat. Diese Veränderungen haben »Kosten«, wie sich an den generell gestiegenen Raten für psychische Auffälligkeiten festmachen lässt. Zugleich ist aber auch auffallend, dass sich in bestimmten Subgruppen die Stressoren häufen (Resch & Schulte-Markwort, 2005a; Motzkau & Rudolf, 1997). So sind etwa Kinder und Jugendliche von allein erziehenden Müttern gleichzeitig von ökonomischen Einbußen, Umzug, Klassenwechsel und damit Wechsel der Bezugsgruppe, seltenerem oder unregelmäßigem Kontakt mit dem Vater, Arbeitslosigkeit bzw. Wiederaufnahme der Berufstätigkeit bei fehlender Fremdbetreuung betroffen. Jeder dieser Stressoren für sich kann bereits die psychische Befindlichkeit von Kindern und Jugendlichen beeinträchtigen. Jugendliche mit Migrationshintergrund und Jugendliche, deren Eltern von Arbeitslosigkeit betroffen sind bzw. deren Familien ökonomische Härten durchmachen, sind ebenfalls besonders gefährdet. Allein erziehende Väter sind dagegen in der Regel ökonomisch besser gestellt und auch gesundheitlich kaum beeinträchtigt (Seiffge-Krenke, 2004b). Es ist jedoch wichtig zu unterstreichen, dass mütterliche Berufstätigkeit per se kein Risikofaktor ist (Karen, 1994) und nicht zwangsläufig zu unsicherer Bindung führt.

In Inanspruchnahmepopulationen von psychotherapeutischen Praxen und Beratungsstellen für Eltern, Kinder und Familien sind Jugendliche aus Trennungsfamilien, die nur mit einem Elternteil aufwachsen oder einen Migrationshintergrund haben, überrepräsentiert. Auch Jugendliche, die adoptiert wurden, finden sich gehäuft in solchen Gruppen. Nach Goodrich (1990) sind 20 bis 30% der Patienten adoptiert. Multiple, sich zum Teil wechselseitig bedingende Faktoren wie die Arbeitslosigkeit der Eltern, Ausübung eines ungelernten oder angelernten Berufs, fehlender Schulabschluss der Eltern, geringes familiäres Einkommen und beengte Wohnverhältnisse wurden in mehreren Studien als Risikofaktoren für die Entwicklung psychischer Auffälligkeiten bei Kindern und Jugendlichen genannt (Duncan & Brooks-Gunn, 1997; Offord et al., 1992; Wittchen et al., 1998).

Bowlby (1980) hat in Abhebung von Freud schon früh auf die Bedeutung des Entwicklungskontexts hingewiesen und die Realität an die Stelle der Phantasie gesetzt. Die erdrückenden Realitäten, unter denen ein nicht unerheblicher Teil der heutigen Jugendlichen leben muss, haben Einfluss auf ihr Wohlbefinden und führen zu gravierenden Zunahmen in der Stresssymptomatik (Seiffge-Krenke, 2005). Jugendliche, die sich in therapeutische Praxen und Institutionen begeben, haben demnach keine Entwicklungsbedingungen, bei denen man nach und nach bestimmte Stressoren bearbeiten kann (Sequenzierung), wie es die Fokaltheorie für die psychisch gesunden Jugendlichen postuliert (vgl. Kapitel 2). Ihr Entwicklungskontext ist in aller Regel durch eine Vielzahl von Stressoren, Auffälligkeiten und Traumata gekennzeichnet, die zu den normalen Alltagsbelastungen durch die Pubertät und Adoleszenz noch hinzukommen. Es ist unmittelbar einleuchtend, dass dies leicht zu einem »Entwicklungszusammenbruch« (Laufer & Laufer, 1984) führen kann, insbesondere dann, wenn schützende familiäre und außerfamiliäre Ressourcen fehlen.

Vulnerabilität und Resilienz

Dennoch sind in diesem Zusammenhang neben Vulnerabilitäten immer auch Resilienzen zu bedenken. Psychosoziale Stresssituationen können als Auslöser für Symptome bei Patienten mit entsprechender Vulnerabilität gelten. Systematische Studien haben enge Beziehungen zwischen kritischen Lebensereignissen und einer gestörten Anpassung und vermehrter Symptombildung bei Kindern und Jugendlichen gezeigt. Dazu zählen die Mannheimer und Berliner Studien zu Risiko- und Schutzfaktoren, deren Daten überwiegend retrospektiv an erwachsenen Patienten gewonnen wurden, vor allem aber die prospektive Längsschnittstudie von Werner und Smith (1992), in der 700 Kinder auf Kauai, einer Hawaii-Insel, von der Geburt bis ins Erwachsenenalter verfolgt wurden (vgl. Kapitel 2). Ein Drittel der Kinder entwickelte in den ersten 20 Jahren psychische Störungen, die meisten dieser Kinder hatten Mehrfachrisiken oder kamen aus Multiproblemfamilien (wie perinatale Komplikationen, elterliche Psychopathologie, instabile Ehen etc.). Ein weiteres Drittel der Kinder, die diesen kumulativen Stressoren ausgesetzt waren, entwickelte sich jedoch überraschend gut.

Wie kommt es nun, dass sich einige Jugendliche trotz schwieriger Lebensumstände insgesamt gesund entwickeln? Der Prozentsatz ist nicht sehr hoch: Man schätzt, dass insgesamt 10 bis 30 % der Personen, die unter starken Stressoren leiden und gleichzeitig über protektive Faktoren verfügen, *nicht* erkranken (vgl. Dornes, 1997). In den letzten 15 Jahren ist relativ viel über Resilienz geforscht worden. Man fand, dass sich »resiliente« Kinder im Vergleich zu denen, die durch die Belastung Störungen entwickelten, durch höhere soziale Schichtzugehörigkeit, ein leichtes Temperament und eine Abwesenheit von frühen Trennungserfahrungen auszeichneten (z. B. Werner & Smith, 1992). Es gibt also sehr wohl protektive Faktoren, die die Effekte von schweren Belastungen abpuffern können. Diese Triade protektiver Faktoren umfasst

1. persönliche Eigenschaften wie ein leichtes Temperament, körperliche Attraktivität,
2. Beziehungsfaktoren, z. B. eine gute Beziehung zu wenigstens einem Elternteil,
3. die Verfügbarkeit von alternativer sozialer Unterstützung durch andere Familienmitglieder oder andere Erwachsene.

Transgenerational haben Eltern mit einer Geschichte von Deprivation und Vernachlässigung oder Missbrauch oft viele Probleme in ihrem späteren Leben und häufig auch Kinder, die psychische oder psychiatrische Probleme aufweisen (Fonagy et al., 1994). Dennoch gibt es eine beachtliche Anzahl von Kindern, die »effective parents« werden, obwohl ein relativ großes Risiko für die intergenerationale Transmission z. B. von Missbrauch und Gewalt besteht. Zu diesen positiven Ergebnissen zählt auch, dass Gewalt nicht zwangsläufig Gewalt hervorruft: Der häufig beobachtete Kreislauf, dass männliche Jugendliche aus Familien, in denen Gewalt, Aggression und harsche Disziplin herrschen, selbst wieder zu Schlägern werden, dass also aus Opfern Täter werden (die Korrelationen liegen hier um $r = .30$), ist in einer Übersicht von Spatz Widom (1989) mit dem Titel »Does violence beget violence?« empirisch belegt worden. Bemerkenswert ist jedoch, dass etwa ein Fünftel der männlichen Jugendlichen, die selbst Opfer väterlicher Gewalt wurden oder die Gewalt gegenüber ihren Müttern bzw. Geschwistern beobachten mussten, später *keine* Täter wurden.

Zusammenfassung

Die in diesem Kapitel geschilderten Befunde verdeutlichen, dass wir als Therapeuten verstärkt Realitäten zur Kenntnis nehmen müssen: Sie haben unmittelbare Konsequenzen für die Eltern-Kind-Interaktion und -Beziehung, die Entwicklung von Identität und Selbsterleben und beeinflussen auch die innerpsychische Welt, die inneren Repräsentanzen und inneren Arbeitsmodelle von Jugendlichen. In den letzten 15 Jahren lässt sich in der analytischen Literatur ein Trend feststellen, solchen externen Faktoren größere Beachtung zu schenken. Die psychoanalytischen Konzeptionen hatten sich, ausgehend von Freuds Modellen der Ätiologie von Störungen, sehr lange ausschließlich auf innere Faktoren, auf unbewusste Phantasien konzentriert und die äußeren Realitäten vernachlässigt. Obwohl es zu allen Zeiten gesellschaftliche Umbrüche gab, haben sich die Veränderungen in den letzten beiden Jahrzehnten dramatisch zugespitzt und sind mitverantwortlich für die Zunahme von Störungen bei Jugendlichen. Klinisch auffällige Jugendliche sind durch eine ungewöhnlich große Häufung von Stressoren und Traumata in ihrem biographischen Lebenszusammenhang gekennzeichnet. Allerdings führen Schutzfaktoren dazu, dass nicht alle Jugendlichen, die schweren Belastungen ausgesetzt sind, erkranken.

4. Kapitel Der diagnostische Prozess

In Kapitel 2 wurden die Schwierigkeiten bei der Abgrenzung zwischen Normalität und Pathologie, die schon Anna Freud (1958) erkannte, durch Theorien und Befunde zur Entwicklungsphase des Jugendalters herausgearbeitet. In dieser Schwierigkeit liegt auch die besondere Aufmerksamkeit begründet, die in diesem Buch der Diagnostik gewidmet wird. Wie im vorangegangenen Kapitel deutlich wurde, haben psychische Störungen bei Jugendlichen zugenommen. Dennoch ist ihr Anteil an psychotherapeutischen Behandlungen von allen Altersgruppen am geringsten, sowohl in Europa als auch in außereuropäischen Ländern (Jongbloed-Schurig, 1997). In diesem Kapitel geht es zunächst um die Motive und Beweggründe, die Jugendliche daran hindern, psychotherapeutische Hilfe in Anspruch zu nehmen. Offenkundig veranlassen Probleme und Symptome Jugendliche nicht ohne weiteres dazu, therapeutische Hilfe in Anspruch zu nehmen.

Ein anderer wichtiger Schwerpunkt ist der diagnostische Prozess. Die probatorischen Sitzungen, die der Erhebung von Informationen dienen, aus denen sich möglicherweise eine Indikation für eine psychoanalytische Behandlung ergibt, erstrecken sich gewöhnlich über einen längeren Zeitraum, der mit dem Erstinterview beginnt und Folgegespräche zur weiteren Abklärung einschließen kann. Auch diagnostische Hilfsmittel wie OPD-KJ, Familie in Tieren, das Sandspiel und der Satzergänzungstest können hier benutzt werden. Die OPD-KJ enthält beispielsweise eine eigene Achse, *Behandlungsvoraussetzungen*, die für die Einschätzung der Indikation wichtige Hilfestellungen liefert. Mit den Konsiliarberichten umfasst diese Phase oft einen Zeitraum von sechs bis acht Wochen bis zur endgültigen Antragstellung. Am Ende des Kapitels werden wir dann Überlegungen anstellen, wie man die Vielzahl an diagnostischen Informationen im Gutachten für die Krankenkasse zusammenführen kann.

Der Weg in die Therapie: Behandlungsmotivation von Jugendlichen

Die Behandlungsmotivation jugendlicher Patienten ist auf dem Hintergrund der allgemeinen Entwicklungsdynamik dieser Altersspanne zu sehen und abhängig von der Einbettung des Jugendlichen in das familiäre System, speziell von der Rolle, die der Jugendliche in der Familie erfüllt. Der Leidensdruck ist wichtig, aber auch Einstellungen gegenüber psychisch Kranken, Vorurteile über die Arbeit von Therapeuten und mangelnde Kenntnisse über den institutionellen Zugang haben Einfluss auf die Entscheidung, ob ein Jugendlicher einen Psychotherapeuten aufsucht.

Therapiemotivation, Familiendynamik und Stressoren

In dem Modell von Lehtinen und Väisänen (1978) lässt sich der Weg in die Psychotherapie durch zwei deutlich voneinander abgegrenzte Phasen beschreiben: Eine Phase, in der die Krankheitswahrnehmung des Patienten organisiert wird, sowie eine darauf folgende Phase, in der eine Entscheidung über die Inanspruchnahme medizinischer oder sonstiger fachlicher Hilfe getroffen wird. In diesem Zusammenhang ist zu bedenken, dass Abwehrprozesse bei Patienten eine angemessene Krankheitswahrnehmung einschränken können, z. B. bei traumatisierten Patienten.

Generell ist allerdings anzumerken, dass für die Einschätzung der Psychogenese einer Störung auch entwicklungsbezogene Faktoren heranzuziehen sind: Erst ab der Pubertät werden psychologische Beschreibungskonzepte bzw. Beziehungskonzepte zur Charakterisierung der eigenen Person verwendet. Für McCallum und Piper (1996) ist deshalb »psychological mindedness« wichtig für die Analysierbarkeit eines Jugendlichen. Diese Fähigkeit entwickelt sich in der Frühadoleszenz, entsteht bei einigen Patienten aber erst mit der Zeit in der Behandlung. Dass Jugendliche keine erneute Abhängigkeit zu einem Erwachsenen möchten, wird von Anna Freud (1965) als adaptiv angesehen. Erst im späten Jugendalter kommen Jugendliche, vor allem weibliche Jugendliche, verstärkt freiwillig in Behandlung (vgl. Kapitel 10).

Zu den Faktoren, die eine Krankheitswahrnehmung erleichtern können, zählen kritische Lebensereignisse (wie Scheidung, Umzug, Arbeitslosigkeit der Eltern) und traumatische Erfahrungen (wie Missbrauch, Vernachlässigung, Gewalterfahrungen). Der Verlust der Eltern, die Scheidung der Eltern, Misshandlungen, Alkoholismus und Verwahrlosung der Eltern zählen zu den Vulnerabilitätsfaktoren, die in der Vorgeschichte psychisch erkrankter Jugendlicher gehäuft zu finden sind (Resch & Schulte-Markwort, 2005a; Egle & Hoffmann, 1997). Oft ist die Zeit nach dem Auftreten von so schweren Belastungen eine sensible Phase, in der Jugendliche besonders motiviert sind, Hilfe anzunehmen. Allerdings ist auch zu bedenken, dass ein erheblicher Prozentsatz traumatisierter Jugendlicher keine Symptomatik zeigt und daher auch nicht zur Behandlung motiviert ist bzw. (im Moment) keiner Behandlung bedarf (Resch & Schulte-Markwort, 2005a). Dies schließt natürlich nicht aus, dass diese Jugendlichen zu einem späteren Zeitpunkt doch noch in Behandlung kommen.

Aus der Familientherapie ist zudem bekannt, dass bei Jugendlichen individuelle Symptomatik und Dynamik der Familienbeziehungen eng miteinander verschränkt sein können. Die Funktion, die ein Jugendlicher in der pathologischen Familienstruktur erfüllt, kann so dazu führen, den Kontakt zu einer Beratungsstelle oder einem niedergelassenen Therapeuten zu meiden. Dazu zählt die Sündenbock-Funktion (Richter, 1963), aber auch die von Minuchin (1978) beispielhaft an anorektischen Mädchen beschriebene Funktion für den Zusammenhalt und die Konfliktverarbeitung in der Familie. Bei vielen dieser pathologischen Familien- und Beziehungssysteme tritt eine besondere Belastung durch die Trennungs- und Loslösungstendenzen des Jugendlichen ein, und eine therapeutische Behandlung beschleunigt diesen Prozess zweifellos. Aus diesen Gründen kommt neben krankheitsspezifischen Faktoren (wie erhöhter Abwehr und Vermeidung einer Übertragungsbeziehung) sowie phasenspezifischen Faktoren (wie mangelnde Bereitschaft, sich als behandlungsbedürftig zu erklären und die Hilfe eines Erwachsenen in Anspruch zu nehmen) der familiären Sensibilisierung für die Probleme des Jugendlichen eine große Bedeutung zu – insbesondere, wenn sie mit dem Verleugnungs- und Abwehrmuster des Patienten übereinstimmt.

Leidensdruck und die Bereitschaft, sich als behandlungsbedürftig wahrzunehmen

Ein erhöhter Leidensdruck ist nicht gleichzusetzen mit erhöhter Inanspruchnahme therapeutischer Hilfe. Vielmehr ist im Vorfeld dieser Entscheidung eine ganze Reihe von Komponenten wirksam, wie die Einstellung zum Kranksein, zum Therapeuten und zur dahinter stehenden Institution. Eine Analyse aversiver Faktoren scheint besonders dringend, da die Heilungschancen desto günstiger sind, je frühzeitiger ein Therapeut konsultiert wird.

In diesem Zusammenhang sind die Ergebnisse interessant, die an so genannten »unmotivierten Patienten« gewonnen wurden. Die Tatsache, dass der Erstkontakt zum Therapeuten häufig von den Eltern des Jugendlichen hergestellt wird, dass die Eltern den Therapeuten auswählen, wird im Sinne der so genannten »paranoiden Position« des Jugendlichen (Rinsley, 1967) gerade von denjenigen Jugendlichen am bedrohlichsten erlebt, die einer Behandlung am dringendsten bedürfen. Tatsächlich kommt nur eine kleine Gruppe von Jugendlichen aus eigener Initiative in eine Behandlung (vgl. Kapitel 10). Die Jugendlichen wollen aber nicht passiv geschickt werden, sondern selbst aktiv werden, und häufig bleibt als eigener Spielraum nur noch eine Ablehnung der Behandlung durch den an sich hoch motivierten Patienten. Die Rechtslage behindert eine freie Entscheidung – und somit eine günstigere Bedingung für die Behandlungsmotivation – durchaus, da laut Gesetz (VAKJP, 2003) auf die Einholung der Zustimmung der Sorgeberechtigten bei der Beratung und Therapie von Minderjährigen nur in Ausnahmefällen verzichtet werden darf.

Hinzu kommt, dass der therapeutische Rahmen, insbesondere das analytische Setting mit seinen festen Parametern (dem zeitlich festgelegten Rahmen, dem regelmäßigen Kommen etc.) Jugendlichen erneut Abhängigkeit und kindliche Regression signalisiert, sie also geradezu in Widerspruch zu ihren alterstypischen Entwicklungsaufgaben – der Loslösung von den Eltern, der Verselbstständigung – zu bringen scheint.

Auch ohne diese tatsächlich sehr ernst zu nehmenden therapieaversiven Bedingungen befindet sich der Jugendliche entwicklungspsychologisch in einer Situation, in der Erwachsene ihre Vorrangstellung als vertrauenswürdige Personen für intime Mitteilungen bereits eingebüßt haben (vgl. Kapitel 2). Zwar wächst mit zunehmendem Leidensdruck allgemein die Enthüllungsbereitschaft, doch nimmt in gleichem Umfang das Bedürfnis zu, die eigene Intimsphäre zu schützen. Diese widersprüchlich erscheinenden Tendenzen sind Ausdruck der Tatsache, dass allgemein eine geringe Selbstenthüllung als sozial und gesellschaftlich angemessen gilt. In Untersuchungen an Jugendlichen wird dieses Dilemma zwischen Äußerungswunsch und Äußerungshemmung besonders deutlich (Seiffge-Krenke, 1989). Die Jugendlichen befürchten, ein Therapeut könne zu viel Einblick in ihr Leben nehmen, sie könnten sich nicht ausreichend vor ihm schützen und würden vielleicht auch nicht recht ernst genommen. Überhaupt hätten sie in ihrem Leben Erfahrungen gemacht, die sie mit niemandem besprechen wollten.

Die Ergebnisse zeigen deutlich die Ambivalenz der Jugendlichen, ihre Bedürftigkeit, Hilfe in Anspruch zu nehmen, und ihr gleichzeitig vorhandenes Misstrauen, ihre Verletzlichkeit und ihr Schutzbedürfnis. Äußerungswunsch und Äußerungshemmung halten sich praktisch die Waage und verhindern, dass die Jugendlichen einen Therapeuten aufsuchen. Nur jeder vierte Jugendliche hat trotz drängender Probleme von sich aus oder auf Veranlassung seiner Eltern bzw. seiner Lehrer eine Beratungsstelle oder einen Therapeuten aufgesucht (Seiffge-Krenke, 1989).

Die Einstellung zur Psychotherapie, Informiertheit über psychotherapeutische Behandlungsmethoden

Leidensdruck bzw. »Gestörtheit« ist eine notwendige, aber keine hinreichende Bedingung für das Aufsuchen eines Therapeuten. Trotz weitgehender Aufklärung besteht auch gegenwärtig vielfach noch eine generell negative Einstellung gegenüber Psychotherapie, ist die Stigmatisierung von psychischen Störungen noch groß. In einer eigenen Untersuchung an einer Stichprobe klinisch unauffälliger Jugendlicher (N = 805) waren weibliche Jugendliche eher bereit, im Falle drängender Probleme einen Psychotherapeuten aufzusuchen (s. Abb. 1).

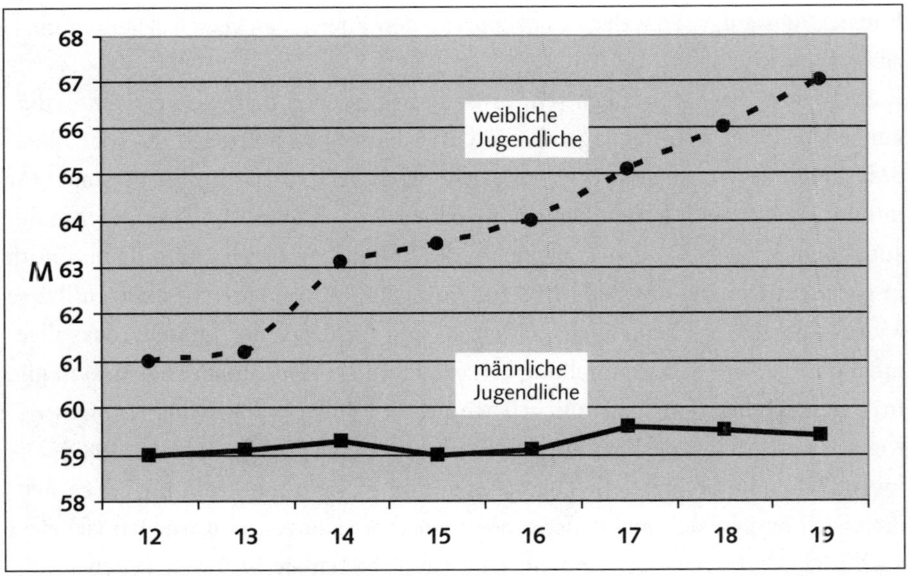

Abbildung 1: Veränderungen von Einstellungen zur Inanspruchnahme therapeutischer Hilfe bei 378 männlichen und 427 weiblichen Jugendlichen im Verlauf der Adoleszenz

Diese Bereitschaft stieg mit dem Alter an, während männliche Jugendliche altersunabhängig eine eher skeptische Haltung einnahmen. So gaben männliche Jugendliche häufiger an, dass jemand nur Therapeut wird, weil er Macht über andere haben oder Geld verdienen möchte. Sie fanden, man solle mit seinen Problemen eher alleine fertig werden. Hier zeigt sich demnach bereits bei Jugendlichen die für Erwachsene charakteristische geschlechtsabhängige Form der Bereitschaft zur Inanspruchnahme therapeutischer Hilfe.

Auf die Frage, was Jugendliche davon abhalten könnte, bei schwerwiegenden Problemen einen Fachmann aufzusuchen, nannten sowohl männliche als auch weibliche Jugendliche am häufigsten den Grund, dass man zu wenig Informationen über die Arbeit von Jugendtherapeuten und -beratern besäße. Die Frage, ob ihrer Meinung nach Jugendliche das Angebot von Psychotherapeuten häufiger nutzen würden, wenn sie genauere Informationen besäßen, beantworteten 76% der niedrig und 90% der hoch problembelasteten Jugendlichen mit »ja«. Persönliches Interesse an weiteren Informationen über Psychotherapie und Beratung zeigten die Hälfte der niedrig und 72% der hoch belasteten Jugendlichen. Mit 18% der Nennungen war der Wunsch nach Informationen über Institutionen, die therapeutische Hilfe anbieten, bei Hochbelasteten das häufigste Informationsbedürfnis vor Informationen über Behandlungsmethoden oder Therapeutenverhalten. Fehlendes Wissen und unklare Vermutungen über Psychotherapie und Beratung belasten demnach die Entscheidung für oder gegen professionelle Hilfe; dazu kommen eventuell bestehende Vorurteile und irrationale Vorstellungen.

Einstellung zu psychisch Kranken, unklares Berufsbild des Psychotherapeuten

Das Wissen der Bevölkerung über psychische Störungen hat zwar in den letzten 50 Jahren beträchtlich zugenommen, es hat jedoch kein wirklicher Wandel in Richtung auf eine akzeptierende und unterstützende Einstellung stattgefunden. Die Gründe für die Ablehnung werden vor allem auf die Unverstehbarkeit, Labilität, Unberechenbarkeit und Unbeeinflussbarkeit des Verhaltens von psychisch Kranken zurückgeführt, d.h. der Kranke verkörpert »in den Augen der anderen eine latente, aber prinzipielle Bedrohung der Sicherheit sozialer Beziehungen …« (Jäckel & Wieser, 1970, S. 9). Zentral ist zunächst, Hilfe im informellen Stützsystem zu suchen. Dies belegen von Freund und McGuire (1991) angeführte Untersuchungen: Die meisten Personen ziehen es vor, sich bei psychischen Problemen an den Hausarzt, den Pfarrer, Familienmitglieder oder an Freunde zu wenden, bevor sie in beratenden Institutionen Hilfe suchen würden. Die ungenügende Differenzierung zwischen Psychiatern und psychologischen oder ärztlichen Psychotherapeuten trägt ebenfalls mit zur Verunsicherung bei. Auch die weit verbreitete Tendenz, die Konsultation eines Psychotherapeuten zu verheimlichen, ist Ausdruck dieser Haltung. Die Untersuchungen von Hesse und Schrader (1980) in ärztlichen Allgemeinpraxen belegen, dass Allgemeinärzte in erschreckender Weise Vorurteile äußerten, wie sie in der Bevölkerung über psychisch Kranke und deren Therapeuten kursieren. Solche latenten oder offen geäußerten negativen Einstellungen gegenüber psychisch Kranken stellen ein objektives Problem dar, wenn es darum geht, Patienten für eine Behandlung zu motivieren. Hinzu kommt, dass in den letzten Jahren die Lehrstühle für Psychosomatik und Kinder- und Jugendlichen-Psychiatrie seltener mit Professoren besetzt werden, die eine analytische Ausbildung haben, und verstärkt mit Kollegen, die an der biologisch orientierten Grundlagenforschung interessiert sind. Psychischen Ursachen von Symptomen wird also auch von universitärer Seite nicht mehr ein so starkes Gewicht beigemessen wie noch vor einigen Jahrzehnten.

Nach den Beweggründen gefragt, die Jugendliche trotz drängender Probleme von der Inanspruchnahme therapeutischer Hilfe abhalten können, nennen in einer eigenen Studie hoch belastete Jugendliche signifikant häufiger die Angst, ihre Eltern könnten davon erfahren oder ihre Freunde könnten sie für verrückt halten. Aber auch mangelndes Vertrauen in die Verschwiegenheit des Therapeuten und Hemmungen, mit Fremden über persönliche Probleme zu sprechen, sind wichtige Ablehnungsgründe. Damit bieten hoch belastete Jugendliche offenkundig nur ein akzentuierteres Bild der von der Mehrheit der weniger belasteten Altersgenossen vertretenen Einstellung: Sie haben zu wenig Vertrauen und Zuversicht in die Hilfe Erwachsener, schreiben ihren Eltern projektiv ablehnende Haltungen und den Therapeuten mangelnde Kompetenz und Verschwiegenheit zu und befürchten besonders stark eine Stigmatisierung (Seiffge-Krenke, 1989).

Diskrepanzen in den Symptombeschreibungen, unklare und instabile Diagnosen

Weitere Probleme entstehen dadurch, dass der diagnostische Prozess immer das gesamte Familiensystem betrifft – mit durchaus unterschiedlicher Einschätzung der Symptomschwere und der Notwendigkeit einer psychotherapeutischen Behandlung. Auch die Tatsache, dass die Jugendlichen sich in einem Altersabschnitt befinden, in dem die Grenzziehung zwischen »normal« und »pathologisch« aufgrund der zeitlich dichten Veränderungen oft besonders schwer fällt, spielt hier eine Rolle.

Unterschiedliche Sicht von Jugendlichen, Eltern und Therapeuten

Inzwischen wissen wir aus verschiedenen Untersuchungen, dass erhebliche Diskrepanzen in der Einschätzung der Art und insbesondere der Schwere einer Störung zwischen jugendlichen Patienten, ihren Eltern und Therapeuten bestehen können. Nur bezüglich auffälliger verhaltensbezogener Störungen (wie sozialem Rückzug, Essstörungen, Stehlen, Enuresis) beschrieben die Jugendlichen sich genau so, wie es ihre Eltern taten. In der Studie von Seiffge-Krenke und Kollmar (1998) korrelieren beide Urteile nur mit $r = .30$. Besonders große Unterschiede zeigen sich bzgl. internalisierender Verhaltensweisen wie Angst, Depression und Körperbeschwerden. Die Jugendlichen erlebten sich insgesamt als ängstlicher und depressiver, als ihre Eltern dies wahrnahmen. Vergleicht man die Einschätzung von Müttern und Vätern miteinander, so scheinen Mütter die Schwere einer Verhaltens- und Erlebnisstörung bei ihren Kindern zu überschätzen, während Väter sich sorgloser und zuversichtlicher geben.

Diese Befunde zeigen, dass für eine Krankheitsdiagnose mehrere Informanten herangezogen werden sollten, wie es in den probatorischen Sitzungen üblich ist. Obwohl die Mütter als typische Informationsquelle gelten, scheint die Sichtweise des Vaters eine auffällig vernachlässigte Perspektive zu sein (Seiffge-Krenke, 2001a). In jedem Fall ist mit Diskrepanzen zur Selbsteinschätzung des Jugendlichen zu rechnen, der sich in der Regel von Gleichaltrigen besser verstanden fühlt als von Erwachsenen. Schließlich ist davon auszugehen, dass der behandelnde Therapeut die spezifische Symptomatik, den zugrunde liegenden Konflikt und die Schwere der Störung anders beurteilt als der Patient selbst. Gegenübertragungsprobleme können überdies bereits im Erstgespräch eine Diagnose und Indikationsstellung erschweren.

Die »Adoleszenzkrise«, unklare Diagnosen, geringe Stabilität der Diagnosen

Die Reliabilität psychologischer und psychiatrischer Diagnosen ist gut untersucht und schwankt je nach Störungsform zwischen 30 und 70% (Davison & Neale 1979/2002). Nicht zu voreilig zu diagnostizieren, ist auch deshalb geboten, weil sich Veränderungen in diesem Entwicklungsabschnitt durchaus nicht im Sinne einer linearen Progression abbilden müssen. Auch von psychoanalytischer Seite wird das gleichzeitige Auftreten von progressiven und regressiven Entwicklungen betont.

Wie in Kapitel 2 beschrieben, ist für die Psychoanalyse die Adoleszenzkrise auch dann, wenn ihre Äußerungen und Manifestationen lärmend in Erscheinung treten, nicht in jedem Fall als »pathologisch« anzusehen. Das Konzept der »normativen Krise« von Erikson (1950) wurde schon sehr früh in der psychoanalytischen Literatur aufgegriffen. In Anlehnung an Anna Freud (1936/2002; 1960) stimmen zahlreiche psychoanalytische Autoren darin überein, dass die psychodynamische Situation des Jugendlichen Schwierigkeiten und Störungsformen mit sich bringt, die entwicklungsbedingt und vorübergehender Natur sind und als charakteristisch für einen normalen Entwicklungsverlauf angesehen werden müssen. Zurückhaltung in der Diagnosestellung und im Behandlungsangebot ist daher bei vielen psychoanalytischen Autoren zu finden (z. B. Winnicott, 1969a).

Moses Laufer (1974) weist jedoch darauf hin, dass man die Zustände vorübergehender Natur sehr genau analysieren muss: Sind Anzeichen vorhanden, dass die Entwicklung in Gang ist oder wieder in Gang kommt? Oder weisen die Zustände auf einen kommenden oder sogar bereits vollzogenen Zusammenbruch in der Adoleszenz hin? Beides muss sorgfältig voneinander unterschieden werden. Laufer, der in der Behandlung von Jugendlichen am Brent-Center in London viel Erfahrung gesammelt hat, misst der veränderten Einstellung zum eigenen Körper im Laufe der Adoleszenz die größte Bedeutung zu. Das schwerwiegendste Krankheitsbild zeigt sich im akuten Zusammenbruch; es gelingt nicht, den geschlechtsreifen Körper als Teil des Selbstbildes zu integrieren.

Aus dieser Sichtweise ergeben sich bestimmte Anforderungen an eine sinnvolle Diagnosestellung, die auf die phasenspezifische Situation des Jugendlichen zugeschnitten sein muss, um pathologische von normalen Entwicklungsverläufen zu trennen. Da sich die Symptomatik rasch verändern kann, wird das therapeutische Eingreifen sehr stark vom Leidensdruck und der Behandlungsmotivation des jeweiligen Jugendlichen abhängig sein. Schon Anna Freud (1960) und Annemarie

Dührssen (1963) hatten die Tatsache herausgearbeitet, dass Entwicklungsschübe nicht nur für Störungen verantwortlich sind, sondern auch zu Spontanheilungen und zur Lösung alter Konflikte führen können. Tatsächlich ist die geringe Stabilität von Diagnosen in der Adoleszenz ein Problem, das auch die Jugendlichen-Psychologie und die Jugendpsychiatrie beschäftigt. In diesem Zusammenhang ist es wichtig festzuhalten, dass vor der Einführung standardisierter Diagnosen im Gutachten zwischen 20 und 36 % der Jugendlichen «unklare Diagnosen« erhielten, während bei erwachsenen Patienten nur 2 % »unklare Diagnosen« gestellt wurden.

Wer ist eigentlich der Patient?

Jugendliche machen es Therapeuten häufig schwer, Kontakt aufzunehmen bzw. aufrechtzuerhalten, obgleich sie, wie wir später sehen werden, durchaus motivierte Patienten sein können. Wegen der Verflechtungen innerhalb des familiären Systems stellt sich nicht selten die Frage, wer eigentlich der Patient ist.

Wer braucht Therapie?

Wegen der engen Interaktion zwischen familiären Störungen und den Symptomen des Jugendlichen ist es manchmal nicht ganz leicht zu entscheiden, wer eigentlich der Patient ist (vgl. Kapitel 8). Dies ist auch der Grund, warum familientherapeutisch orientierte Kollegen Gespräche in Anwesenheit der gesamten Familie oder zumindest derjenigen Familienmitglieder durchführen, die in die bestehende Problematik besonders verwickelt sind. Familientherapie ist gegenwärtig noch kein Richtlinienverfahren, es bestehen aber nach Vorliegen ausreichender Effektivitätsstudien (vgl. Beher, 2005) Bestrebungen, dies erneut zu beantragen (Sydow et al., 2006). Aber auch bei einer Indikationsstellung, die auf eine Einzeltherapie mit begleitender Elternarbeit hinausläuft, kann es manchmal schwierig erscheinen, herauszufinden, wer wirklich eine Therapie benötigt – insbesondere wenn die Eltern hoch motiviert, der Jugendliche selbst dagegen eher unmotiviert erscheint. Das folgende Beispiel verdeutlicht dies:

> Es handelt sich um einen 16-jährigen Patienten, Oli. Der telefonische Erstkontakt kommt mit dem Vater von Oli zustande: Sein Sohn habe Probleme mit allen Personen, sei jähzornig, nehme Drogen, habe sich schon mal prostituiert.

Er beleidige den Vater häufig, drohe mit Schlägen und aktuell hätten sie einen Konflikt um die abendlichen Zeiten, zu denen Oli zu Hause sein soll. Der Vater räumt ein, dass er Fehler gemacht habe. Dass Oli aber besonders schwierig sei, wird auch von seiner geschiedenen Frau, Olis Mutter, bestätigt. Zum Erstgespräch erscheint der Vater und berichtet wie zuvor sehr aufgeregt über die heftigen verbalen und körperlichen Auseinandersetzungen mit seinem Sohn. Oli rauche unglaublich viel, trinke Alkohol, konsumiere viel Haschisch und habe größere Probleme mit den schulischen Leistungsanforderungen. In dem sich anschließenden getrennten Gespräch mit beiden Eltern des Patienten beschrieben beide die große Aggressivität des Sohnes und die daraus entstehenden körperlichen Gewalttätigkeiten zwischen Vater und Sohn als Grund, eine Psychotherapie durchführen zu wollen. Die Mutter, die die Behandlung veranlasst hatte, sagte: »Ich dachte, es muss jetzt etwas geschehen, sonst schlagen die sich tot.« Für den Vater ist zusätzlich eine Begebenheit von Bedeutung, bei der der Sohn in den Verdacht geriet, sich prostituiert zu haben.

Die Eltern des Patienten hatten sich getrennt, als Oli neun Jahre alt war. Oli, der immer schon sehr vaterorientiert gewesen sei, entschied sich, bei seinem Vater zu wohnen. Wenn er Schutz und Trost suchte, habe er stets den Vater und nicht die Mutter aufgesucht. Die aggressiven Auseinandersetzungen zwischen Vater und Sohn sind allerdings auch vor dem Hintergrund zu sehen, dass der Großvater väterlicherseits unter Alkoholeinfluss stehend seine Kinder geschlagen hat. Daher kann es der Vater nicht ertragen, seinen Sohn alkoholisiert zu sehen.

Zum Erstgespräch erscheint dann später ein altersentsprechend entwickelter schlanker Junge mit blonden, halblangen Haaren. Er wird von der Mutter gebracht, die sich allerdings sofort zurückzieht, und berichtet ziemlich forsch, sein Problem sei sein Vater, und die Lösung sei schnell gefunden, wenn er entweder zur Mutter komme oder aber vom Jugendamt in eine Wohngruppe aufgenommen werde. Ansonsten komme er mit seinen Problemen ganz gut alleine klar. Eine Psychotherapie brauche er nicht und werde sie auch nicht nur seiner Mutter zuliebe machen. In weiteren Gesprächen wird deutlich, dass der Vater sehr an einer Psychotherapie interessiert ist. Er bittet die Therapeutin, dem Sohn gegenüber zu sagen, er, der Vater, sei bei ihr in Psychotherapie und der Sohn komme nur zu den begleitenden Gesprächen.

Oli hatte als Kind zum Vater eine sehr innige Beziehung, und auch der Vater war sehr eng mit dem Sohn verbunden. Die Mutter schien dem Patienten wenig

Mütterlichkeit gegeben zu haben, sie war kein sicherer Hafen in Situationen, in denen Belastungen vorhanden waren und er Trost brauchte. Drei Jahre nach der Trennung der Eltern – Oli wohnt seit seinem 9. Lebensjahr beim Vater – wird der Vater in den Vorruhestand versetzt. Es wird deutlich, dass der Sohn eine ganz wichtige Funktion für das narzisstische Gleichgewicht des Vaters hat. Ihre Auseinandersetzungen spiegeln typische Adoleszenzkonflikte, die sich aufgrund der Vorgeschichte von Vater und Sohn aggressiver als üblich darstellen. Der Vater verliert hier zunehmend die Kontrolle über sich, was aufgrund seiner eigenen Geschichte mit heftigen Schamgefühlen verbunden ist. Gleichzeitig fehlt dem Sohn die Fähigkeit der Empathie in die schwierige Situation seines Vaters. Seine Entwertung des Vaters und seine körperlichen Angriffe sind grenzüberschreitend. Insgesamt handelt es sich also um eine verstärkte Adoleszenzproblematik, um Ablösungsbestrebungen beim Sohn, verbunden mit einer depressiven Entwicklung beim Vater. Es wird deutlich, dass der Vater sehr viel stärker an einer Therapie interessiert ist als der Sohn. Dennoch könnte auch für den Sohn eine therapeutische Behandlung angezeigt sein, die darauf fokussieren könnte, dass der Patient lernt, Autonomieschritte zu vollziehen, ohne den Vater dabei zu stark zu provozieren. Der Vater wiederum muss sich aus der starken Umklammerung zum Sohn lösen und einen eigenen Lebenssinn für sich finden. Weitere Gespräche zeigen allerdings, dass Oli nicht ausreichend motiviert ist, um an diesem Konfliktfokus zu arbeiten. Dem Vater (»Nehmen Sie mich!«) wird eine stützende Psychotherapie empfohlen.

Im Hinblick auf die wichtige Entscheidung der Indikation muss man sich also immer fragen: »Who ist the patient?« und: »How sick is the child?« (Green, 1999, S. 201). Das bedeutet auch, herauszufinden, ob die Schwierigkeit vorübergehend oder bereits fixiert ist, was eine intensive Behandlung erforderlich macht. Bei der Einschätzung der Behandlungsmotivation ist es hilfreich, die Achse *Behandlungsvoraussetzungen* der OPD-KJ (2003) heranzuziehen, in der das subjektive Leiden des Patienten und sein Wunsch nach Veränderung durch eine Therapie operationalisiert wird. Diese Kriterien sind relevanter als die Tatsache, dass der Therapeut den Jugendlichen für sehr gestört hält.

»Bewusste Unaufrichtigkeit«, »Vagheit« und »Unergiebigkeit« auf Seiten der jugendlichen Patienten

Oli hat sich, wie viele jugendliche Patienten, als sehr unmotiviert dargestellt – eigentlich braucht nicht er, sondern sein Vater Therapie. Seine Angaben sind vage und sein Leidensdruck lässt sich nur erahnen. Für das psychoanalytische Denken ist es charakteristisch, dass es sich weniger für eine Objektivierung als vielmehr für eine Darstellung der psychischen Realität des Patienten interessiert. Dennoch ist zu bedenken, dass jugendliche Patienten – abgesehen von dem unbewussten Charakter des zugrunde liegenden Konflikts – aus psychodynamisch verständlichen Gründen ungern intime, sie belastende Probleme mit fremden Erwachsenen besprechen, so dass sie in den probatorischen Sitzungen als »unergiebige Patienten« erscheinen mögen. Wie in Kapitel 2 beschrieben, fühlen sich Jugendliche von ihren Freunden besser verstanden und setzt gegenüber Erwachsenen ein Bemühen um eine spezielle Form der Selbstrepräsentation ein, das ihnen Verletzungen erspart, weil, wie Winnicott (1969a, S. 209) schreibt, »der Jugendliche nicht verstanden zu werden wünscht«. Wie Freud schon 1904 bemerkte, ist der »Anteil bewusster Unaufrichtigkeit« unter solchen Bedingungen besonders hoch.

Hinzu kommt, dass Jugendliche – trotz ihrer phasenspezifisch erhöhten Selbstwahrnehmung – eine präzise Charakterisierung nur in Ansätzen zu geben vermögen: Der in Kapitel 2 beschriebene adoleszente Narzissmus, zugleich Ursache und Folge der erhöhten Selbstwahrnehmung, verstellt den Blick für eine relationale Einschätzung des Problems. Diese phasenspezifisch auftretenden Schwierigkeiten in der Dezentrierung sind möglicherweise ein Grund dafür, dass die Äußerungen von Jugendlichen durch eine gewisse »Vagheit« gekennzeichnet sind, die die Differentialdiagnose erschwert und von Therapeuten gelegentlich in einer Gegenübertragungsreaktion mit ebensolcher Vagheit beantwortet wird: Abgesehen von Gegenübertragungsaspekten hat der Hinweis, zunächst noch einmal abzuwarten, auch deshalb einen wichtigen Realanteil.

Wie kann man traumatische Erfahrungen kommunizieren und verstehen?

Wenn Jugendliche traumatisiert sind und Symptome entwickelt haben, stellen sich besondere Bedingungen, die den diagnostischen Prozess beeinträchtigen können. Die traumaspezifische Verarbeitung, mit der wir konfrontiert sind, erschwert es, Zusammenhänge zwischen dem Trauma und der aktuellen Störung zu erkennen, denn die unfassbare Erfahrung wird verleugnet und abgespalten, abgetrennt aus den Beziehungen (Streeck-Fischer, 1999a). Die unerträgliche, überwältigende Szene verbleibt als namenloses Geschehen, als »stummer Schrei« (Kogan, 1995), als Introjekt, unverdaut, dissoziiert. Sie kann nicht kohärent erzählt werden. Jugendliche, die traumatische Belastungen erlebt haben, erzählen konfus und inkohärent. Die Konfusion erfasst grundlegende Ordnungs- und Orientierungssysteme wie die Einschätzung von gut und böse, falsch und richtig. Auch die Fähigkeiten der Grenzziehung zwischen inneren und äußeren Vorgängen, zwischen Realität und Phantasie, zwischen Selbst und Objekt, Vergangenheit und Gegenwart sind häufig beeinträchtigt.

Wenn man als Therapeut Jugendlichen gegenübersitzt, die in ihrem Fühlen, Denken und Handeln erstarrt sind und keine Bilder, keine Gefühle und keine symbolische Sprache entwickeln können, reagiert man selbst leicht mit Kälte und Verwirrung. Mitteilungen werden nicht ernst genug genommen; auf Grund des abgespaltenen Affektes bleibt der Therapeut relativ unberührt. Mitunter erkennt er das Schreckliche erst in den unverständlichen Handlungen. Diese »Sprachlosigkeit« des Jugendlichen und die Schwierigkeit des Therapeuten, sich einzufühlen, hängen damit zusammen, dass die traumatische Erfahrung den intersubjektiven Raum, den Übergangsraum (Winnicott, 1969b) oder den Raum der Symbolbildung zerstört hat. Dieser kann sich nur innerhalb einer guten basalen Vertrauensbeziehung entfalten und setzt eine gute Objekterfahrung voraus. Fonagy (2006) spricht von der Fähigkeit der Mentalisierung. Die Fähigkeit, den eigenen Zustand wahrzunehmen, ist eine Folge der Erfahrung aktiver Spiegelung durch andere sowie der Beobachtung der Reaktionen anderer. Je früher und anhaltender in der Entwicklung der intersubjektive Raum durch Traumata zerstört wurde, desto globaler ist dieser Mangel an Verlust des basalen Vertrauens. Kennedy (1990) schildert den »break down« in der Kommunikation bei schwer gestörten Jugendlichen, die Suizidversuche unternommen haben, Borderline- oder psychotische Störungen aufweisen.

An die Stelle einer vertrauensvollen Beziehung, in der Gefühlszustände kohärent mitgeteilt und erlebt werden können, treten Erscheinungen wie Selbstaufblähung (Streeck-Fischer, 1999a), verbunden mit einem Mangel an empathischer Wahrnehmung des anderen und einer Verleugnung der Realität, mit denen man bei misshandelten und missbrauchten Jugendlichen immer wieder konfrontiert wird. Diese Jugendlichen zeigen eine massive Entwertung anderer und der von ihnen vertretenen Realität. Vor allem bei männlichen Jugendlichen kann sich eine starke Para-Realität entwickeln, in der Militanz und Heldenhaftigkeit vorherrschen. Andere Jugendliche zeigen eine vordergründige Mimikry, in der sie nach außen hin zu funktionieren scheinen, aber ein Doppelleben führen. Streeck-Fischer (1999a) schildert beispielsweise, dass die gleichzeitige Arbeit einer 18-jährigen Patientin als Prostituierte erst nach einiger Zeit entdeckt wurde. Die manipulativen Beziehungsformen, denen diese Jugendlichen ausgesetzt waren, zeigen sich auch schon in den Erstgesprächen und führen dazu, dass man einerseits von dieser Verstrickung in den Bann gezogen wird, andererseits aber auch die massive Entwertung erlebt, die dem zugrunde liegt.

Indikationen zur Psychotherapie bei Jugendlichen

Für ein psychoanalytisches Verständnis von Störungen ist die präzise diagnostische Einordnung nicht so zentral wie für andere Behandlungsformen, weil ein anderes Krankheitsverständnis zu Grunde liegt. Von großer Bedeutung ist dagegen die Indikation, für die zahlreiche Kriterien herangezogen werden. Im Vergleich zu Veröffentlichungen zur Indikationsfrage bei Erwachsenen liegen allerdings Studien und Publikationen zur Indikationsstellung bei Jugendlichen im deutschsprachigen Raum kaum vor (Timmermann, 2001).

Der Stellenwert von diagnostischen und Indikationsfragen in der Psychoanalyse

Das psychoanalytische Krankheitsmodell geht als Konfliktmodell davon aus, dass Symptome produktive Ich-Leistungen sind, die sich, auch im Laufe einer Behandlung, ändern können. Es ist wichtig, ihre Botschaft zu verstehen und die Wunsch- und Abwehrseite zu analysieren. Damit kommt den Symptomen nach wie vor eine große Bedeutung zu, ihre Veränderung und der Zusammenhang zwischen verschiedenen Symptomen wird allerdings auf dem Boden der Psychodynamik anders bewertet als etwa in der Verhaltenstherapie. Im Vordergrund steht weniger das einzelne Symptom als der Mechanismus der Symptombildung als Ergebnis der psychischen Bearbeitung eines Problems, das mit seinen Wurzeln bis in die Kindheitsgeschichte zurückreicht und möglicherweise eine aktuelle Wiederbelebung erfahren hat (»sekundäre Traumatisierung«). Genetische, dynamische und strukturelle Aspekte sind daher abzuklären.

Die Beobachtung der zunehmenden Vermischung ehemals »reiner« Krankheitsbilder und die Entdeckung des raschen Symptomwandels, der individuell gesehen, aber auch historisch die Patienten zu einer anderen Form des Ausdrucks veranlassen kann, hat zu einem veränderten Krankheitsbegriff geführt, in dem auch Defizitaspekte, z. B. bei ich-strukturellen Störungen, zunehmend mehr Raum gewinnen (vgl. Kapitel 5). Nach unserem heutigen Krankheitsverständnis sind die von Freud entwickelten Klassifikationssysteme mit ihrer Unterscheidung in Aktualneurosen, Übertragungsneurosen, narzisstische Neurosen und Psychosen (Freud, 1920) oder spätere Einteilungen in Übertragungsneurosen, Charakterneurosen, Psychosen, Süchte und Perversionen (Fenichel, 1945) unbefriedigend. Die Veränderung bzw. Umbenennung bisheriger Krankheitsbilder, z. B. von der Hysterie zu den dissoziativen Störungen (Kößler & Scheid, 1997) und das Auftauchen neuer Krankheitsbilder wie somatoforme Störungen und posttraumatische Belastungsstörungen (Resch & Schulte-Markwort, 2005a) machten neue Beschreibungen und Kriterienkataloge notwendig, denen im DSM IV und in der ICD-10 Rechnung getragen wird. Neben der spezifischen, aktuell präsentierten Störung ist aber eine Vielzahl weiterer, für die Indikation zur psychoanalytischen Behandlung bedeutsamer Bedingungen und Faktoren zu beachten.

Im Vergleich zu anderen psychotherapeutischen Ausrichtungen wurde die Frage der Indikation in der Psychoanalyse schon sehr früh gestellt. Freud hatte bereits 1904 Indikationen und insbesondere Kontraindikationen (wie geringer Bildungsgrad, neuropathologische Degeneration, fehlende Therapiemotivation, Psychose und hohes Alter) spezifiziert. Dieser für die klassische psychoanalytische Behandlungsmethode geltende eingeschränkte Indikationsbereich wurde später durch Weiterentwicklungen der Theorie (z. B. Fürstenau, 2001) und Modifikationen der Technik (Cremerius, 1979) erweitert. Generell blieben jedoch Fragen der Indikation zur psychoanalytischen Behandlung und der Beitrag des Analytikers als »Messinstrument« bei der diagnostischen Abklärung für die Psychoanalyse bedeutsamer als eine Spezifizierung des nosologischen Systems. Werden diagnostische

Unterscheidungen vorgenommen – wie etwa zwischen Übertragungsneurosen und so genannten frühen Störungen –, so haben sie deutlich funktionellen Charakter im Hinblick auf die Klärung der Genese der Störung und zielen letztlich auf Fragen der Behandlungstechnik ab.

Indikationskriterien für die Jugendlichenbehandlung

Dies gilt auch für Klassifikationen von Störungen im Jugendalter, die in der analytischen Literatur weit weniger Beachtung gefunden haben als technische Fragen. Aus diesen Gründen sind der Psychoanalyse die detaillierten Störungskataloge ICD-10 und DSM IV, die auf eine rein symptombezogene Einordnung abheben, eher fremd geblieben. Neuere Instrumente, die Dimensionen wie Strukturaspekte, Konfliktthemen und Behandlungsvoraussetzungen aufnehmen (vgl. OPD, 2006; OPD-KJ, 2003), werden als angemessener erlebt.

Für das analytische Vorgehen ist die Indikationsfrage äußerst relevant. Sie geht wesentlich über die Nosologie hinaus und schließt, ganz allgemein, neben der Symptomatik (Schwere und Dauer der Störung, Leidensdruck, sekundärer Krankheitsgewinn) biologische und konstitutionelle Voraussetzungen (wie Alter, Intelligenz und Introspektionsfähigkeit) sowie die soziale Situation des Patienten mit ein, insbesondere jene aktuellen oder biographisch bedeutsamen Faktoren, die zum Ausbruch und zur Chronifizierung von Störungen beitragen können. Zu diesen phänomenalen Kriterien kommen strukturelle prognostische Merkmale hinzu, die dem Therapeuten eine differentielle Indikationsstellung bezüglich bestimmter Psychotherapieformen (z. B. tiefenpsychologisch fundiert versus analytisch, vgl. Kapitel 9) ermöglichen sollen. Sie beziehen sich auf die genaue Erforschung der Psychodynamik und betreffen Strukturaspekte wie Umgang mit negativen Affekten, Impulskontrolle, Selbst- und Objektdifferenzierung, die Qualität von Widerstand und Abwehrmechanismen, Fertigkeiten in der Symbolisierung und Introspektionsfähigkeit sowie Ich-Stärke. Hilfreich sind diesbezüglich die Informationen, die auf den Achsen *Konflikt* und *Struktur* der OPD-KJ (2003) gewonnen werden. Als problematische Faktoren werden schwere Strukturdefizite und das Ausmaß von Ersatzbefriedigungen angesehen (Rudolf, 2004). Kontraindiziert für eine ambulante Behandlung sind auch schwere Sucht- und Abhängigkeitsproblematiken sowie schwere Formen des antisozialen, delinquenten Agierens bzw. des Körperagierens (vgl. Kapitel 5 bzgl. der Störungsbilder und Kapitel 9 bzgl. alternativer Behandlungsformen).

Diese allgemeinen Kriterien sind auch in Bezug auf Jugendliche anzuwenden. Hilfreich sind folgende Kriterien, die Bürgin (1992) nennt, um die Therapiefähigkeit von Jugendlichen abzuschätzen:

- Kontakt- und Beziehungsfähigkeit
- Art des Dialogs
- Anzeichen von Übertragung und Gegenübertragung
- ob die Beziehung vom Therapeuten zum Patienten genutzt wird, und falls ja, auf welche Weise
- ob es Hinweise auf intrapsychische Konflikte im Gespräch gibt
- auf welchem Niveau sich die Konflikte bewegen
- welche funktionellen Ich-Anteile in Erscheinung treten.

Das Symptom ist eine vielschichtige Botschaft, die es zu dechiffrieren gilt. Bei den Selbstrepräsentanzen ist auf Körperbild, Selbstvertrauen, Selbsteinschätzung und Selbstüberschätzung zu achten, ferner auf Kohärenz. Bei den Objektrepräsentanzen sind das Ausmaß der Individuation, die Selbst-Objekt-Differenzierung und Spaltungsneigung zu analysieren. Bei den Anpassungs- und Bewältigungsmechanismen sollte man auf die Identifikation und die Abwehrmechanismen, z. B. *falsches Selbst*, achten. Bei den autonomen Ich-Funktionen sollte die Breite des Ich-Funktionsniveaus, Umgang mit Nähe und Distanz, Triebimpulse, Realitätskontrolle, Frustrationstoleranz und Ich-Integration beachtet werden. Beim Über-Ich ist auf Ideale und Normen zu achten (vgl. dazu auch die späteren Ausführungen zum diagnostischen Profil bei der Gutachtenerstellung).

Die therapeutische Arbeit lässt sich nur mit denjenigen Teilen des Ichs leisten, die funktional wenig oder nicht gestört sind. Je dysfunktionaler das Ich ist, desto mehr bedarf es vorrangig eines sorgfältigen Aufbaus von Ich-Funktionen und Selbstkohärenz. Ein ganz entscheidendes Kriterium ist, ob der Jugendliche bereit ist, in einen therapeutischen Dialog zu treten (Bürgin, 1992). Timmermann (2001) hat psychoanalytische Indikationsgespräche mit Jugendlichen transkribiert und ausgewertet. Er berichtet mit überraschender Eindeutigkeit, dass schon nach der zweiten Sitzung ein therapeutisches Arbeiten möglich war. Dabei zeigten auch ich-strukturell gestörte Patienten Ansätze von guten Ich-Leistungen. Wird auf der Grundlage der probatorischen Sitzungen eine Hypothese durch eine Probedeutung geprüft, so gibt die Reaktion des Jugendlichen Auskunft darüber, wie zugänglich er für einen verstehenden psychodynamischen Dialog ist. Beim Therapeuten muss allerdings die Bereitschaft bestehen, die Deutung wieder zurückzunehmen, falls der Jugendliche ablehnt oder gar nicht reagiert.

Differentielle Indikation

Kriterien für eine differentielle Indikation werden ausführlich in Kapitel 9 dargestellt. Dort werden auch die verschiedenen Behandlungsformen vorgestellt. Generell gibt es nicht sehr viele Publikationen zur differentiellen Indikation. Von Aster, Reitzle und Steinhausen (1994) untersuchten die Indikationen für vier Behandlungsbedingungen in unterschiedlichen Bereichen des diagnostischen Spektrums kinder- und jugendtherapeutischer Patienten. Darunter befanden sich auch Jugendliche mit Entwicklungsstörungen, eher externalisierenden Verhaltensweisen und Intelligenzminderung. Für diese Patienten verordnen die Kliniker besonders häufig stützende und entwicklungsfördernde Maßnahmen im Sinne der pädagogischen Einzelfallhilfe. Am gegenüberliegenden Ende des Spektrums standen intelligente Patienten aus gutem Hause mit internalisierten Störungen, aber ohne Entwicklungsstörungen. In der Behandlung dieser Patienten wurde der psychoanalytischen Behandlungsmethode ein beachtlicher Stellenwert zugewiesen.

In der Falldarstellung von Welter und Seiffge-Krenke (2006) werden die diagnostischen Probleme erläutert, die bei der Differentialdiagnose zwischen Hysterie bzw. dissoziativen Störungen und Essstörungen in Behandlungen von weiblichen Jugendlichen auftreten und die behandlungstechnische Probleme nach sich ziehen können. Diagnostische und Indikationsfragen zielen also letztlich auf Fragen des therapeutischen Prozesses und der Behandlungstechnik ab.

Im Folgenden soll das wichtigste diagnostische Instrument, das psychoanalytische Erstinterview (Argelander, 1999), dargestellt werden. Es verdeutlicht den ganzheitlichen Zugang und macht verständlich, warum die zwangsläufig nur einen Aspekt des Krankheitsgeschehens einbeziehende Diagnose, etwa nach den gängigen Klassifikationssystemen, für das psychoanalytische Verstehen unzureichend ist. Anhand dieses Instrumentes werden auch weitere Probleme deutlich, die in der besonderen Kommunikationssituation zwischen Therapeuten und Jugendlichen bzw. deren Eltern entstehen können.

Die Erfassung diagnostisch relevanter Informationen in den probatorischen Sitzungen

Bei der analytischen und der tiefenpsychologisch fundierten Therapie werden im Rahmen der probatorischen Sitzung neben einer Anamnese (1 Std.) in der Regel weitere Gespräche mit dem Patienten bzw. seinen Eltern durchgeführt (vier tiefenpsychologische; acht analytische), die im Sinne des klassischen Erstinterviews in der Regel wenig strukturiert beginnen und dann nach den Regeln des Trichterprinzips gezieltes Abfragen (Anamnese) und weitere diagnostische Methoden (Baum-Test, Familie in Tieren, Satzergänzungstest SET) und Abklärungen (internistischer oder psychiatrischer Konsiliarbericht) umfassen. Auf das in diesem diagnostischen Prozess zentrale Verfahren, das psychoanalytische Erstinterview (vgl. Argelander, 1999; Eckstaedt, 1991), wollen wir im Folgenden näher eingehen, stellt es doch die klassische analytische Zugangsweise zum Verständnis des Patienten, seiner Störung und ihrer Behandelbarkeit dar. Eine weitere, in der Behandlung von Jugendlichen benutzte Variante, das Familieninterview (Stierlin et al., 2001), wird in Kapitel 8 dargestellt.

Das strukturelle Interview von Kernberg

Informationen über den Patienten, seinen familiären Hintergrund, die Genese der Störung und seine aktuelle Situation können in sehr unterschiedlicher Weise erhoben werden. In den verschiedenen therapeutischen Ansätzen wird die erste Begegnung zwischen Patient und Therapeut unterschiedlich stark strukturiert, von einem inhaltlich und in der Fragefolge exakt fixierten Themenkatalog, der z. B. in der Anamnese abgefragt wird, über halbstrukturierte Interviews wie etwa das Interview von Kernberg bis zu einem weitgehend unstrukturierten Gespräch, dessen Gestaltung in erster Linie dem Patienten überlassen wird.

Kouretas (1996) schildert das *strukturelle Interview von Kernberg*, das den Fokus von der Bewertung der Symptome zunehmend auf die strukturellen Determinanten richtete. In den letzten Jahren stehen viele Autoren Kernbergs Ideen kritisch gegenüber. Besonders sein strukturelles Interview, das Elemente von Klarifikation, Konfrontation und sehr früher Übertragungsdeutung aufnahm, wurde nach Aussage vieler Therapeuten als problematisch für den Beginn der therapeutischen Beziehung erlebt. Kernberg hatte beobachtet, dass viele Borderline-Patienten die

Technik der strengen Limitsetzung, der Neutralität, der systematischen Analyse von archaischen und primitiven negativen Übertragungsaspekten und Abwehr gegen Neid nicht aushalten. In ihrer Kritik haben andere Autoren hervorgehoben, dass die therapeutische Beziehung mehr einen reparativen Charakter haben sollte, indem Aufbau, Stärkung und Konsolidierung der fehlenden Strukturen im Zentrum stehen. Im Interview sollten auch die Ressourcen des Patienten angesprochen werden, seine Interessen, seine Freundschaftsbeziehungen, seine Werte, seine Aktivitäten. Bei der Jugendlichenbehandlung wird diese Form des diagnostischen Interviews jedoch für kontraindiziert gehalten. Vielmehr orientiert man sich an den im Folgenden geschilderten Formen des analytischen Erstinterviews im Sinne von Argelander (1999) und Eckstaedt (1991).

Die ungewöhnliche Gesprächssituation: Bruch mit Alltagserfahrungen

Zunächst muss bedacht werden, dass alle, auch die stärker strukturierten Interviewformen, den Patienten in eine besondere Gesprächssituation bringen, die einen mehr oder weniger großen Bruch seiner bisherigen Kommunikationserfahrungen darstellen kann (Timmermann, 2001). Die meisten Patienten haben Angst vor dem Therapeuten, der Diagnose oder vor dessen illusionär überschätzter Macht. Nicht nur die ungenügende Differenzierung zwischen Medizinern und ärztlichen bzw. nichtärztlichen Therapeuten trägt dazu bei, dass sich Patienten im Erstkontakt gegenüber Therapeuten unbehaglich fühlen: Auch wenn sie sich gegenüber einem Therapeuten nicht entkleiden und keinerlei körperliche Eingriffe befürchten müssen, wird von ihnen doch erwartet, dass sie sich in gewissem Umfang psychisch enthüllen. Die Fragen, die ihnen gestellt werden – nach Problemen, ihrer Sexualität oder ihrem Körperselbstbild etwa – sind solche, die sie in der Regel nicht mit einem Fremden, sondern allenfalls mit Freunden oder Verwandten besprechen.

Auf dem Hintergrund dieser Ausgangsbedingungen – einem hilfesuchenden, gefühlsmäßig eher ambivalenten Patienten und einem Therapeuten, dem ein Expertenstatus zugeschrieben wird – entfaltet sich eine ungewöhnliche Gesprächssituation: Der Patient soll selbst berichten bzw. bekommt – je nach therapeutischer Ausrichtung – unterschiedlich viele Strukturierungshilfen. Die Kommunikationssituation ist von Anbeginn asymmetrisch, denn der Patient und/oder seine Eltern sollen und dürfen über ihre Sorgen und Probleme berichten, während der Therapeut dies in aller Regel nicht tut: Er hört zu, stellt gelegentlich Fragen und schweigt.

Die Beobachtung, dass Sprechhandlungen nicht unbedingt aufeinander bezogen sein müssen, wenn der Therapeut eine Äußerung des Patienten schweigend akzeptiert, kann jugendliche Patienten und ihre Eltern irritieren. Insbesondere das Schweigen des Therapeuten signalisiert den Unterschied zur Alltagskommunikation (Timmermann, 2001).

Das psychoanalytische Erstinterview

Diese ungewöhnliche Gesprächssituation ist der Ausgangspunkt für das psychoanalytische Erstinterview, in dem neben dem beobachteten Verhalten des Jugendlichen und seiner Eltern die Darstellung der Störung, die Art der Rede und die gewöhnlich unbewusste Übertragung des Konfliktes in die Interviewsituation als Informationsquellen herangezogen werden. Bereits das Vorfeld des Gesprächs wird dem Jugendlichen bzw. seinen Eltern überlassen. Sie werden zu nichts gedrängt, da bereits die Art und Weise der Anmeldung wichtige Rückschlüsse über die Behandlungsmotivation zulassen kann. Aufgabe des Therapeuten ist das Zur-Verfügung-Stellen von Zeit und Raum sowie die Verdeutlichung, dass der Patient und seine Eltern dies für sich nutzen können. Während des Gesprächs kritisiert und urteilt der Therapeut nicht, er nimmt das Gesagte als psychische Realität des Patienten und seiner Eltern hin und fragt nach dem Sinn, der subjektiven Bedeutung. Die meisten Jugendlichen und ihre Eltern öffnen sich in dieser Situation – trotz ihrer durchaus ängstlichen und zwiespältigen Gefühle – und sprechen über Dinge, die sie sonst niemandem anvertrauen würden.

Dem Konzept des psychoanalytischen Erstinterviews liegt die Erfahrung zugrunde, dass »wichtige unbewusste Mitteilungen die Tendenz haben, sich in Gesprächssituationen zu manifestieren« (Argelander, 1999, S. 19). In aktuellen Interaktionen beleben sich biographisch früh erworbene unbewusste Erwartungshaltungen, Bewältigungsstrategien und Beziehungsmuster wieder. Aus diesen Gründen handhabt der Therapeut das Interview so, dass diese alten Muster hervortreten können. Er versucht, möglichst wenig zu strukturieren, und achtet darauf, wie der Jugendliche bzw. seine Eltern mit dieser offenen Situation umgehen: Die äußere Erscheinung, das Auftreten, Fehlleistungen und symptomatische Handlungen, die Art der Schilderung und die emotionale Beteiligung daran, Spontanangaben und -vermeidungen können dabei eine wichtige Rolle spielen.

Entscheidende Schlussfolgerungen über die Genese der Störung und ihre Behandelbarkeit werden aus drei Quellen gezogen:

1. Aus den objektiven biographischen Daten,
2. ihrer subjektiven Bedeutung für den Patienten und seine Eltern und
3. aus der in der Erstinterviewsituation aufgetretenen *szenischen Evidenz*.

Man geht davon aus, dass das im Interview präsentierte Material (Erinnerungen, Schicksale, Träume, Sorgen, Klagen) nicht zufällig vorgetragen wird, sondern sich um eine Szene rankt, die in ihrer Bedeutung auch in der gegenwärtigen Interaktion zwischen Therapeut und Patient bzw. Eltern nachvollziehbar wird. Die Suche nach der situativen Evidenz für den unbewussten Konflikt des Patienten, das so genannte *szenische Verstehen*, verdeutlicht folgendes Erstinterview:

> Die 20-jährige Sophie kommt auf Empfehlung einer Kollegin zum Erstgespräch. Gleich zu Beginn fällt mir ihr exzentrisches Äußeres auf. Natascha ist sehr schlank, sehr groß, hat hennarote, bis zur Taille reichende Haare und trägt auffallend düstere Farben. Ihre Bekleidung – zerschlissene Hosen und ein dunkler, alles verhüllender Wollpullover – erweckt in mir den Eindruck von Ärmlichkeit und Vernachlässigung. Ihre altmodische Ausstrahlung rührt neben den Farben vor allem von ihren hohen Wangenknochen, ihrem flächigen Gesicht und ihrer leisen, wie im Traum erzählenden Stimme her.
>
> Sie komme wegen einer ausgeprägten depressiven Störung, die für sie beängstigende Formen angenommen habe. Sie leide unter Vereinsamungsängsten und ziehe sich ganz in sich zurück. Manchmal fühle sie sich so allein, dass sie nicht mehr leben wolle. Hinzu komme, dass sie seit einem Jahr sexuelle Probleme mit ihrem Freund und seit einem dreiviertel Jahr keinen Verkehr mehr mit ihm habe. Ihr Freund benehme sich wie ein Kind und setze sie mit seinem ständigen »Ich will, ich will« massiv unter Druck; sie habe große Angst, dass sie ihn nun verliere. Es sei ihr aber gänzlich unmöglich, mit ihm zu schlafen; sie meide jeden körperlichen Kontakt und habe neuerdings ein regelrechtes Ekelgefühl vor ihm. Sophie, sichtlich beunruhigt durch die für sie unverständlichen Veränderungen, fährt fort:
>
> Beziehungen zu Männern habe sie seit dem 15. Lebensjahr, sie sei glücklich, wenn sie die Männer erobert habe, verliere aber dann rasch das Interesse an ihnen, so dass die Beziehungen nach kurzer Zeit auseinander gingen. Mit ihrem jetzigen Freund lebe sie seit zwei Jahren zusammen, er sei ganz anders als sie, ein »Abenteuertyp«, der gerne Motorrad fährt und sein Studium an der Fachhochschule nicht ganz ernst nimmt. Die Patientin ist die älteste von vier

Schwestern und stammt aus einer Familie, in der es »seit zehn Jahren um die Scheidung der Eltern geht«. Der Vater, ein Vermessungsingenieur, sei 16 Jahre älter als die Mutter, die den Vater aus dem Haus getrieben und vor den Kindern ständig entwertet habe. Die Mutter habe alle Töchter, insbesondere aber die Patientin, in verschiedene Gerichtsverfahren einbezogen und gegen den Vater aussagen lassen. Noch heute habe sie Schuldgefühle ihrem Vater gegenüber, erzählt die Patientin mit großer Bewegtheit. Der Vater sei schließlich ausgezogen und habe Freundinnen, teilweise in ihrem Alter, gehabt.

Die Patientin schildert ihre Mutter in diesem Erstgespräch mit erschreckend hexenhaften Zügen: Sie sei von wechselnder Stimmungslage gewesen, niedergedrückt, dann wieder um Aufmerksamkeit heischend, ihre Töchter bespitzelnd und aggressiv behandelnd. So habe ihr die Mutter einmal das Gesicht zerkratzt, weil die Patientin ein Lied nicht singen konnte, und dem heimkommenden Vater weisgemacht, sie habe sich in der Schule geprügelt. In solchen Auseinandersetzungen habe sie sich von dem Vater oft verlassen gefühlt. Er sei liebevoller, aber auch oberflächlicher gewesen. Sie selbst hatte in ihrer Familie die Rolle der älteren, zuverlässigen, aber auch »dummen« Tochter neben den attraktiven jüngeren Schwestern. Sie habe ihr Elternhaus wegen der großen Spannungen früh verlassen und eine Ausbildung als Kinderkrankenschwester begonnen. In diesem Beruf arbeite sie heute noch, denke aber auch gelegentlich an ein Studium. Nach ihrem Auszug aus dem Elternhaus habe sie in Wohngemeinschaften gewohnt und sich oft ausgenutzt gefühlt, vor zwei Jahren sei sie dann mit ihrem Freund zusammengezogen.

Die Patientin beeindruckt mich bereits im ersten Gespräch, so dass ich spontan beschließe, sie in Behandlung zu nehmen. Mich fasziniert der sehr wenig verhüllte ödipale Konflikt mit der zur Hexe stereotypisierten Mutter und dem verführerischen, aber unzuverlässigen Vater. Der wenig versteckte Hass auf die Mutter lässt mich allerdings etwas bang an die zu erwartende massive negative Mutter-Übertragung denken. Ich empfinde auch Mitleid mit der Patientin, die als älteste Schwester in einem von aggressiven Auseinandersetzungen geprägten Elternhaus auf vieles hat verzichten müssen. In dem Zusammenhang fallen mir ihre blaurot gefrorenen Hände auf, die später sommers wie winters sozusagen ein »Markenzeichen« der Patientin bleiben werden. Es ist aber vor allem ihre sehr vorsichtige Fühlungnahme zu mir und ihre spürbare Traurigkeit, die mich für die Patientin einnehmen. Ihr gesamtes Auftreten und ihre altmodische, etwas geheimnisvolle Art machen mich neugierig.

> Nach diesem ersten Interview bestelle ich die Patientin noch einige Male ein, um meinen Eindruck abzusichern, eine differentielle Indikation zu klären und einige technische Fragen mit ihr zu besprechen. Sie schreibt mir einen kurzen Brief, in dem sie sich für die Termine bedankt. Auffällig ist ihre sehr feine Schrift mit extremen Überlängen. Diese Interviews bestätigen meinen beim Erstgespräch gefassten Entschluss, und wir vereinbaren, dass sie in vier Monaten, nach meinem Schwangerschaftsurlaub, beginnen kann. Beim Hinausgehen fällt mir auf, dass die Patientin nun wiederum in eine Situation geraten ist, in der sie sich mit der Ankunft eines neuen »Geschwisters« auseinandersetzen muss.

Situative Evidenz und Prägnanz des unbewussten Konflikts im Erleben des Analytikers machen jene ungewöhnliche Form des Denkens aus, die Argelander (1999, S. 55) »Psychologik« nennt: »Der Interviewer greift Gesprächsinhalte auf und formuliert sie zu einer Frage, aber die Gewissheit, dass es sich wirklich so und nicht anders verhält, stammt aus dem Erlebnis der Gesprächssituation selbst.« Man kann versuchen, die »Bedeutungsgewissheit«, die man durch das szenische Verstehen erlangt hat, dem Patienten bzw. seinen Eltern in einer Probedeutung anzubieten, um u. a. die Fähigkeit zur analytischen Arbeit zu prüfen (Heimann, 1966). Dabei muss man allerdings einfühlsam vorgehen und jede konfrontative Auseinandersetzung mit dem Patienten meiden, sich für jede Vermutung zunächst eine unbewusste Bestätigung des Jugendlichen bzw. seiner Eltern holen und die Fähigkeit beider, Spannungen auszuhalten, allmählich – z. B. über mehrere Sitzungen hinweg – entwickeln. So kann man z. B., orientiert an der Achse *Konflikt* der OPD-KJ (2003), verschiedene Hypothesen über die Ursachen des unbewussten Konfliktes, das lebensbestimmende Thema eines Jugendlichen, am Ende der probatorischen Sitzungen vorsichtig formulieren. Die Abwehr des Jugendlichen bzw. seiner Eltern ist ein natürlicher Schutz, der respektiert werden muss.

Die ersten Minuten

Auch heute noch wird in der tiefenpsychologischen bzw. psychoanalytischen Ausbildung der Prozess der Diagnosebildung auf der Grundlage der Erstgespräche für sehr bedeutsam gehalten. Die Vorgehensweise ist zugleich so komplex und anspruchsvoll, dass Kandidaten in der Ausbildung 20 Erstinterviews ausführlich protokollieren und besprechen müssen. Die Vorgehensweise der abwartenden, dem Patienten Raum gebenden Haltung ist nicht einfach zu erlernen, und viele junge Therapeuten fragen sich, was passieren wird, wenn sie wenig strukturieren.

Katz (1990) weist darauf hin, dass Therapeuten ihren eigenen Befürchtungen, dass sie nicht erfolgreich sein und zu sehr Angst bekommen werden, offen gegenüberstehen sollten. Er klärt zunächst zu Beginn des klinischen Interviews die Rollen und nennt für die ersten Minuten mit einem schwierigen Patienten folgende Prinzipien:

- Kläre den Rahmen.
- Kläre deine eigene Rolle als Therapeut.
- Fühle dich in den Patienten ein.
- Analysiere die Situation des Patienten.

Das Erstinterview wird ohne Vorbereitung geführt und läuft, im Vergleich zur Anamnese etwa, auch nicht nach einem festen Schema ab. Deswegen kommt der Frage, was die Patienten in dieser Situation von sich enthüllen und wie bzw. in welcher Reihenfolge sie es tun, eine besondere Bedeutung zu. Zu dieser Frage gibt es keine neuere Forschung. Künzler und Zimmermann (1956) sind ihr aber bereits vor Jahrzehnten nachgegangen und haben 80 Erstinterviews bezüglich der ersten Äußerungen analysiert, die die Patienten (zur Hälfte männlichen und weiblichen Geschlechts, zwischen 20 und 50 Jahre alt) machten. Die Mehrzahl der Patienten erwartete, dass der Therapeut von sich aus das Gespräch beginnt. Nur drei Patienten mit manischer Abwehr, die den Therapeuten im Verlauf einer Stunde kaum zu Wort kommen ließen, begannen das Gespräch von sich aus. Der größte Teil der Interviews (59 %) wurde vom Therapeuten mit der Frage eingeleitet: »Was führt Sie zu uns?«. 60 % der Patienten schilderten daraufhin ihre Symptomatik, wobei sich sehr starke Unterschiede in der Ausführlichkeit und der Einsicht in die psychischen Ursachen eines Konfliktes erkennen ließen. 33 % der Patienten verwiesen auf den Einweisungsbrief (tatsächlich waren 84 % geschickt worden und nur 14 % aus freiem Entschluss gekommen); 7 % ließen auf die Eingangsfrage des Therapeuten hin unverhüllte Ablehnung erkennen und waren nicht bereit, weitere Auskünfte über sich zu geben.

Indikationskriterien und ihre Feststellung in den probatorischen Sitzungen

Aus dem Selbsterleben des Patienten und dem szenischen Verstehen des Therapeuten werden wesentliche Schlüsse für die Indikation zur psychoanalytischen oder tiefenpsychologisch fundierten Behandlung gezogen. Wie Muck und Paal (1968) ausführen, ist ein wesentliches Kriterium für die Behandelbarkeit von Erwachsenen das gemeinsame Auftreten von Leidensdruck, Krankheitseinsicht und Behandlungsmotivation. Liegt geringer Leidensdruck oder sogar sekundärer Krankheitsgewinn vor, ist eine so lang dauernde, aufdeckende und auf die Mitarbeit des Patienten setzende Behandlungsform kontraindiziert. Hinzu kommen eine Anzahl weiterer Auswahlkriterien wie Lernfähigkeit, Flexibilität, Einfühlungsfähigkeit, Introspektivität und Realitätsorientierung, die letztlich Strukturkriterien sind (vgl. dazu die Achse *Struktur* des OPD-KJ, 2003). Diese strengen Kriterien sind notwendig, weil – wie Paula Heimann (1966) in ihren »Bemerkungen zum Arbeitsbegriff in der Psychoanalyse« belegt – die analytische Therapie dem Patienten eine Arbeitsleistung aufnötigt, die auf eine weitgehende Entlastungsfunktion des Denkens (Verdrängen, Vergessen) verzichtet und kränkende bzw. erschreckende Erlebnisse explizit benennt.

Was die Feststellung einer Indikation in der Jugendlichen-Psychotherapie angeht, so bieten sich im Sinne der OPD-KJ (2003) Informationen an, die auf der Achse *Behandlungsvoraussetzungen* einzuordnen sind. Dazu zählen Informationen über die subjektive körperliche und psychische Beeinträchtigung des Jugendlichen (»Leidest Du?«; »Bist Du krank?«), die entscheidender für die Indikation sind als die Tatsache, dass der Therapeut den Jugendlichen für sehr krank hält. Hinzu kommen seine Theorien und Hypothesen über seine Erkrankung, den Leidensdruck (»Wie sehr leidest Du?«; »Ist das schlimm für Dich?«; »Wo kommt das her?«) und die Veränderungsmotivation (»Muss sich daran etwas ändern?«; »Was soll sich ändern?«). Dabei soll nur die Veränderungsmotivation des Jugendlichen selbst eingeschätzt werden. Ist er unzufrieden und äußert das Bedürfnis nach Veränderung? Die Veränderungsmotivation der Familie fließt in den Bereich *Ressourcen* ein. Zur Einschätzung der familiären Ressourcen werden vor allen Dingen die Offenheit der Familie im Interview, die Flexibilität der Mitglieder, die Bezogenheit aufeinander und der Austausch in der Familie beurteilt.

Wird nach mehreren Gesprächen die Bereitschaft des Jugendlichen zum Arbeitsbündnis und zur Übertragung spürbar, kann aus seinem Selbsterleben eine Indikation zur psychoanalytischen Behandlung abgeleitet werden. Sehr wichtig ist, dass er über zwei Eigenschaften verfügt: Die Fähigkeit, die Beziehung zur Realität aufrechtzuerhalten, und die Bereitschaft, die Regression in die Welt seiner Phantasie zu wagen. Tatsächlich ist die Bereitschaft zur Symbolisierung psychischer Konflikte eine wesentliche Determinante für eine psychoanalytische Behandlung. Wie bereits zu Beginn dieses Kapitels ausgeführt, können traumatisierte Patienten auf Grund von Dissoziationen und anderen schützenden Verarbeitungsprozessen in ihrer Symbolisierungsfähigkeit eingeschränkt sein. Wie in Kapitel 9 ausführlich erläutert wird, unterscheiden sich in diesem Zusammenhang auch die Indikationen für eine analytische und eine tiefenpsychologisch fundierte Therapie deutlich. Aktuelle Konflikte, ein deutlicher Fokus und/oder Strukturdefizite beim Patienten sprechen für eine Indikation zur tiefenpsychologisch fundierten Therapie. Auch die Übertragung steht hier nicht so im Vordergrund. Entsprechend muss man auch in den probatorischen Sitzungen stärker auf die Möglichkeit einer Fokusbildung achten.

Bewusste und unbewusste Behandlungsmotivation

Im Hinblick auf die Behandlungsmotivation hat Argelander (1999) eine interessante Differenzierung vorgenommen: Er unterscheidet zwischen guter bewusster bzw. unbewusster Motivation und schlechter bewusster bzw. unbewusster Behandlungsmotivation. Ein Patient mit einer guten bewussten Motivation (der sich z. B. auf das Gespräch vorbereitet hat) kann dennoch eine schlechte unbewusste Motivation haben. Er möchte sein Symptom eigentlich behalten und wünscht, dass man etwas in seiner Realität, in seiner Familie verändere. Andererseits kann ein Patient mit einer schlechten bewussten Motivation (z. B. ein von Dritten geschickter Patient, der nicht aus eigener Initiative, sondern auf Drängen der Eltern, Lehrer oder Partner in die Sprechstunde kommt) doch ein vitales Interesse daran haben, gesund zu werden. Er hat dann eine gute unbewusste Motivation und kann als prognostisch günstig eingeschätzt werden. Es ist einleuchtend, dass Jugendliche, die nicht selten von Eltern oder Lehrern zum Aufsuchen eines Therapeuten bewegt werden, eher als geschickte, vorgeschobene und mutmaßlich schlecht motivierte Patienten erscheinen können. Neben diesem durchaus irritierenden Einfluss einer dritten Person ist es aber auch aus entwicklungspsychologischen Gründen zu erwarten, dass es Jugendlichen schwer fällt, sich – in einer Phase der Ablösung von den Eltern – an einen erwachsenen Therapeuten zu attachieren. Die ungewöhnliche analytische Gesprächssituation ist bereits erwachsenen Patienten eher unbehaglich und führt in Abhängigkeit von der Störungsform und der jeweiligen Abwehrstruktur zu ganz unterschiedlich großer Enthüllungsbereitschaft: Sie ist besonders gering bei Patienten mit psychosomatischen Störungen und schizoider oder Suchtstruktur und besonders groß bei ängstlichen, depressiven und eher neurotisch gestörten Patienten (vgl. Seiffge-Krenke, 1986).

Argelander hat einen besonderen Typ von Patienten identifiziert, den er als »unergiebigen Patienten« bezeichnet. Er schildert ihn als »farblos, spröde und in seinen unbewussten psychischen Gesprächsmanifestationen uninteressant und langweilig. In der Interviewsituation errichten diese Patienten eine Barriere um sich [...] und sind die großen Verleugner ihres seelischen Leidens« (Argelander, 1999, S. 32). Diesen Punkt aufgreifend, schreiben Rosenkötter, de Boor, Erdèly und Matthes (1968, S. 839), dass »dieser Patiententypus uns fast zur Verzweiflung brachte, als wir in einer Studie über Anorexie und Amenorrhoe auf eine Reinkultur dieses Typus stießen«. Aber auch bei Jugendlichen mit anderen Störungen ist zu bedenken, dass sie zumindest bewusst eher weniger motiviert erscheinen, als sie unbewusst sind, weil sie nicht verstanden werden *wollen* (Winnicott 1969a; vgl. auch die Ausführungen in Kapitel 2). Für einen Jugendlichen ist es das Letzte, sich bei einem Erwachsenen Hilfe zu holen. Sätze wie »Ich brauche Sie nicht«, »Sie können mir ja doch nicht helfen«, »Ich kann dazu nichts sagen« bekommt man immer wieder zu hören. Jugendliche können oft nicht zugeben, in Not oder verletzt zu sein. Der heranwachsende Patient zeigt dem Therapeuten gegenüber oft Gefühle von Allmacht und Überlegenheit, sieht sich als erwachsen an und meint daher, niemanden zu brauchen. Auch die Tatsache, dass zusätzlich fremdanamnestische Daten über sie erhoben und Gespräche mit den Eltern geführt werden, wird von den Jugendlichen häufig empfindlich registriert und als kränkend erlebt (Mâle, 1976; Bolland & Sandler, 1977). Wie Eissler (1958) ausführt, können die Symptomatologie und die Einstellung zum Therapeuten zudem innerhalb von Tagen wechseln. Mehrere Interviews zur fundierten Erhebung der unbewussten Behandlungsmotivation sind daher dringend erforderlich. Anna Freud (1958) hat ebenfalls darauf hingewiesen, dass eine lange und intensive Einleitungsphase zum Aufbau des Vertrauens notwendig ist, um diagnostisch relevante Fragen wie die des möglichen Arbeitsbündnisses beantworten zu können.

Diagnostische Hilfen

Im Verlauf des diagnostischen Prozesses verwenden Therapeuten unterschiedliche Hilfsmittel, um Zugang zu unbewusstem Material zu bekommen. Es handelt sich zumeist um projektive Verfahren. Die Auswahl richtet sich auch danach, wie psychologisch versiert und offen (»psychological mindedness«) der Jugendliche ist und wie stark er über sich und seine Beziehungen reflektiert. Waddell (1999), die an der Tavistock Clinic arbeitet, hat dieses »thinking about thinking«, das Jugendliche beherrschen, beschrieben. Manche Jugendliche fühlen sich unbehaglich beim Malen und ziehen einen Satzergänzungstest vor. Selbstverständlich kann man die im Folgenden vorgestellten Verfahren auch in einer laufenden Behandlung anwenden; zumeist werden sie aber am Beginn zu den probatorischen Sitzungen eingesetzt.

Squiggle-Technik

Sehr bekannt geworden ist die Squiggle-Technik, die auf Winnicott zurückgeht und deren Vorgehensweise Günter (2003) ausführlich darstellt. Auch Bürgin (2002) erläutert das Squiggle-Spiel von Winnicott als einen Weg des In-Kontakt-Tretens und -Bleibens mit den bewussten und unbewussten Persönlichkeitsanteilen des Patienten. Der Jugendliche bekommt einen Einblick, was psychotherapeutische Arbeit sein könnte.

Squiggle heißt auf Deutsch soviel wie kritzeln. Der Therapeut malt auf ein Blatt Papier ein oder mehrere Kritzel und bittet den Patienten, daraus zu malen, was immer er möchte. Danach kann der Patient einen Schnörkel auf ein Blatt malen und der Untersucher macht etwas daraus. Der Einsatz der Squigglezeichnungen in der diagnostischen und therapeutischen Arbeit erlaubt aufschlussreiche Einblicke in den Charakter der therapeutischen Beziehung; das psychische Leben des Patienten wird lebendig zur Darstellung gebracht. Der Beziehungsgestaltung und dem Taktgefühl auf Seiten des Therapeuten kommt eine große Bedeutung zu: »… einerseits, sich auf das Spiel mit dem Kind einzulassen und andererseits, einen haltenden Rahmen zur Verfügung zu stellen« (Günter, 2003, S. 15). Die zwölf Interviewbeispiele illustrieren auf vielfältige Weise die Umsetzung in der Praxis. Der diagnostische bzw. therapeutische Wert liegt im Inhalt des Gesprächs zu den Bildern, in den vom Patienten dazu entwickelten Geschichten oder allein im zeichnerischen Dialog.

Familie in Tieren

Luitgard Gräser (1957/2006) hat die »Familie in Tieren« als diagnostische Methode zum Einsatz bei Kindern und Jugendlichen in einer frühen Arbeit (1957) systematisiert; seither hat dieses Buch mehrere Auflagen erlebt. Sie gibt anschauliche Beispiele, wie die einzelnen Tierzeichnungen des Kindes bzw. des Jugendlichen zu interpretieren sind, und erläutert anhand von Fallbesprechungen den Einsatz der »Familie in Tieren«. Neben diesen von Gräser vorgestellten Interpretationen scheinen mir des Weiteren folgende Aspekte beachtenswert zu sein, die das gesamte Arrangement einbeziehen:

1. Die Größenverhältnisse (Malt der Patient sich selbst als deutlich größer oder kleiner als die restlichen Familienmitglieder?)
2. Die Ausnutzung des Raumes (Welche Figuren stehen zentral und welche sind eher an den Rändern platziert?)
3. Der Bezug der Tiere zueinander (Gibt es Dyaden oder Triaden?; Gibt es Tiere, die weitab von der restlichen Gruppe stehen?; Inwiefern stehen die Gesichter der Tiere zueinander?)

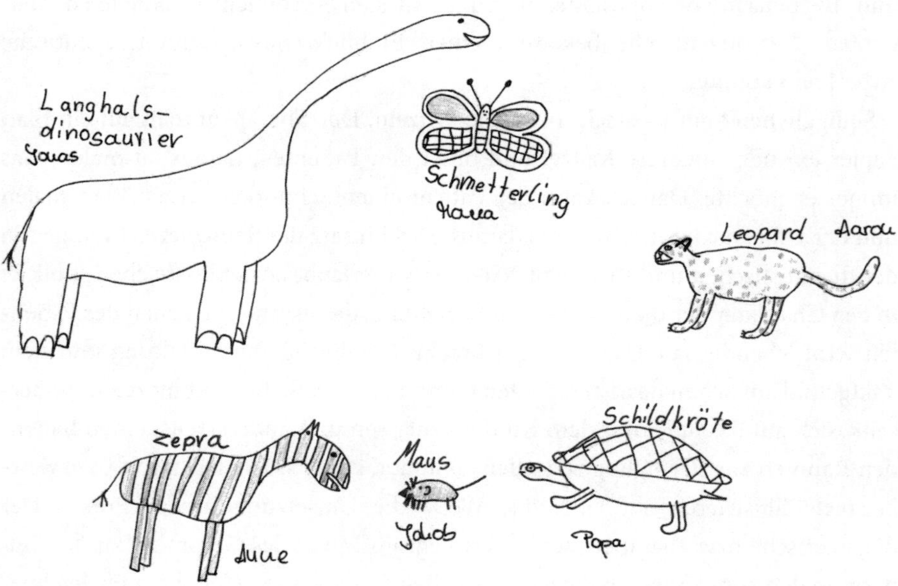

Abbildung 2: Familie in Tieren des 13-jährigen Aaron

4. Inwiefern sind die Tiere detailreich gemalt?
5. Das »Passen« der Familienmitglieder zueinander (Malt ein Patient z. B. sich selbst und seinen Vater als Raubtiere und die restlichen Familienmitglieder als Pflanzenfresser?)
6. Wie viel »Verschiedenheit« ist erlaubt in der Familie, inwieweit müssen sich alle ganz ähnlich sein?
7. Wie erklärt/erläutert der Jugendliche die Tiere?
8. Was ist Ihr erster Eindruck?
9. Ist die Zeichnung altersgerecht? (Entwicklungsstadien!)
10. Was wird als erstes gemalt, besonders druckstark gemalt bzw. als letztes, besonders schwach gemalt?

In Abbildung 2 handelt es sich um eine Familie mit vier Kindern, die von einem 13-jährigen Jugendlichen gemalt wurde. Die Mutter als Schmetterling ist ziemlich zentral platziert und mit der Bemerkung »weil sie so schön ist« kommentiert. Rechts und links von der Mutter stehen zwei Söhne, der eine als Leopard (mit der Kommentierung »weil er so schnell und aggressiv ist«, das ist Aaron) und zum anderen der ältere Bruder als Langhalsdinosaurier (»weil er so groß ist«). Zwei weitere Kinder der Familie werden auf der unteren Ebene zusammen mit dem Vater als Schildkröte (»weil er der älteste ist«) platziert. Der jüngste Sohn wird als Maus (»weil er so klein für sein Alter ist«) und die einzige Tochter als Zebra (»weil sie soviel redet«) gezeichnet. Es ist auffällig, dass Schönheit, Beweglichkeit, Zartheit und vielleicht auch Flatterhaftigkeit, die bei der Mutter gesehen wird, in einem ziemlichen Kontrast stehen zu der behäbigen Schildkröte, dem Vater, an dem vermutlich auch so einiges abprallt. Die Söhne werden äußerst verschieden dargestellt; der Leopard wird von Gräser als gewandt, aber auch räuberisch, die Maus als drollig, schlau und listig charakterisiert; der Dinosaurier kommt bei Gräser noch nicht vor. Das Zebra wird von Gräser als gesellig, aber auch hochmütig beschrieben. Ohne allzu sehr ins Detail zu gehen, lässt sich feststellen, dass der Jugendliche eine Familie beschrieben hat, die eng miteinander verbunden ist (das Arrangement ist insgesamt kreisförmig) und in der die einzelnen Familienmitglieder gleichzeitig sehr verschieden sind. Es ist also eine lebhafte, große Familie, die eine beachtliche Toleranz für Verschiedenheit aufweist und bei der die Eltern sehr entgegengesetzte, aber sich gut ergänzende Rollen einnehmen.

Die folgende Abbildung ist eine Zeichnung, die der 12-jährige Tom während der probatorischen Sitzungen anfertigte. Zunächst zum Hintergrund der Vorstellung:

Im Elterngespräch berichtet die sehr bedrückt wirkende Mutter vom plötzlichen Tod ihres 45-jährigen geschiedenen Mannes durch Herzinfarkt. Sie und ihre Kinder seien sehr betroffen durch diesen plötzlichen Verlust. Besonders ihr Sohn sei sehr verstört durch den unerwarteten Tod seines Vaters, da er eine sehr »enge Bindung« an den Vater gehabt habe. Sie befürchte, dass Tom zu dem Schmerz und zu der Trauer über den Verlust große Schuldgefühle habe, da er beim letzten Besuch seines Vaters in einer weit entfernten Stadt nicht so viel Zeit wie vom Vater erwartet mit diesem verbracht, sondern sich öfter mit ehemaligen Spielkameraden getroffen habe: Tom habe sich bei seiner Rückkehr dahingehend geäußert, dass er das in den nächsten Ferien »wieder gut machen wolle«.

Die Entscheidung ihres Sohnes, in der circa zweieinhalb Jahre zurückliegenden Auseinandersetzung der Eltern um das Sorgerecht für ihn, mit Mutter und Schwester die räumliche Nähe zum Vater aufzugeben und ihn allein zurückzulassen, scheine ihn sehr zu belasten. Der Vater hatte sich gewünscht, dass Tom bei ihm bliebe. Die Familie war nach Westdeutschland gezogen, während der Vater weit entfernt in Ostdeutschland zurückblieb. Er verlor bald seine Arbeit und hatte dann offenkundig ein Alkoholproblem. Am Ende dieser eher

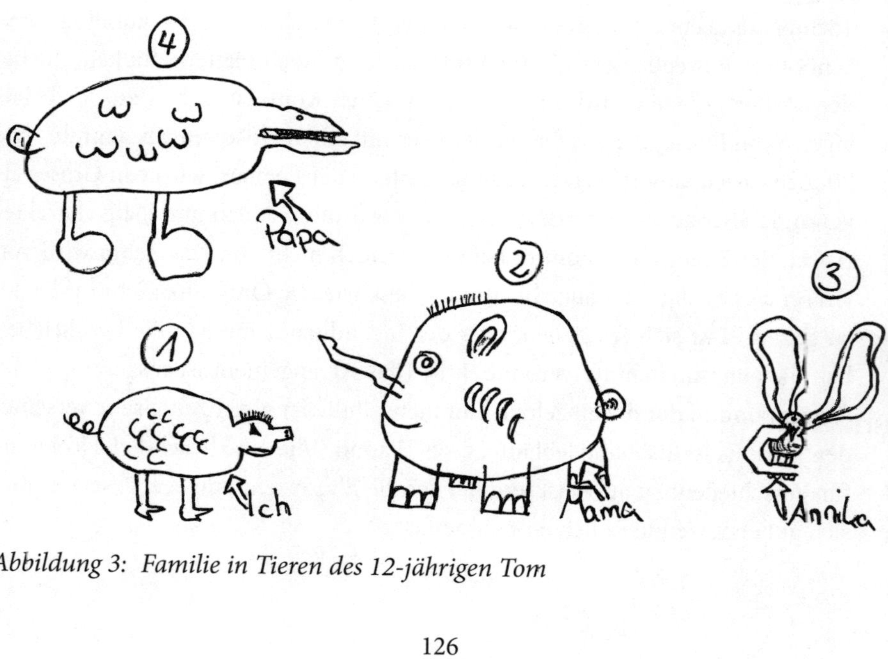

Abbildung 3: Familie in Tieren des 12-jährigen Tom

depressiven Entwicklung stand der plötzliche Tod des noch relativ jungen Vaters, der von uns in der Supervision als larvierter Suizid phantasiert wurde.

Die Mutter berichtet weiter, Tom sei ihr gegenüber sehr verschlossen. Schon als kleines Kind habe er körperlichen Kontakt meist abgewehrt. Nur zum Vater sei er des Öfteren auf den Schoß, in sein »Nest« gegangen. Ihr Sohn habe wenig Kontakt zu Gleichaltrigen, er sei ein »Einzelgänger«.

Im FIT werden die Tiere (Ich, Mama, Annika, Papa) als Phantasietiere, bestehend aus Einzelteilen verschiedener Tiere, dargestellt. Insgesamt wirkt die Zeichnung bizarr und stark verschlüsselt. Keines der Tiere hat eine klare, eigenständige Identität, alle erscheinen »fraktioniert« und wenig aufeinander bezogen. Tom zeichnet sich mit Gänsefüßen als Schwein. In der Familie, bis auf den Vater am Bildrand aufgereiht, steht er links, seine nach links blickende Elefanten-Hund-Hase-Mutter mit Haikiemen anschauend. Neben dieser ist frontal, klein und unscheinbar wirkend, die Taube-Hase-Hund-Schwester mit riesigen Nilpferdohren. Der Schwein-Hase-Vater mit Kuhfüßen, Schnappschildkrötenmund und Krokodilszähnen schwebt über der Selbstdarstellung und schaut in die gleiche Richtung wie sein Sohn. Noch am ehesten sind Ähnlichkeiten zwischen Tom und seinem Vater zu erkennen, wenn man auf der Tierebene bleibt.

In der 60. Stunde der tiefenpsychologisch fundierten Therapie zeichnet Tom erneut eine Familie mit Tieren. Diesmal sind alle Familienmitglieder klar als Tiere erkennbar, die Mutter als Hase, die kleinere Schwester als Meerschwein und er selbst als Biber in einem Bach, ziemlich groß gezeichnet. Diese drei Personen der Familie stehen auf einer Ebene am unteren Bildrand; der tote Vater ist nicht mehr gezeichnet. Dafür taucht der Lebensgefährte der Mutter, etwas entfernt von der Familie, oben links am Bildrand auf, als ein gemütlich auf dem Rücken liegendes Faultier. Tom hat die Trauer um seinen Vater und seine Schuldproblematik in der Therapie durchgearbeitet und kann es zunehmend zulassen, dass der Lebensgefährte seiner Mutter zu einer Art »Ersatzvater« wird.

Satzergänzungstest

Jugendliche zeichnen oft ungern bzw. empfinden Scham über ihre zu »kindlichen« Zeichenfertigkeiten. Insbesondere ältere Jugendliche präferieren den Satzergänzungstest, der aus 66 offenen, geschlechtsspezifischen Fragen wie z. B. »Er grübelte oft wie…«, »Wenn er nur…«, »Es gibt Mütter…«, »Er lief von zuhause fort, weil …«, »Er war furchtbar wütend als…« besteht. Im Folgenden sind die Antworten wiedergegeben, die der oben erwähnte 12-jährige Tom während der probatorischen Sitzungen im SET macht. Es wird deutlich, dass er eine Vielzahl ungewöhnlicher Satzergänzungen vornimmt, darunter:

> »12. Wenn seine Mutter nur … *wen anderes geboren hätte.*«
> »13. Er findet es abscheulich, dass … *er so ist.*«
> »14. Die meisten Väter … *haben einen besseren Sohn.*«
> »15. Er überlegt sich immer wieder … *ob seine Eltern ihn mögen.*«
> »34. Manchmal macht er sich Sorgen … *dass er sterben würde.*«
> »54. Er mag seinen Vater aber… *er ihn nicht.*«
> »57. Er weinte, weil … *er sooooo anders ist.*«
> »61. Die meisten Leute wissen nicht … *dass er verloren war.*«

Insgesamt zeigt sich in den probatorischen Sitzungen deutlich, dass Tom unter dem Einfluss des plötzlichen Todes seines Vaters eine Schilderung seiner Beziehungen abgibt, in der es um Beziehungslosigkeit, Leere, Fraktionierung geht und in der unheimliche und bedrohliche Aspekte im Vordergrund stehen. Ebenso wie der SET zeigt die »Familie in Tieren« sehr stark die Beziehungslosigkeit und die unklare Identität der einzelnen Familienmitglieder, die sich praktisch nicht auf ein Tier festlegen lassen. Es wird offenkundig, dass das Thema »Schuld« Tom sehr beschäftigt; Todesphantasien werden formuliert, und er befürchtet, von beiden Eltern abgelehnt zu werden. Seine Zeichnung der Familie und seine Antworten im SET sind als eine akute Reaktion auf den plötzlichen, nicht vorhersehbaren Tod des Vaters zu interpretieren.

Im weiteren Verlauf der Therapie zeigt eine durchgeführte »Familie in Tieren«-Zeichnung wie erwähnt eine deutliche Normalisierung, indem etwa jedes Familienmitglied eine klare »tierische« Identität hat. Auch im SET sind die Antworten deutlich »normaler« geworden und kündigen – Tom ist jetzt 13,6 Jahre – typische Adoleszenzthemen wie Zukunftssorgen, eine zunehmende Distanzierung von den Eltern und den Beginn romantischer Beziehungen an.

> »12. Wenn seine Mutter nur … *wüsste, das er verliebt ist.*«
> »13. Er findet es abscheulich, dass … *es Mörder und Terroristen gibt.*«
> »14. Die meisten Väter … *sind etwas strenger als die Mütter.*«
> »15. Er überlegt sich immer wieder … *was wäre, wenn er größer ist.*«

»34. Manchmal macht er sich Sorgen … *dass er, wenn er erwachsen ist, nicht genug Geld hat.*«
»36. Er findet die meisten Mädchen … *seiner Klasse nett.*«
»39. Er fand seine Schwester … *nervig!*«
»54. Er mag seinen Vater … *aber manchmal nicht so sehr.*«
»57. Er weinte, weil … *ungerecht bestraft wurde.*«
»58. Er fand von seinen Eltern nicht schön … *dass sie sich getrennt hatten.*«
»61. Die meisten Leute wissen nicht … *dass verliebt ist.*«

Das Sandspiel

Das Sandspiel kann schon in den probatorischen Sitzungen benutzt werden (Nagliero, 1995). Die Sandspieltherapie ist eine psychotherapeutische Methode, die von Kalff (1991) entwickelt wurde und dem Patienten erlaubt, mit Hilfe von Figuren und dem Sandspiel eine Welt zu gestalten, die seinem inneren Zustand entspricht. Für Kalff ist die Verbalisierung zwischen Patient und Therapeut zunächst sekundär im Vergleich zu der heilsamen Arbeit mit dem Sandspiel, das sie, dem Selbstheilungspotential der Patienten vertrauend, als direkten Ausdruck ihrer inneren Zustände ansieht. Im Therapieraum befinden sich in der Regel zwei Sandboxen einer fixierten Größe, eine mit trockenem und eine mit nassem Sand. Außerdem sind Miniaturobjekte vorhanden, mit denen der Patient arbeiten kann. Kalff nimmt an, dass, wenn der Patient in diesen Sandboxen etwas kreiert, eine spezielle Atmosphäre entsteht, in der er entwicklungsmäßig blockierte Phasen in seinem Leben aufarbeitet und seine innere Welt mit Hilfe des Sandes und des Sandspiels darstellt. Zugleich hat er Kontrolle über die Szene und die Ereignisse, die er baut oder herstellt. Indem er über diese Szene spricht, kann er zusätzlich noch einmal seine inneren Probleme ansprechen.

Nagliero (1995) schildert das Sandspiel einer 13-jährigen Patientin mit Essstörungen (Anorexia nervosa), bei der unter anderem Teufel und Puppen eine Rolle spielen, also gut und böse. Diese Figuren dominierten eine Zeit lang die Therapie, während später Schneewittchen und die sieben Zwerge im Sandspiel gestaltet wurden, d. h. ein anderes Thema aufgenommen wurde, bei dem der Körper schon konkreter Gestalt annahm, aber noch »zu schlafen« schien. In vielen verschiedenen Szenen mit dem Sandspiel wurde die gestörte Beziehung der Patientin zu ihrem Körper deutlich.

OPD-KJ

Die Operationalisierte Psychodynamische Diagnostik im Kindes- und Jugendalter (OPD-KJ) strebt eine komplexe Erfassung psychodynamischer Prozesse an und bettet sie in den Entwicklungskontext ein. Der Entwicklungsgedanke ist zentral und betrifft alle Aspekte des Prozesses, von der Art der Befunderhebung über die Auswahl relevanter diagnostischer Kategorien bis hin zum Prozess der diagnostischen Einschätzung auf verschiedenen inhaltlichen Achsen sowie einer Behandlungsempfehlung.

Allgemeiner Überblick

Nachdem die Erwachsenen-OPD bereits seit längerem erprobt und implementiert ist, liegt mit der OPD-KJ (2003) erstmals eine psychodynamisch orientierte Diagnostik für das Kindes- und Jugendalter vor. Sie basiert auf den zehnjährigen Arbeiten einer Arbeitsgruppe, an der namhafte Vertreter der Psychotherapie im Kindes- und Jugendalter regelmäßig teilnahmen. Die Arbeit orientierte sich zwar an der OPD für Erwachsene, die bereits 1996 eine psychodynamisch orientierte Diagnostik mit verschiedenen Achsen für den Bereich der Erwachsenendiagnostik vorgelegt hatte, stellt aber auch ein grundsätzlich eigenes Konzept dar, da der Entwicklungsgedanke alle Achsen durchzieht. Die OPD-KJ verbindet somit psychodynamische, entwicklungspsychologische und klinisch-psychiatrische Perspektiven (Resch, Schulte-Markwort & Bürgin, 1998).

Als Orientierungshilfe werden bestimmte *Altersfenster* vorgegeben, in denen entwicklungsbezogene Adaption bzw. Fehlanpassung sowie strukturelle Ressourcen sichtbar werden. Die Altersstufen halten sich grob an das Piaget'sche Konzept der Entwicklung (Piaget & Inhelder 1972), nämlich die Stufen 0 (etwa 0 bis 1,6 Jahre), 1 (1,7 bis 6 Jahre), 2 (6 bis 12 Jahre) und 3 (ab dem 12. Lebensjahr), sie haben einen mittleren Differenzierungsgrad und lassen sich an wichtigen normativen Einschnitten wie Vorschulzeit, Schulzeit, beginnende körperliche Reife etc. festmachen. Die Stufe 3, ab dem 12. Lebensjahr, entspricht der formaloperatorischen Stufe nach Piaget. Der Jugendliche hat auf dieser Stufe selbstreflexive Fähigkeiten und metakognitive Prozesse höherer Ordnung erworben, Fähigkeiten, die zu extremer Beschäftigung mit sich selbst führen können. Ganz generell werden auf dieser Entwicklungsstufe psychische Perspektiven wichtig. Dies gilt für Beziehungen, aber auch für Prozesse der Krankheitsentstehung. Die Bewältigungsfertigkeiten sind zunehmend durch eine Vielzahl differenzierter Strategien und deren flexiblen Einsatz gekennzeichnet.

Auf vier psychodynamischen *Achsen* zu den Beziehungsmustern, den intrapsychischen Konflikten, der psychischen Struktur und den Behandlungsvoraussetzungen von Kindern und Jugendlichen werden psychodynamische Befunde erhoben, die dann als Entscheidung für die Therapieplanung und nach Ende der Therapie zur Evaluation des Therapieerfolges herangezogen werden können.

Achse Beziehung

Eine adäquate Beziehungsdiagnostik für das Kindes- und Jugendalter setzt voraus, dass die unterschiedlichen Beziehungsebenen des Kindes bzw. Jugendlichen Berücksichtigung finden. Aus diesem Grund setzt sich die Achse Beziehung aus unterschiedlichen Modulen zusammen. So hat der Untersucher die Möglichkeit, zwischen den Ebenen Jugendlicher–Untersucher, Jugendlicher–Vater, Jugendlicher–Mutter usw. bis hin zu Triaden die Beziehungen zu kodieren. Ebenso ist es möglich, die eigene Gegenübertragung in einer separaten Kodierung zu vermerken. Zentral ist die Einschätzung des Verhaltens des Jugendlichen in der Untersuchungssituation, und zwar einmal *objektgerichtet* (wie nimmt er oder sie Einfluss auf den Therapeuten?) und zum anderen *subjektgerichtet* (wie reagiert der Jugendliche auf den Therapeuten?). Die komplexen Gefühle von Liebe und Hass werden anhand eines Kreismodells beschrieben, wobei zwei grundsätzliche Beziehungskonstellationen, die emotionale Qualität der Beziehung (Liebe versus Aggression) und die Kontrolle in der Beziehung, eingeschätzt werden können.

Achse Struktur

Die Achse psychische Struktur basiert auf dem psychoanalytischen Strukturbegriff, wobei davon ausgegangen wird, dass Struktur in jeder Altersstufe durch eine relativ optimale Anpassungsfähigkeit gekennzeichnet ist. Sie gliedert sich in drei Bereiche: *Kommunikative Fähigkeiten* (z. B. Kontakt, Kommunikation eigener Affekte und Entschlüsselung fremder Affekte), *Steuerung* (z. B. Impulssteuerung, Umgang mit negativen Affekten, Konfliktbewältigung) sowie *Selbst- und Objektwahrnehmung* (Selbst- und Objektdifferenzierung, Selbsterleben). Wiederum werden auch hier anhand der Altersstufen die entwicklungspsychologischen Äußerungsformen auf diesen drei Strukturdimensionen beschrieben. Die Einschätzung der Struktur bezieht sich auf die letzten sechs Monate, wobei zwischen guter *Integration* (die beschriebenen Strukturdimensionen gelingen in allen beschriebenen sozialen Bereichen unter Alltagsbedingungen zu fast jeder Zeit und ohne wesentliche Hilfe von außen) über mäßige oder geringe Integrationen (dem Jugendlichen gelingen die Strukturleistungen nur mit zusätzlichen oder erheblichen Hilfen von außen in den meisten oder wenigen beschriebenen sozialen Situationen meistens bzw. selten) bis *Desintegration* unterschieden wird. Bei Letzterer können trotz intensiver Hilfen die Strukturleistungen nicht befriedigend gelingen, in fast keiner für den Jugendlichen relevanten Situation und zu keiner Zeit.

Achse Konflikt

Für die Diagnostik in der OPD-KJ spielen intrapsychische, zeitlich überdauernde Konflikte eine herausragende Rolle. Entscheidend ist, dass sie entwicklungshemmend sind und das Thema des Kindes bzw. Jugendlichen darstellen. Von den insgesamt sieben intrapsychischen Konflikten wird jeweils der zentrale bzw. der zweitwichtigste Konflikt auf der Basis des vorliegenden Materials diagnostiziert. Dabei richtet sich diese Einschätzung danach, wie dysfunktional dieser Konflikt ist, d.h. in wie vielen Entwicklungsbereichen (Schule, Eltern, Freunde, Spiel, Freizeit, Krankheit) er deutlich wird. In jedem Konfliktbereich werden ein passiver und ein aktiver Modus der Konfliktbearbeitung voneinander unterschieden: Der *aktive Modus* liegt dann vor, wenn kontraphobische Abwehr- und Reaktionsbildungen überwiegen. Beim *passiven Modus* überwiegen dagegen regressive Abwehrhaltungen. Pro Altersstufe findet man eine Operationalisierung des jeweiligen Konfliktes im aktiven und passiven Modus, jeweils bezogen auf die Familie, die Gleichaltrigen, Schule und Kindergarten, Besitz, Freizeitverhalten und Krankheit.

Da die bei Jugendlichen beobachtete Symptomatik auch die Folge einer akuten schweren Belastung sein kann, ist schließlich noch einzustufen, ob die Jugendlichen im letzten halben Jahr schwerwiegende Belastungen und Traumata erlebt haben. Diese Belastungen können die Verarbeitungskapazitäten generell einschränken und unter anderem dazu führen, dass die Verarbeitung des intrapsychischen Konfliktes verändert ist im Sinne von starker Regression. Bei traumatisierten Patienten sind auch andere Herangehensweisen zu befolgen. Als besonders problematisch ist einzuschätzen, wenn das erst vor einiger Zeit vorgefallene traumatische oder schwer belastende Ereignis ein Thema aufnimmt, das auch in dem intrapsychischen Konflikt des Patienten von großer Bedeutung ist.

Ein *Autonomie-Abhängigkeits-Konflikt* als lebensbestimmendes Thema sollte nur dann diagnostiziert werden, wenn er alle anderen Konflikte überragt und seine Zuordnung eindeutig ist. Er liegt nicht vor, wenn Jugendliche zu flexiblen und wechselseitigen Beziehungen in der Lage sind. Bei *Unterwerfung versus Kontrolle* kreist der Grundkonflikt um die Auseinandersetzung mit Gehorsam/Unterwerfung versus Kontrolle/Machtausübung, Sich-Auflehnen. Bei *Versorgung versus Autarkie* erlebt der Jugendliche Beziehungssicherheit, sie wird aber sehr stark durch Ansprüche auf materielle oder affektive Versorgung bzw. durch deren Abwehr bestimmt. Bei *Selbstwertkonflikten* geht es um den Selbst- versus Objektwert bzw. darum, dass das Selbsterleben bestimmt ist durch das Gefühl, nichts wert zu sein (passiver Modus) bzw. durch Selbstüberschätzung (aktiver Modus). *Loyalitätskonflikte* verweisen auf eine überzogene Treuebindung an die Eltern oder ein Elternteil, die so massiv ist, dass sie die weitere Entwicklung behindert. Bei den *ödipalen Konflikten* geht es um die Auseinandersetzung mit Sexualität im passiven und aktiven Modus, während bei den *Identitätskonflikten* die Suche nach Identität im aktiven und passiven Modus die Lebensbereiche des Jugendlichen durchzieht.

Achse Behandlungsvoraussetzungen

Hier bilden sich Bereiche ab, die zusätzlich zu rein psychodynamischen Konstrukten für die Behandlung von großer Bedeutung sind. Dazu gehören subjektive Dimensionen der Kinder und Jugendlichen, aber auch Ressourcen. Gerade der Blick auf die Ressourcen sollte nicht verloren gehen, weil sich nur allzu schnell der Blick auf das pathologische und intrapsychisch Defizitäre richtet. Hier werden beispielsweise die *subjektive Beeinträchtigung* des Jugendlichen erhoben, seine *Theorien* und *Hypothesen* über seine Erkrankung, der *Leidensdruck* und die *Veränderungsmotivation.* Ist er oder sie unzufrieden und äußert er oder sie das Bedürfnis nach Veränderung? Wie steht es mit seinem/ihrem Leidensdruck?

Bei den *Ressourcen* werden die gegenwärtige Lebenssituation des Jugendlichen, seine familiären Beziehungen und Verhältnisse berücksichtigt. Als weitere Ressource wird die Beziehung zu den Gleichaltrigen aufgenommen, die bei Jugendlichen von großer Bedeutung ist. Hier wird detailliert nach dem Umfang und der Qualität von Freundschaftsbeziehungen gefragt, um zu eruieren, inwieweit sie eine Ressource bei möglicherweise defizitären familiären Beziehungen darstellen. Auch die außerfamiliäre Unterstützung, z. B. durch Hilfsangebote von Institutionen, wird erfragt. Bei den *familiären Ressourcen* werden in erster Linie die Offenheit der Familie im Interview, die Flexibilität der Mitglieder, die Bezogenheit aufeinander und der Austausch in der Familie herangezogen. Dabei ist es wichtig, wieweit Eltern oder andere Bezugspersonen ambivalente Gefühle gegenüber dem Kind wahrnehmen und verbalisieren können, wieweit transgenerationale Grenzen bewusst sind und ähnliches. Die Veränderungsmotivation der Familie fließt ebenfalls in den Bereich Ressourcen ein. Zu den *intrapsychischen Ressourcen* rechnen schließlich Kontrollüberzeugung und Selbstwirksamkeit sowie eigene Kompetenzen, über die der Jugendliche verfügt, um mit der gegenwärtigen Situation und den gegenwärtigen Problemen umzugehen. Auch die Einsicht spielt eine wichtige Rolle, was unter anderem durch die *Introspektionsfähigkeit* und ein Verstehen, was die Ursachen des Symptoms sind, operationalisiert wird. Ferner erfasst die Kategorie der speziellen *Psychotherapiemotivation* das spezifische Interesse daran, durch eine Fortsetzung oder Vertiefung des entstandenen Dialogs mit dem Therapeuten auf eine Reduzierung der bestehenden Problematik bzw. Symptomatik einzuwirken. Auch der *Krankheitsgewinn* wird erfasst, der zum Teil erheblich ist und verhindern kann, dass Patienten in Behandlung gehen bzw. in der Behandlung angemessen mitarbeiten. Von großer therapeutischer Bedeutung ist auch die Feststellung der *Arbeitsbündnisfähigkeit.* Sie bezieht sich darauf, wie gut der Patient Vereinbarungen, die den äußeren Rahmen betreffen (Pünktlichkeit, Stundenfrequenz, Ferienregelung) einhalten kann. Diese Arbeitsbündnisfähigkeit wird in der Regel erst nach mehreren Vorgesprächen deutlich.

Grund- und Aufbaukurse

Die Arbeit an der OPD-KJ, an der ich mitgearbeitet habe, war eine spannende, multidisziplinäre Kooperation von Ärzten, Psychologen und Psychotherapeuten. Gegenwärtig wird die OPD-KJ im Rahmen der Aus- und Weiterbildung an verschiedenen Zentren und in verschiedenen Ausbildungsinstituten in den einzelnen Bundesländern intensiv trainiert. Dazu nehmen die Teilnehmer an einem Grundkurs und zwei Aufbaukursen teil. Jeweils anhand von Videomaterialien werden zunächst im Grundkurs die elementaren Einschätzungen an den vier Achsen erarbeitet und verdeutlicht. Die Aufbaukurse haben eine vertiefende Funktion. Wiederum am Videomaterial wird die Sicherheit im Umgang mit dem Instrument geübt. Des Weiteren steht das OPD-KJ als Hilfe bei der Gutachtenerstellung (Finden eines Konfliktfokus, Beschreiben von wesentlichen Strukturdefiziten) im Mittelpunkt, wie auch bei der Therapieplanung und Evaluation. Auf der Grundlage der Erfahrungen in den Kursen ist gegenwärtig eine Revision des ursprünglichen, 2003 publizierten Manuals in der Vorbereitung, das den gesamten Ansatz noch etwas verschlankt und damit für Therapeuten in der Praxis handhabbarer macht.

Die Erstellung des Gutachtens: Typische Probleme und Hilfen

Der Ablauf der probatorischen Sitzungen umfasst eine charakteristische Abfolge, wobei man in aller Regel mit einer offenen Eingangssituation beginnt, die ähnlich einem analytischen Erstinterview angelegt ist. Zu diesem Zeitpunkt bildet man bereits spezifische Hypothesen, z. B. über die Beziehung, die Struktur des Patienten und seiner Eltern, typische Abwehrmechanismen sowie Übertragung und Gegenübertragung. Möglicherweise hat man auch schon eine Konflikthypothese, die man in den weiteren Gesprächen dann überprüfen kann. Dies geschieht auch unter Einbeziehung anderen Materials, wie etwa Anamnese, SET, »Familie in Tieren« oder Ähnlichem.

In weiteren Sitzungen ist dann Raum für gezieltere Nachfragen, z. B. aus der Achse *Behandlungsvoraussetzungen*: »Bist Du krank?«; »Was muss sich ändern?«; »Möchtest Du etwas ändern?«; »Warum bist Du hier?«; »Was, glaubst Du, könnte Dir helfen?«. Auch bezüglich der Einschätzung der *Struktur* muss man genauer nachfragen (»Was bist Du für ein Junge?«; »Beschreibe Deinen Vater!«), wobei man möglichst mit der Schilderung von Beziehungsepisoden arbeiten sollte, damit die Fähigkeit des Jugendlichen zur Selbst-Objekt-Differenzierung klar wird.

Die Informationen, die man erhoben hat, werden in einem komplexen Arbeitsprozess in das Gutachten für die Krankenkasse zusammengetragen und strukturiert. Auf Grund der Tatsache, dass Informationen auf verschiedenen Ebenen (szenisches Verstehen, Anamnese, Beobachtung der Interaktion, des Kontaktes, Informationen aus Tests und Zeichnungen) und von verschiedenen Informanten (Jugendlicher, beide Eltern, ggf. Lehrer, Kinder- und Jugendpsychiater, Kinderarzt) zusammengetragen und integriert werden müssen, lässt sich leicht vorstellen, dass dies ein sehr komplexer und anspruchsvoller Prozess ist.

Die Kriterien der Gutachter

Zu den Psychotherapierichtlinien gehört die Gutachterpflichtigkeit. Der Psychotherapeut begründet seinen Antrag durch einen ausführlichen Bericht, der Gutachter prüft den anonymisierten Bericht vor dem Hintergrund der Psychotherapierichtlinien und gibt der Krankenkasse eine Empfehlung über die Kostenübernahme. Es wird geprüft,

1. ob eine krankheitswertige und behandlungsbedürftige Störung vorliegt, die im Indikationskatalog der Richtlinien eine psychotherapeutische Behandlung rechtfertigt,
2. ob das vorliegende klinische Bild psychodynamisch-psychoanalytisch erklärt werden kann,
3. ob im Rahmen der geplanten Psychotherapie (Kurzzeittherapie, Langzeittherapie, analytisches oder tiefenpsychologisch fundiertes Verfahren) für dieses spezielle Störungsbild ausreichende Besserungschancen bestehen und
4. ob das geplante Psychotherapieverfahren in seinen speziellen therapeutischen Zielsetzungen und seinem Stundenumfang in dem gegebenen Einzelfall als wirtschaftlich eingeschätzt werden kann.

Die Krankenkasse entscheidet dann auf der Grundlage der Gutachterempfehlung über Art und Umfang der Kostenübernahme. Rudolf und Mitarbeiter (2002) haben eine empirische Überprüfung des Begutachtungsvorgangs vorgenommen: Zwei Texte wurden zugesandt mit der Bitte, eine gutachterliche Stellungnahme abzugeben und eine Einschätzung der Fälle anhand der Kriterienliste abzugeben. Auf die schriftliche Befragung haben 50 Gutachter geantwortet; 48 vollständige Datensätze mit je zwei Fällen lagen zur Auswertung vor. Diese wurden zu 83 % uneingeschränkt befürwortet; bei 17 % wurden Einschränkungen gemacht. Bei problematischen Fällen sehen 35 % die Chance für eine Probebehandlung, während 54 % dies eher nicht befürworten. Es kann somit festgehalten werden, dass die Gutachter die vorgelegten Erstanträge mit hoher Übereinstimmung positiv beurteilen.

Ebenso zeichnete sich eine Reihe von Kriterien ab, die in hohem Maße mit der Befürwortung bzw. Nichtbefürwortung verknüpft waren. Die Krankheitswertigkeit wurde in 100 % der befürworteten Gutachten, in 88 % der eingeschränkt befürworteten Behandlungen und in 81 % der nicht befürworteten Behandlungen ins Feld geführt. Die Psychodynamik als Kriterium unterscheidet sich insofern, als sie bei

82 % der befürworteten Fälle Erwähnung fand, aber nur bei 24 bzw. 8 % der eingeschränkt oder nicht befürworteten Fälle. Bei allen befürworteten Gutachten waren außerdem das Vorliegen einer Behandlungskonzeption (91 %) sowie Hinweise auf Prognose und Verlauf (80 %) und die Motivation des Patienten (82 %) besonders wichtig.

Die Erstellung des Gutachtens: Eine komplexe integrative Leistung

Die Abfassung des Berichts stellt an den Therapeuten sehr große Anforderungen, die klinisch-diagnostischen, ätiologisch-prognostischen und indikatorischen Gesichtspunkte der geplanten Behandlung in strukturierter Form nachvollziehbar darzustellen. Für Psychotherapeuten, die diese Berichte erstellen, ist damit eine erhebliche integrative Leistung verbunden. In Bezug auf die Begutachtung von Jugendlichen kommt noch hinzu, dass die Information sich – wie bereits erwähnt – auf ganz verschiedene Quellen bezieht. So etwa können Informationen aus der Anamnese der Mutter oder beider Eltern, aus dem Erstgespräch mit dem Jugendlichen, dem Erstgespräch mit den Eltern, möglicherweise weiteren Gesprächen mit dem Jugendlichen und seinen Eltern und verschiedenen Testverfahren, wie etwa Sandspiel, Baumtest, »Familie in Tieren« und Ähnlichem gewonnen werden. Diese komplexen Informationen müssen schließlich so integriert werden, dass die einzelnen Punkte des Gutachtens (z. B. psychischer Befund, Psychodynamik, Behandlungsplan, Zielsetzung und Prognose) beantwortet werden können. Nachfolgend werden Hilfen vorgestellt, die diesen Prozess unterstützen.

Diagnostische Einordnung anhand von DSM IV und ICD-10

Gegenwärtig wird bei der Zuordnung einer Diagnose die ICD-10 oder das DSM IV zugrunde gelegt. Die ICD-10 folgt einem multidimensionalen Ansatz und enthält eine fünfaxiale Klassifikation, die folgende als »Dimensionen« ausgewiesene Beschreibungskategorien umfasst:

- Achse 1 klinisch-psychiatrisches Syndrom (z. B. neurotische Störungen, Psychosen)
- Achse 2 umschriebene Entwicklungsrückstände (z. B. Rückstand der Sprachentwicklung)
- Achse 3 Intelligenzniveau

- Achse 4 körperliche Symptomatik (z. B. chronische Krankheiten)
- Achse 5 abnorme psychosoziale Umstände (z. B. Disharmonie in der Familie, Belastungen in der Schule oder am Arbeitsplatz)

Die Gruppe um Rutter, die dieses Klassifikationssystem entwickelt hat, versteht ihr Schema als vorwiegend deskriptiv und nicht theoriegebunden. In Deutschland wurde die ICD-10, die neben der diagnostischen Einordnung Begabungsmängel (Achse 3) und Entwicklungsrückstände (Achse 2) sowie schwerwiegende Belastungen (Achse 5) ebenfalls berücksichtigt, von Remschmidt, Schmidt und Poustka (2001) adaptiert. Aus psychoanalytischer Sicht wären zusätzliche Kriterien wie Leidensdruck und Behandlungsmotivation sowie Mitarbeitsbereitschaft der Eltern zu eruieren, um die Auswahl geeigneter therapeutischer Maßnahmen zu erleichtern. Die Achse *Behandlungsvoraussetzungen* des OPD-KJ kann hier jedoch ergänzend eingesetzt werden. Auch Aussagen über typische Konflikte und das Strukturniveau sind durch Einschätzung der Achsen *Konflikt* und *Struktur* möglich.

Zwar hat die ICD-10 ab 1998 im ambulanten wie stationären Bereich eine große Verwendung gefunden und ist die offizielle Diagnosenklassifikation, die Deutschland als Mitglied der WHO präferiert, doch erfreut sich die DSM-IV-Klassifikation zunehmender Beliebtheit. Es handelt sich wiederum um eine multiaxiale Klassifikation mit den fünf Achsen:

- I: Klinische Störungen
- II: Persönlichkeitsstörungen, geistige Behinderungen
- III: Medizinische Krankheitsfaktoren
- IV: Psychosoziale und umgebungsbedingte Probleme
- V: Globale Beurteilung des Funktionsniveaus

Das ins Deutsche übersetzte Manual von Saß et al. (2003) enthält viele differenzierte Hinweise zu den Krankheitsmerkmalen, zur Prävalenz, zur Differentialdiagnose (einschließlich der Entscheidungsbäume) und zum Verlauf. Auch Verteilungsmuster in Abhängigkeiten von transgenerationalen und kulturellen Einflüssen werden berücksichtigt. Hilfreich sind auch Laborbefunde und objektivierbare medizinische Kriterien, die angegeben werden. Besonders hilfreich sind die Ausführungen zu Störungen, die gewöhnlich zuerst in der Adoleszenz diagnostiziert werden. Eine Entwicklungsorientierung ist in beiden diagnostischen Inventaren spürbar.

Hilfen bei der Erstellung des Gutachtens: Das diagnostische Profil

Der komplexe Prozess der Gutachtenerstellung erstreckt sich über einen längeren Zeitraum, der notwendig ist, um die verschiedenen Informationen zu sichten, zu integrieren und zu einem Befund bzw. zu einer Psychodynamik zu entwickeln. In diesem Rahmen sei auf ein Vorgehen eingegangen, das von Anna Freud und Dorothy Burlingham an der Hampstead Child Therapy Clinic in London entwickelt wurde und unter dem Namen *»Hampstead-Methode«* bekannt geworden ist (Bolland & Sandler, 1977; Sandler, Kennedy & Tyson, 1982). Die Londoner Gruppe wählt für die Erstuntersuchung getrennte Gespräche mit den Eltern und Jugendlichen, um das Material für die Diagnose und Indikationsstellung zu erheben. Das gesamte klinische und psychoanalytische Datenmaterial wird dann einem als Indexierung bezeichneten Verfahren unterworfen. Dies gilt nicht nur für die Erstgespräche, sondern für die gesamte Behandlung. Typische Kategorien für den Index sind beispielsweise A. »der äußere Rahmen der Behandlung«, der die Subkategorien »Regelmäßigkeit der Stunden«, »Unterbrechungen«, »Wechsel der Therapeuten« und »Änderung des Settings« enthält, oder B. »die therapeutische Beziehung«, die eine Kategorisierung des »therapeutischen Bündnisses«, des »Widerstands«, der »Phantasien und Erwartungen«, der »Übertragung« sowie der »Reaktionen auf Deutungen« umfasst (vgl. Sandler, Kennedy & Tyson, 1982).

Die in regelmäßigen Abständen vollzogene Kategorisierung und Klassifikation, die Indexierung, ist vor allem eine Methode der Datensammlung für Forschungszwecke. Das Verfahren für die Aufnahme eines analytischen Falles in den Index ist zusammen mit Kategorien und Definitionen in einer Reihe von Handbüchern beschrieben (Sandler, 1961). Die Indexierung bietet allerdings auch eine vorzügliche Hilfe bei der Diagnose- und Indikationsstellung, da im Fall-Index nach ähnlichen Fällen gesucht werden kann: Er gibt Auskunft über Familienverhältnisse, Lebenslauf und insbesondere Psychopathologie sowie analytische Behandlung des Patienten und erlaubt über diesen Vergleich Rückschlüsse bezüglich der Prognose eines neu begonnenen Falles. Diese genaue Dokumentation ist einer der Gründe, weshalb bis heute eine ungewöhnlich reichhaltige Literatur zur Evaluation von Kinder- und Jugendlichenbehandlungen vorliegt, unter der Federführung von Peter Fonagy, dem Nachfolger von Anna Freud (vgl. Kapitel 10).

Raue und Wolff (1995) stellen das Diagnoseprofil des Instituts für Analytische Kinder- und Jugendpsychotherapie in Frankfurt am Main vor, das angelehnt ist an die Vorschläge von Anna Freud und ihre Systematisierung in der Hampstead-Methode. Das Profil berücksichtigt insbesondere das szenische Verstehen und integriert das Übertragungs-Gegenübertragungs-Geschehen als ein wichtiges Kriterium für die Diagnosefindung. Ziel des Projektes war es, ein handhabbares, dem psychoanalytischen Interviewverfahren angemessenes Instrument zu schaffen, das der genaueren Diagnosestellung dient und auch in der Ausbildung der analytischen Kinder- und Jugendlichen-Psychotherapeuten angewendet werden kann (zur praktischen Anwendung vgl. Löffler, 1995). Meiner Meinung nach kann dieses diagnostische Profil auch bei der Erstellung des Antrags sehr hilfreich sein. Zu den einzelnen Punkten lassen sich jeweils Informationen eintragen, die dann als Grundlage für die Antragstellung benutzt werden können. Das Diagnoseprofil enthält folgende Dimensionen:

1. *Symptome und Gründe des Kommens*
   Kurze Bemerkungen zu den familiären Bedingungen des Patienten, z. B. Adoption, Eltern getrennt oder Ähnliches. Bei der Angabe von Symptomen ist anzumerken, ob sie von Eltern, Ärzten oder Lehrern oder vom Patienten selbst beschrieben werden.
2. *Szenischer Auftakt*
   Hier sind wichtige Szenen, die im Interview gestaltet wurden, zu dokumentieren oder zu kommentieren. Es geht um den Umgang des Patienten mit Affekten und Gefühlen wie Angst, Neid, Eifersucht, Scham, Freude – auch unter dem Gesichtspunkt der Flexibilität und Modellierbarkeit dieser Affekte.
3. *Übertragung/Gegenübertragung*
   Inwieweit sind in den Spielsequenzen, in den Szenen, Bemerkungen und Dialogen schon Übertragungsreaktionen enthalten und ist gegebenenfalls die Gegenübertragung wahrnehmbar? Dabei geht es auch um die Situationsangemessenheit oder -unangemessenheit der Reaktion des Patienten.
4. *Abwehrmechanismen*
   Auffallende, sich wiederholende Abwehrmechanismen sollten genannt werden, ferner eine kurze Einschätzung, gegen welche spezifischen Affekte wie Angst, Schuld, Scham und Ähnliches sich die Abwehr richtet.
5. *Umgang mit Angst und Realitätsprüfung*
   Hier geht es um die Einschätzung der Angsttoleranz sowie der Art von Angst (z. B. Kastrationsangst, Trennungsangst). Dabei sollte auch angeführt werden, ob traumatische Faktoren vorhanden waren, z. B. Tod eines Elternteils, Miss-

brauch und Ähnliches. Hier ist auch die Realitätsprüfung im Zusammenhang mit Angst wichtig.

6. *Objektbeziehungen*
   Dabei geht es um die Reife der Objektbeziehungen – z. B. darum, ob sie ödipal sind, verführerisch, eher narzisstisch, eher analsadistisch, eher anaklitisch usw.
7. *Entwicklungsniveau*
   Sind die Ich-Fertigkeiten des Patienten altersgemäß? Nimmt er die Beziehung altersgemäß auf und die Realität des Interviewers und der Situation wahr? Hat er ein altersentsprechendes Selbstkonzept, Selbstwertgefühl? Wie geht er mit negativen und positiven Affekten um? Wie ausgewogen ist die Über-Ich-Entwicklung?
8. *Dynamische und strukturelle Einschätzung der Konflikte*
   Sind es mehr intrapsychische Konflikte oder mehr interpersonale, kontextabhängige? Auch die Frage der Triangulierung spielt hier eine Rolle. Sind die Konflikte eher dyadisch (Abhängigkeit oder Separation) oder haben sie triangulären Charakter und sind eher ödipal? Hier geht es auch wiederum um das Strukturniveau.
9. *Progressive versus regressive Entwicklungskräfte*
   Welche kreativen Sublimierungsfähigkeiten sind vorhanden? Auf welchem Grundvertrauen zu sich selbst, dem eigenen Körper und der Außenwelt kann aufgebaut werden?
10. *Eltern und Bezugspersonen*
    Hier geht es um die Beschreibung der Paarbeziehung und der Beziehung zum Kind unter Einbeziehen der Geschwister, sowie um möglicherweise vorhandene charakteristische familiäre Abwehrstile.
11. *Diagnose*
    Es kann sowohl eine Symptomdiagnose, z. B. Anorexia nervosa, als auch eine Strukturdiagnose gestellt werden.
12. *Indikation*
    Z. B. Einzeltherapie (analytisch vs. tiefenpsychologisch fundiert, KZT).
13. *Nichtverstandenes*
    Bei dem Nichtverstandenen geht es darum, welche Gründe dafür möglicherweise eine Rolle gespielt haben.

Zusammenfassung

Die Therapiebedürftigkeit von Jugendlichen ist durch eine Vielzahl von Einflussfaktoren bestimmt wie etwa seinen Leidensdruck bei gleichzeitigem Bedürfnis nach Schutz der Privatsphäre, seinen Kenntnissen von Krankheitsätiologie und Möglichkeiten therapeutischer Versorgung. Wesentlichen Einfluß hat die Qualität des sozialen Stützsystems, das sich auch auf die Einstellung gegenüber psychisch Kranken und auf die Inanspruchnahme therapeutischer Hilfe auswirkt. Schließlich gibt es, wie wir aus Studien über die Bewältigung kritischer Lebensereignisse bei Jugendlichen wissen, offenkundig besonders günstige Momente, sog. »sensible Phasen«, für eine therapeutische Intervention.

Therapeuten müssen auf der Basis der probatorischen Sitzungen ein Gutachten über den Patienten erstellen, das Grundlage für die Entscheidung zur Finanzierung durch die Krankenkassen ist. Dieser komplexe Prozess erfordert die Integration von zahlreichen Informationen aus ganz verschiedenen Ebenen und schließt auch die Berücksichtigung der unterschiedlichen Perspektiven von Eltern und Jugendlichen sowie mögliche Ressourcen mit ein. Zentrales Instrument für die Erhebung der wichtigen Informationen zur Diagnose und Indikationsstellung ist das psychoanalytische Erstinterview, das durch weitere diagnostische Verfahren (OPD-KJ, Sandspiel, »Familie in Tieren«, SET) ergänzt werden kann.

5. Kapitel Einige typische Störungsbilder: Diagnostik, Psychodynamik und Behandlungsaspekte

Es würde den Rahmen dieses Buches sprengen, auf alle in der Adoleszenz typischen oder vorkommenden Störungen einzugehen. Zur genauen diagnostischen Bestimmung sei auf die in DSM IV und ICD-10 genannten Kriterien verwiesen; zur weiteren Lektüre seien die psychodynamischen Fallbücher von Heinemann und Hopf (2001), du Bois und Resch (2005) und von Schulte-Markwort, Diepold und Resch (1998) sowie Monographien zu einzelnen Störungen wie etwa Persönlichkeitsstörungen (Kernberg, Weiner & Bardenstein, 2000) oder ADHS (Heinemann & Hopf, 2006) empfohlen.

Für unseren Zusammenhang wurde eine Auswahl vorgenommen, die sich an typischen Merkmalen und Herausforderungen der Adoleszenz orientiert und auf relativ schwere Störungsbilder beschränkt. In der Tat wurden in den letzten Jahren verstärkt Arbeiten publiziert, die sich mit schweren Störungen wie selbstverletzendem Verhalten, Grenzstörungen, psychosenahen Störungen sowie schweren Depressionen und Suizid beschäftigen. In diesem Kapitel wird der Schwerpunkt auf die Diagnostik und Psychodynamik gelegt, es wird aber auch gelegentlich auf Behandlungsaspekte eingegangen.

Wie in Kapitel 1 beschrieben, wurden in den letzten Jahren größere Differenzierungen in den ätiologischen Faktoren vorgenommen und der Einfluss der Entwicklung fand im dynamischen Denken seinen Platz. Die »psychodynamic developmental therapy«, die am Anna-Freud-Zentrum praktiziert wird, belegt beispielhaft, dass sich Therapie zunehmend mehr auf Entwicklungsfaktoren gründet. Die Jugendlichen sind nicht einfach nur »neurotisch«, sondern werden unter Berücksichtigung sowohl ihrer Pathologie als auch ihres Entwicklungsstandes nach der komplexen Sicht der Entwicklungspsychopathologie betrachtet. Die Arbeit von Paulina Kernberg (Kernberg et al., 2000) ist ein gutes Beispiel für ein solches entwicklungsbezogenes Denken.

Hysterie/Dissoziative Störungen

Freud verknüpfte bekanntlich die Hysterie mit Sexualität und Weiblichkeit sowie einem innerpsychischen Konflikt. In den *Studien zur Hysterie* (Breuer & Freud, 1895/1991) beschrieb er anhand der Fallgeschichten junger, überwiegend adoleszenter Frauen den innerpsychischen Konflikt zwischen triebhaften Bestrebungen und deren Abwehr, der Konversion ins Körperliche. In diesen Analysen wurde die Übertragung als »falsche Verknüpfung« (»Hier kommt das Kind, was ich von Dr. Freud erwarte«) entdeckt und durch die Bewusstmachung der Konfliktes durch Deutung auf der Ebene der therapeutischen Beziehung geheilt.

Heute stellt man stärker den Bezug zur Adoleszenzentwicklung her. King (2001) plädiert dafür, dass hysterische Mechanismen zunächst funktionale Bestandteile der schrittweisen, adoleszenten Anpassung an die sich ändernde Körperlichkeit darstellen. Das »hysterische« Verwenden des Körpers als Schauplatz von Konflikten ist für diese Entwicklungsperiode recht typisch. In einem »normalen« Entwicklungsverlauf stellen die hysterischen Lösungen bzw. Kompromissbildungen Übergangsphänomene dar, bis ein neues Gleichgewicht hergestellt wird und die adoleszenten Veränderungen (vor allem die genitale Körperlichkeit) in das Selbstbild integriert werden. King stellt die These auf, dass erst die erschwerten Entwicklungsbedingungen für die überdauernde, fixierte hysterische Symptomatik verantwortlich sind. Hier nennt die Autorin das Phänomen der verkürzten weiblichen Adoleszenz, die zu geringe Entwicklungsspielräume im Sinne eines Moratoriums einräumt. Solche erschwerten Entwicklungsbedingungen gehören durchaus nicht der Vergangenheit an. Gerade Töchter können für die Belange anderer funktionalisiert und dadurch in ihren Möglichkeiten der Selbstabgrenzung und Selbstbehauptung gehemmt werden.

Gegenwärtig werden hysterische Krankheitsformen nach Kößler und Scheid (1997) deutlich seltener diagnostiziert als noch vor zwei Jahrzehnten. Hysterische Symptome hatten immer »eine schlechte Presse« (Israel, 2001) und wurden als Zerrbilder des Weiblichen stereotypisiert. Die für die früheren Formen der Hysterie zutreffenden Symptome wie die gestörte Sexualität, die Egozentrizität, Infantilität und Suggestibilität bei weitgehender Verleugnung der eigenen Beteiligung am Zustandekommen der Symptomatik machte den psychotherapeutischen Zugang schwierig, die nachhaltige Sexualisierung den Behandlungsverlauf brisant. Es stellten sich hohe Forderungen an die Abstinenz des Therapeuten. Die Neubenennung von hysterischen Formen als dissoziative Störungen trägt historischen Veränderungen Rechnung, denen zufolge die früher klar diagnostizierbaren Symptome, die den Wahrnehmungs-, Bewusstseins- und motorischen Bereich betreffen und eher »sprechend« waren, heute seltener geworden sind (Kößler & Scheid, 1997). Hysterische Symptome sind zunehmend Botschaften, die immer schwerer zu »lesen« sind, weil sie die zu Grunde liegenden Konflikte kaum noch direkt symbolisch ausdrücken und vielmehr zunehmend diffusen, allgemeinen Körperbeschwerden Platz gemacht haben.

Auch auf Grund der generell relativ hohen Anzahl von diffusen Körperbeschwerden im Jugendalter ist es schwierig, neurotische Krankheitsbilder wie das der Hysterie bei starker somatischer Mitbeteiligung zu diagnostizieren, und die Überlappung mit Krankheitsbildern, die in den Bereich der Essstörung fallen, ist groß (Herpertz-Dahlmann et al., 2005). Das Konzept der Konversion ins Körperliche stand in den letzten 25 Jahren im Schatten verwandter Konzepte wie Alexithymie oder Resomatisierung. Dennoch weisen Kößler und Scheid (1997) darauf hin, dass die klassischen Merkmale (wie das Vorhandensein eines unbewussten Konfliktes, der häufig ödipaler Natur ist, der Vorgang der Symbolbildung mit typischen Abwehrmechanismen der Verdrängung und Verleugnung sowie die Entstehung von körperlichen Symptomen bei entsprechendem somatischen Entgegenkommen), wenn auch weniger klar als früher, auch heute noch bei Patienten diagnostizierbar sind.

Seit einigen Jahren ist die Diagnose »Hysterie«, u. a. wegen der negativen Konnotation, in der ICD-10 durch die neue Bezeichnung »dissoziative Störungen (Konversionsstörungen) F44« ersetzt worden (Fiedler, 2002; Remschmidt, Schmidt & Poustka, 2001). Wesentliche Merkmale (bei weiter bestehendem Fokus auf der Beeinträchtigung der Wahrnehmungs-, Bewusstseins- und körperlichen Ebene) sind der Ausschluss einer körperlichen Erkrankung und ein überzeugender zeitlicher Zusammenhang zwischen den dissoziativen Symptomen und belastenden Ereignissen, Problemen oder Bedürfnissen. Viele Merkmale der heute auftretenden Essstörungen, wie etwa die enorme Suggestibilität der Patienten oder auch das gehäufte Auftreten innerhalb eines bestimmten sozialen Settings wie einer Schulklasse, erinnern an den Mechanismus der hysterischen Ansteckung. Auf der Ebene der Abwehrmechanismen imponieren Verleugnung und Verdrängung bei ansonsten symptomfreiem Befinden der Patienten. Auch die Tatsache, dass die dissoziativen Störungen im diagnostischen Inventar der ICD-10 in unmittelbarer Nähe zu den somatoformen Störungen (F45) und den Essstörungen (F50) eingeordnet wurden, verweist auf einen engen Zusammenhang und die Schwierigkeit, diese Störungen voneinander abzugrenzen. Nach Showalter (1998) sind hysterische Phänomene auch heutzutage durchaus zahlreich, tauchen jedoch in einem »anderen Gewand« auf und werden daher oft fehldiagnostiziert.

Bisagni (1995) beschreibt den Fall einer Patientin mit hysterischen Symptomen, einer Pseudoparalyse (»stone womb«), die zum ersten Mal im Alter von 17 Jahren auftrat, nachdem die Trennung von der Mutter gescheitert war. Die Immobilität der Patientin wurde auch während der Analyse in der Gegenübertragung deutlich, bei der sich die Therapeutin wie paralysiert fühlte, total immobil in einer sehr unkomfortablen Position. Die steinernen und bleiernen Gefühle, die mit der Hassbeziehung zu ihrer Mutter zusammenhingen, mussten »containt« werden. Eine andere Falldarstellung von Welter und Seiffge-Krenke (2006) verdeutlicht diagnostische und behandlungstechnische Probleme, die bei der Differentialdiagnose zwischen Hysterie bzw. dissoziativen Störungen und Essstörungen in Behandlungen von weiblichen Jugendlichen auftreten können.

Es handelt sich um den Fall einer 13-jährigen Patientin, Natascha. Bereits in den Erstgesprächen wird deutlich, dass die Eltern an dem Problem der Patientin stark beteiligt sind. Obwohl die manifeste Symptomatik der Auseinandersetzung mit Freundinnen und der Essprobleme (Inappetenz, Ekel) sehr im Vordergrund zu stehen scheint, wird deutlich, dass es um eine Ablösungsproblematik geht, die Eltern wie Tochter gleichermaßen betreffen. Die voyeuristische Neugier an der Verselbstständigung und insbesondere der sexuellen Entwicklung der Tochter aus der Sicht der Eltern wird sehr schnell offenkundig, begleitet lange Zeit die Behandlung und setzt sich auch in den Stunden szenisch um.

Die Mutter hat bis heute ein sehr enges, symbiotisches Verhältnis zu ihrer eigenen Mutter; sie hat den Vater Nataschas, der ihr einziger sexueller Partner war, früh kennen gelernt und dann geheiratet. Obwohl sie sich immer viele Kinder wünschte und auch darunter litt, selbst keine Geschwister gehabt zu haben, wollte sie später keine weiteren Kinder mehr. Der Vater wiederum, der in einer sehr großen Familie aufwuchs, hatte eine »wilde Jugend« und wähnt nun bei allen jugendspezifischen Aktivitäten seiner Tochter, dass sie in die gleiche Richtung schlagen könnte.

Auffällig ist, dass die Eltern von Natascha sich mehr mit der Sexualität ihrer Tochter als mit ihrer eigenen sexuellen Beziehung beschäftigen und diese sehr intrusiv ausfragen bzw. in ihre sexuellen Erfahrungen involviert sind. Ferner wird deutlich, dass die Generationsgrenzen nicht gewahrt sind. Die Mutter möchte Nataschas »beste Freundin« sein und Natascha wiederum tut einiges dafür, ihre Eltern in ihre diversen Freundschaften und sexuellen Abenteuer zu involvieren. An ihren sexuellen Kontakten scheint es fast reizvoller zu sein, sich vorzustellen, wie die Eltern reagieren, als dass sie ihre eigenen Gefühle und die Beziehungen zu dem jeweiligen Partner wirklich erleben kann.

Das diffuse Nebeneinander von Beziehungen ohne klare Konturen und Altersgrenzen in der Familie, die etwas Geschwisterliches haben, ist auffällig. Es wird deutlich, dass das Mobbing – eines der Hauptsymptome als Vorstellungsgrund – von Natascha weitgehend selbst ausgelöst wird, denn sie weist in einem gehörigen Umfang Beziehungsaggressionen auf, die ihr selber gar nicht bewusst zugänglich sind (Seiffge-Krenke, 2005). So dringt sie in der Regel in enge Freundschaftsbeziehungen von gleichaltrigen Mädchen ein, um ihnen den Freund abspenstig zu machen, und kann sich hinterher überhaupt nicht erklären, warum diese Freundinnen dann so ärgerlich und wütend auf sie sind. Sowohl die Mechanismen der Verleugnung und Indifferenz als auch die Tatsache des ständigen sexuellen Agierens bei weitgehender Unbewusstheit des Konfliktpotentials, das sie damit verursacht, lässt eher auf eine dissoziative Störung schließen. Die Körpersymptome, die von der Patientin am Anfang der Behandlung genannt werden, wie Ekelgefühle, Erbrechen etc., sind ebenfalls dem hysterischen Formenkreis zuzurechnen (Showalter, 1998; Israel, 2001). Eine klare Symptomatik in Richtung einer sich entwickelnden oder progredierenden Essstörung ist im Verlauf der Behandlung nicht feststellbar.

Die Störung der Patientin ist verquickt mit der Problematik der Eltern, bei denen eine unaufgearbeitete und während der laufenden Behandlung nicht weiter eruierbare sexuelle Problematik vorliegt. Sowohl die Körpersymptome (zunächst Ekel, später Hyperventilation, Ohnmacht) als auch die Amnesien (»Ich weiß nichts«) sowie die Mechanismen der Verschiebung und der sich wiederholenden Inszenierungen in Außenbeziehungen (Ohnmachtsanfälle, wenn sich ein Freund von ihr trennt) bis in die therapeutische Situation hinein sprechen deutlich für eine hysterische Beziehungsdynamik. Die inhaltliche Thematik kreist am Ende der Behandlung (vgl. auch Kapitel 7) um Dreierbeziehungen in der Form des »Locken/Blocken«.

ADHS

Aus analytischer Sicht gibt es in den letzten Jahren ein verstärktes Interesse an unruhigen und unaufmerksamen Kindern und Jugendlichen (Bovensiepen, Hopf & Molitor, 2002). In seiner Übersichtsarbeit weist Matthias Fink (2004) auf die erhebliche Prävalenz von ADHS hin, bei der gegenwärtig von einer Häufigkeit von 2 bis 6 % betroffener Kinder und Jugendlicher im Alter zwischen 6 und 18 Jahren ausgegangen werden kann. Auf der Basis von Lehrer- und Elternfragebögen erhöhen sich die Prävalenzraten zum Teil auf 3 bis 17 %. Störungen der Aufmerksamkeit beziehungsweise eine mangelnde Effizienz in der Informationsverarbeitung sind nicht unbedingt typisch, denn es gibt Aufmerksamkeitsstörungen mit und ohne Hyperaktivität. Des Weiteren verweist Mayr (1987) auf die Entwicklungsabhängigkeit von ADHS. Auch die Frage, ob es sich wirklich um ein eigenständiges Krankheitsbild handelt, ist weiterhin offen. In einigen Arbeiten, z. B. von Johnson et al. (2001), wird unterstrichen, dass bei Kindern, Jugendlichen und Erwachsenen mit Hyperaktivität (ADHS) häufig neuropsychologische Defizite gefunden wurden – etwa kurzzeitige Defizite im Erinnern visueller Informationen, eine stärkere Ablenkbarkeit durch andere Informationen sowie Schwierigkeiten in der Langzeitspeicherung und im Wiederfinden von Material. Andere Autoren wie Ingram et al. (1999) belegen die Progression von ADHS, die bereits im Kindes- und Jugendalter gefunden wurde, bis zum Erwachsenenalter hin. In ihrer Längsschnittstudie fanden sie, dass 70 bis 80 % der Patienten, die in der Kindheit eine entsprechende Diagnose bekamen, noch als Jugendliche und darüber hinaus immerhin noch 60 % von ihnen im Erwachsenenalter symptomatisch waren.

Ohne die Aufmerksamkeits- und Hyperaktivitätsstörung als Krankheitsbild grundsätzlich in Frage zu stellen, ist die Tendenz, Kinder und Jugendliche mit dieser Verhaltensauffälligkeit zu psychiatrisieren und entsprechend mit Psychopharmaka zu behandeln, Besorgnis erregend. Heinemann und Hopf (2006) sehen im hyperkinetischen Syndrom eine schwerwiegende Störung der Psychomotorik. Die expressive und affektive Motorik stelle ein Abwehrverhalten dar und diene der Abfuhr von Spannungen. Das hyperaktive Kind habe eine ausgeprägte Ich-Schwäche, sei unkonzentriert und kaum in der Lage, Spannung auszuhalten sowie Grenzen und Regeln zu befolgen. Ein sprunghafter Wechsel zwischen verwöhnender Unterforderung und leistungsorientierter Überforderung verhindere eine adäquate Gefühlsreifung und führe zu einer »Inkontinenz der Gefühle« (Hopf, 2000, S. 283).

In jedem Fall ist eine mehrdimensionale Diagnostik angeraten und ein multimodales Behandlungskonzept sicher hilfreich.

> Cohen (2004) schildert sehr eindrucksvoll die unerträgliche Spannung, in die er geriet, als er einen Patienten mit verschiedenen Störungen, darunter auch ADHS, behandelte. Die Therapiesitzungen wollten nicht enden, er fühlte sich unbehaglich, als ob er aus seinem Körper herauswollte und wünschte, die Stunde wäre vorüber und der Patient gegangen. Er fragte sich immer wieder, was er so schlimm fand an dem Kartenspiel mit Uri, das er in der Stunde spielte.

Strukturelle Ich-Störungen (Borderline-Störungen)

Strukturell gestörte Patienten können in der psychotherapeutischen Behandlung ihre neurotischen Konflikte in der Übertragungsbeziehung zum Therapeuten nicht wiederbeleben und sie dann in der Phantasie und mit Hilfe deutender Interventionen bearbeiten, weil ihre mangelnde Symbolisierungsfähigkeit diese klassische analytische Arbeit nicht zulässt. Stattdessen inszenieren sie ihre Störung durch Impulshandlungen, Aktionen oder Somatisierungen. Psychotische Episoden mit kurzfristigem Verlust der Realitätsprüfung erschweren die Abgrenzung zur Psychose und führen oft zur Diagnose der Borderline-Störung, die sie als Grenzgänger zwischen Neurose und Psychose kennzeichnet.

Genetisch-dynamisch entsteht diese Störung in der präödipalen Phase. Charakteristisch ist eine starke Vermischung der ödipalen Problematik mit frühen, oralen und analen aggressiven Impulsen. Viele Autoren weisen auf die Unfähigkeit von Patienten mit frühen, strukturellen Ich-Störungen, vor allem Borderline-Störung, hin, die adoleszenten Aufgaben zu bewältigen. Jugendliche mit strukturellen Ich-Störungen sind nicht in der Lage, sich mit wieder auftauchenden, infantilen Konflikten auseinander zu setzen. Ihre narzisstische Fragilität und ihre strukturellen Ich-Defizite machen eine Trauerarbeit unmöglich (Paz & De Paz, 1992).

Kernberg (1967; 1984) unterscheidet zwischen drei Gruppen von diagnostischen Kriterien der Borderline-Psychopathologie. Auf der deskriptiven Ebene bieten Borderline-Patienten ein diffuses Beschwerdebild wie Konzentrations- und Arbeitsstörungen (und damit verknüpft ein Nachlassen der Leistungen in der Schule), diffuse Ängste, Impulsivität, polysymptomatische, neurotische Beschwerden sowie Persönlichkeitsstörungen. In Anknüpfung an Eriksons Theorie der Identitätsentwicklung spricht Kernberg von der Identitätsdiffusion dieser Patienten; Cohen (2004) unterstreicht die Präsentation einer Identität, die nicht die eigene ist.

Auf der strukturellen Ebene beschreibt Kernberg primitive Abwehrmechanismen wie Spaltung (im Gegensatz zu der Verdrängung in neurotischen Störungen), Verleugnung, primitive Idealisierung, Omnipotenz und projektive Identifizierung. Zum wichtigsten strukturellen Merkmal zählt eine unspezifische Ich-Schwäche. Verursacht durch eine unzureichende Integration der guten und schlechten Ich- und Objekt-Aspekte, führt sie zu mangelhafter Affektwahrnehmung und -differenzierung, geringer Impulskontrolle, schlechter Angst- und Frustrationstoleranz sowie einer mangelhaften Selbstberuhigungsfähigkeit. Realitätswahrnehmung und Symbolisierungsfähigkeit sind stark beeinträchtigt, eine geringe Sublimierungsfähigkeit sowie eine Tendenz zu primärprozesshaftem Denken ist auffällig (Kouretas, 1996). Wegen der unzureichenden Neutralisierung der aggressiven Energien vermutet Kernberg (1975), dass eine konstitutionell bedingte, starke Aggressivität eine gewisse Rolle bei der Entstehung dieses Störungsbildes spielt. Die bei diesen Patienten häufigen selbstverletzenden Verhaltensweisen und die erhöhte Suizidalität schon bei geringfügigen Frustrationen können als Hilflosigkeit des Ichs gegenüber den überwiegend archaisch-destruktiven Über-Ich-Repräsentationen erklärt werden (Beck, 1994).

Ein weiteres Kriterium sind spezifische Beziehungsstörungen von Jugendlichen mit Borderline-Störungen. Ihre Beziehungen (einschließlich der Übertragungsbeziehung) haben eine verschmelzend-symbiotische Qualität (McCarthy, 1996), die mit der unzureichenden Abgrenzung von den inneren Objekten zusammenhängt. Auch Beck (1994) schildert diese »Dualunion« (S. 183). Die problematischen, widersprüchlichen Beziehungsmuster der Borderline-Patienten sind gleichzeitig von einer Suche nach Verschmelzung und von der Angst vor Vernichtung geprägt: Ätiologisch wurden die schweren Objektbeziehungsstörungen im Verlauf der frühen, präödipalen Mutter-Kind-Interaktion erworben (Paz & De Paz, 1992). Die traumatischen Interaktionen (primäre aktive Ablehnung oder ängstlich-übertriebene Besorgnis der Mutter) wirken kumulativ traumatisierend und dadurch hemmend auf die Entwicklung der Selbst- und Objektrepräsentanzen des Kindes. Die Ausbildung überwiegend benigner Objekt- und Selbstvorstellungen findet nicht statt; Selbst- und Objektrepräsentanzen haben einen primitiven, archaisch-destruktiven Charakter (Beck, 1994). Westen et al. (1990) vermuten, dass die Mütter der Borderline-Patienten selbst Probleme in der Individuations-Separations-Phase (Mahler, 1968) hatten und ihre Kinder als Verlängerung ihres Selbst betrachteten. Deswegen bleibt der Zustand der »primären Ungeschiedenheit«, der Verschmelzung der Repräsentanzen von Selbst und Objekt bei Borderline-Persönlichkeiten pathologisch aufrechterhalten.

Auf der Grundlage einer ungünstigen aggressiven Ausstattung, verbunden mit einer defizitären Mutter-Kind-Interaktion handelt es sich bei Borderline-Patienten um Personen mit einer mäßigen oder schlecht integrierten Struktur. Im Sinne der OPD-KJ (2003) wird darunter verstanden, dass die Jugendlichen im Bereich von Steuerung, Selbst-Objekt-Differenzierung und Kontaktverhalten starke Defizite aufweisen und nur unter erheblicher Hilfe von außen lediglich in einigen Bereichen funktionieren können.

Kernberg (1978) geht davon aus, dass sich die Borderline-Störungsbilder im Jugend- und Erwachsenenalter nicht voneinander unterscheiden. Westen und Mitarbeiter (1990) konnten in ihrer empirischen Studie jedoch zeigen, dass die erwachsenen Patienten eine größere Reife hinsichtlich der Komplexität von Beziehungsrepräsentationen sowie der Fähigkeit besaßen, die anderen emotional zu besetzen. Dieser Befund legt nahe, dass die inneren Objektbeziehungen sich nicht ausschließlich – wie traditionelle psychoanalytische Theorien argumentieren – in den ersten fünf Lebensjahren bilden, sondern auch spätere entwicklungspsychologische Veränderungen aufgenommen werden.

Jugendliche Psychosen

Die psychotische Dekompensation wird bei Jugendlichen, ähnlich wie bei den anderen Störungsbildern, durch Entwicklungserfordernisse angestoßen, die besonders vulnerable junge Menschen oft an die Grenzen ihrer Verarbeitungs- und Integrationsmöglichkeit bringen. Ein Kern der psychotischen Vulnerabilität besteht darin – so Günter (2000) –, dass die inneren Objektbeziehungen so brüchig sind, dass jede Verschiebung des Gleichgewichts zur Gefahr eines traumatischen Objektverlustes führt. Günter sieht in den für eine Psychose typischen Fragmentierungsvorgängen eine Abwehr gegen psychotische Grundängste: auseinander zu fallen, zusammenzubrechen, keine Beziehung mehr zum eigenem Körper und zu inneren Objekten zu haben. Dieser Fragmentierung sollte als Bewältigungsversuch genügend Platz in der Therapie eingeräumt werden. Ganz ähnlich sind Wahnbildung und Halluzinationen Günter zufolge Versuche einer Externalisierung und damit Kontrolle unerträglicher innerer Erlebnisse. Dabei wird dieses Erleben nicht als ein

Teil des Innenlebens erkannt, sondern abgespalten und in die Außenwelt projiziert. In Familien von juvenilen, psychotischen Patienten sind stark ausgeprägte, inzestuös und aggressiv geladene Eltern-Kind-Beziehungen zu beobachten; reale Traumatisierungen (Misshandlung, Missbrauch) kommen häufig vor. Nach Horne (1999) waren 50 % der jugendlichen psychotischen Missbraucher selbst Opfer von Missbrauch.

Typisch für diese Familien sind schwere, wechselseitige Ablösungsprobleme. Bei psychotischen Jugendlichen kann man ein Klammern an realen Objekten angesichts des drohenden Verlusts von inneren Objekten beobachten.

> »Für psychotische Jugendliche [stellt] die Notwendigkeit der Ablösung und der Wunsch danach ein scheinbar unüberwindliches Hindernis dar, das häufig tiefreichende Verlassenheitsängste und damit einhergehende psychotische Objekt- und Selbstverlustängste auslöst« (Günter, 2000, S. 270).

Eine psychotische Dekompensation kommt häufig in Folge von Separationsbemühungen eines Jugendlichen zu Stande, wie Auszug aus dem Elternhaus, Schulabschluss oder Verliebtheit. Die jugendlichen Patienten reagieren darauf mit einer kleinkindhaft anmutenden Abhängigkeit, erzwingen eine extreme Nähe und fühlen sich gleichzeitig von den Erwachsenen verfolgt. Nach Brainin (1999) sind die überwältigenden sexuellen Phantasien oder Erlebnisse ein möglicher Grund für Desintegration und einen psychischen Zusammenbruch in der Adoleszenz. Eine ausgeprägte Instabilität der Ich-Zustände, wie die extremen Schwankungen zwischen der Nähesuche und schroffer Ablehnung, Schwankungen des Antriebs, plötzlich aufbrechende Ängste und aggressive Impulsdurchbrüche sind für juvenile Psychosen sehr charakteristisch. Cahn (2000) schildert die Psychosegefahr bei einer 15-jährigen Patientin, die in eine so starke Regression geriet, dass sie mit einem exzessiven Daumenlutschen begann.

Wie Günter (2000) betont, sind die psychotisch zusammenbrechenden Jugendlichen bereits vor der Dekompensation in ihrer psychosexuellen Entwicklung retardiert und bleiben teilweise auf einem kindlichen Entwicklungsniveau. Die Aufgaben der Adoleszenz sind dann besonders bedrohlich (Geissmann-Chambon, 1997). Günter beschreibt Fälle einer tiefen Regression mit extremer Hilfsbedürftigkeit und Zerfall der Ich-Funktionen bis zu völligem Stupor, der eine stationäre Aufnahme notwendig macht. Überraschenderweise haben diese extremen Formen der Dekompensation im Jugendalter günstige Prognosen. Solche Patienten bauen häufig stabile und tragfähige Beziehungen zum Therapeuten auf. Dies könnte damit zusammenhängen, dass die Patienten in diesen Zuständen besser vor als verfolgend erlebten, fragmentierten Objekten geschützt sind, sofern eine umfassende Pflege und Betreuung angeboten wird und eine daran anschließende Verarbeitung und Integration der fragmentierten Zustände und der zugehörigen primitiven Affekte erfolgt (vgl. Kapitel 9).

Die Beteiligung der adoleszenten Entwicklungserfordernisse als ätiologischer Faktor wird für die Entstehung von Psychosen durchaus kontrovers diskutiert. Wie die meisten Autoren versteht De Rijdt (2003) die Entwicklung einer Psychose als eine Abwehr gegen die entwicklungsbedingten Erfordernisse der Adoleszenz. Eine sehr starke Ablehnung des sexuell reifen Körpers und die damit verknüpften Ängste vor erwachsener Sexualität und Identität können eine tiefe Spaltung in der Persönlichkeit auslösen, die zu einem Bruch mit der Realität führen kann. Er schildert den Fall eines 17-jährigen Patienten, bei dem es zu einem völligen Stillstand bzw. Zusammenbruch der Entwicklung gekommen war. Pestalozzi (2003) dagegen sieht in der adoleszenten Psychose keine mit den Entwicklungsabläufen verbundene Krise. Für sie liegt dem Ausbruch einer Psychose im Jugendalter eine Störung des Symbolisierens zugrunde, die sich schon im Kindesalter dergestalt manifestiert, dass kein symbolisches Spiel entwickelt werden kann. In der Beschreibung der Unfähigkeit zum Symbolisieren bezieht sich Pestalozzi auf das Konzept der symbolischen Gleichsetzung (»symbolic equation«) von Segal. Darunter wird eine spezifische Denkstörung verstanden, ein »Konkretismus«, d.h. ein psychotisches Verstehen des Symbolisch-Metaphorischen in konkreten Termini. Andererseits wird den konkreten Objekten eine animistisch-mystische Bedeutung zugeschrieben. Dabei, betont die Autorin, können auch »normale« Jugendliche mitunter etwas »psychotisch« erscheinen. Sie verweist hier auf passagere Phänomene wie das Gefühl der Unheimlichkeit, Dämonisierung, Depersonalisation oder Identitätsdiffusion.

Cahn (2000) beschäftigt sich mit der Differenzierung zwischen einer psychoseanmutenden Adoleszenzkrise und einer echten Psychose. In einer juvenilen Psychose kommt es zu einer Wiederbelebung des primären Narzissmus, des Ungetrenntseins zwischen Subjekt und Objekt. Das Erlebnis der mystischen Einheit von »Ich/Nicht-Ich«, das »ozeanische Gefühl«, ist allerdings auch Teil einer normalen adoleszenten Entwicklung; eine begrenzte narzisstische Regression mit dem kurzzeitigen archaischen Verlust der Grenzen. Die echte Psychose ist demgegenüber als eine Katastrophe, als Übergriff der inneren Objekte zu sehen. Ausschlaggebend ist dabei das Vorherrschen von archaischen, nicht-symbolischen Funktionsmodi. Die Adoleszenzkrisen, die wie Psychosen anmuten, sind dagegen passagere, völlig reversible Zustände; die Persönlichkeitsstruktur ist besser integriert als bei den echten Psychotikern.

Destruktives Körperagieren: Selbstverletzendes Verhalten und Essstörungen

Patienten mit strukturellen Ich-Defiziten können in der Adoleszenz eine schwerwiegende Symptomatik entwickeln wie Bulimie, Anorexie, zwanghafte Rituale, Selbstbeschädigung oder Süchte. Hirsch (1998) beschreibt Störungen mit destruktivem Körperagieren, wie Selbstbeschädigung oder Essstörungen, als Folge einer gestörten Integration von Selbst- und Körper-Selbst-Repräsentanzen. Im Verlauf der normalen Entwicklung entsteht das Körper-Selbst während der liebevollen Pflege durch die Mutter. Es formiert sich allmählich ein Körpergefühl, das von den diffusen psychischen Erfahrungen getrennt wird. Infolgedessen differenzieren sich die Gedanken und die Gefühle von den körperlichen Erfahrungen. Damit wird die primäre Ungeschiedenheit, die Vermischung des Körpers und der Psyche langsam aufgehoben. Die abwesende Mutter kann zunehmend durch Phantasien des Kindes ersetzt werden – eine Grundlage der Symbolisierungsfähigkeit, die einhergeht mit einer (relativen) Trennung der psychischen und physischen Empfindungen. Es kommt zur Desomatisierung der Affekte (Schur, 1978). In einer günstigen Entwicklung werden dann Selbst, Körper-Selbst und Objekt-Repräsentanzen voneinander getrennt und gleichzeitig ineinander integriert.

Wenn die Entwicklung auf Grund einer traumatischen frühen Kind-Mutter-Beziehung gestört wird, werden diese Repräsentanzen einerseits gespalten, andererseits aber miteinander verschmolzen. Der Säugling betrachtet den eigenen Körper anfangs als ein Objekt – ein Hinweis auf die Doppelnatur des Körpers, »der man ist und den man gleichzeitig hat« (Hirsch, 1998, S. 388). Diese Doppelnatur kann sich jedoch in eine pathologische Dissoziation verwandeln, in deren Folge Selbst und Körper-Selbst gespalten werden. Durch eine solche Dissoziation kann der Körper als Objekt, als Ersatz für das fehlende elterliche Objekt verwendet werden. Gleichzeitig wird er als eine Barriere gegen die intrusiven, aufdringlichen Aspekte des elterlichen Objekts benutzt und schafft so eine Pseudoautonomie. Der Körper kann sowohl das misshandelte Kind als auch das misshandelnde elterliche Objekt repräsentieren und wird auf diese Weise zu Abwehrzwecken verwendet.

Die psychoanalytische Objektbeziehungstheorie hat weitere Konzepte vorgestellt, in denen der Umgang mit dem Körper unter anderem als Umgang mit verinnerlichten Objekten oder als Urphantasie des Verschmolzenseins konzeptualisiert wurde. Anhand von eindrucksvollen Beiträgen hat Joyce McDougall (1987) an Patienten mit psychosomatischen Erkrankungen die Phantasie der Ungeschiedenheit zwischen Mutter und Kind dargestellt. Die Mutter sollte in der Lage sein, ihren Körper ausreichend von dem des Kindes abzugrenzen und so das Bedürfnis des Kindes nach körperlicher Nähe, aber auch Autonomie, zu unterstützen. Eine wichtige Rolle bei dem Prozess der Individuation kommt dem Vater im Rahmen der Triangulierung zu, insofern er die enge Mutter-Kind-Symbiose aufbricht. Fällt der Vater in dieser Funktion aus und ist die Mutter nicht in der Lage, abwechselnd bei ihrem Kind die Wünsche nach Verschmelzung, nach Differenzierung und Individuation wahrzunehmen und zu beantworten, können sich destruktives Körperagieren, aber auch psychotische und psychosomatische Krankheitsbilder entwickeln.

Selbstverletzendes Verhalten

Selbstverletzende Handlungen stellen eine gravierende Problematik in der Psychotherapie und auch Psychiatrie des Jugendalters dar. Bei einer Prävalenz von bis zu 0,75 % in der allgemeinen Bevölkerung finden sich solche Automutilationen im Jugendalter gehäuft. Bei Jugendlichen mit Persönlichkeitsstörungen (13 % Selbstverletzungen) und mit Essstörungen (25 bis 40 % Selbstverletzungen) findet man relativ häufig selbstverletzendes Verhalten. Das Geschlechterverhältnis schwankt zwischen 2:1 und 9:1 für weibliche Personen. Nach Favazza (1992) sind Kriterien des »Repetitive-Self-Harm-Syndrome« ständige Beschäftigung mit den Gedanken der Selbstverletzung, Impulskontrolleverlust, Spannungsgefühl vor und Erleichterung nach der Selbstverletzung sowie *keine* Suizidimpulse. Im Unterschied zu den Kriterien von Favazza wurde in der Heidelberger Kinder- und Jugendpsychiatrie eine alarmierend hohe Komorbidität mit Suizidalität festgestellt (Resch, 1998a). Von 161 jugendlichen Patienten zeigten 19 % selbstverletzendes Verhalten; von diesen berichteten 65 % einen sexuellen Missbrauch und 42 % körperliche Misshandlungen (Resch, 1997).

Psychodynamisch stellt die Selbstverletzung eine Form der Affektregulierung dar. Es ist ein Motivbündel, das hinter dem Akt der Selbstverletzung steht: Intrapersonal dient die Selbstverletzung der Selbstfürsorge, der Spannungsabfuhr, einer Kanalisierung narzisstischer Wut und kann als eine identitätsstiftende Handlung begriffen werden. Auf der interpersonellen Ebene bedeuten Selbstverletzungen einen dringenden Appell an die Umgebung sowie eine Reinszenierung traumatisierender Situationen und intrapsychischer Dilemmata. Selbstverletzungen werden in der Regel in offener Weise durchgeführt und »zur Schau getragen«.

Die Auslöser für Ritzen und Schneiden sind – so Branik (2004) – Entwicklungskonflikte, die letztlich von allen Jugendlichen bewältigt werden müssen. Ausgangspunkt der selbstverletzenden Handlung ist häufig die narzisstische Kränkung (z. B. Misserfolgs- oder Versagenserlebnisse) mit eskalierender dysphorischer Verstimmung, Verzweiflung und Wutgefühlen. Es kommt zu einer Wendung von Hass zu Selbsthass. Die Patienten erleben eine starke Wertlosigkeit, Gefühle des Ausgeliefertseins und der Hoffnungslosigkeit. Im Selbsterleben treten dissoziative Prozesse auf: eine Selbstentfremdung, eine Aufspaltung des Selbst in einen distanzierten Beobachter und einen Akteur.

Im Selbsterleben findet man auch häufig das Phänomen der Depersonalisation (Resch, 1996). Diese Selbstentfremdung führt dazu, dass die Patienten sich ihr Verhalten hinterher nicht mehr erklären können. Ein immer stärker werdender Wunsch, sich zu schneiden, verbindet sich mit vitalem Leeregefühl, Benommenheit, Depersonalisation und Selbstentfremdung. Dissoziation ist der Mechanismus, der die Verfügbarkeit von Empfindungen, Sinneswahrnehmungen, Gedächtnisinhalten verändert und das Selbst in verschiedene Seinszustände teilt, die unabhängig voneinander existieren können. Kohut (1971) spricht in diesem Zusammenhang von einer so genannten vertikalen Spaltung.

Unter den psychodynamischen Mechanismen ist auffällig, dass Selbstverletzungen auch eine paradoxe selbstfürsorgliche Handlung darstellen können, die Autoaggression und Selbstschutz verbindet. Die selbstverletzende Handlung wirkt dabei wie ein Ventil zum Ablassen der grenzenlosen inneren Spannung, der Beruhigung, der Abfuhr narzisstischer Wut und auch zum Abbau suizidaler Tendenzen (»Suizidprophylaxe durch Selbstverletzung«). Sie kann auch auf perverse Weise Lust erzeugend sein und dabei wie andere Perversionen als Plombe des Ichs dienen (Resch, 1998a). Automutilation besitzt aber auch eine identitätsstiftende Komponente: Sie unterbricht die Depersonalisation und verhindert eine Fragmentation des Selbst, wodurch eine Psychoseprophylaxe erkennbar wird.

Hirsch (1998) hebt die wichtige Rolle der Pseudoautonomie bei Selbstbeschädigung hervor: »Mein Körper gehört mir, und ich kann damit machen, was ich will!«

(S. 394). Auch eine Vergewisserung der Körpergrenzen durch die Selbstdestruktion, die lebendig machen soll, ist deutlich. Anzieu (1996) spricht vom Schmerz als »Ersatzrinde«, einem Ersatz für das schützende Haut-Ich. Der Schmerz bekommt den Charakter eines Objekts: »Ohne Schmerz hätte ich nichts« (Hirsch, 1998, S. 393). Der Akt der Selbstbeschädigung kann das manische, tranceartige Hochgefühl des Selbsterschaffens, der Autonomie und des absoluten Beherrschens des eigenen Körpers geben:

> »Bei manchen Patienten mit Selbstbeschädigungstendenzen [...] beobachtet man manchmal eine wahre Lust, einen enormen Stolz über diese Macht der Selbstdestruktion, eine Art von Allmachtsgefühl und Stolz darüber, dass man nicht auf die Befriedigung durch andere angewiesen ist« (Hirsch, 1998, S. 393).

Branik (2002) befasst sich mit dem Einsatz des Körpers in den Störungsbildern des Jugendalters, vor allem mit selbstverletzendem Verhalten. Besonders bei den schwerer gestörten stationären Patienten, die nicht sprachlich-symbolisch kommunizieren, ist das »Körperagieren« als eine besondere Ausdrucksform zu verstehen: Oft ist dieses Symptom das einzige Mittel der Kommunikation (Branik, 2004). Das selbstverletzende Verhalten hat eine enorme interaktive Wirkung und dient als ein Appell, als ein Ausdruck der Aggression oder als eine Inszenierung von seelisch nicht tolerierten inneren Beziehungsmustern. Der Körper wird als Teil der Objektbeziehungen zum Therapeuten eingesetzt; dessen Verletzung ist deswegen immer auch als ein Beziehungs- und Übertragungsangebot zu verstehen. Diese Patienten rufen heftige, dramatische Reaktionen und Verstrickungen in einer Therapeut-Patient-Beziehung hervor. Sie können Forderungen nach direkter Bedürfnisbefriedigung hervorbringen und in der Übertragung inzestuöse Wünsche erwecken (Branik, 2002).

Ätiologisch werden bei dem selbstverletzenden Verhalten frühe Störungen der Objektbeziehungen genannt, die zu unzureichender Internalisierung und Integration der guten und schlechten Objektrepräsentationen führen. Weiterhin wird auf defizitäre Ich-Funktionen, wie unzureichende Affektregulation, mangelnde Impulssteuerung sowie Frustrations- und Ambivalenztoleranz hingewiesen. Das selbstverletzende Verhalten wird nach Fonagy und Target (1996) auch als Folge einer Unfähigkeit zum Mentalisieren – zur Reflexion, symbolischen Verarbeitung und sprachlichen Kommunikation schwer tolerierbarer Affekte – betrachtet. Unzulängliche Mentalisierung führt zur Angst, die Kontrolle über die Emotionen und die Integrität des Selbst zu verlieren (Branik, 2004). Vor diesem Hintergrund wird das selbstverletzende Verhalten als ein Mittel gegen die Gefahr der psychischen Desintegration verstanden. In den letzten 15 Jahren rückte der Aspekt der Traumaätiologie in den Vordergrund. Die Traumatisierung ist, wie erwähnt, nicht bei allen Patienten, aber bei einem hohen Prozentsatz der Fälle nachweisbar. Das Fehlen der Mentalisierung begünstigt wiederum erneute Traumatisierungen (Branik, 2004).

In der Behandlung gilt es, das Körpersymptom oder das Handeln am Körper als eine unbewusste Botschaft zu entschlüsseln. Das allgemeine therapeutische Ziel bei körperagierenden Patienten besteht vor allem darin, zu der Integration des sexuellen Körpers in das Selbstbild zu verhelfen. Dazu gehört z. B. der Aufbau eines positiven Verhältnisses zum eigenen Körper (Branik, 2004). Branik warnt dabei vor vorschnellen Deutungen, dem »Deutungseifer« bei schwerer gestörten stationären Patienten. Er betont, dass bei der Behandlung »die Stabilisierung, Wiedergewinn der Sicherheit und Neuorientierung aus der Krise mehr im Vordergrund stehen als weitreichende Deutungen« (2002, S. 58). Ein Oberziel einer Psychotherapie mit sich selbst verletzenden Patienten ist eine Förderung der nicht hinreichend erworbenen oder durch frühe Traumata beeinträchtigten Fähigkeiten zum Mentalisieren, zur Affektregulation und zum »Spiel mit der Realität« (Fonagy & Target, 2000). Als konkrete Hinweise zum Umgang mit den sich selbst verletzenden Patienten auf jugendpsychiatrischen Stationen nennt Branik (2004) Verhinderung von starken Regressionen, Vermeidung der die Passivität fördernden Alltagsgestaltung sowie Stärkung der Eigenverantwortung, der Aktivität und des Realitätsbezugs.

Essstörungen

Essstörungen wie Bulimie oder Anorexie zeichnen sich neben zahlreichen differentiellen Unterschieden durch Kriterien wie Heißhungerattacken, extremes Fasten und ständige Beschäftigung mit Gewicht und Essen aus (Herpertz-Dahlmann et al., 2005). Insbesondere bei den in den letzten Jahrzehnten stark zunehmenden bulimischen Formen ist die Abgrenzung zur alterstypischen Beschäftigung mit Essen, Gewicht und Aussehen bei jungen Mädchen (Seiffge-Krenke, 1994) schwierig, zumal häufig Normalgewicht besteht. Essstörungen werden ebenfalls unter dem Aspekt der Objektverwendung des eigenen Körpers gesehen. Ängste, die adoleszente Mädchen wegen des sich weiblich rundenden Körpers erleben, sind nach Hirsch (1998) auf ein erlebtes Trauma in der Individuations-Separations-Phase zurückzuführen: »Ein Trauma in Form von Behinderung und Bestrafung erster Autonomiebestrebungen im zweiten Lebenshalbjahr durch dominierende, überfürsorgliche und kontrollierende Mütter« (S. 397).

Anorexie. Diese Störung beginnt typischerweise in der Frühadoleszenz. Zur charakteristischen Symptomatik gehört eine trotz starker Abmagerung (Gewicht ab 15 % unter der Altersnorm; Parker, 1999) ausgeprägte Angst davor, zuzunehmen, sowie ein absonderlicher Umgang mit Essen (Nahrungsmittel horten) und bizarre Vorstellungen darüber, was die Nahrung im eigenen Körper bewirkt. Aufgrund ungenügender Selbst-Objekt-Differenzierung bedeutet für ein anorektisches Mädchen die Ausbildung der weiblichen Körperformen eine unerträgliche Verschmelzung mit dem die Autonomie behindernden Mutter-Objekt (Heuves, 1995). Der weibliche Körper wird mit dem »bösen« Mutter-Objekt gleichgesetzt. Dagegen richten sich alle strengen Diäten. Das Hungern als eine Form, den Körper in Schach zu halten, vermittelt eine Illusion der Autonomie. Die Überschreitung der magischen Körpergewichtsgrenze löst Panik und Gedanken an die Fusion mit dem bösen Objekt aus (Hirsch, 1998).

Das Mädchen steht vor dem Entwicklungsziel, sich von seiner Mutter loszulösen und sie gleichzeitig als Modell anzunehmen. Parker (1999) sieht die Essstörungen im Zusammenhang mit der Aufgabe der wechselseitigen Separation von Tochter und Mutter (»the difficulty for a mother to let go her daughter – and for the daughter to leave her mother«, S. 393). Wenn es für Rivalität zwischen heranwachsender Tochter und Mutter (»the old and young lioness«, S. 395) wie auch andere aggressive, trennende Tendenzen einen Platz in der Tochter-Mutter-Beziehung gibt, ohne diese selbst zu bedrohen, kann sich die Tochter von ihrer Mutter sicher trennen. Schneider-Henn (1988) spricht von der Nahrungsverweigerung als Ausdruck des »somatischen Protestes« gegen die werdende Weiblichkeit, der allerdings tatsächlich die physische Entwicklung hemmt (Ausbleiben der Menarche, Zurückbildung der Rundungen). Sie betont den regressiven Aspekt der Anorexie als ein Ausweichen vor dem Erwachsensein: Diese Form der Regression stellt eine erneute Annäherung an die geliebte Mutter und eine Verlängerung der entscheidungsfreien Kindheit dar.

Likierman (1997) beschreibt die Anorexie als Ausdruck der Rebellion gegen die in der Pubertät beginnende Mütterlichkeit. Als Grund für die Ablehnung der weiblichen, mütterlichen Rolle sieht sie den gestörten Kontakt des Mädchens mit der überwältigenden, intrusiven und zum containment unfähigen Mutter. Die Mütter von Anorektikerinnen haben ihr zufolge stattdessen eher die Töchter als »container« für eigene unbearbeitete Gefühle benutzt, was die Autorin als »demanding containment« bezeichnet. Das typische Beziehungsmuster der anorektischen Patientinnen und ihrer Mütter ist, so Likierman, eine Fluktuation zwischen »overcloseness in which my patient experienced herself as recipient of inappropriate projections, and long periods of detachment in which my patient felt abandoned to process her own needy infantile states« (ebd., S. 66). Eine pathologische Bemutterung wird auch von Fischer (1989) geschildert. Anzieu (1995) beschreibt ebenfalls die schwierige Gratwanderung einer Patientin mit anorektischem Krankheitsbild bei der Aneignung von Weiblichkeit.

> Die Patientin kam mit 17 Jahren zu Anzieu, weil sie unter sich selbst ebenso litt wie unter ihrer Mutter. Erst sehr viel später konnte sie verstehen, wie sehr der zu Beginn beiseite geschobene Vater ebenso eine leidvolle Erfahrung war. Die Patientin hatte Schwierigkeiten, sich mit ihrer Mutter als Beschützerin von weiblicher Passivität, ihrer Fähigkeit zum sexuellen Genießen und zu Prokreativität zu identifizieren. Neid und Rivalität mit der Mutter waren vorherrschend. Ein intensiver, gegen das Selbst gerichteter Hass entstand, und die Patientin zerstörte sich selbst anstelle ihrer Mutter, die sie nicht von Angesicht zu Angesicht anzugreifen wagte. Ekel und Appetitlosigkeit, die bei Jugendlichen mit Essstörungen häufig vorkommen, werden in Beziehung zu sexuellen Phantasien gebracht. Auch das Gefühl der inneren Leere und der Kontrolle über das Objekt und verschiedene Versuche, diese Leere auszufüllen, werden unmittelbar mit der weiblichen Identität (sexuelle Höhlung) in Verbindung gebracht.

Anzieu (1995) betont die Wichtigkeit der oralen und ödipalen Problematik in der Ätiologie der Anorexie: »Es scheint, dass bei anorektischen Mädchen eine extrem feste Verbindung zwischen dem Todestrieb und sehr frühen mit Oralität verbundenen Affekten besteht. Die ödipale Rivalität und masochistische Aggressivität der Adoleszenz verstärkt diese Verbindung« (S. 901). In diesem Zusammenhang ist auf die doch erhebliche Mortalitätsrate bei Anorexien hinzuweisen.

Bulimie. Ein herausragendes Symptom der Bulimie ist das Vorhandensein von Essanfällen. Ähnlich wie Anorektikerinnen zeigen die bulimischen Patienten ausgeprägte Ängste vor dem Zunehmen und eine Überbeschäftigung mit dem Essen. Ihr Gewicht liegt allerdings im Normalbereich. Bulimische Patienten sind im Durchschnitt älter als anorektische (Spätadoleszenz) und waren häufig in der Kindheit übergewichtig (Parker, 1999).

Laut Hirsch (1998) tritt bei Bulimie die Bedeutung des Körpers als Objektersatz zurück. An seine Stelle tritt die Nahrung als Mutterobjekt. Das Objekt ist allerdings ambivalent besetzt – es ist begehrt und gleichzeitig gefürchtet. Zu Beginn des Essanfalls denkt die Patientin, für sich etwas Gutes zu tun, die »gute Mutter« zu inkorporieren. Darauf folgt ähnlich wie bei den Anorektikerinnen die Angst, mit der verschlungenen, bösen »mütterlichen Substanz« zu verschmelzen. Um diese Fusion zu verhindern, induziert die Bulimikerin das Erbrechen. Gelingt das Erbrechen nicht, tritt ein Panikzustand ein.

Cohen (2004) schildert den eindrucksvollen Fall der 16-jährigen Anat. Sie ist russischer Herkunft und mit ihren Eltern nach Israel emigriert. Die Eltern waren bemüht, alle russischen Wurzeln so schnell wie möglich zu »beseitigen«. Die Patientin musste ihren russischen Vornamen aufgeben, einen israelischen Vornamen annehmen und durfte fortan nur hebräisch sprechen. Sie entwickelte eine Bulimie. Die Therapeutin deutete ihr, dass sie »alles Israelische verschlingen und alles Russische auskotzen wolle«.

Störungen der sexuellen und der Geschlechtsidentität

Nach Laufer und Laufer (1984) beruht eine Störung der sexuellen und der Geschlechtsidentität auf dem Misslingen adoleszenzspezifischer Entwicklungsaufgaben: Die Ausbildung einer gesicherten sexuellen Identität durch Unterordnung der Partialtriebe unter das Primat der Genitalität sowie die psychische Verarbeitung der Genitalität in der zentralen Onaniephantasie führen potentiell zum psychischen Zusammenbruch und zu einer perversen Entwicklung. Eine der möglichen Ursachen ist das Scheitern bei der psychischen Ablösung von primären Objekten – z. B., wenn der ödipale Konflikt pathologisch gelöst wurde und so die Zuwendung zur eigenen Generation, zu Sexualpartnern außerhalb der Familie verhindert (Jongbloed-Schurig, 1999). Laufer (1980) weist auf die vorherrschenden, stark prägenitalen Entwicklungskonflikte hin, die paralysierend auf den Verlauf der Adoleszenz wirken können. Brainin (1999) sieht dagegen in überwältigenden sexuellen Phantasien oder realen Erlebnissen einen möglichen Grund für die Desintegration und einen psychischen Zusammenbruch in der Adoleszenz.

Geschlechtsidentitätsstörung

Gaffney und Reyes (1999) erläutern die Problematik von Jugendlichen mit einer Geschlechtsidentitätsstörung (DSM IV: »gender identity disorder«, GID). Bei dieser Störung kommt es zu einem Missverhältnis von biologischem Geschlecht und Geschlechtsidentität. Für die GID-Patienten werden die pubertären Veränderungen besonders krisenhaft erlebt, als »an attack to the very core of the sense of identity« (S. 369). Die Ursachen dieser Störung sind unklar. Es wurden bis jetzt keine Beweise für eine biologische (endokrinologische, genetische) Abhängigkeit gefunden. Aus der psychoanalytischen Sicht erklären manche Autoren diese Störung durch eine allzu starke Symbiose des Jungen mit seiner Mutter bei Ausschluss des Vaters, die die Möglichkeit der Identifikation mit einer männlichen Figur verhindert (Gaffney & Reyes, 1999). Andere Autoren sehen diese Störung im Zusammenhang mit traumatischen Ereignissen, d. h. frühen Verlusten oder Missbrauch. Eine frühe Intervention (vor dem fünften Lebensjahr) kann die gegengeschlechtliche Identifikation rückgängig machen.

An dieser Stelle ist anzumerken, dass die oben dargestellte Ätiologie der Geschlechtsidentitätsstörungen unspezifisch ist, d. h. auch andere sog. frühe, prä-ödipale Störungsbilder kennzeichnet. Zudem beschäftigen sich diese Erklärungsansätze mit der Störung der Geschlechtsidentität ausschließlich bei Jungen. Gaffney und Reyes (1999) zeigen dagegen an einem Fallbeispiel den Zusammenhang von starken, maskulinen Zügen bei einem jungen Mädchen und der Ablehnung der Identifikation mit ihrer schwachen, zerbrechlichen Mutter.

Sexualisierte Gewalt: Sexualstraftäter

Jugendliche Sexualstraftäter stellen diagnostisch eine recht heterogene Gruppe dar: Nur selten besteht bei ihnen eine Perversion im engen Sinne, häufiger handelt es sich um Persönlichkeitsstörungen (Borderline, narzisstische Störung, dissoziale Entwicklung) sowie um Misshandlungssyndrome (Günter, 2001a). Die vordergründige sexuelle Problematik ist oft ein Ausdruck der aggressiv-ängstlichen Konflikte. Jugendliche Sexualstraftäter weisen extreme Kontaktängste auf, vor allem im Kontakt mit dem anderen Geschlecht. Besonders häufig sind bei ihnen Ängste, unterworfen zu werden, aber auch Verlassenheitsängste.

Psychodynamisch stellen Sexualdelikte eine Art Bewältigungsversuch der chronischen Minderwertigkeitprobleme, Unterlegenheitsgefühle und Demütigungserlebnisse dar. Angestaute Wut, Racheimpulse und Größenphantasien werden in Form des sexuell devianten Verhaltens organisiert. In der Kindheit häufig selbst Opfer eines Missbrauchs, gestalten die Sexualstraftäter eine Reinszenierung der Situation des Beherrschens, der Omnipotenz und der Gewalt. Das deviante sexuelle Verhalten dient einer zeitweisen Stabilisierung der bedrohten Identität. Die Situation wird dadurch kompliziert, dass diese Jugendlichen eine Tendenz zur Gestaltung sadomasochistischer Beziehungen haben. Sie unterwerfen sich scheinbar dem Behandlungsregime, opponieren aber heimlich dagegen und lassen den Therapeuten auflaufen.

Therapeutische Maßnahmen sind, so Günter, bei jugendlichen Straftätern durchaus sinnvoll und häufig wirksam. Die angeblich hohe Rückfallgefährdung hält er für stark überschätzt; bei 50 % der Sexualstraftäter hatte sich nach seinen Erfahrungen nach einem Jahr der Therapie die deviante Symptomatik deutlich gebessert oder wurde ganz aufgegeben. Allerdings ist »Sexualtherapie« im engen Sinne, die rigide auf deviantes sexuelles Verhalten zielt, häufig nicht effektiv. Die Behandlung sollte stattdessen besser auf die Stabilisierung des Selbstwertgefühls und auf die Bearbeitung der tief reichenden Ängste und Aggressivität fokussieren. Da delinquente Patienten häufig unter einer mangelnden Identifikation mit einem väterlichen Objekt leiden, ist in der Behandlung für diese Jugendlichen eine stabile, positiv besetzte väterliche Figur zentral. Für Günter ist das Hauptziel der Psychotherapie, eine lebendige, gegenseitige Beziehung an die Stelle des omnipotenten Beherrschens anderer treten zu lassen.

Als besondere Probleme bei der Behandlung von diesen Patienten nennt Günter den Umgang mit der schwierigen Übertragung (Verfolgungsängste, sadomasochistische Übertragungsbeziehungen mit Omnipotenz-Ohnmacht-Konflikten) und mit einer oft intensiven Gegenübertragung. Der Therapeut sieht sich projektividentifikatorisch mit archaischer Aggression und Hass konfrontiert. Ein weiteres Problem stellt der Umgang mit den oft manipulativen Tendenzen dieser Patienten dar. Da Sexualstraftäter ein intensives Ausagieren an den Tag legen, reicht eine rein psychotherapeutische Behandlung in der Regel nicht: Soziale Stabilisierung und Hilfe bei sozialer Integration (soziale Kontakte, Schule, Beruf) können nur durch die zusätzliche pädagogische Betreuung erreicht werden.

Antisoziales Verhalten, Delinquenz, Weglaufen

In Kapitel 3 wurde auf die Zunahme antisozialen, aggressiven Verhaltens und auf die relative Stabilität hingewiesen. Dabei wurde – wie in der ICD-10 – auch zwischen einer jugendgebundenen und einer frühen, in der Kindheit einsetzenden Form unterschieden, wobei die letztere die ungünstigere Prognose hat. Patienten mit schweren antisozialen Störungen und Delinquenz werden heute, nachdem Aichhorn (1925) schon in den 20er Jahren Einzeltherapien mit dieser Patientengruppe durchgeführt hat, nur noch selten im ambulanten Setting behandelt. Häufig sind stationäre Settings und multimodale Behandlungsansätze. Cohen (2004) beschreibt viele solcher Fälle in einem israelischen Kinderheim sowie die dort angewendeten psychoanalytischen Prinzipien der integrierten Behandlung.

Antisoziales, delinquentes Verhalten

Das DSM IV unterscheidet zwischen »aggressive childhood onset conduct disorder« und einem nichtaggressiven Typ, der in der Präadoleszenz oder in der Adoleszenz beginnt (vgl. Kapitel 3). In Bezug auf die Epidemiologie und die Stabilität ist bekannt, dass aggressive Verhaltensweisen, z. B. im Alter von acht Jahren, gute Prädiktoren für Aggression im Jugendalter sind (Lewis, 1997). In den Studien von Farrington, Lambert und West (1998) hat man gefunden, dass 27 % der Kinder, die im Alter von acht bis zehn Jahren als aggressiv eingestuft wurden, später wiederholt delinquente Akte vollzogen haben.

Trotz dieser relativ hohen Stabilität ist es ein großes Glück, dass sich nicht alle gestörten Kinder später zu soziopathischen Erwachsenen entwickeln. Etwa 30 % kommen im Jugendalter in Konflikt mit dem Gesetz; etwa 5 % davon häufiger. Zu den Auslösefaktoren und auch aufrechterhaltenden Faktoren gehören elterliche Einflüsse, körperliche Gewalt und Missbrauch (Lewis, 1997). In den Fällen, die die Kölner Klinik für Kinder- und Jugendpsychiatrie betreut, sind solche traumatisierenden Erfahrungen häufig. So berichtet Katrin Sevecke (mdl. Mitteilung) von einem Patienten, dessen Mutter bis zum 4. Lebensjahr mehrere Male versuchte, ihren Sohn zu erwürgen. Elterliche Gewalt kann ein Modell für solch ein weitergehendes Gewaltverhalten sein, allerdings hat auch Spatz Widom (1989) nachgewiesen, dass dies nicht immer der Fall sein muss (vgl. Kapitel 3).

Interessant in diesem Zusammenhang sind auch Störungsbilder bei männlichen Jugendlichen mit so genannter falscher Strukturbildung, die Streeck-Fischer (1995) auf Grund ihrer Erfahrungen im stationären Setting schildert. Bei diesen Jugendlichen fehlte eine männliche, väterliche Person (der Vater oder eine andere Person, die als Katalysator hätte dienen können) oder diese Person war nicht erwünscht. Sie wuchsen bei Mutter und Großmutter in einem Klima von Verwöhnung und grenzenlosem Gewährenlassen auf. Ihren Größenphantasien, ihrer Selbstbezogenheit wurde keine Grenze gesetzt; es fand keine Triangulierung statt. Streeck-Fischer beschreibt die Männlichkeitsmythen, die Bedeutung von Größenphantasien wie die Lust am Grauen, Angstlust, Drogen-, Alkohol- und Gewaltexzesse als Grenzerfahrungen, die die männliche Heldenhaftigkeit bestätigen sollen. Die Erfahrung »Ich habe etwas Schreckliches überlebt« oder »Ich habe die Kontrolle über mich im Angesicht des Schreckens, der Brutalität und des Grauens behalten« ist ein zentrales Thema bei diesen männlichen Jugendlichen.

Horne (2001) befasst sich ebenfalls mit der Problematik der Behandlung von delinquenten Jugendlichen. Sie skizziert psychodynamische Mechanismen der Gewalt: Primäre, krude Ängste und die auf deren Bewältigung zielenden Abwehrmaßnahmen wie Verleugnung von Schmerz, von Bindungs- und Intimitätsbedürfnissen. In der Kindheit liegt häufig eine Viktimisierung vor. Es kam zu Traumata, die das Ich nicht imstande war zu verarbeiten. In der Psychotherapie ist es dann wichtig, Sicherheit zu geben und Grenzen zu bewahren. Ein delinquenter jugendlicher Patient sollte eine klare, unterstützende Struktur erleben können. Das wichtigste Ziel der Psychotherapie sieht Horne darin, einen Raum für das Denken und die Reflexion zu kreieren (»thought, not action«; ebd., S. 16). Ähnlich wie Günter (2001b) betont Horne die Wichtigkeit des Therapeuten als eines neuen, entwicklungsfördernden Objektes.

Weglaufen

Berman und Goodrich (1990) berichten über das Weglaufen von Jugendlichen. Weglaufen verhindert nicht nur die Behandlung, sondern ist oft auch verbunden mit antisozialem Verhalten und kann Suizid einschließen. Jugendliche, die von zu Hause weglaufen, haben viele psychische Probleme, oft auch psychiatrische Symptome und stammen aus Familien, in denen Vernachlässigung, Missbrauch oder Krisen an der Tagesordnung sind. Manche Patienten laufen auch vorzeitig aus einer stationären Aufnahme weg, was als Abwehrmechanismus oder Widerstand gegen die Behandlung angesehen werden kann. Solche Beendigungen von Behandlungen durch Weglaufen werden in Raten zwischen 10 bis 15 %, in anderen Studien von 20 bis 30 % angegeben.

Die Autoren untersuchten 118 hospitalisierte Patienten zwischen 9 und 21 Jahren mit einem mittleren Alter von 15 Jahren. Sie unterteilten sie in zwei Gruppen: diejenigen, die niemals weggelaufen waren, und diejenigen, die einmal oder mehrfach weggelaufen waren. Erstaunlicherweise gab es nicht sehr viele Unterschiede zwischen beiden Gruppen, zwei Merkmale waren aber auffällig: Jugendliche, die aus der stationären Aufnahme weggelaufen waren, waren zu 90 % adoptiert und auch häufiger in Institutionen aufgenommen worden. In Bezug auf andere Merkmale wie Geschlecht, Alter, Diagnosen usw. fanden sich keine Unterschiede. Wenn man diesen Bindungskontext sieht, so könnte man sagen, dass Jugendliche, die selbst keine kontinuierliche Betreuung erfahren haben, es auch schwerer haben, in einem stationären Setting den Kontakt aufrechtzuerhalten. Sie reagieren dann entsprechend auch mit Weglaufen und beenden auf diese Weise die Behandlung oder die Beziehung. Stierlin (1973) hat in Bezug auf das Weglaufen von zu Hause darauf hingewiesen, dass Eltern bewusst oder unbewusst an ihre Kinder den Wunsch delegieren können, das Elternhaus zu verlassen.

Depression

Für das Jugendalter hat sich die Unterscheidung von drei verschiedenen Formen von Depression als hilfreich erwiesen (Seiffge-Krenke, 2006c): Die *depressive Stimmung* ist gekennzeichnet durch eine traurige, freudlose und unlustbetonte Stimmung über einen unspezifischen Zeitraum. Etwa 30 bis 70 % einer nicht klinischen Stichprobe geben an, zu irgendeinem Zeitpunkt ihrer Adoleszenz von depressiver Stimmung betroffen gewesen zu sein. Solche Formen von depressiven Stimmungen bleiben im subklinischen Bereich, solange sie zeitlich begrenzt auftreten, offenkundig eher die Regel als die Ausnahme. Bei dem *depressiven Syndrom* handelt es sich um eine spezifische Symptomkonfiguration. Hierzu zählen Befunde auf der kognitiven und motivationalen Ebene (wie z. B. Konzentrationsstörungen und Interessensverlust), auf der Verhaltensebene (z. B. passiv gehemmtes oder ängstlich agitiertes Verhalten) und auf der somatischen Ebene (z. B. Schlaf- und Appetitstörungen). *Depressive Störungen* dagegen werden nur bei Vorliegen spezifischer Symptommuster diagnostiziert, wie sie in den gängigen Diagnosesystemen

(ICD-10 und DSM IV) beschrieben werden. Bei 1 bis 7% der Jugendlichen sind klinisch relevante Zeichen einer Depression festzustellen. Eine typische Symptomatik schließt Langweile, Apathie, Verlust des Interesses an sozialen Kontakten, sozialen Rückzug sowie Konzentrationsstörungen ein; die Schulleistung kann infolgedessen nachlassen. Depressive Jugendliche klagen häufig darüber, sich einsam und nicht geliebt zu fühlen. Aber auch phobisches Verhalten, aggressive Reaktionen, Somatisierung und vegetative Symptome sind zu beobachten. Anders als bei Erwachsenen kann Depression bei Jugendlichen auch mit einer irritierten, dysphorischen Stimmung einhergehen (Kashani & McNaul, 1997).

Affektive Störungen gehören zu den zentralen Störungen im Jugendalter. Sie stellen ein erhebliches Gesundheitsrisiko dar, u.a. wegen der erhöhten Selbstmordrate. Es wurden Geschlechtsunterschiede in der depressiven Symptomatik festgestellt (vgl. Kapitel 3): Mädchen klagen häufiger über depressive Stimmung; bei ihnen wurden auch häufiger depressive Störungen beobachtet. Es wurden weiterhin Altersunterscheide bezüglich der Symptomatik festgestellt. Während bis zum Alter von zwölf Jahren häufiger somatische Beschwerden und eine pessimistische Lebenseinstellung dominant waren, stehen bei Jugendlichen im Alter von 17 Jahren Schuldgefühle und Suizidgedanken im Vordergrund (Kashani & McNaul, 1997). Die depressive Symptomatik in der Frühadoleszenz ist weniger gut erforscht als in der Mittel- und Spätadoleszenz.

> Die Darstellung der drei Fallbeispiele von Jungen in der Frühadoleszenz von Heuves (1992) zeigt ein wechselhaftes Störungsbild. Bei allen drei Jungen war der depressive Affekt vorhanden, der plötzlich in eine Unbesorgtheit und Fröhlichkeit umschlagen konnte. Auffällig war, dass sie sich wegen ihrer Depression schämten und ihre Symptome zu verbergen suchten. Keiner der Patienten hatte somatische Beschwerden, alle zeigten aber eine hypochondrische Beschäftigung mit dem eigenen Körper. Die drei Jungen hatten ausgeprägte Trennungsängste, sie hingen sehr an ihren Müttern und suchten bei ihnen Trost und Zuwendung. Alle drei Fälle verdeutlichen die starke Verbindung der depressiven Symptomatik in der Frühadoleszenz mit Merkmalen einer Angststörung.

Wie in Kapitel 2 erörtert, gehört die Trauerarbeit zu einem normalen Entwicklungsprozess in der Adoleszenz. Wann und warum nimmt dieser Prozess eine pathologische Wendung, d.h. wann wird Trauer zur Depression? An dieser Stelle ist an die Freud'sche Differenzierung zwischen normaler und pathologischer Trauer

(Melancholie) zu erinnern. In »Trauer und Melancholie« (1917b) schrieb Freud, dass beides Reaktionen auf einen (realen oder symbolischen) Verlust sind, allerdings geht nur die Letzte mit dem Gefühl der Wertlosigkeit einher. Freud vermutete, dass im Fall der Depression das Verlorene ambivalent besetzt ist. Primär auf das Liebesobjekt gerichtete Wut wird gegen sich selbst gewendet. Freud betont auch die besondere Über-Ich-Strenge der Melancholiker. Wie in den Fällen von Heuves (1992) beschrieben, können Mutter-Kind-Beziehungsstörungen in der oralen Phase für Depression anfällig machen.

Depressive Stimmungen in der Frühadoleszenz sind normal, häufig und ein Ausdruck des Trauerprozesses, des Abschiedes von der Kindheit, dem kindlichen Körper und der kindlichen Sexualität. Diese Phänomene haben im günstigen Fall einen passageren Charakter, können sich aber auch zu einer depressiven Störung entwickeln. Wenn die kindliche psychosexuelle Entwicklung ungünstig war, stagniert die Entwicklung im Jugendalter. Ernste Formen der Depression entstehen, wenn der Frühadoleszente auf kindliche, primitive Methoden der Aufrechterhaltung des narzisstischen Gleichgewichts (Selbstwertes) angewiesen ist. Viele depressive Frühadoleszente sind nicht in der Lage, ihren kindlichen Narzissmus aufzugeben. Bei exzessiver Idealisierung des Selbst droht die Gefahr, die enttäuschende Konfrontation mit der Wirklichkeit als narzisstisch tief kränkend zu erleben. Koch und Oelkers (2001) betonen den starken Zusammenhang zwischen der psychopathologischen Symptomatik und den Entwicklungsaufgaben. Sie schildern an einem klinischen Fallbeispiel eine Krise der Identitätsentwicklung als verantwortlich für die Entstehung einer depressiven Symptomatik.

Eine weitere ernste Herausforderung des Jugendalters stellt der Prozess der De-Idealisierung der Eltern dar: Die Illusion der perfekten und allwissenden Eltern muss aufgegeben werden. Auch in diesem Fall kommt es darauf an, ob der Jugendliche mit seiner unvermeidlichen narzisstischen Enttäuschung adaptiv umgehen kann. Eine pathologische Idealisierung stellt einen Vulnerabilitäts-Faktor dar:

> »Gerade der depressive junge Adoleszent hat große Mühe, die unvermeidlichen Enttäuschungen anzugehen. Sein zerbrechliches Selbstwertgefühl ist in großen Teilen noch von externen Objekten abhängig. In seiner Beziehung zu idealisierten Objekten ist er extrem anfällig für Demütigung, Abweisung und große Einsamkeit« (Heuves, 1992, S. 59).

In der Konfrontation mit der enttäuschenden Wirklichkeit begeben sich diese Jugendlichen in einen »narzisstischen Kreis«, so Heuves, in dem Wut, Kränkungen und Enttäuschungen durch Idealisierung abgewehrt werden. Damit kann die narzisstische Phantasie der Perfektion (des Selbst und des Objekts) aufrechterhalten werden. Bloch (1995) und Cohen (2004) belegen übermäßige Schuldgefühle den Eltern gegenüber als einen wichtigen Mechanismus bei der Entstehung der depressiven Symptomatik im Jugendalter (vgl. dazu die Ausführungen in Kapitel 2 zur Autonomieschuld). Es handelt sich um eine unbewusste Schuld, die aus einem Gefühl entsteht, sich auf Kosten der Eltern zu entwickeln, und aus einem Wunsch, sich besser, stärker als sie zu fühlen. Ein letzter Weg, depressiven Verlustängsten auszuweichen, besteht dann darin, an symbiotischen Beziehungsmustern festzuhalten oder bei Bedarf auf diese Form einer Beziehung zu regredieren, denn in der Symbiose droht keine reale Trennung.

Es ist unklar, inwieweit Depression im Kindesalter einen Vorläufer für Depression im Jugendalter darstellt. Als Grundmuster der frühen Genese von Depressionen werden von du Bois (2006) unempathisches Verhalten der Eltern auf Grund eigener psychischer Probleme und die (adaptiven) Reaktionen des Kindes auf Verlust und Trennung herausgearbeitet. Erbliche Dispositionen ebenso wie unsichere Bindungsmuster und Traumata kommen als begünstigende Faktoren hinzu. Hier hat sich die psychoanalytische Theorie seit Freud weiter entwickelt. Wir gehen heute davon aus, dass Kinder auf *genetischer* Grundlage mehr oder weniger empfänglich sein können, depressiv zu reagieren, wenn sie Verluste zu verkraften und chronischen Stress zu bewältigen haben (Costello, Foley & Angold, 2006). So ist das Risiko, bei Vorliegen eines schwerwiegenden Stressors an einer Depression zu erkranken, für Jugendliche mit einem genetischen Risiko 2,4-mal höher als für Personen mit einem geringen Risiko. Viele konstitutionell depressive Kinder, die ihre Familie mit ihrer Trennungsängstlichkeit und Lustlosigkeit und mit ihren Verstimmungen während der gesamten Kindheit in Bann gehalten haben, können allerdings als Jugendliche plötzlich selbstständig und eigeninitiativ werden. Hier werden familiäre soziale und zusätzliche therapeutische Ressourcen wirksam (Schoon, 2006). Wie du Bois (2006) nachweist, können depressive Kinder gerade dadurch, dass sie ihre Verletzlichkeit offen zu Markte tragen (z. B. in Form von Ängstlichkeit), Hilfe mobilisieren und sich selbst zu helfen lernen. Sowohl kindliche Angststörungen als auch suizidale Krisen bei Jugendlichen haben also wichtige Funktionen bei der narzisstischen Regulation und dienen dazu, weitere Verlusterlebnisse zu vermeiden und Hilfen zu akquirieren.

Suizid

Zu keiner Zeit des Lebens sind Krisen mit Verzweiflung und suizidalen Gedanken so verbreitet wie in der frühen Jugendzeit. Mindestens 30 % der Jugendlichen in Deutschland durchleben Krisen dieser Art und stellen gedanklich ihre eigene Existenz in Frage. 2 bis 4 % unternehmen einen Versuch, sich das Leben zu nehmen, Mädchen 4- bis 7-mal häufiger als Jungen (du Bois, 2006). Schätzungen für die USA zeigen, dass bis zu 9 % von Jugendlichen aus der Allgemeinpopulation einen Suizidversuch durchgeführt hatten; bei psychiatrischen Patienten fällt die Zahl deutlich höher aus (34 %; Pfeffer, 1997). Die hohe Mortalität als Folge des Suizids betrifft vor allem männliche Jugendliche und junge Erwachsene. Vielen suizidalen Handlungen dieses Alters ist keine erkennbare depressive Verstimmung vorausgegangen; bei anderen Patienten wiederum sind Suizidgedanken, -versuche und tatsächliche Selbsttötung stark mit affektiven Störungen assoziiert, aber auch mit impulsiven oder vermeidenden Persönlichkeitsstörungen, antisozialem Verhalten und Substanzmissbrauch. Im DSM IV stellt Suizid allein keine eigenständige Störung dar, sondern erst in Verbindung mit einer Störung wie depressive Episode oder Borderline-Persönlichkeitsstörung (Pfeffer, 1997).

Ottino (1999) ist dennoch der Meinung, dass nicht die Ernsthaftigkeit der psychopathologischen Symptomatik, sondern die narzisstische Fragilität einer jungen Person und dementsprechend eine niedrige Kränkungstoleranz angesichts der entwicklungspsychologischen Prozesse eine Voraussetzung für Suizidalität ist. Eine unerträgliche, lähmende, zum Suizid führende Kränkung kann entstehen, wenn ein Jugendlicher das Gefühl hat, dass seine Identität nicht seinem Ich-Ideal entspricht. Die besonders narzisstisch fragilen Jugendlichen können die pubertären Körperveränderungen, den Triebdruck oder die sich erneut andrängenden ödipalen Konflikte nicht ertragen.

Freud stellte in seinem Aufsatz »Trauer und Melancholie« (1917b) Selbstmord als eine komplexe Reaktion dar, als Verlust der Anerkennung eines Liebesobjektes oder als eine Selbstbestrafungs- und Schuldreaktion auf die Todeswünsche gegen andere. Besonders Menschen mit narzisstischer Objektwahl neigen nach Freud zu solchen Reaktionen. King und Apter (1996) berichten drei Fallbeispiele von 18-jährigen jungen Männern, die während ihres Pflicht-Armeedienstes in Israel einen Selbstmord begangen hatten. In einer früheren Arbeit analysieren Apter und Mitarbeiter (1993) 43 Suizidfälle aus einer Militärdienstkohorte. Ähnlich wie

Ottino (1999) weisen sie auf den Grundmechanismus der unerträglichen narzisstischen Kränkung hin. Die häufigsten Auslösesituationen waren Ablehnung in einer romantischen Beziehung, Stress im Dienst, finanzielle Probleme und Probleme mit den Eltern. In 10 % der Fälle konnten keine direkten Auslöser gefunden werden. Die postmortale Analyse zeigte, dass die meisten dieser Jugendlichen maladaptive Persönlichkeitszüge hatten. 25 % der Jugendlichen wiesen starke narzisstische Charakterzüge auf, 40 % schizoide und vermeidende Persönlichkeitsstörungen. Eine weitere gemeinsame Eigenschaft war eine starke Isolierungstendenz, die schon in der Kindheit bemerkt werden konnte.

King und Apter betonen, dass die suizidalen Jugendlichen eine feindliche, abgespaltete Beziehung zum eigenen Körper hatten, was vermutlich mit der unzureichenden Selbstfürsorge und mangelnden Erfahrungen der liebevollen Pflege im Kleinkindalter zusammenhängt. Orbach und Mitarbeiter (1996) haben bei suizidalen Jugendlichen eine sehr hohe Schmerztoleranz festgestellt. Diese relative Betäubung, die auch bei sich selbst verletzenden Jugendlichen auftritt, weist auf eine Abspaltung, auf eine Dissoziation vom eigenen Körper hin. Laufer und Laufer (1984) sehen im Suizid eine Attacke auf den als beschämend erlebten, unerträglichen, sexuell veränderten Körper. Suizid ist ihrer Meinung nach ein radikaler Versuch der Kontrolle und des Loswerdens dieser unerträglichen Spannung.

Andere Autoren wie Davies (1995) sehen in den aggressiven Angriffen auf den eigenen Körper einen Angriff auf das internalisierte mütterliche Objekt. Bei den Patienten von Stork (1993) fallen Mutterverbundenheit und Todesgedanken oft zusammen. In diesem Sinne schrieb ein Jugendlicher, der schon mehrere Suizidversuche verübt hatte und sich später das Leben nahm, als Aphorismen in sein Tagebuch: »Der Tod ist eine Frau, mit der man nur einmal Liebe macht, aber für alle Ewigkeit«, und: »Der Tod ist die einzige Frau, der man vertrauen kann« (S. 23). Das Thema Mutterliebe als einzig echte Liebe kommt auch in den Abschiedsbriefen oder autobiographischen Aufzeichnungen von anderen Patienten, die sich umgebracht haben, vor. Die narzisstischen Verschmelzungswünsche bei Abspaltung und Verleugnung aller aggressiven Triebregungen fand Davies relativ häufig bei seinen Patienten.

Eine weitere wichtige, vulnerabilisierende Rolle beim Suizid spielt nach King und Apter (1996) die Unfähigkeit, schwierige und schmerzvolle Affekte wie Angst, depressive Gefühle, Wut, und Erniedrigung zu ertragen. Ein häufiges Motiv des Selbstmordes kann als eine Flucht vor solchen unerträglichen Affekten verstanden werden, die wiederum mit unzureichend entwickelten Fähigkeiten zur Selbstregulation und Selbstberuhigung zusammenhängen. Die Wut wird auf sich selbst gerichtet, da die suizidalen Patienten sich eigene Mängel und persönliches Versagen und damit die Schuld für ihr unerträgliches Leid zuschreiben.

50 % der Jugendlichen, die einen Selbstmord versuchen, haben im Verwandten- und Bekanntenkreis depressive Krisen und suizidale Krisen miterlebt (du Bois, 2006). Sie werden durch das Beispiel anderer aber nicht etwa abgeschreckt, sondern in ihrem eigenen Grundgefühl bestätigt. Nachahmungstaten, ausgelöst durch Suizide in Cliquen und Freundeskreisen, kommen regelmäßig vor (»Werther-Effekt«). Die kognitiven Weiterentwicklungen (vgl. Kapitel 2), insbesondere die neu erworbene Fähigkeit, sich selbst und den Sinn der eigenen Existenz von außen, losgelöst von den Eltern, anzuschauen und neu zu bewerten, sind ebenfalls zu bedenken. Die Jugendlichen erleben dabei eine spezifische Einsamkeit, die sie als Preis für die neue Autonomie bezahlen müssen. Mit ihren Suizidgedanken bringen sie ihren Willen zum Ausdruck, ihre neue Freiheit tatsächlich auf radikale Weise in Anspruch zu nehmen.

Suizidale Jugendliche werden in der Regel zunächst im stationären Setting betreut (vgl. Kapitel 9) und dann ambulant weiterbehandelt. Es gibt nur sehr wenige klinische Berichte von niedergelassenen Therapeuten, die mit suizidalen Jugendlichen arbeiten. Lewinsky-Aurbach (1980) beschreibt ein eigenartiges Schweigen in den Stunden vor dem Suizid, so als zögen sich die Jugendlichen bereits aus der Welt zurück.

Traumatisierungen

In den letzten Jahren gibt es relativ viele Publikationen zu Jugendlichen mit Traumatisierungen und Posttraumatischen Belastungsstörungen (PTSD) sowie ihren Behandlungsmöglichkeiten (z. B. Cohen, 2004; Streeck-Fischer, 1999; Sachsse et al., 2002; Resch & Schulte-Markwort, 2005a), sodass an dieser Stelle nur relativ kurz auf diesen Störungsbereich eingegangen wird.

Zahlen über die Verbreitung von PTSD (einer Angststörung, die durch eine persistierende Reaktion auf traumatische Erfahrung definiert ist) zeigen, dass dies eine recht häufig auftretende diagnostische Kategorie der ICD-10 ist. Eine akute PTSD, die die kognitive und emotionale Reizverarbeitung auf Grund ihrer Plötzlichkeit und Heftigkeit überfordert, löst sich entweder innerhalb von drei bis vier Monaten auf (wobei eine therapeutische Behandlung nicht zwangsläufig ansteht) oder sie wird chronisch (March, Amaya-Jackson & Pynoos, 1997). Man unterscheidet verschiedene Trauma-Typen: Zum einen akute, einmalige Traumata, die plötzlich und unvorhersehbar sind, und zum anderen chronische Traumata, die chronisch zu erwarten sind und wiederholt auftreten, wie z. B. körperliche Misshandlung oder sexueller Missbrauch. Allerdings können schon einmalige Traumata zu Persönlichkeitsveränderungen führen. Es ist darauf hinzuweisen, dass bei einem erheblichen Teil der Störungen, die in diesem Kapitel beschrieben wurden, reale Traumatisierungen im Leben der Jugendlichen, häufig schon in deren früher Kindheit, zu Grunde lagen.

Die DSM IV-Kriterien fassen unter PTSD auch das Erfahren, Beobachten oder Konfrontieren mit traumatischen Ereignissen. Untersuchungen zur Psychobiologie von Traumen zeigen bei Zeugen von Gewalt fast ebenso große Veränderungen im Gehirn wie bei Opfern von Gewalt. Jugendliche sind Zeugen von Aggression innerhalb der Familie, von Suiziden und Missbrauch durch Geschwister oder Eltern (Cohen, 2004). Lebensbedingungen und gesellschaftliche Veränderungen haben dazu geführt, dass heute unterschiedliche Typen von Traumata erlebt werden. So gibt es relativ hohe Raten von innerfamiliärer Vernachlässigung oder sexuellem Missbrauch sowie innerfamiliäre und extrafamiliäre Gewalt, etwa Gewalt im Wohnviertel, Terrorismus etc.

Die Psychobiologie von Traumata ist relativ gut erforscht (van der Kolk, 1999; Resch & Schulte-Markwort, 2005a). Bei misshandelten und missbrauchten Kindern und Jugendlichen fand man Auffälligkeiten im limbischen System; die normale Entwicklung des cerebralen Cortex war beeinträchtigt. Linkshemisphärische Beeinträchtigungen kamen besonders häufig vor, was die sprachlichen und symbolischen Beeinträchtigungen teilweise erklärt. Bei missbrauchten Mädchen fand man des Weiteren schwerwiegende neuroendokrine Störungen, bei denen das Immunsystem, die Corticosteroide, die Schilddrüsen- und die Geschlechtshormone betroffen waren.

Ein charakteristisches Merkmal von PTBS ist die Wiedererfahrung des Ereignisses in Form von intrusiven Gedanken, Erinnerungen, Träumen oder »flashbacks«. Versuche, diese traumatischen Erfahrungen loszuwerden, führen unter anderem zu Dissoziationen, aber auch zu Reinszenierungen (»reenactment«, vgl. Kapitel 9). Betäubung und selbstverletzendes Verhalten ebenso wie Somatisierungen sind häufig und treten an die Stelle von Worten und Symbolen, um mit sich und anderen kommunizieren zu können (van der Kolk, 1999). Traumatische Träume sind häufig, unter anderem Träume von persönlicher Bedrohung oder

Todesträume. Insgesamt sind die Jugendlichen einem ständigen und hohen »arousal« ausgesetzt, was sich in Schlafstörungen, körperlichen Symptomen und Hypervigilanz zeigt. Ein Bewältigungsversuch kann auch darin bestehen, das reale Geschehen in die Phantasie zu verlagern, was dann in der Behandlung die Schwierigkeit mit sich bringt, zwischen Phantasie und Realität zu trennen.

> Person und Klar (1994) schildern die Behandlung einer jungen Frau, die wegen verschiedener Körpersymptome (u. a. Übelkeit) und ihrer Unfähigkeit in die Therapie kam, engere Bindungen einzugehen. Ihre Kleidung und ihr Verhalten waren sexuell provokativ. Es war deutlich, dass sie Macht über Männer anstrebte. Mit dieser eher hysterischen Dynamik, mit der sie Männer aufregte und kontrollierte, wehrte sie die darunter liegenden Bedürfnisse nach Gehaltenwerden und Passivität ab. Etwa in der 100. Stunde, anlässlich eines Traumes, in dem sie nackt in einem Kreis von Männern tanzte, fiel ihr eine Situation ein, bei der es um Missbrauch ging, den ihr Vater an ihr ausgeübt hatte. Eines ihrer Symptome, die Übelkeit, konnte als zugehörig zu diesem Trauma eingeordnet werden.

Erinnerungen an traumatische Ereignisse werden oft unterdrückt oder sind dissoziiert und scheinen, auch wenn sie erinnert werden, affektlos oder nicht kontextualisiert und fragmentarisch. Es ist oft sehr schwierig, unterdrückte Erinnerungen (»repressed memories«) von Phantasien zu unterscheiden.

Was die Entwicklungsaspekte angeht, so kann man beobachten, dass diese Jugendlichen Fähigkeiten verlernen, die sie vorher bereits besaßen. Z. B. können Jugendliche oft Fragen nicht beantworten oder werden extrem abhängig. Streeck-Fischer (2002a; b) spricht von der »Sprachlosigkeit« schwer traumatisierter jugendlicher Patienten. Diese ist von den »normalen«, entwicklungspsychologisch bedingten Sprachbarrieren der Jugendlichen (vgl. Kapitel 2) zu unterscheiden. Da durch das Trauma der innere symbolische Raum zerstört wurde, werden bei solchen Patienten belastende Erfahrungen nicht in der symbolischen, sondern in einer abgespalteten Form gespeichert. Ihre fehlende Fähigkeit zum Mentalisieren beschreibt Fonagy (2006). Giovacchini (2001) stößt in seiner Arbeit mit traumatisierten Jugendlichen neben der Dissoziation auf Spaltung und Verleugnung als typische Abwehrmechanismen von Traumata. Die Dissoziation des Traumas von dem Ich, betont Giovacchini, ist zum Überleben des Jugendlichen notwendig. Es ermöglicht ihnen, in anderen Bereichen relativ »normal« weiter zu funktionieren.

In seiner Untersuchung der Langzeiteffekte von sexuellem Missbrauch im Jugendalter berichtet Natterson (1995), dass die Frage, wie ein Trauma wirkt und wie gut oder schlecht es später integriert werden kann, von sechs Faktoren abhängt:

- Dauer des Traumas
- vorherige Traumatisierung
- vorher bestehende Persönlichkeit und genetische Disposition
- die Entwicklungsphase, in der das Trauma sich ereignete (je früher, desto schwerwiegender)
- die Schwere des Stressors
- das Unterstützungssystem während und nach dem Trauma.

Zentral für traumatische Erfahrung sind der Verlust an Vertrauen in die Bezugsperson und die Furcht um die eigene körperliche oder psychische Sicherheit oder Integrität. In der Therapie geht es daher darum, das verlorene Vertrauen in andere wiederzugewinnen (vgl. Kapitel 9).

Strukturgebende Therapien und die Bedeutung von Mentalisierung und Triangulierung

Ergebnisse der Säuglings- und Bindungsforschung haben das Verständnis von Entstehungsbedingungen psychischer Störungen verändert, neurobiologische Forschung zur Entwicklung des Gehirns und zu hirnphysiologischen Veränderungen durch Traumatisierungen unsere Perspektiven erweitert. Insbesondere im Hinblick auf traumatische Belastungen und ihre Folgen ist ein Paradigmenwechsel erkennbar, mit einer neuen Gewichtung psychosozialer Faktoren im Verhältnis zu genetisch-konstitutionellen Prädispositionen. Die therapeutischen Ansätze in der Traumatherapie haben sich entsprechend verändert. Gleichwohl ist die Debatte, ob die psychoanalytische Behandlungstechnik zur Bearbeitung des Traumas in der Beziehung zur Retraumatisierung oder zur Überwindung des Traumas führt, noch nicht beendet. Neue, traumazentrierte Behandlungsformen wurden entwickelt, etwa körpertherapeutische Ansätze, EMDR-Techniken oder Imaginationsübungen, in denen z. B. der innere sichere Ort aufgesucht werden kann (Sachsse et al., 2002).

Fonagy und Target (1996) haben nachgewiesen, dass schwer gestörte Jugendliche von spezifischen therapeutischen Verhaltensweisen profitieren, in denen die reflexiven Prozesse gefördert werden, die Impulskontrolle unterstützt wird, die Wahrnehmung von anderen geschärft und die Fähigkeit zu spielen gefördert wird. Fonagy und Target sprechen von »corrective cognitive experiences«. Für Jugendliche mit ich-strukturellen Störungen sind des Weiteren Therapieformen sinnvoll, bei denen sie ihre Strukturdefizite aufarbeiten und wesentliche Erfahrungen im Sinne einer Triangulierung machen können. Wie in Kapitel 2 dargestellt, erscheint die Beziehung zum Vater als herausragend für die Entwicklung dieser Struktur gebenden Prozesse; entsprechend müsste in Therapien neben dem »containing« dieses »väterliche Prinzip« stärker berücksichtigt werden. Es ist bekannt, dass Patienten mit Strukturdefiziten von der klassischen Technik der Psychoanalyse nur in eingeschränktem Maße profitieren können. Bereits die Wallerstein-Studie zeigte an über 42 psychoanalytischen Langzeitbehandlungen, dass ein hoher Prozentsatz ich-stützender und supportiver Techniken bei Patienten mit ich-strukturellen Störungen angewandt wurde (vgl. Wampold, 2001). Auch die strukturbezogene Psychotherapie von Rudolf (2004) enthält Maßnahmen, die das Ich stärken und diese Patienten in die Lage versetzen, ihr Selbst und ihre Beziehungen zu regulieren. Diese Vorgehensweisen sind stark ressourcenorientiert.

Die analytische Psychotherapie verfolgt nach den Richtlinien in ihren Behandlungszielen Veränderungen in den Persönlichkeitsstrukturen. Damit ist das Bewusstmachen von inneren Konflikten gemeint, die bei dem Patienten zu Wahrnehmungsverzerrungen und entsprechend neurotischer Abwehr führen. Über das therapeutische Durcharbeiten der Konflikte in der Übertragungssituation und die subjektiv wirksamen neuen Erfahrungen entwickeln sich neue Repräsentanzen und damit neue Strukturen. Patienten, die bereits mit Strukturdefiziten in die Behandlung kommen, verfügen jedoch nicht über prägnante innere Konflikte. Sie haben auf ihrer inneren Bühne keine Strukturen zur Verfügung, die diese Konflikte bilden könnten. Von daher sind in diesen Fällen Maßnahmen wie Struktur stabilisierende und Struktur fördernde Techniken dringend erforderlich. Aufschlussreich sind hier auch neuere psychoanalytische Konzeptualisierungen, bei denen die triadische Beziehungskapazität hervorgehoben wird (vgl. Kapitel 9).

Zusammenfassung

Es fällt auf, dass das Augenmerk der Arbeiten in den letzten Jahren vor allem auf gravierenden Störungsbildern liegt. Zur Erklärung der Psychodynamik wurden triebtheoretische, objektbeziehungstheoretische und selbstpsychologische Erklärungsmodelle herangezogen sowie Bindungsaspekte betont. Der gemeinsame Nenner ist dabei ein starker entwicklungspsychologischer Bezug im Denken: Ursachen werden häufig in Entwicklungskonflikten gesehen, die letztlich von allen Jugendlichen bewältigt werden müssen. Sie treffen auf eine Struktur, die durch diese zusätzlichen Aufgaben überfordert ist. In fast allen geschilderten Arbeiten wurde betont, dass Krankheitsphänomene und Entwicklungsthemen untrennbar miteinender verwoben sind. Vor allem drei Entwicklungsaufgaben: Die Auseinandersetzung mit dem reifendem Körper, die Identitätsbildung und die Ablösung von den Eltern erscheinen als potentiell besonders krisenbehaftet. Allerdings wurde auch offensichtlich, dass bei einem erheblichen Teil der Jugendlichen mit so schweren Krankheitsbildern frühe oder aktuelle Traumatisierungen vorlagen.

6. Kapitel Psychoanalytische Kompetenz oder: Was heißt analytisches Arbeiten?

In seinem Aufsatz »Die Marginalisierung der Kinderanalyse« kritisiert Windaus (1991), dass Erwachsenentherapeuten und Jugendlichentherapeuten sowohl in ihrer Ausbildung als auch in ihrer späteren Tätigkeit nur wenige Berührungspunkte haben. Das ist bedauerlich, denn sie könnten viel voneinander lernen. Schließlich gründen beide Berufsgruppen auf analytischen Konzepten und weisen eine gemeinsame Geschichte auf. In diesem Kapitel geht es um die Professionalisierung der analytischen Tätigkeit, wobei wir, von der Standardtechnik ausgehend, die therapeutische Kompetenz von Jugendlichentherapeuten genauer in den Blick nehmen werden. Seit der Entwicklung der analytischen Methode durch Freud haben sich Modifikationen in der Technik ergeben, die auch mit dem Krankheitswandel, der bei den Patienten zu beobachten ist, zusammenhängt. Die klassische Behandlungsmethode im Sinne einer hochfrequenten Langzeitanalyse ist heute weder für Erwachsene noch für Jugendliche eine häufige Behandlungsform. Dies hängt – neben dem Krankheitswandel – auch mit den Veränderungen zusammen, die im Zuge des Psychotherapeutengesetzes die Indikation und den Umfang von Behandlungen begrenzt haben.

Bevor auf die spezifische Umsetzung in der Jugendlichenbehandlung eingegangen wird (vgl. Kapitel 7), soll ein kurzer Abriss der psychoanalytischen Standardtechnik erfolgen, da sie den Hintergrund konturiert, vor dem Modifikationen in der Arbeit mit Jugendlichen zu sehen sind. Zur ausführlichen Lektüre seien die Arbeiten von Argelander (1974), Buchholz (1997) und Will (2006) empfohlen. Im weiteren Verlauf dieses Kapitels geht es um die Anna Freud-Melanie Klein-Kontroverse, die auf den Beginn der analytischen Arbeit mit Jugendlichen ausstrahlte, sowie um die psychoanalytische Kompetenz von Jugendlichentherapeuten. Darstellungen zum Berufsstand der analytischen Kinder- und Jugendlichentherapeuten, u. a. anhand der FOGS-Studie, und zu den spezifischen Kompetenzen, die Jugendlichentherapeuten benötigen, beschließen das Kapitel.

Was heißt psychoanalytisches Arbeiten?

Die Entwicklung des psychoanalytischen Theoriengebäudes ging Hand in Hand mit der Entwicklung der psychoanalytischen Behandlungsmethode und hat im Verlauf der über 40-jährigen Schaffensperiode Sigmund Freuds mehrere Modifikationen erfahren. So gibt es z.B. zwei Modelle des psychischen Apparates, zwei Angsttheorien (Meyer, 2005) und drei verschiedene Konzeptionen der Trieblehre (Seiffge-Krenke, 1997b), die u.a. durch Fortschritte in der Behandlungstechnik ausgelöst wurden. Die Standardmethode der Psychoanalyse hat sich ebenfalls aus verschiedenen Vorstufen historisch über einen längeren Zeitraum entwickelt und enthält – wie Freud in den Schriften zur Behandlungstechnik 1904 ausführt – noch deutliche Elemente ihrer Vorläufer, der kathartischen Methode und der Hypnose.

In der psychoanalytischen Behandlung arbeitet man den neurotischen Prozess rückwärts, dem Weg seiner Entstehung folgend, auf. Erklärtes Ziel ist es, verdrängte Konflikte wieder ins Bewusstsein zu heben und eine gangbare, nichtneurotische Lösungsmöglichkeit zu finden, um den Patienten – so Freud – wieder »liebes- und arbeitsfähig« zu machen. Bei der Beantragung einer psychoanalytischen Behandlung müssen eine Reihe von Indikationskriterien gegeben (Ich-Reife, gute Realitätstestung, reife Abwehrmechanismen), ein intrapsychischer Konflikt muss darüber hinaus gut erkennbar sein. Entsprechend diesen Indikationskriterien wurden vor allem Patienten mit neurotischen Krankheitsbildern behandelt. Übertragung, Widerstandsanalyse und analytische Neutralität haben einen anderen Stellenwert als in Behandlungen von Patienten mit ich-strukturellen Störungen oder Behandlungen, in denen an einem konkreten Fokus gearbeitet wird. Entsprechend sind auch in der Behandlung von Jugendlichen Modifikationen in der Technik notwendig, auf die detailliert in Kapitel 7 eingegangen wird. Dennoch ist es notwendig, sich die klassischen Parameter zu verdeutlichen, um zu verstehen, warum Veränderungen in Jugendlichenbehandlungen notwendig sind.

Das Setting, der Rahmen

Die Traumdeutung, für Freud der »Königsweg zum Unbewussten«, nimmt eine zentrale Stellung in der Behandlungstechnik ein, weil sie paradigmatisch die Arbeit des Unbewussten bei der Entstellung des latenten Traumgedankens (durch Mechanismen wie Verdichtung, Verschiebung und sekundäre Bearbeitung) sichtbar macht (Freud, 1917a; 1932). Nicht zufällig erlaubt der in der psychoanalytischen Standardtechnik geschaffene Rahmen daher eine künstliche, teilweise und kontrollierte Regression, die durch die liegende Haltung des Analysanden (Couch) und den völligen Ausfall einer visuellen Kontrolle über seinen Gesprächspartner (der Analytiker sitzt im rechten Winkel hinter ihm) gefördert wird. Bestimmte formale Elemente dieser psychoanalytischen Situation wie Frequenz, Ort und Dauer müssen konstant gehalten werden, und auch die durch bestimmte Regeln festgelegte Interaktion zwischen Patient und Analytiker – der Patient soll sich an die Grundregel halten und seine Einfälle frei und thematisch ungebunden oder unentstellt äußern; der Analytiker wiederum ist zur Abstinenz und frei schwebenden Aufmerksamkeit verpflichtet – verfolgt letztlich das Ziel, die analytische Arbeit am bewussten und unbewussten Material in überschaubaren und kontrollierbaren Grenzen zu halten.

Das Arbeitsbündnis

Wie Paula Heimann (1966) in ihren »Bemerkungen zum Arbeitsbegriff in der Psychoanalyse« ausführt, sind Therapeut und Patient ein Arbeitsteam mit einander ergänzenden Pflichten und Rechten in einem konstant gehaltenen Milieu. Als entscheidende Voraussetzung für eine sinnvolle therapeutische Arbeit gilt die Bereitschaft zum Behandlungsbündnis, das nach Greenson (2000) den nichtneurotischen, rationalen Rapport umfasst, den der Patient mit seinem Analytiker unterhält und der ihn zur Fortsetzung der Analyse ungeachtet seiner eigenen Widerstände veranlasst. Die Fähigkeit zum Behandlungsbündnis unterliegt im Verlauf der Analyse Schwankungen und hat erhebliche diagnostische Relevanz (Thomä & Kächele, 1997). Deshalb darf sie nicht mit dem bloßen Wunsch des Patienten nach Gesundung gleichgesetzt werden, denn sie ist motivational vielschichtiger und präsentiert sich auch im Unbewussten des Patienten (vgl. Kapitel 4). Man nimmt an, dass die gesunden Ich-Anteile des Patienten mit dem Analytiker das Behandlungsbündnis eingehen und der Analytiker gleichsam als Hilfs-Ich des Patienten das von ihm kommende Material deutet, d. h. übersetzt, rekonstruiert und interpretiert.

Es ist wichtig, zwischen Arbeitsbündnis und Übertragung zu unterscheiden (Heimann, 1957/1958). Das Arbeitsbündnis betrifft die nichtneurotischen Anteile des Patienten, die, wie erwähnt, mit dem Analytiker im Dienste der Gesundwerdung zusammenarbeiten. Die Übertragung bezieht sich demgegenüber auf das Wiederholen vergangener Beziehungen in ihrer neurotischen Qualität und ist wesentlich durch einen Verschiebungsmechanismus gekennzeichnet: Die gesunden Ich-Anteile gehen somit ein Arbeitsbündnis ein, die neurotischen versuchen dagegen, die analytische Situation im Sinne des neurotischen Konflikts umzugestalten.

Die Grundregel

In ihren »Hypothesen zur Wirksamkeit der psychoanalytischen Grundregel« verweisen Flader und Grodzicki (1978) darauf, dass die Grundregel ursprünglich von Freud als Ersatz für die Hypnose benutzt wurde, die – wenn auch nur bei einer begrenzten Zahl von Patienten – Erinnerungen und Vorstellungen lieferte, mit deren Hilfe die Umsetzung der Symptome und die Befreiung der Affekte gelangen. Auch heute ist die freie Assoziation eine wichtige Methode, um biographisch bedeutsames Material zutage zu fördern. Sie vollzieht sich allerdings keineswegs »frei«, sondern erfordert eine Ich-Spaltung des Patienten und geht mit mehr oder weniger starken Widerständen einher. Dieser Prozess begleitet nach Anna Freud (1936/2002) die analytische Arbeit, die im Wesentlichen als »Kampf um die Befolgung der Grundregel« verstanden werden kann.

Wechsel zwischen frei schwebender Aufmerksamkeit und Dialog

Die Arbeit des Analytikers, insbesondere sein Erkenntnisprozess, ist durch Paula Heimann (1969) präzisiert worden, die über frühere Arbeiten von Greenson (1961/1962) oder Fliess (1953) zum Phänomen der Empathie hinausgeht und den Erkenntnisprozess in verschiedene Teilfunktionen zerlegt: Paula Heimann sieht zunächst den Analytiker als teilnehmenden, zuhörenden Beobachter. Hier ist der Erkenntnisprozess durch das Primat der frei schwebenden Aufmerksamkeit mit den dazugehörigen Ich-Funktionen bestimmt. Diese Aufmerksamkeit erfasst das weite Gebiet der verbalen und nichtverbalen Mitteilungen des Patienten, vom unwillkürlichen Hinweis bis zur absichtlichen Aussage, und erlaubt dem Analytiker, darauf kognitiv und emotional zu reagieren. Sehr entscheidend ist, dass die empathische Einfühlung eine kurz dauernde, bewusste Identifizierung mit dem Patienten darstellt, um ihn zu verstehen und eine wirksame Deutung vorzubereiten. Der Analytiker tritt danach aus seiner Position als zuhörender Beobachter heraus und wird ein aktiver Partner, indem er etwas sagt. Zwischen diesen beiden Positionen alteriert er: Es gibt Strecken eines Dialogs, dann wieder streckenweise ein längeres Zuhören.

Evidenz und Deutung

Bereits während des Zuhörens folgt der Analytiker (so Heimann, 1969) seinem Patienten mit einem begleitenden Kommentar, der vorbewusste Elemente, Einfälle aus dem Unbewussten und Probedeutungen enthält. Nun geht es um den Gebrauch der Sprache, die Umwandlung des schweigenden in den gesprochenen Kommentar. Der Analytiker muss aus dem Verständnis der analytischen Situation und der Kenntnis der Biographie des Patienten zu einer Deutung gelangen und zugleich den richtigen Zeitpunkt, den richtigen Inhalt und die richtige Formulierung der Deutung finden. Weitere Erkenntnisprozesse des Analytikers erfolgen nach Heimann (1969) ohne direkten Kontakt mit dem Patienten, nämlich in der Zeit zwischen den Behandlungsstunden, u.a. beim schriftlichen Festhalten der Sitzung. Hier besteht der Denkvorgang in der Erforschung dessen, was sich in der Sitzung oder den Sitzungen ereignete. Tatsächlich bildet das, was der Analytiker tut, wenn er über eine in Gang befindliche Analyse nachdenkt bzw. die szenische Gestalt einzelner Stunden oder einer Serie von Stunden betrachtet, einen wesentlichen Teil seiner Arbeit. Es schließt die Prüfung der Bewertung des Materials, Überlegungen über die Korrektheit und Angemessenheit seiner Erinnerungen ein und enthält im Wesentlichen Kontrollaspekte auch bezüglich seines Evidenzgefühls (Argelander, 1974).

Erinnern, Wiederholen, Durcharbeiten

Die analytische Arbeit mit dem Patienten hat Freud mit der knappen Formulierung »Erinnern, Wiederholen, Durcharbeiten« umrissen: Der Patient erinnert vergangene Erfahrungen, belebt sie in der analytischen Situation und bearbeitet sie sukzessive. Durch die Übertragung, die »artifizielle Krankheit«, wird der ödipale Konflikt des Patienten in der analytischen Situation wiederholt und durch konsequentes Deuten und Durcharbeiten (Freud, 1914a) bewältigt. Das emotionale Wiederbeleben in der Übertragungsbeziehung ist ganz entscheidend. Affektloses Erinnern ist nach Freud (Breuer & Freud 1895/1991) wirkungslos. Ohne Affekt gibt es keine wirkliche Erinnerung, ist keine korrigierende emotionale Erfahrung möglich. Hilfen bei der analytischen Arbeit stellen bestimmte Interventionen des Analytikers dar, die neben der Konfrontation, der Klarifikation und dem Durcharbeiten vor allem die Deutung umfassen (Greenson, 2000). Die Unterschiede zwischen »erklären« und »verstehen« im Dialog mit dem Patienten wurden von Körner

(1985) beschrieben. In »Erinnern, Wiederholen, Durcharbeiten« (Freud, 1914a) wird außerdem betont, dass das Erkennen und Benennen des (Assoziations-) Widerstandes notwendig ist, dass man an der analytischen Grundregel festhalten muss und erst das Durcharbeiten des Widerstandes die eigentliche Veränderung herbeiführt.

Deutung und andere Interventionen

Der Deutung kommt als therapeutischem Instrument ein besonderer Stellenwert zu, da durch sie der Zugang zu unbewusstem Material möglich wird. Wie Sandler, Dare und Holder (2001, S. 96) bemerken, sind Analytiker »vorwiegend Zuhörer, gelegentlich Kommentatoren und nur sehr selten Deuter«. Freuds erste Äußerungen über die Deutung bezogen sich auf das Deuten von Träumen. Der Begriff betraf in diesem Zusammenhang das Verstehen und Rekonstruieren verborgener Quellen und Sinngehalte des Traumes *(latenter Trauminhalt)* aus der freien Assoziation des Patienten zur bewussten Erinnerung an den Traum *(manifester Trauminhalt)*. Später unterschied Freud die Deutung von der *Konstruktion*, in der man dem Analysanden ein Stück seiner vergessenen Vorgeschichte vorführt (Freud, 1937b). Im Unterschied zu allen anderen Kommentaren und Interventionen des Analytikers zielt die *Deutung* im Wesentlichen darauf ab, eine unbewusste Bedeutung bewusst zu machen. Sie ist eine besondere Form der Erklärung, die als wesentliche Strukturmerkmale die historische Genese eines Konfliktes, seine Widerspiegelung in der Übertragung und den bei der Bewusstwerdung auftretenden Widerstand einschließen muss. Dazu benutzt man folgende Aspekte des Verhaltens:

1. die Art des Sprechens und Schweigens
2. die Körperhaltung, Motorik, Sitz- und Lageveränderungen
3. den Charakter des Verbalisierens (wie Referate, Klagen, Diskussionsversuche)
4. den Grad der Spontaneität des Geäußerten
5. die emotionale Betroffenheit des Patienten
6. ausgeklammerte Bereiche

Mit seiner Deutung appelliert der Analytiker an die gesunden Ich-Anteile des Patienten und tritt für eine kontinuierliche Erneuerung des Arbeitsbündnisses ein. Weil Deutungen Interventionen sind, die Einsicht vermitteln sollen, müssen sie an teilweise Bekanntes anknüpfen. Im Gegensatz dazu wird bei der Konfrontation die Aufmerksamkeit des Patienten auf ein bestimmtes Phänomen gelenkt, das explizit gemacht wird und ihn dazu führt, etwas zu erkennen, dem er bisher ausgewichen war. Die Klarifikation kann sich an die Konfrontation anschließen. Hier geht es mehr darum, die psychischen Phänomene, mit denen der Patient konfrontiert wurde und die er nun bereitwilliger zur Kenntnis nimmt, in ein scharfes Licht zu rücken. Dazu gehört das Herausarbeiten wesentlicher Details.

Zeitpunkt und Qualität der Deutung

In der Frühzeit der Psychoanalyse teilte der Analytiker die Deutung und deren Erklärung dem Patienten mit, jedoch mehr im Sinne einer didaktischen Vermittlung. Als Freud dann 1911 bis 1915 seine ersten Arbeiten zur Technik schrieb, riet er, mit dem Deuten von Träumen und freien Assoziationen zu warten, bis Widerstände aufgetreten sind. Von diesem Zeitpunkt an unterschied Freud zwischen Deutung und Mitteilung einer Deutung (Freud, 1926b, S. 248):

> »Wenn Sie die richtigen Deutungen gefunden haben, stellt sich eine neue Aufgabe her. Sie müssen den richtigen Moment abwarten, um dem Patienten Ihre Deutung mit Aussicht auf Erfolg mitzuteilen. […] Sie begehen einen schweren Fehler, wenn Sie […] dem Patienten Ihre Deutungen an den Kopf werfen, sobald Sie sie gefunden haben.«

Da bei einer Deutung auch Widerstand und Abwehr angesprochen werden, muss der Analytiker die Form und die Wirkung der Deutung mit bedenken, wenn er sich zu einer Mitteilung seiner Hypothese entschließt. Dies wurde in der knappen Formel *was*, *wann* und in *welcher Form* zusammengefasst (W. Reich, 1933; A. Freud, 1936/2002; Greenson, 2000). Im Allgemeinen unterscheidet man zwischen *Inhaltsdeutungen* (der Übersetzung eines manifesten Materials in seinen tieferen Sinngehalt, gewöhnlich mit Betonung infantiler sexueller und aggressiver Wünsche), *Symboldeutungen* (Übersetzung der symbolischen Bedeutung von Träumen und Fehlleistungen) und *Abwehrdeutungen*, die auf die Widerstandsanalyse abzielen. Zu den wichtigsten inhaltlichen Deutungen zählen die *Übertragungsdeutungen*.

Übertragungsbeziehung

Die *Übertragung* ist bekanntlich das zentrale Vehikel der Psychoanalyse; Verständnis und Analyse der Übertragungsbeziehung sind das Kernstück jeder Behandlung. Die Übertragung bezieht sich auf alle Gefühle des Patienten gegenüber seinem Analytiker. Dies sind Gefühle, die der Patient in Interaktion mit anderen Individuen in seiner Vergangenheit erlebt hat und die bedingt durch den Wiederholungszwang (Freud, 1920) in der therapeutischen Sitzung neu aufleben - hinsichtlich des substitutionellen Charakters erkennbar als realitätsunangemessen, infantil und ambivalent - an Merkmalen also, die deutlich auf ihre kindliche Herkunft verweisen (Heimann, 1957/1958).

Das Konzept der Übertragung wurde in verschiedenen historischen Epochen und aus der Sicht unterschiedlicher Schulen verschieden weit gefasst. Im Zusammenhang mit den »Studien über Hysterie« definierte Freud (Breuer & Freud, 1895/1991) die Übertragung zunächst als teilweise unbewusste Neuauflage früherer Phantasien, die erotisch und feindselig sein können und direkt oder sublimiert zum Ausdruck kommen. Er entdeckte die Übertragung an der Analyse mit Anna O. und erlebte sie zunächst als Hindernis, bemerkte dann aber die bei der Neuauflage von Gefühlsbeziehungen entstehende »falsche Verknüpfung«. In der »Dynamik der Übertragung« (1912) hat er das prinzipiell Ubiquitäre dieses Phänomens herausgearbeitet und darauf verwiesen, dass die regressiven Anteile der psychoanalytischen Situation, verbunden mit der mangelnden Realitätsprüfung, zu einer besonderen Manifestation, der so genannten »Übertragungsneurose«, der »artifiziellen Krankheit« führen (Freud, 1914a). In einer späteren Arbeit betont Freud (1938) besonders die Ambivalenz der Übertragung und die Reinkarnation der Elternpersonen in der Person des Analytikers. Es sei Aufgabe des Therapeuten, als neues und besseres Über-Ich des Patienten zu fungieren.

Die zunehmende Bedeutung der Übertragungsanalyse im Zusammenhang mit Fortschritten der Ich-Psychologie veranlasste andere Analytiker, den Übertragungsbegriff zum Zwecke besseren Verständnisses klinischer Phänomene zu erweitern und zu verfeinern. Anna Freud schlug in ihrem Buch »Das Ich und die Abwehrmechanismen« (1936) eine Differenzierung der Übertragungsphänomene vor. Die Übertragung, wie sie Freud formuliert hatte, bildete dabei eine Hauptkategorie, als weitere Form wurde die *Übertragung von Abwehr* beschrieben. Hierzu zählt die Wiederholung jener Maßnahmen, die der Patient in seiner Kindheit getroffen hat, um sich vor den schmerzlichen Folgen seiner infantilen sexuellen und aggressiven Wünsche zu schützen. Anna Freud unterschied ferner ein *Agieren in der Übertragung*, bei dem sich eine Steigerung der Übertragung in Handlungen des täglichen Lebens umsetzt. So können Gefühle und Wünsche gegenüber dem Analytiker, die im Verlauf der Behandlung aufgetaucht sind, gegenüber anderen Personen in Szene gesetzt werden. Insgesamt bemerken wir in der Psychoanalyse eine starke Tendenz, den Übertragungsbegriff zu erweitern, die vor allem von der so genannten englischen Schule ausging und *alles* spätere Verhalten weitgehend als Wiederholung früherer Erlebnisse ansah (z. B. Klein, 1932; Glover, 1937). Andere Autoren plädieren dagegen für eine Anlehnung an die Freud'sche Fassung und damit für eine Begrenzung des Übertragungsbegriffes auf Ereignisse *innerhalb* der analytischen Situation.

Formen und Phasen der Übertragung

Später wurden unterschiedliche Übertragungsformen bei verschiedenen Krankheitsbildern herausgearbeitet (z. B. Fromm-Reichmann, 1950; Ferenczi, 1912; Beckmann, 1974) und prozessuale Aspekte unterschieden. Argelander (1974) hat drei verschiedene Stadien aufgezeigt: Eine anfängliche *positive Übertragung* mit feindseligem Hintergrund, eine folgende Phase mit überwiegend *negativer Übertragung* und eine abschließende Phase, in der positive und negative Gefühle neutralisiert werden. Als klinisch besonders aufschlussreich erwiesen sich Entdeckungen negativer, destruktiver Anteile in Übertragungsbeziehungen, die vordergründig positiv erscheinen mögen, wie die sog. *pseudopositive Übertragung* (A. Reich, 1951), die *erotisierte Übertragung* (Greenson, 2000) und die sich über den Beginn einer Behandlung hinaus erstreckenden »analytischen Flitterwochen« (vgl. Sandler, Dare & Holder, 2001). Narzissmustheoretiker wie Kohut (1979a) haben weitere spezifische Übertragungsformen wie die *Spiegelübertragung*, die *Zwillingsübertragung* u. ä. beschrieben. Auch die unterschiedliche technische Handhabung der Übertragung spiegelt im Grunde die konzeptionellen Unterschiede in der Definition des Übertragungsbegriffs wider (z. B. Ferenczi, 1912; Glover, 1937; Horney, 1936).

Gegenübertragung: Historisches

Die Gegenübertragung wurde von Freud (1905b) zwar bereits bei seiner Arbeit mit hysterischen Patienten, vor allen Dingen am »Fall Dora« bemerkt, entdeckt wurde sie aber erst 1910, als er in seinen eigenen Komplexen und Widerständen eine

Behinderung der Analyse mit Ferenczi feststellte. Die Gegenübertragung wurde also erst 15 Jahre später als die Übertragung entdeckt. Hatte Freud früher die Übertragung des Patienten als Hindernis für dessen freie Assoziation aufgefasst, so wertete er nun die Gegenübertragung als Hindernis für das angemessene Verstehen des Patienten und die frei schwebende Aufmerksamkeit und stellte sie auf die gleiche Stufe mit dem Widerstand des Patienten. Freud hat also – im Gegensatz zu heutigen Analytikern – die Gegenübertragung nie als wirkliches Werkzeug für die analytische Situation begriffen, sondern als Widerstand gegen die Mobilisierung eigener unbewusster Konflikte durch den Patienten. Seine »blinden Flecken« führten zur Beeinträchtigung der analytischen Arbeit: »Jeder Psychoanalytiker kommt nur so weit, als seine eigenen Komplexe und inneren Widerstände es gestatten« (Freud, 1911, S. 108). Freud schlug zur Bewältigung zahlreiche Maßnahmen vor: Die ständige Selbstanalyse (1911), die Abstinenz des Analytikers (1912), die Lehranalyse (1926b) und ihre Wiederholung alle fünf Jahre (1912). Es war eine bedeutende Fortentwicklung des analytischen Denkens, als die Gegenübertragung als entscheidendes Mittel zum Verständnis des Patienten entdeckt wurde. Die Gegenübertragung hat sich inzwischen neben der Übertragung als wertvollste Quelle zum Erfassen des Unbewussten des Patienten herausgestellt (A. Reich, 1951) und beispielsweise die Entdeckung negativer Anteile in positiven Übertragungen überhaupt erst möglich gemacht (Heimann, 1957/1958).

Gegenübertragung: Von der »Restneurose« zum wichtigen Instrument

Paula Heimann (1950) war die erste, die ausdrücklich die positive Bedeutung der Gegenübertragung dargestellt hat. Dieser und ihr später erschienener Aufsatz (Heimann, 1960) müssen als Marksteine einer veränderten Auffassung von Gegenübertragung hervorgehoben werden. Sie führt darin den Nachweis, dass die Reaktionen des Analytikers als erster Hinweis auf das nützlich sein können, was im Patienten abläuft:

> »Das Unbewußte des Analytikers versteht das des Patienten. Diese Beziehung in der Tiefenschicht kommt in Form von Gefühlen an die Oberfläche, die der Analytiker als Reaktion auf seinen Patienten, als seine Gegenübertragung, bemerkt« (Heimann, 1950, S. 82).

Paula Heimann betrachtet die Gegenübertragung im Zusammenhang mit *allen* Gefühlen, die der Analytiker in Bezug auf seinen Patienten erlebt. Sie ist eine Vertreterin der totalistischen Auffassung von Gegenübertragung, die auch von Balint (1966) und Kohut (1971) geteilt wird. Die so genannte klassische Auffassung grenzt die Gegenübertragung auf die unbewusste Reaktion des Analytikers auf die Übertragung des Patienten ein (z. B. A. Reich, 1951; Gitelson, 1952; Fliess, 1953). Eine dritte Gruppe, zu der Greenson (1974) gehört, sieht in der Gegenübertragung das Gegenstück der Übertragung des Patienten, d. h. die Übertragung eigener infantiler Einstellungen des Analytikers auf den Patienten. Andere Autoren streichen die Persönlichkeitsmerkmale des Analytikers heraus, die sich in der Analyse widerspiegeln (»persönliche Gleichung« nach Balint, 1966). Während die begriffliche Unterscheidung zwischen Übertragung und Gegenübertragung gut möglich ist, sind beide »im aktuellen Leben untrennbar miteinander verschmolzen […] und verweisen darauf, dass die analytische Situation eine Zweierbeziehung ist« (Heimann, 1964, S. 488).

Diese funktionale Einheit ist notwendig zum Verständnis des analytischen Prozesses. Sie besagt jedoch auch, dass Gegenübertragungsreaktionen während des gesamten Verlaufs einer Behandlung existieren. Die ständige Selbstbeobachtung des Analytikers im Hinblick auf seine Gefühle und Einstellungen dem Patienten gegenüber ist nicht nur von großem diagnostischem Wert; unanalysierte eigene Gegenübertragungsreaktionen können auch zu Schwierigkeiten in der Behandlung wie Kollusionen (Willi, 1975) oder einer *folie à deux* führen. Zu diesen bedenklichen Formen kann es kommen, weil der Patient den Analytiker »in der Übertragung auf vielfältigen subtilen Wegen zu ganz bestimmten Verhaltensweisen drängt, wobei er unbewusst seine Wahrnehmung der Reaktionen des Analytikers prüft und sich ihnen anpasst« (Sandler, 1976, S. 299). Die Annahme der Übertragung kann daher – auf dem Boden der eigenen analysierten Gegenübertragung – nur eine »kontrollierte Übernahme der Rolle sein, die einem der Patient aufzwingt« (Sandler, ebd., S. 302). Der Differenzierung zwischen neurotischen und nichtneurotischen Anteilen der Gegenübertragung des Therapeuten kommt dabei eine wichtige Rolle zu.

Gegenübertragung: Patientenmerkmale und Handhabung

Zunächst beschäftigte man sich mit der Systematisierung von Gegenübertragungsreaktionen bei verschiedenen Abwehrformen. So etwa hinterlassen zwanghafte und paranoide Patienten durch ihre misstrauische und feindselig-provokante Haltung beim Analytiker das Gefühl, hilflos und unbrauchbar zu sein, und führen typischerweise zu zwei unterschiedlichen Reaktionen: Man fühlt sich eingeschüchtert oder man will den Patienten beeindrucken. Auch eigene ungelöste Konflikte des Analytikers wie abgewehrter Sadismus, Omnipotenzwünsche und homosexuelle Regungen im Sinne einer Restneurose oder neurotischen Gegenübertragung wurden beschrieben (Kernberg, 1979). Gegenübertragungsreaktionen wurden also verstärkt reflektiert und in ihrer Bedeutung für das Verständnis der Störung des Patienten analysiert. Die technische Handhabung der Gegenübertragung fällt – dem jeweiligen Zugang entsprechend – verschieden aus. Auch bezüglich der Frage, ob die eigenen Gegenübertragungsreaktionen mit dem Patienten besprochen werden sollen, finden wir unterschiedliche Meinungen (Heimann, 1950; 1966; Sandler, Dare & Holder, 2001).

Widerstand und Abwehr

Neben der Übertragung ist die *Widerstandsanalyse* des Patienten wesentliches Vehikel des analytischen Prozesses. Nicht selten erfährt der Analytiker aus der Betrachtung seiner eigenen nichtneurotischen Gegenübertragung entscheidende Hinweise für dieses sich mit der Übertragung parallel vollziehende Phänomen – etwa dann, wenn er subjektiv den Eindruck hat, die Analyse komme nicht voran.

Während die Übertragung auf den Erhalt der Behandlungsbeziehung abzielt, ist der Widerstand gegen den Behandlungsprozess gerichtet (»Die Heilung wird vom Ich wie eine neue Gefahr behandelt«; Freud, 1937a). Seine wesentlichen Qualitäten sind Schutz (»Das Nichtwissen des Hysterikers ist ein Nichtwissenwollen«; Freud, 1895), beharrliche Wirksamkeit (»Die Kur geht unter beständigem Widerstande vor sich«; Freud, 1909b) und auffallende Entstellung (»Je größer der Widerstand, desto ausgiebiger die Entstellung«; Freud, 1904). Der Widerstand wirkt also nicht nur gegen das Auftauchen einer Triebregung, sondern führt auch zu deren Entstellung und hat in etwa die gleiche Funktion wie der Zensor im Traum.

Der Widerstand wurde parallel zur Übertragung im Zusammenhang mit den »Studien zur Hysterie« entdeckt. Etwa zum gleichen Zeitpunkt tauchte der Begriff der Abwehr (zunächst noch als »Abwehrpsychose«) 1895 auf und wurde bis 1926 synonym mit »Verdrängung« verwendet. Erst in »Hemmung, Symptom und Angst« (Freud, 1926a) wurde scharf zwischen Abwehr und Verdrängung unterschieden. Anna Freud legte schließlich 1936 eine Systematisierung der Abwehrmechanismen vor, in der sie zehn verschiedene Formen der Abwehr, darunter die Verdrängung, unterschied.

Trotz enger Beziehungen zwischen den Konzepten »Widerstand« und »Abwehr« ist darauf zu verweisen, dass es sich keinesfalls um Synonyme handelt: Die Abwehr kann als Teil der psychischen Struktur eine notwendige produktive und stützende Funktion haben (A. Freud, 1936/2002), während der Widerstand den Status quo einer Neurose stützt. Als Widerstandsmotive werden die Gefahren der Wiederbelebung schmerzlicher Vorstellungen und Affekte sowie unangenehmer Triebregungen gesehen.

Quellen und Deutung des Widerstands

Im Vergleich zum Konzept der Abwehr hatte Freud dem Widerstand wesentlich größere Bedeutung beigemessen und die Deutung von Widerstand und Übertragung als spezifische Eigentümlichkeiten seiner Technik betrachtet. Die *Übertragungswiderstände* wurden daher von ihm als die stärksten Hindernisse auf dem Wege zur psychoanalytischen Behandlung angesehen:

> »[...] der Analysierte [wird] aus seiner realen Beziehung zum Arzte herausgeschleudert, sobald er unter die Herrschaft eines ausgiebigen Übertragungswiderstands gerät, er [nimmt] sich die Freiheit heraus, die psychoanalytische Grundregel zu vernachlässigen [... vergisst] die Vorsätze, mit denen er die Behandlung angetreten hat [...] logische Zusammenhänge und Schlüsse [werden ihm] nun gleichgültig« (Freud, 1912, S. 370).

Zu jener Zeit unterschied Freud hinsichtlich der Quellen des Widerstands hauptsächlich zwischen Übertragungs- und Verdrängungswiderstand. Während Übertragungswiderstände verschwunden sein und durch Übertragungsbindungen er setzt werden können, die das Behandlungsbündnis stärken, sind *Verdrängungswiderstände* als stets gegenwärtige, wenn auch fluktuierende Kräfte zu verstehen, die den Zielen einer Behandlung entgegenwirken. 1926 unterschied Freud fünf Hauptquellen bzw. -arten des Widerstands:

1. *Verdrängungswiderstand:* Das Bedürfnis, sich vor Triebregungen, Erinnerungen und Gefühlen zu schützen, die schmerzlich und bedrohlich sind; Ausdruck des primären Krankheitsgewinns; am Ausfall der freien Assoziation zu erkennen, die eine ständige Gefahrenquelle darstellt.
2. *Übertragungswiderstand:* Ähnlich wie 1; bezieht sich jedoch vor allem auf den Analytiker und verhindert die Wiederbelebung infantiler Regungen, bemerkbar am bewussten Zurückhalten von Gedanken über den Analytiker.

3. *Widerstand aus sekundärem Krankheitsgewinn:* Der Patient weigert sich, Vorteile und Befriedigung aus dem Kranksein (Mitgefühl der anderen, Pflege und Entlastung von Pflichten) aufzugeben.
4. *Es-Widerstand:* Widerstand der Triebregungen gegenüber jeglicher Veränderung; Veränderung ihrer Modalität und Äußerungsweise, z. T. bedingt durch die lange Geschichte/Dauer des Symptoms.
5. *Über-Ich-Widerstand:* Entstammt dem Schuldgefühl und Strafbedürfnis des Patienten; für Analytiker am schwersten zu erkennen und zu handhaben; bildet die Erklärung für anscheinend paradoxe Reaktionen des Patienten wie negative therapeutische Reaktionen (vgl. Kapitel 7).

Grobe und feine Widerstände, Widerstandsanalyse

Eine Untersuchung der analytischen Literatur nach Freud ergab, dass der Begriff des Widerstands in der Psychoanalyse im Wesentlichen unverändert geblieben ist; die Formen jedoch, die der Widerstand annehmen kann, sind differenziert worden. So etwa hat W. Reich (1933) die Rigidität des Widerstands besonders herausgearbeitet (»Charakterpanzerung«), Fenichel (1945) die Akutheit und Glover (1955) die Auffälligkeit. Er unterscheidet zwischen »groben« Widerständen (wie Abbruch der Behandlung, Verspätung, Stundenausfall, Schweigen, Weitschweifigkeit, Missverstehen und Einschlafen) und »weniger auffallenden« Widerständen (wie scheinbare Zustimmung zu allem, was der Analytiker sagt, Anbieten von interessantem Material wie Träumen ohne wirkliche Beteiligung). Eine wichtige Erweiterung ist auch die Unterscheidung von intellektualisierenden Widerständen (Deutsch, 1939; vgl. dazu auch die Ausführungen Abrahams, 1971). Ebenso wie das unaufhörliche Sprechen kann aber auch das Schweigen des Patienten im Dienste des Widerstandes stehen (Cremerius, 1969).

In der Psychoanalyse werden Widerstände, wenn ihre Herkunft klar ist, durch Deutungen und andere Interventionen des Analytikers überwunden. Zacharias (1967) hat in Anlehnung an die Weisung Freuds, keine inhaltliche Deutung zu geben, wenn eine Widerstandsdeutung angebracht wäre, eine Methode der deskriptiven Widerstandsbearbeitung vorgestellt, die zunächst auf die Deutung verzichtet und das reine Widerstandsverhalten beschreibt. A. Reich (1951) hat gefordert, man müsse dem Patienten bewusst machen, *was*, *wie* und *warum* abgewehrt wird.

Welche Bedeutung der Widerstandsanalyse zukommt, lässt sich daran ermessen, dass man für das Scheitern einer Behandlung hauptsächlich zwei Gründe ins Feld führt: Die zu frühe Widerstandsdeutung und das Misslingen der Auflösung der Übertragung. In »Erinnern, Wiederholen, Durcharbeiten« (1914a) hat Freud unterstrichen, dass »das Erkennen und Benennen des Widerstandes nicht schon dessen Auflösung zur Folge hat. Er muss durchgearbeitet werden, indem man ihm zum Trotze die Arbeit nach der analytischen Grundregel fortsetzt. Das Durcharbeiten des Widerstandes hat die größte veränderliche Kraft« (Freud, 1914a, S. 135). Dies gilt nach Freud besonders für Es-Widerstände, die erfahrungsgemäß träge sind und sich besonders langsam auflösen.

Veränderungen: Die klassische psychoanalytische Technik und ihr heutiger Einsatz

Gegenstand dieses Buches ist die Theorie und die Technik in der therapeutischen Behandlung von Jugendlichen. Bevor wir auf die Voraussetzungen dieser Arbeit und das Berufsbild des Jugendlichentherapeuten näher eingehen, ist es sinnvoll, sich kurz zu vergegenwärtigen, wo die Erwachsenenpsychotherapie heute steht. Die Prognos-Studie von 1992, an der überwiegend DPV-Mitglieder teilnahmen, fand einen Aufsehen erregenden »Drittel-Befund«: Jeweils ein Drittel der DPV-Mitglieder führte entweder je keine (31 %), ein bis zwei (32 %) oder drei und mehr (34 %) vierstündige Analysen durch. König, Schraivogel und Wegner (1993) legten eine Nachuntersuchung der Prognos-Studie im Tübinger Raum vor und fanden vergleichsweise viele hochfrequente Behandlungen (42 %), die auch relativ lange dauerten (86 % dauerten über mehr als 300 Std.). Bereits 1995 machten allerdings klassische Analysen (300 Sitzungen, Frequenz 2 bis 4 Sitzungen pro Woche) nur noch 18 %, tiefenpsychologisch fundierte Therapie (100 Sitzungen, Frequenz 1 bis 2 Sitzungen pro Woche) dagegen 82 % der Behandlungen aus (Fürstenau, 2001). Im Zuge der Veränderungen durch das Psychotherapeutengesetz wurden in der Folge weiterhin deutlich weniger Patienten mit der klassischen Technik behandelt. Wie eine Übersicht in *Forum Psychoanalyse* vor einigen Jahren zeigte, wird die klassische Psychoanalyse nur noch in 2 bis 10 % der Erwachsenenbehandlungen durchgeführt, wobei zwei Sitzungen pro Woche die Regel sind.

Allgemein zeigt die Literatur zu Erwachsenenbehandlungen (Thomä & Kächele, 1997), dass die beiden Behandlungsformen, Analyse und analytische Psychotherapie, einander näher gekommen sind. Davon zeugt, dass die Autoren die beiden Begriffe synonym verwenden. Die Psychoanalyse hat Techniken absorbiert, die früher als psychotherapeutisch galten. Gemeint sind damit eine insgesamt größere Flexibilität der Therapeuten, mehr unterstützende Modalitäten, um die Formen der Übertragung zu regulieren, und eine stärkere Aktivität des Therapeuten. Dass sich das Interesse an analytischer Psychotherapie intensiviert hat, ist auf den wachsenden Konkurrenzdruck durch andere Therapieverfahren und die realen Umstände notwendiger Kostenersparnis zurückzuführen. Der Wandel begann aber schon vor einigen Jahrzehnten mit der zunehmenden Bedeutung des Konzepts der Gegenübertragung als analytisches Handwerkszeug und vollzog sich weiter mit den Erkenntnissen der Selbstpsychologie, der Säuglingsforschung und der Bindungstheorie. Aus diesen Bereichen stammt die Betonung der Wichtigkeit von Empathie und »affect attunement« (Gefühlsabstimmung; Milch, 1997).

Es fanden Entwicklungen in der psychoanalytischen Theorie statt, ohne dass es notwendigerweise zur radikalen Spaltung gekommen ist. Das Interesse richtet sich nicht nur auf die Psychoanalyse, sondern auch auf angrenzende Wissenschaften, in denen geforscht wurde. Während sich die Psychoanalyse früher in einer »splendid isolation« mehr oder weniger nach außen abzuschotten pflegte, finden wir jetzt eine Öffnung zu vielen Horizonten, wie Neurobiologie, Familiensoziologie, Bindungsforschung..

Die Veränderungen im Beruf des Psychoanalytikers (Mertens, 1997) wurden positiv rezipiert. Neuere Arbeiten beachteten verstärkt Konzepte des szenischen Verstehens (Drews, 2001) und der Abwehrmechanismen (König, 1997). Ähnlich wie beim Konzept der Übertragung finden wir auch bei der Gegenübertragung gegenwärtig eine unterschiedlich breite Fassung des Begriffs und einen Wandel von der Sicht als Störfaktor des analytischen Fortschritts bis hin zu ihrer Betrachtungsweise als einer wirkungsvollen therapeutischen Möglichkeit. Inzwischen werden Übertragung des Patienten und Gegenübertragung des Therapeuten als funktionelle Einheit begriffen. Arbeit *an* der Übertragung wurde zur Arbeit *in* der Übertragung (Körner, 1989). Übertragung wird heute als ein Prozess der allmählichen Annäherung in der Interpretation gesehen, als wechselseitige Korrektur der Sichtweisen von Patient und Therapeut: »analytic exchange at its best« (Fingert Chused, 1992, S. 278). Da die Deutung eine von beiden geteilte Wahrnehmung des psychoanalytischen Prozesses bewirken soll (Gilch-Geberzahn, 1998) muss sie taktvoll entwickelt werden. Viele Arbeiten beschäftigen sich mit Gegenübertragungsphänomenen, die sehr offen gehandhabt werden, wie etwa die Müdigkeitsreaktionen in der Gegenübertragung (»Der Schlaf des Analytikers«; Zwiebel, 1992). Die Bion'schen Konzepte des »contained-container« werden gegenwärtig stark rezipiert, so seine Empfehlung für die frei schwebende Aufmerksamkeit (»no memory, no desire«; Bion, 1967b, S. 23), und die Gegenübertragung wird in enge Beziehung zur projektiven Identifikation (Klein, 1957) gerückt. Die theoretischen Weiterentwicklungen der analytischen Technik, die bereits in vorangegangenen Abschnitten anklangen, wurden in den letzten Jahren besonders durch die Behandlung von Patienten mit spezifischen Störungsbildern wie ich-strukturellen Störungen (Rudolf, 2004) oder Traumatisierungen (Reddemann & Sachsse, 1997) notwendig sowie durch neue Aufgabenfelder, die sich eröffneten (Fürstenau, 2001), wie die Institutionsberatung.

Berufsbild und Tätigkeit des Jugendlichen-Psychotherapeuten

Ist bei Jugendlichen eine analytische Behandlung angezeigt, so geht es, auch wenn Abweichungen der klassischen analytischen Technik angewandt werden, um das Benennen und Zuordnen von Gefühlen, um korrigierende emotionale Erfahrungen, aber auch – im begrenzten Maße – um Deuten und Durcharbeiten von Übertragung und Widerstand in einem festen Rahmen. Während in England Jugendlichen-Psychoanalysen noch recht häufig durchgeführt werden und mehrjährige hochfrequente Analysen sowohl im Anna Freud Centre (Fonagy & Target, 1996) als auch in der Tavistock Clinic (Usiskin, mdl. Mitteilung) keine Seltenheit sind, wird für die USA gemutmaßt, dass gegenwärtig nur noch sehr wenige jugendliche Patienten mit dieser traditionellen Technik behandelt werden. In Deutschland hat die FOGS-Studie rund 10 % hochfrequenter Behandlungen ermittelt, was etwas unter dem Stand bei Erwachsenenbehandlungen liegt.

Was unterscheidet die tiefenpsychologisch fundierte von der analytischen Psychotherapie im Jugendalter?

Beide Therapieverfahren, die analytische und die tiefenpsychologisch fundierte Psychotherapie, setzen Fähigkeiten zur Einsicht voraus, die vom Alter und dem Entwicklungsstand abhängig und an eine durchschnittliche kognitive Ausstattung gebunden sind. Fähigkeiten zur Selbstreflexion und Selbstdistanzierung, die es ermöglichen, sich auch schmerzlichen und unangenehmen Gefühlen zu stellen, sind für eine analytische Psychotherapie unabdingbar. In einer tiefenpsychologisch fundierten Psychotherapie können sie ein Behandlungsziel sein.

Analytische Psychotherapie im Jugendalter richtet sich auf die neurotische Problematik, den neurotischen Konfliktstoff und die neurotische Struktur des Patienten. Das therapeutische Geschehen wird mit Hilfe von Übertragung und Gegenübertragung bzw. Widerstandsanalyse unter Nutzung regressiver Prozesse in Gang gesetzt und gefördert. Der analytische Prozess wird dabei von zentralen Übertragungs- und Gegenübertragungskonflikten bestimmt, deren Bearbeitung dann zu strukturellen Veränderungen führt. Da auch und besonders bei Jugendlichen gegenwärtige Beziehungen den therapeutischen Prozess mit bestimmen, kommt der aktuellen Beziehungsgestaltung besondere Bedeutung zu.

Tiefenpsychologisch fundierte Psychotherapie ist eine Behandlung mit variabler Zeitdauer und Frequenz. Die unbewusste Dynamik aktuell wirksamer neurotischer Konflikte und die Einsicht in gegenseitig wirksame zwischenmenschliche Konfliktkonstellationen sollten im Mittelpunkt der Bearbeitung stehen, deren Ziel in einer partiellen Umstrukturierung mit Auf- und Ausbau von Ich-Fähigkeiten besteht. Die Therapie ist häufig auf Teilziele beschränkt, z. B. bei Kurzzeittherapie (KZT). Die Übertragung wird zwar berücksichtigt, steht aber nicht im Zentrum der Therapie. Es wird überwiegend an Beziehungen zu anderen, seltener an der Übertragungsbeziehung zum Therapeuten und noch seltener an der Übertragungs-/Gegenübertragungsbeziehung gearbeitet. Im Vordergrund steht das Bemühen um eine positive therapeutische Beziehung. Eine Sonderform ist die stützende und bewältigungsorientierte Behandlung, die zu einem neuen Umgang mit realen Alltagskonflikten führen soll. Stützende Maßnahmen zielen insbesondere auf die Entwicklung und Stärkung des Ichs und die Entwicklung und Stärkung kognitiver Fähigkeiten ab. Dabei kommt der Fähigkeit zur Realitätsprüfung, zur Impulssteuerung und zur Affektwahrnehmung eine besondere Bedeutung zu.

Historische Entwicklung und gegenwärtiger Stand

Bis Ende 1999 wurden 75 % aller Kinder- und Jugendlichen-Psychotherapien als analytische Psychotherapien beantragt und in der Regel so in der Stellungnahme des Gutachters befürwortet, auch wenn mehr als 40 % die Behandlung im Zeitraum der ersten 70 bzw. 90 Behandlungsstunden abschlossen (Borowski, 2002). Bis Ende 1998 gab es im Wesentlichen nur analytische Kinder- und Jugendlichen-Psychotherapeuten; die Fachgruppe »Tiefenpsychologisch fundierte Psychotherapie im Kindes- und Jugendalter« existierte bis dahin noch nicht. Die beiden Begriffe »tiefenpsychologisch fundiert« und »analytische Psychotherapie« sind international nicht gebräuchlich und haben ihren Ursprung im Kassenrecht, wie es in der Bundesrepublik Deutschland organisiert wird. Die derzeit gültigen Psychotherapie-Richtlinien differenzieren allerdings nicht zwischen der tiefenpsychologisch fundierten und der analytischen Kinder- und Jugendlichen-Psychotherapie. Im Kommentar zu den Psychotherapie-Richtlinien (Faber & Haarstrick, 2002) wird darauf hingewiesen, dass eine klare Differenzierung zwischen den beiden Behandlungsformen nicht zu begründen sei. Folgerichtig wird auch beim Umfang der zu bewilligenden Behandlungsstunden nicht differenziert. Eine Umfrage unter den Gutachtern in den letzten Jahren zeigt, dass 10000 Anträge für analytisch-tiefenpsychologische Psychotherapie für die Behandlung von Kindern und Jugendlichen gestellt wurden, etwa ein Sechstel davon als explizit tiefenpsychologisch fundiert; weitere 1000 für Verhaltenstherapie (Streeck-Fischer, 2002b). Seit In-Kraft-Treten des Psychotherapeutengesetzes 1999 sind diese Zahlen zugunsten der tiefenpsychologisch fundiert beantragten Behandlungen weiter gestiegen.

Die Ausbildungsinstitute, in denen die Qualifikationen zur analytischen und tiefenpsychologisch fundierten Psychotherapie von Kindern und Jugendlichen erworben werden können, versuchen überwiegend, beide Ausbildungsgänge miteinander zu verklammern. Mertens (2001) bezieht sich auf die von Kernberg postulierten Ausbildungsanforderungen höchsten Standards für Kliniker der psychoanalytischen Psychotherapie und versucht, die schwierigen Bedingungen für Therapeuten und Patienten in den niedrigfrequenten Psychotherapien transparent zu machen. Das gilt für die analytische, besonders aber natürlich für die tiefenpsychologisch fundierte Psychotherapie. Ihre Schlussfolgerungen sind, dass modifizierte therapeutische Behandlungen sehr viel Wissen und Erfahrung erfordern und als integriertes Konzept gelehrt werden sollten. Deshalb sollte es keine reduzierte Ausbildung für die Ausübung niedrigfrequenter Behandlungen geben. Die Erfahrung höherfrequenter Behandlungen in der Ausbildung, so betont die Autorin, bringe auch eine Erleichterung in der Arbeit mit den modifizierten Formen der Therapie mit sich. Der Ausbildungsstand sollte, so Mertens (2001), durch eine ausreichend lange Selbsterfahrung, sprich Lehranalyse, und profundes psychoanalytisches, klinisches und theoretisches Training gekennzeichnet sein – aus Gründen der Verantwortung gegenüber dem Patienten, aber auch aus Gründen der Verantwortung für die eigene Qualifikation und Kompetenz sowie zur berufspolitischen Selbstbehauptung.

Die Anna Freud-Melanie Klein-Kontroverse

Möglicherweise hängt die Tatsache, dass zwischen Psychoanalyse und tiefenpsychologisch fundierter Therapie in der Kinder- und Jugendlichenbehandlung in der Vergangenheit weder formal noch inhaltlich unterschieden wurde, damit zusammen, dass es lange Zeit grundsätzlich strittig war, ob und unter welchen Umständen von einer analytischen Psychotherapie bei Kindern und Jugendlichen überhaupt gesprochen werden kann. Es gab vehemente Schulenstreitigkeiten, die in den unterschiedlichen Auffassungen von Anna Freud und Melanie Klein zu dieser Problematik begründet wurden (King & Steiner, 2000). Anna Freud und Melanie Klein hatten sehr verschiedene Ansätze zur Behandlung, aber auch sehr unterschiedliche theoretische Konzeptionen entwickelt (Bemporad & Zambenedetti, 1997).

Anna Freud und Melanie Klein: Kontroverse Standpunke zur Technik bei Kindern und Jugendlichen

Anna Freud (1927) war der Auffassung, dass Kinder weitaus schwieriger psychoanalytisch zu behandeln seien als Erwachsene. Sie könnten Unlust und Angst weniger tolerieren und neigten dazu, ihre Erfahrungen in ihrem Handeln und Verhalten statt in Worten auszudrücken. Ihre Einsichtsfähigkeit sei im Vergleich zu jener von Erwachsenen geringer. Erschwerend komme hinzu, dass sich die Eltern nahezu unvermeidlich in die Behandlung einmischten. Auch vor diesem Hintergrund sei es nicht leicht, eine therapeutische Technik zu entwickeln, die den Grundanforderungen der klassischen Psychoanalyse entspreche. Deshalb betont Anna Freud nachdrücklich, dass in der Behandlung von Jugendlichen die reale Beziehung zum Therapeuten wichtig sei. Der Therapeut müsse besonders in der Einleitungsphase das therapeutische Bündnis aktiv fördern, um dem jungen Patienten zu ermöglichen, seine neurotischen Konflikte und seinen eigenen pathologischen Anteil im Kontext einer positiven Beziehung zum Therapeuten erkennen zu können. Besonders der Widerstand müsse in der Behandlung von Kindern und Jugendlichen beachtet werden. Außerdem seien die jungen Patienten häufiger von anderen geschickt worden, deshalb müssten Kommunikationsbereitschaft und Mitarbeit erst geweckt werden. Während in der Erwachsenenanalyse die Übertragung auf Erfahrungen des Patienten mit seinen Beziehungen zu Objekten in seiner Kindheit zurückzuführen sei, könne Übertragung in der Behandlung von Kindern und

Jugendlichen die Beziehung zu realen, aktuell wichtigen Objekten widerspiegeln. Anna Freud meint auch, es komme häufiger zur Externalisierung von inneren Konflikten und Selbstanteilen des Kindes; der Therapeut übernehme dann Aspekte des Über-Ichs von Introjekten oder Triebregungen. Insgesamt müsse also die reale Lebenssituation des Kindes in besonderer Weise berücksichtigt werden.

Melanie Klein (1928) geht demgegenüber davon aus, dass Übertragungen von unbewussten Phantasien beeinflusst werden. Das Kind produziere z. B. im Spiel Assoziationen, die mit denen der Erwachsenen durchaus vergleichbar seien. Es übertrage und projiziere die unbewussten Bilder seiner verinnerlichten Eltern auf den Therapeuten und entwickle hierzu Regungen, Gefühle und Ängste, die nicht nur in der ödipalen Phase, sondern bereits in den früheren Perioden des Lebens (»Frühstadien des Ödipuskomplexes«) auftreten. Klein hat beschrieben, dass Kinder eine Übertragungsneurose entwickeln können, auch wenn sie noch stark von ihren Eltern abhängen. Ihrer Ansicht nach ist analytische Therapie unabhängig vom Entwicklungsstand des Kindes bereits im frühen Kindesalter möglich. Erzieherische Methoden und die absichtliche Förderung einer positiven Erfahrung, wie Anna Freud dies vorschlug, lehnte sie ab.

Unterschiede zwischen Anna Freuds und Melanie Kleins Technik, Unterschiede zur Erwachsenenanalyse

Anna Freuds Kinderanalyse unterscheidet sich stark von dem Ansatz von Melanie Klein, obgleich auch sie auf der Interpretation von unbewussten Anteilen besteht. Unterschiede zur Erwachsenenanalyse bestehen insofern, als

1. die Kinder nicht von sich aus Therapie suchen und wenig Motivation dazu haben,
2. sie die Probleme verleugnen und deren Ursachen externalisieren, sodass sie nicht leicht Phantasien äußern,
3. sie den Modus des »acting out« benutzen statt das Gespräch.

Anna Freud lehnt das Spiel als einziges Substitut für die freie Assoziation ab, obwohl sie zweifellos sehr viel mit dem Kinderspiel arbeitet. Auch zweifelt sie an, dass ein Kind eine wirkliche Übertragungsneurose entwickeln kann, weil es noch zu sehr abhängig ist von den Eltern. Für sie ist der Traum wie für ihren Vater der »Königsweg« zum Unbewussten. Wichtig ist auch, dass der Analytiker sich als neues Objekt anbietet. Modifikationen der Erwachsenen-Technik bestehen insofern, als die Verbalisierung und Klarifikation des vorbewussten Materials dazu dient, das Kind für die Deutung vorzubereiten und die Angst zu mindern. Das Kind muss sich in einer vertrauensvollen Beziehung mit dem Therapeuten befinden; pädagogische Unterweisung ist manchmal sinnvoll.

Für die *kleinianische Technik* gibt es drei fundamentale Prinzipien:

1. Das Spiel ist der Ersatz für die freie Assoziation bei Kindern.
2. Es existiert eine Übertragung bei Kindern und
3. der Analytiker interpretiert nur die unbewussten Quellen von Störungen.

Nach Melanie Klein ist das Spiel der natürliche Ausdruck von Kindern, das ihre inneren Wünsche, Ängste und Beziehungen symbolisiert und daher als Ersatz für die freie Assoziation dienen kann. Spielhemmungen demonstrieren die Angst, die Imagination frei zu äußern. Freies, uneingeschränktes Spiel ist daher ein Zeichen von psychischer Gesundheit. Klein (1932) insistiert auf der strikten Neutralität, was auch meint, dass in der Therapie Unterstützung, Anleitung oder andere Interventionen gegenüber der Deutung zurücktreten sollten. Sie war zunächst unsicher, ob man Deutungen in diesem Umfang verwenden könnte (Klein, 1955/2006), bemerkte aber später, dass nach einer Deutung zunächst die Angst anstieg, hinterher aber eine Verbesserung eintrat und das Kind seine Wünsche in das bewusste Leben integrieren konnte. Durch die Klärung unbewusster Phantasien, wie sie im Spiel ausgedrückt werden, und durch deren Bewusstmachung könnten Kinder ihre Gefühle von Neid, Hass, Eifersucht und Lust äußern und verstehen und müssten sie nicht länger auf andere projizieren. Klein hat umfangreiche Beschreibungen gegeben, wie das Spielzimmer aussehen soll (Puppen, Scheren, Papier, Stifte, »container« usw.), und beschreibt detailliert die Analyse von Kindern unter Nutzung von Narrativen (Klein, 1955/2006). Viele Therapeuten stoßen sich allerdings an ihrer Deutung des Spielverhaltens von Kindern (z.B., dass das Zusammenstoßen von Fahrzeugen als elterlicher Koitus interpretiert wird).

Der Berufsstand der analytischen Kinder- und Jugendlichen-Psychotherapeuten in der FOGS-Studie

Der Beruf des analytischen Kinder- und Jugendlichen-Psychotherapeuten hat, wie er heute praktiziert wird, die psychoanalytische Theorie und Methode zur Grundlage und stellt einen theoretisch und methodisch eigenständigen Zugang zu psychischen Störungen bei Heranwachsenden dar. Die Ausbildungen können an Instituten mit unterschiedlicher analytischer Orientierung (freudianisch, kleinianisch, adlerianisch) gemacht werden. Nicht alle Kinder- und Jugendlichentherapeuten sind in der Vereinigung analytischer Kinder- und Jugendpsychotherapeuten (VAKJP) organisiert, dennoch gibt die im Folgenden geschilderte FOGS-Studie einen guten Einblick in Beruf und Tätigkeitsspektrum.

Seit Mitte der 70er Jahre partizipieren analytische Kinder- und Jugendlichentherapeuten am Zugang zu den Krankenkassen und sind in das System gesundheitlicher Versorgung einbezogen. Sie adaptierten auch die mit den Ärztekammern ausgehandelten Weiterbildungsrichtungen. Der Grundberuf des Arztes spielt in den Reihen dieser Therapeuten allerdings so gut wie keine Rolle.

Wer sind wir?

Die Vereinigung analytischer Kinder- und Jugendlichen-Psychotherapeuten (VAKJP) hat zur Erkundung ihres Praxisfeldes die FOGS-Studie in Auftrag gegeben, die seit Anfang 1991 vorliegt (vgl. Brede, 1993) und der Praxisstudie der DGPPT aus dem Jahre 1987 nachgebildet ist. In einer repräsentativen postalischen Befragung äußerten sich 754 analytische Kinder- und Jugendlichentherapeuten – darunter 686 Personen, die Mitglieder der VAKJP waren – zu Tätigkeit, Patientenschaft, Zuweisungswegen, Leistungen und Therapieformen, Fall- und Stundenzahl, Kooperationsformen sowie der Finanzierung ihrer Behandlung. Dies ergab ein differenziertes und eindrückliches Bild zur gesundheitlichen Versorgung von Kindern und Jugendlichen in den alten Bundesländern, die bis zu 18 Jahre alt sind. Der Altersstruktur nach sind fast alle (93 %) der Therapeuten älter als 34 Jahre und treten in diesen Beruf drei Jahre früher ein als die Erwachsenenpsychotherapeuten. Rund 83 % sind zwischen 35 und 54 Jahre alt. Es handelt sich um einen vergleichsweise jungen Beruf, für den der Zugang zur Kassenfinanzierung von Behandlungen berufsstiftend gewirkt hat. Die Weiterbildung, die berufsbegleitend erfolgt, erstreckte sich in dieser

Studie auf 5,9 Jahre gegenüber 6,9 Jahren für Erwachsenentherapeuten. 73 % beträgt der Frauenanteil im Vergleich zu 40 % unter Erwachsenenpsychotherapeuten. Dies ist auch wichtig in Bezug auf die Patienten, Kinder und Jugendliche, die vermutlich aus Familien kommen, in denen überwiegend nur die Mütter und seltener die Väter befragt und mitbehandelt werden können. Sehr häufig ist die freiberufliche Tätigkeit in eigener Praxis: Ausschließlich oder überwiegend in freier Praxis arbeiten 43 % der Befragten. Bei den meisten handelte es sich um ein Mischungsverhältnis aus freier Praxis und Beschäftigung in einer Institution.

Wer wird behandelt?

Analytische Kinder- und Jugendlichentherapeuten behandeln seelische, besonders neurotische, aber auch psychosoziale Störungen sowie psychisch bedingte somatische Störungen von Kindern und Jugendlichen und deren Begleitpersonen, insbesondere den Eltern. Mehr Jungen als Mädchen sind in psychotherapeutischer Behandlung. Bis zum Alter von 15 Jahren sind 73 % der Patienten männlichen Geschlechts; die Behandlung weiblicher Heranwachsender weist, nach zunächst abnehmender Tendenz, einen zusätzlichen Gipfel zwischen dem 16. und 18. Lebensjahr auf. Von allen weiblichen Patienten sind 72 % mit achtzehn Jahren in Behandlung. Weitere 19 % der Patientinnen erhalten Behandlung zwischen dem 19. und 21. Lebensjahr, also in einem Alter, in dem Erwachsenentherapeuten nur zögernd Angebote machen, während die behandlungsbereiten Kinder- und Jugendlichentherapeuten immer noch auf die Finanzierungskulanz der Kassen angewiesen und von den Gutachtern der Krankenkassen abhängig sind.

Im Schnitt wurden – sei es in freier Praxis oder in einer Institution – in der vorausgegangenen Arbeitswoche 14 Patienten behandelt. 74 % dieser Patienten kommen in niedergelassene Praxen. Das Behandlungsangebot kommt allerdings nicht allen Bevölkerungsschichten in gleichem Umfang zugute. Die meisten Patienten stammen aus Familien der mittleren und höheren Sozialschichten; 7 % gehören Arbeiterfamilien an, 3 % leben in Familien mit Arbeitslosen, nicht Berufstätigen und Sozialhilfeempfängern. Insgesamt sind es also Kinder und Jugendliche aus den mittleren und oberen Schichten, die vom Versorgungsangebot dieser Therapeuten anteilmäßig am meisten profitieren. Nur jeder zehnte Therapeut führt zwischen einer und zwei Behandlungen mit einer Frequenz von drei bis vier Stunden in der Woche durch. 90 % behandeln ihre Patienten ein- bis zweimal und gut 22 % weniger als einmal die Woche. In Anbetracht der Behandlungsdauer – sie liegt faktisch zwischen 40 und 150 Std. je Patient – ist dieses Ergebnis weniger spektakulär als für die Erwachsenentherapeuten beziehungsweise Psychoanalytiker, die sich aufgrund der Ergebnisse der Praxisstudie überraschend mit einer Diskrepanz zwischen einem Behandlungsanspruch von vier Stunden und einer Behandlungswirklichkeit von zwei bis einer Stunde in der Woche konfrontiert sahen (Nedelmann & Reichel, 1990). Insgesamt liegt der Versorgungsbeitrag derjenigen, die in freier Praxis behandeln, erheblich höher als der von Therapeuten, die in einem Beschäftigungsverhältnis stehen. In Institutionen, deren Aufgabe überwiegend durch Beratung definiert zu sein scheint, werden die Kosten für psychotherapeutische Behandlung in rund 73 % aller Fälle vom Sozialetat der Kommunen über Pflegesatz und Zuschüsse Dritter und des Trägers aufgebracht. Therapieleistungen in der freien Praxis hingegen werden überwiegend durch Krankenkassen bezahlt.

Inzwischen haben sich die hochfrequenten Behandlungen weiter reduziert. Nach Hirschmüller et al. (1997) lagen sie nur noch bei rund 1 %, was auch den aktuellen Erfahrungen von Gutachtern entspricht (mündliche Mitteilung Hans Hopf). In der Kinder- und Jugendlichen-Psychotherapie wird eine Reihe von Behandlungsformen angewandt, die über die analytische Psychotherapie hinaus eine Palette von Verfahren – Beratungen, Kriseninterventionen, tiefenpsychologisch fundierte Therapien, Elternarbeit und Familientherapie – umfassen (vgl. Kapitel 9). Anders als bei erwachsenen Patienten spielen Einrichtungen wie Beratungsstellen, aber auch Kindergarten, Schule und Kinderarztpraxen eine wichtige Rolle für das rechtzeitige Erkennen von psychischen Krisen der Heranwachsenden. Enge Zusammenarbeit mit psychosozialen Diensten ist charakteristisch.

Was macht einen »hinreichend guten« Jugendlichen-Psychotherapeuten aus?

Die besonderen Herausforderungen einer Jugendlichentherapie wurden schon früh gesehen:

> »The treatment of the young adolescent is perhaps the most challenging, the most frustrating, the most baffling, the most anxiety-arousing, and the most narcissistically gratifying experience a psychiatrist can have« (Josselyn, 1957, S. 13).

Bürgin (2002) erläutert die besonderen Fähigkeiten/Merkmale, deren ein Jugendlichentherapeut bedarf. Hier nennt er vor allem einen leichten Zugang zu der eigenen Adoleszenz und eine Toleranz für einen starken emotionalen Wechsel in der therapeutischen Beziehung sowie für die Regressionen des Patienten. Festigkeit der eigenen Identität wird betont, u.a. das Vermeiden der Anbiederung beim Jugendlichen bei gleichzeitiger Empathie. Letztlich, schreibt der Autor, sei es für die Jugendtherapeuten wichtig, die Tatsache zu akzeptieren, »dass sie es einem adoleszenten Menschen eigentlich nie recht machen können« (S. 335). Ich habe die Literatur hierzu gesichtet und bin zu der Überzeugung gelangt, dass einen hinreichend guten Jugendlichentherapeuten die nachfolgenden Merkmale auszeichnen. »Hinreichend gut« bezieht sich hier – in Anlehnung an Winnicott – auf die Tatsache, dass man Idealisierungen und Rettungsphantasien durch die Patienten kritisch gegenüberstehen sollte.

Bezug zur eigenen Jugend

Um erfolgreich mit Jugendlichen arbeiten zu können, ist es von Vorteil, sich gut an seine eigene Jugendzeit erinnern zu können und sich damit auch wohlzufühlen. Jongbloed-Schurig (1997) hebt die Fähigkeit des Behandlers hervor, die eigene Entwicklungserfahrung der Adoleszenz mit ihren zum Teil perversen und psychotischen Handlungen und Ideen, mit ihren sexuellen und masturbatorischen Gewohnheiten, mit ihren Ängsten vor Zerstörung und Verlassen, mit ihren primitiven Wünschen und Phantasien in sich selbst zu rekonstruieren und lebendig werden zu lassen. Wenn die Jugendzeit beim Analytiker selbst nicht oder nicht ausreichend in seiner eigenen Lehranalyse analysiert worden ist, werden diese Dinge mit Nachdruck vom Jugendlichen wieder angerührt und reaktiviert. Auch die frühkindlichen Konflikte des Analytikers werden wieder ans Tageslicht kommen, unter anderem genährt durch die Jugend, deren heftige Sexualität und ihre noch offene Zukunft (Laufer, 1996a). Gefühle von Rivalität und Konflikte mit den eigenen Eltern beeinflussen und blockieren das analytische Verstehen zusätzlich. Schon Anna Freud (1958) bemerkte, dass in Erwachsenenanalysen der Periode der Adoleszenz wenig Aufmerksamkeit gewidmet wird. Wichtige Voraussetzung ist nicht nur, dass Analytiker ihre eigene Entwicklung, insbesondere die Adoleszentenperiode, sondern auch ihr gegenwärtiges Leben genau präsent haben (»one's own period of adolescent life should take an emotional reality and be linked to one's present life«; Laufer, 1996a, S. 517).

Umgang mit starken Affekten

In seinem Artikel über »Mind and body of the adolescent psychoanalyst« fiel Moses Laufer (1996a) auf, dass er die Arbeit mit jugendlichen Patienten vorsichtiger und ängstlicher anging als die Arbeit mit Kindern oder erwachsenen Patienten. Zunächst dachte er, dass es mit dem begrenzten Wissen über jugendliche Psychopathologie zusammenhing, aber nach einer Weile verstand er, dass diese Ängstlichkeit auch daher kam, dass sich rasch sehr intensive Beziehungen zu den Jugendlichen entwickeln und dass man sehr viel Zeit benötigt, bis man versteht, was der Jugendliche will oder braucht.

Die Heftigkeit der Übertragungsgefühle der Adoleszenten findet also ihr Gegengewicht in ebenso heftigen Gegenübertragungsgefühlen des Analytikers. Für Laufer (1996a) ist diese Heftigkeit mit ein Grund, warum Analytiker nicht ausschließlich Adoleszentenbehandlungen durchführen, sondern diese besser mit Erwachsenenbehandlungen kombinieren sollten. Neben Gefühlen, die mit Sexualität und Aggression zu tun haben, sind Gefühle wie Abschiednehmen und Gehenlassen sehr wichtig. Die Gefahr liegt darin, dass man sich selbst von dem emotionalen Leben der Jugendlichen, die »in trouble« sind, und auch von der emotionalen Bedeutung des eigenen Jugendalters distanziert. Wenn das passiert, kann man nicht angemessen mit den jugendlichen Patienten therapeutisch involviert sein.

Frustrationstoleranz, Geduld und Vertrauen

Analytische Arbeit mit Jugendlichen ist ein schwieriger, langwieriger und oft quälender, von vielen Hindernissen gezeichneter Weg, auf dem der analytische Therapeut sich oft vor die Frage gestellt sieht, was er da eigentlich tut und was dabei herauskommen soll. Er wird von Selbstzweifeln geplagt, bekommt den Verdacht, nichts zu können, und ihm kommen zeitweise die Begründungen für die Indikation und Prognose abhanden. Schon der Beginn einer Behandlung ist schwierig. Die Weigerung der Jugendlichen, therapeutische Hilfen in Anspruch zu nehmen, trotz offenkundiger Probleme, stellt die Frustrationstoleranz und das Vertrauen des Therapeuten auf eine Probe. Anna Freud sprach von der Einleitungsphase, in der die Motivation erst hergestellt wird. Die schwierige Position des Therapeuten unterstreicht Tramontana (1980, S. 446):

»Perhaps with no other age group are the attitudes, patience and trust of the therapist put to a more difficult test.«

Toleranz des raschen Wechsels zwischen Regression und Progression

Es gibt ein Kontinuum zwischen gesunder und pathologischer Entwicklung, insofern die gleichen Symptome Normalität, aber auch Pathologie darstellen können (Bloch, 1995). So kann etwa das Fernbleiben von der Schule durchaus adaptiv sein – im Sinne einer autonomen Selbstbestimmung –, gleichzeitig aber auch das Symptom einer schweren Pathologie. Aus Kapitel 2 lässt sich ableiten, dass Schwankungen zwischen verschiedenen Polen eine gesunde Entwicklung kennzeichnen. In Behandlungen kann der ungewöhnlich schnelle Wechsel zwischen Regression und Progression aber auch sehr anstrengend sein.

Beachtung unterschiedlicher Funktionsniveaus

Eine Problematik der Behandlung ist, dass man sich auf die unterschiedlichsten Funktionsniveaus genügend rasch einstellen muss, ohne zu übersehen, dass die Integrationsversuche zwar durchaus eine anerkennenswerte Leistung beinhalten, zugleich aber auch eine Überforderung der Patienten darstellen (Günter, 2000). Jugendliche können körperlich und psychisch sehr unterschiedlich individuiert sein, das verlangt vom Psychotherapeuten ein großes Anpassungsvermögen an die Art der Sprache, des Denkens und Fühlens und damit auch der Interventionen (Bürgin, 1992).

Spielerische Fähigkeiten und Humor

Bürgin (2002) hebt die Bedeutung der spielerischen Fähigkeiten des Therapeuten hervor. Er muss in der Lage sein, eine Als-ob-Ebene auch unter der Belastung zu bewahren. Die Fähigkeit zu Humor ist eine wichtige Hilfe, schon allein deshalb, weil Jugendliche viel Sinn für Humor haben.

Trianguläre Fähigkeiten

Die trianguläre Fähigkeit wird von Bürgin (2002) als eine der wichtigsten Fähigkeiten und Fertigkeiten der Jugendlichen-Therapeuten dargestellt. Er definiert diese wie folgt: »Möglichkeit, in den verschiedensten Beziehungssituationen eine emotional flexible, das Dritte oder die dritte Person beziehungsmäßig einschließende Haltung und Einstellung zu bewahren« (ebd., S. 335).

Hohe Angsttoleranz

Jugendliche sind Spezialisten im Hervorrufen von hohen Levels von Angst in Erwachsenen (Bloch, 1995). Viele Jugendliche kokettieren mit Gefahr als einem Aspekt ihrer Autonomie. Sie möchten sehen, ob der Therapeut sie kontrollieren und leiten will. Das ist eine schwierige Situation, denn man darf nicht zu direkt und zu viel intervenieren. Schuldgefühle, weil man sich nicht wohl dabei fühlt, so erfolgreich autonom geworden zu sein, können oft dazu führen, dass die Behandlung vorzeitig abgebrochen wird, oft noch unter dem Vorwand, dass man damit besonders autonom geworden sei. Jugendlichentherapeuten müssen also eine große Fähigkeit haben, Angst zu tolerieren, ohne direkt zu reagieren (Sidoli & Bovensiepen, 1995) – etwa bei Jugendlichen mit selbstdestruktivem Verhalten, mit delinquentem Verhalten, die Drogen nehmen oder promiskuös sind, weil diese Verhaltensweisen den Therapeuten in Handlung bringen. Diese Gruppenmechanismen muss man schon in der diagnostischen Phase ziemlich genau beachten, denn sie können die Entscheidung beeinflussen, ob man eine analytische Therapie vorschlägt oder ob man nicht eher eine Verhaltenstherapie oder einen edukativen Ansatz bevorzugt. Wann immer möglich, sollte man den therapeutischen Rahmen nicht sprengen, indem man die Eltern anruft, die Lehrer, die Polizei oder Mitarbeiter einer anderen Institution. Die Fähigkeit, Ängste zu »containen«, zusammen mit einem nicht strafenden Über-Ich, ist wichtig für Therapeuten, wenn sie erfolgreich mit Jugendlichen arbeiten wollen.

Schweigepflicht, Fähigkeit zur Wahrung des geschützten Raums

Auch wenn Jugendliche Missbrauchserfahrungen schildern, ist es eine Frage der Schweigepflicht, solche Mitteilungen mit extremer Sensitivität und Diskretion gegenüber Eltern und anderen Autoritäten zu behandeln. Dieser Aspekt der Arbeit mit Jugendlichen ist sehr anstrengend, weil der Therapeut einerseits präsent sein, mit dem Patienten kommunizieren und an seine Verantwortlichkeit appellieren muss, während er andererseits dessen eigene Ängste bewahrt und auch noch mit seiner Gegenübertragung zu kämpfen hat. Die einzige Rechtfertigung, die Schweigepflicht zu brechen, ist z.B. ein suizidales Risiko (Bloch, 1995). Es ist wichtig, dies mit dem Jugendlichen zu diskutieren, damit er versteht, warum andere (Eltern, Krankenhauspersonal) zu seiner eigenen Sicherheit informiert wurden.

Bezug zum eigenen Körper, zur eigenen Sexualität

Es ist auch wichtig, dass ein Analytiker sein eigenes Sexualleben und seine Gedanken von dem separieren kann, was in den analytischen Sitzungen passiert (Laufer, 1996a). Sexualität und die Integration in ein reifes Körperkonzept sind tatsächlich sehr zentral für Jugendlichenbehandlungen. Allerdings ist die Zurückweisung des sexuell reifen Körpers eine Frage, die auf früheren Erfahrungen aufbaut und bis in die ödipale Zeit zurückreicht, möglicherweise auch noch in die präödipale Zeit, und die Beziehung zur Mutter tangiert. Es ist möglich, dass der Jugendliche seinen Körper dem Therapeuten überantworten möchte (Boeger, Seiffge-Krenke & Schmidt, 1995), und dann ist es wichtig, seine eigenen Ängste, Rationalisierungen und blinden Flecke zu kennen. Welche Ängste ruft dies in uns hervor, wenn wir Jugendliche behandeln, die einen »breakdown« in ihren Entwicklungen erlebt haben?

Standfestigkeit, Grenzsetzung

Beim »acting out« wird typischerweise der Therapeut in die Lage gebracht, wie eine kontrollierende elterliche Autoritätsperson zu funktionieren, die auf Disziplin und Regeln achtet. Das ist eine wichtige »Falle« in der Behandlung von Jugendlichen (Sidoli & Bovensiepen, 1995). Eine andere Falle ist die des langweiligen, alles wissenden Erwachsenen. Die Konstruktion des Therapeuten sowohl als Autorität als auch als langweiligen allwissenden Erwachsenen sind Abwehrprozesse. Es ist aber interessant, dass in vielen Fällen das direkte Ansprechen dieser Mechanismen bei den Jugendlichen eine genuine Fähigkeit, psychisch an den Problemen zu arbeiten, hervorruft. Dies macht die Arbeit mit Jugendlichen sehr belohnend. Allerdings muss man immer wieder Grenzen zwischen Alltag und Therapie ziehen.

Flexibilität in der Behandlungstechnik

In Kapitel 7 werden die verschiedenen und sehr rasch wechselnden Techniken (»auf einen fahrenden Zug aufspringen«) erläutert, mit denen man in einer Jugendlichenbehandlung mehr zu einer Synthese (im Vergleich zu einer Analyse, also einem Auseinandernehmen von Details) kommen muss. Schmukler (1990) betont die große Bedeutung der Fähigkeit des Analytikers zu verstehen, wie viel Durcharbeiten in der jeweiligen Stunde für den Patienten erträglich ist. Adoleszente kommen oft nicht oder zu spät zu den Verabredungen oder sie wollen plötzlich ganz andere Termine; zuweilen unterbrechen sie auch unabgesprochen die Analyse oder Behandlung, wenigstens vorübergehend.

Anwalt des Kindes in der Elternarbeit

Heute ist in Therapien eine begrenzte Elternarbeit vorgesehen. Natürlich können die Eltern jederzeit Zugang zum Therapeuten haben, aber es sollte nicht der Eindruck entstehen, dass man sich hinter dem Rücken des Patienten mit den Eltern verbündet. Auch können die Eltern bei eigenen Problemen einen anderen Therapeuten in Anspruch nehmen. Manche Patienten und ihre Eltern sind in einen harten Machtkampf involviert (vgl. du Bois, 2006), und in solchen Fällen kann es wichtig sein, die Eltern zu ermutigen, ein bisschen nachzugeben, um damit ihre Flexibilität zu demonstrieren, damit der Jugendliche andererseits selber dann ein bisschen flexibler werden kann. In jedem Fall ist die Funktion in der Elternarbeit, die altersangemessenen »parenting«-Funktionen bei den Eltern zu fördern. Die realen Abhängigkeiten der noch nicht erwachsenen Patienten werden spürbarer und müssen berücksichtigt werden.

Resistenz gegenüber Idealisierung und Rettungsphantasien

In der Behandlung von Jugendlichen werden wir mit Verbergen, Vermeiden und Zurückhalten konfrontiert; mit Sprachlosigkeit und der Neigung zum Agieren, so dass wir nicht selten an fachliche und persönliche Grenzen stoßen. Streeck-Fischer (1999a) erläutert die Größen- und Rettungsphantasien, die insbesondere Jugendliche im Therapeuten anregen. Hier ist wichtig, die eigene Gegenübertragung zu analysieren.

Beachtung »privater« Theorien

Sandler und Sandler (1994) weisen darauf hin, dass die privaten Theorien der Psychoanalytiker eine große Rolle in der Organisation der Fakten und Informationen spielen. Dies ist auch wichtig für die Gutachtenerstellung. Selektion ist unvermeidbar und orientiert sich an eigenen Erfahrungen und Theorien: »They will recognize and remember both facts that have meaning to them and that fit with their inner theories« (ebd., S. 996). Die Autoren weisen darauf hin, dass die Diskrepanzen zwischen der psychoanalytischen Metapsychologie und der klinischen Arbeit zum Teil enorm sind und dazu führen, dass Psychoanalytiker private Theorien entwickeln. Diese beinhalten z. B. Erfahrungen aus der eigenen Lehranalyse, Erfahrungen mit dem Supervisor und anderen Lehrern und dem, was man gelesen hat. Nach Sandler und Sandler kann man nur voranschreiten, wenn man eine klinisch anwendbare Theorie hat. Es müssen also die klinische Praxis und die metapsychologischen Konzepte in enger Interaktion entstehen.

Aus Fehlern lernen können

Eine Idealisierung der technischen Prozedur und der Glaube an Perfektion haben viele Therapeuten davon abgehalten zu erkennen, dass technische Fehler ein wichtiger Aspekt im analytischen Prozess sind und dass man viel von ihnen lernen kann (Fingert Chused, 1992). Natürlich sind viele Faktoren für Fehler verantwortlich: Unerfahrenheit des Therapeuten, mangelnde Empathie, ein unterschiedlicher kultureller Hintergrund, Einflussfaktoren des Therapeuten wie eine Krankheit, Schwangerschaft oder kritische Ereignisse in seinem Leben. Aber die meisten technischen Fehler sind eine Konsequenz von unbewussten Konflikten des Therapeuten, die aktiviert wurden im Verlauf der Arbeit. Sie sind ein sichtbares Zeichen – oft für einen Konflikt oder eine verborgene Gegenübertragung. Greenson (2000) hat darauf hingewiesen, dass nur sehr wenige Analytiker über technische Fehler schreiben, dass man aber mehr aus den Fehlern als von jeder anderen Quelle lernen könne. Gerade in der Jugendlichenbehandlung ist es wichtig, aus den eigenen Fehlern lernen zu können.

Vergleich zwischen erfahrenen und unerfahrenen Therapeuten

Interessante Hinweise zur psychoanalytischen Kompetenz von Jugendlichentherapeuten liefern Studien, die erfahrene und unerfahrene Therapeuten miteinander vergleichen. Elisabeth Church (1994) schildert die Ergebnisse eines Vergleiches von unterschiedlich erfahrenen Therapeuten in Bezug auf den Umgang mit Autonomiewünschen des Jugendlichen. Es wurden Mitschnitte der Therapiesitzungen gemacht; jeweils 30 Sitzungen wurden transkribiert. Die Jugendlichen waren zwischen 16 und 18 Jahren alt.

Erfahrene Therapeuten

Erfahrene Therapeuten waren sehr schnell in der Lage, Material als Übertragungsmaterial zu identifizieren. 57 % von ihnen erwähnten den Übertragungsgehalt in der Behandlung. Demgegenüber taten dies nur 8 % der Novizen. Außerdem wurde deutlich, dass erfahrene Therapeuten ihre Interventionen auf Material der Sitzung aufbauten und nicht nur auf theoretischer Grundlage. Sie suchten also nach Evidenz. Während er offenkundig Hypothesen über das relevante Thema hatte, behielt der erfahrene Therapeut sie im Gedächtnis, während er dem folgenden Material zuhörte. Ein Viertel aller Interventionen (27 %) fokussierte auf der therapeutischen Beziehung. Weitere Interventionen stellten eine Verbindung zwischen der therapeutischen Beziehung und den Außenbeziehungen des Patienten her. Das heißt, die erfahrenen Therapeuten waren in der Lage, eine Atmosphäre herzustellen, in der die therapeutische Beziehung diskutiert wurde und es den Jugendlichen möglich war zu sehen, was daran ihren Beziehungen im äußeren Leben ähnelte und was von diesen verschieden war. In dieser Studie reagierten die Jugendlichen positiv auf die Interpretation, machten weitere Kommentare über die Übertragungsdeutung und schienen die Interventionen des Therapeuten sehr gut anzunehmen.

Therapeutennovizen

Die Handhabung der therapeutischen Beziehung war bei Novizen völlig verschieden. Sie gaben kaum Kommentare mit Übertragungsinhalten ab. Wenn die Jugendlichen z. B. über ihren Vater sprachen und dabei latent auch über den Therapeuten, so nahmen Novizen noch nicht einmal auf den Vater Bezug. Sie vermieden es, mit dem Inhalt, den die Jugendlichen brachten, direkt umzugehen. Oft wechselten sie sogar das Thema (35 %). Zwei Drittel der Novizen verhielten sich auch defensiv, indem sie das Verhalten der Person, um die es ging, rechtfertigten (z. B. »Nun gut, er hatte momentan wohl ziemlich viel um die Ohren«). Auffällig war auch die Vermeidung im Umgang mit Affekten bei Novizen. Alles in allem schien es so, als wenn Novizen durch Übertragungsinhalte eher geängstigt wären. Etwa 55 % der Jugendlichen reagierten nicht positiv auf Interventionen der Novizen, indem sie sie entweder zurückwiesen, sie ignorierten oder das Thema wechselten. Auffällig war auch, dass die Novizen nicht reagierten, wenn die therapeutische Beziehung direkt erwähnt wurde. Wenn z. B. Jugendliche ein Gespräch über die Therapie initiierten, so antworteten 58 % der Novizen nicht auf dieses Angebot. Sie schienen sich wohler zu fühlen, mit weniger bedrohlichem Material in der Therapie umzugehen. Anders als erfahrene Therapeuten bezogen sich Novizen fast nie auf die Vergangenheit oder zogen Parallelen zwischen der therapeutischen Beziehung und den anderen Beziehungen des Jugendlichen. Sie schienen intellektuelles Wissen über die Übertragung zu haben, konnten dieses aber noch nicht praktisch anwenden und umsetzen.

Unterscheidung erfahrene Therapeuten/Novizen bzgl. Interventionen

Erfahrene Therapeuten machten Interventionen, die darauf hinausliefen, dass der Jugendliche an seinen eigenen Lösungen arbeitete. Sehr häufig stellten sie Fragen (in 44 % der Interventionen), machten reflexive Statements (14 %), boten Erklärungen an (13 %) und fassten das Ganze zusammen (9 %). Statt dass sie eine eigene Richtung vorgaben, präsentierten sie sich selber als Partner in der therapeutischen Arbeit. Sie gaben relativ wenig direktive Statements ab (14 % ihrer Interventionen); auch Konfrontationen (6 %) und Interpretationen oder Deutungen (6 %) waren nicht so häufig. Dies lief letztlich darauf hinaus, dass die Therapeuten sich sehr stark als »container« anboten, sodass die Jugendlichen mit ihnen arbeiten konnten, ohne dass die Therapeuten allzu viel in den Sitzungen festgelegt hatten. Diese angebotene Struktur war für die Jugendlichen ausreichend genug, dass sie sich unterstützt und trotzdem nicht unter Druck fühlten, genug Raum und Freiheit hatten. Insgesamt war auffällig, dass sie die Ressourcen des Jugendlichen sehr stark förderte.

Demgegenüber gaben Therapeutennovizen relativ viel direktive Interventionen (56 %), stellten Fragen (24 %) und machten Zusammenfassungen (10 %). Die Mehrzahl dieser Fragen waren geschlossene Fragen (64 %). Ihr Hauptziel war, die Konversation direkt zu steuern und sich selbst als Autoritäten darzustellen. Sie gaben den Jugendlichen daher wenig Gelegenheit zur Exploration.

Wenig überraschend reagierten die Jugendlichen positiver auf die Interventionen des erfahrenen Therapeuten und stimmten fast allen Interventionen zu (92 %) – etwa, indem sie direkt zustimmten (42 %) oder weitere Statements über die Therapie oder den Therapeuten machten (50 %). Demgegenüber stimmten sie in 54 % den Aussagen der Novizen nicht zu – entweder, indem sie sie offen ablehnten

(18 %), das Thema wechselten (28 %) oder die Intervention direkt ignorierten (8 %). In nur 15 % der Fälle nahmen sie direkt Ideen auf, die die Therapie betrafen. Erfahrene Therapeuten wurden auch zu einem Drittel nach direktem Rat gefragt; eine Frage nach Rat kam aber nur bei 1 % der Novizen vor. Die Erfahrenen waren sehr sensitiv in Bezug auf den Wunsch nach Autonomie bei Jugendlichen, während die Novizen eher eine falsche Lösung im Sinne von Winnicotts »false self« angaben. Oft entwickelte sich ein Teufelskreis zwischen der Direktivität des Therapeuten und der Abwehr des Jugendlichen.

Zusammenfassung

In diesem Kapitel ging es um die besonderen analytischen Kompetenzen, über die Jugendlichentherapeuten verfügen sollten. Dies wurde u. a. durch einen Vergleich von erfahrenen und unerfahrenen Therapeuten belegt. Eine Darstellung der klassischen Behandlungsmethode und ihres heutigen Einsatzes in der Erwachsenen- und Jugendlichentherapie machte deutlich, dass inzwischen weitgehende Modifikationen in der Behandlungstechnik vorgenommen wurden, wenngleich die Arbeit am Unbewussten in Übertragung und Widerstand bzw. Abwehr noch zentral ist. Klassische Analysen werden nur in einem Bruchteil von Erwachsenen- und Jugendlichenbehandlungen durchgeführt. Hochfrequente Behandlungen betreffen rund 10 % der Jugendlichenbehandlungen. Nachdem lange Zeit analytische Psychotherapie vergleichsweise häufig war, nehmen nun tiefenpsychologisch fundierte Behandlungsformen an Bedeutung zu. Ergebnisse der FOGS-Studie zeigen zudem, dass Jugendlichentherapeuten überwiegend weiblich sind und im Schnitt 14 Patienten pro Woche, überwiegend Jungen aus der Mittel- und Oberschicht, behandeln.

7. Kapitel »Der Versuch, auf einen fahrenden Zug aufzuspringen«: Technische Herausforderungen in der Jugendlichenbehandlung

Die psychoanalytische Behandlung von Jugendlichen stellt ungewöhnliche Anforderungen an die Empathie, das Taktgefühl des Therapeuten, seine Fähigkeiten, Spannungen und abrupte Wechsel auszuhalten und sich als reales, aber auch neutrales Objekt zu präsentieren. Widerstands- und Abwehrformationen können von ungewöhnlicher Heftigkeit sein, wie auch das eingebrachte Material des Patienten nicht selten Anlass zur Sorge darüber gibt, ob der Patient für die Balance aus Regression und Progression die notwendigen strukturellen Voraussetzungen mit sich bringt bzw. unter ich-stützenden Maßnahmen des Therapeuten diese aushält. Es gibt weitere phasenspezifische Eigentümlichkeiten, die behandlungstechnische Konsequenzen haben, wie der Umgang mit Sexualität, die Übergangsphänomene in der frühen Adoleszenz und das Problem der Autonomie in der späten Adoleszenz. Dass der Beginn und die Beendigung der Behandlung das Thema von Bindung und Verlust aufgreifen, wird in spezifischen Übertragungs- und Gegenübertragungsreaktionen deutlich. Bevor wir auf die Probleme der technischen Handhabung verschiedener Parameter der Jugendlichenbehandlung eingehen, sei ein historischer Exkurs vorangestellt, der unterstreicht, dass die heutige, positive Sicht der Jugendlichenbehandlungen eine relativ neue Entwicklung ist.

Historischer Exkurs: Spaltung zwischen Befürwortung und Ablehnung der Jugendlichenbehandlung

Vergleicht man die Kinder- mit der Jugendlichen-Psychotherapie, so fällt historisch eine unterschiedliche Entwicklung auf. Zur Entwicklung getrennter Schulen, wie sie sich aus den Ansätzen von Anna Freud und Melanie Klein ergeben haben, ist es nicht gekommen. Anna Freud, die durch ihre Erkenntnisse über das Ich des Kindes zu Modifikationen der klassischen Technik gekommen ist, hat ihre Methode zur Analyse von Kindern im Latenzalter bekanntlich unabhängig von den Positionen Melanie Kleins entwickelt und kam auch zu anderen theoretischen Ergebnissen. Ihr scheint es fraglich, ob ein Kind eine dem Erwachsenen vergleichbare Übertragungsneurose ausbilden und daher eine der Analyse Erwachsener analoge Methode angewendet werden kann (A. Freud, 1927). Die von ihr vorgeschlagene Methode des Spiels hatte u. a. die Funktion, unbewusstes Material zu liefern, da die freie Assoziation bei so jungen Patienten nur in Grenzen möglich war. Melanie Klein (1932) hat dagegen zu belegen versucht, dass Kinder Übertragungsneurosen entwickeln, die denen von Erwachsenen analog sind, und auf eine konsequente Deutungsarbeit ansprechen, insbesondere auf Symboldeutungen.

Eissler (1966) weist darauf hin, dass über die psychoanalytische Behandlung von Adoleszenten beträchtliche Meinungsverschiedenheiten bestehen, die von genereller Ablehnung bis zu einer optimistischen Haltung reichen. Die Autoren, die eine aufdeckende analytische Behandlung in diesem Altersabschnitt aufgrund der damit verbundenen Revolten, Widerstände und Übertragungsschwierigkeiten grundsätzlich für kontraindiziert halten, berufen sich auf die grundlegende Arbeit von Gitelson (1952). Daneben gibt es eine Anzahl von Autoren, die auf eher indirektem Weg zu verstehen geben, dass man Jugendliche nicht analytisch behandeln sollte. Federn (1976) weist auf die entmutigende Anzahl von Schwierigkeiten hin, die durch die wirklichen sozialen und familiären Verhältnisse mancher jugendlichen Patienten gegeben sind und die sich zweifellos nicht durch analytische Arbeit beseitigen lassen. Winnicott (1969a, S. 89) hält es stellvertretend für viele Analytiker für unnötig, etwas zu behandeln, was seinem Wesen nach gesund ist:

> »Es gibt nur eine echte Therapie des Jugendlichen. Sie besteht im Ablauf der Zeit und den langsam fortschreitenden Reifungsprozessen. […] Dieser Vorgang kann weder beschleunigt noch verlangsamt werden.«

Auch Eissler (1966), selbst ein Befürworter der Adoleszenten-Behandlung und einer der frühen Autoren, die einen definitiven technischen Beitrag zur Analyse Jugendlicher geliefert haben, gibt zu bedenken, dass die schöpferische Potenz des Jugendlichen durch eine Therapie leiden kann und eine spontane Reorganisation eines konflikthaften pubertären Verlaufs nicht selten ist. Die Gruppe, die der Behandlung von Jugendlichen positiv gegenübersteht, macht jedoch keinen Hehl daraus, dass es sich um ein schwieriges Unternehmen handelt, vergleichbar etwa dem Versuch, auf einen fahrenden Zug aufzuspringen (Geleerd, 1957). Anna Freud führt aus, dass die für das Jugendalter typische instabile psychische Situation einen zusätzlichen schwer kalkulierbaren Faktor in der therapeutischen Beziehung darstellt:

> »Die jugendlichen Patienten fallen unvermittelt von einer Affektlage in die andere, zeigen die widersprechendsten Reaktionen gleichzeitig oder in rascher Folge und lassen dem Analytiker kaum Zeit und Möglichkeit, eine geordnete Technik zu verfolgen oder wenigstens seine technischen Hilfsmittel den ständig wechselnden Bedürfnissen des Falles anzupassen« (A. Freud, 1960, S. 7).

Heute hat man deutlich weniger Probleme, auf »einen fahrenden Zug aufzuspringen«. Wenn man gegenwärtig Literatur über analytische Adoleszenten-Behandlung rezipiert, so fällt die überwiegend positive Sicht der Jugendlichenbehandlung auf (z. B. Bürgin, 2002; Seiffge-Krenke, 2006d; Streeck-Fischer, 2002b). Die Einbettung in den Entwicklungskontext ist sehr deutlich. Aus heutiger Sicht ist die Ressourcenorientierung ein ganz wichtiger Aspekt, der dazu führen kann, dass man eine Indikation für eine Einzeltherapie nicht stellt, sondern Alternativen erwägt wie KZT, Beratung etc. (vgl. Kapitel 9). Standortbestimmungen werden vorgenommen (Mertens 2001) und Fragen zu Technik, Setting und Frequenz der Behandlung diskutiert (Jongbloed-Schurig, 1997). Es gibt aber durchaus auch noch Kontroversen. Sie betreffen:

1. Die Anwendung des Konfliktmodells versus die Frage, ob eher ein Defizitmodell angemessener wäre;
2. die unterschiedlichen theoretischen Fundierungen, wie sie Objektbeziehungtheoretiker, die Separations-Individations-Theorie oder Selbstpsychologie darstellen;
3. die relative Rolle von interpretativen Interventionen im Vergleich zur Holdingfunktion und dem containment, also den empathischen Funktionen des Therapeuten.

Die in Kapitel 2 geschilderten Entwicklungsbedingungen lassen einen eher turbulenten Verlauf der Behandlung von Jugendlichen erahnen, in der Regression und Progression in schneller Folge miteinander abwechseln. Auf die technischen Probleme wird im Folgenden ausführlicher eingegangen. Aus Gründen der Übersichtlichkeit wird eine Trennung der einzelnen technischen Probleme vorgenommen, obwohl sie zweifellos im Behandlungsprozess eng miteinander verbunden sind. Die im analytischen Prozess fest verankerte Elternarbeit wird in Kapitel 8 dargestellt.

Die Einhaltung des Rahmens

Der Beginn der Behandlung

Über den Beginn einer Jugendlichenbehandlung gibt es nur wenige Veröffentlichungen (z. B. Shane & Shane, 1990), verglichen mit den zahlreichen Publikationen zum Behandlungsende. Der Beginn der Behandlung hat viele Funktionen. Es ist die Zeit, in der Patient und Analytiker herausfinden müssen, was sie zusammen machen, es ist eine erzieherische Phase, in der der Patient lernt, was Therapie und die Einhaltung des Rahmens bedeuten, und es ist eine Phase, in der man mehr über die Charakterstruktur des Patienten erfährt, seine Entwicklungsprobleme und pathologischen Kompromisse, bevor er in die Übertragung eintritt (Fingert Chused, 1990). Der Beginn der Behandlung ist besonders bei Frühadoleszenten nicht einfach. Externalisierungen können defensiv benutzt werden, sie bewahren den Jugendlichen vor dem schmerzhaften Gewahrwerden internaler Konflikte. Am Beginn des Therapieprozesses wird auch das Bindungsverhalten des Patienten aktiviert und ist es besonders gut sichtbar.

Es ist auffällig, dass Jugendlichentherapeuten bereits zu Beginn einer Behandlung, im ersten Kontakt mit dem Jugendlichen, ein gegenüber dem Umgang mit erwachsenen Patienten verändertes Verhalten an den Tag legen, das im Wesentlichen eine Stärkung der Aktivität des Jugendlichen beinhaltet. Von Aichhorn (1925) ist bekannt, dass er mit den Jugendlichen gemeinsam Trambahn fuhr, sie an ihrer Arbeitsstelle besuchte und sich mit ihnen über zahlreiche Dinge unterhielt, die ihre Interessen betrafen (Fußball, Kleidung, Kinofilme etc.) und weitab von ihren dissozialen Handlungen lagen. Hausbesuche und unkonventionelle Treffen mit Jugendlichen gehörten auch zu Anna Freuds Versuchen der angstreduzierenden Kontaktaufnahme (vgl. Peters, 1979). Im Allgemeinen wird versucht, keinen zu starken Druck auszuüben und die Angst auf einem Niveau zu halten, das der Jugendliche im Moment zu tragen gewillt ist.

Zu den Rahmenbedingungen, wie sie durch die Kassenleistung festgelegt sind, gehören in der Regel 50 Minuten Therapie, sitzend, in einer Frequenz von ein bzw. zwei Stunden (tiefenpsychologisch vs. analytisch) pro Woche mit begleitender Elternarbeit (im Verhältnis 4:1). Der Gesamtstundenumfang überschreitet 180 Stunden nicht. In der analytischen Jugendlichen-Psychotherapie wird das Angebot der Couch nicht regelhaft wahrgenommen. Manche Jugendliche nutzen sie, und es gibt viele Kollegen, die durch die Bereitstellung einer Hängematte jugendlichen Patienten ein ähnliches Angebot machen.

Frequenz und Rahmen

Zum Rahmen gehören die Anzahl von Sitzungen pro Woche, die Zeit der Sitzungen, die Bezahlung, Ausfallsregelung und Unterbrechungen wie Ferien oder Krankheit. Die Häufigkeit der Sitzungen bei Jugendlichen ist ein kontroverser Punkt, der von Analytikern der verschiedenen Schulen unterschiedlich gesehen wird. Kleinianer bestehen darauf, dass eine hochfrequente Behandlung notwendig ist. Auch Anna Freud (in Sandler, Kennedy & Tyson, 1982) hat nachdrücklich darauf hingewiesen, dass man auf häufigen und regelmäßigen Sitzungen bestehen müsse und dass es kein übliches analytisches Verfahren sei, Ängste dadurch zu mildern, dass man ihre Erregung vermeidet. Auch das Ehepaar Laufer in London, das schwerstgestörte Jugendliche behandelt, hält wenig von einer niedrigfrequenten Therapie. Andere wiederum betrachten die eher hohe Frequenz als kontraindiziert, weil sie natürlichen Autonomiebestrebungen zuwiderlaufe. Schließlich wissen wir von vielen erfolgreichen Jugendlichenbehandlungen, die mit einer Stunde pro Woche durchgeführt wurden, bei relativer Stabilität des Ichs des Jugendlichen und einer guten Fähigkeit zur Introspektion.

Holder (1996) begann seine analytische Arbeit am Anna-Freud-Zentrum in London und hat über zwanzig Jahre im hochfrequenten Setting gearbeitet. In den letzten zehn Jahren arbeitete er in Hamburg, wo die deutsche Kassenregelung häufig nur ein niederfrequentes Setting ermöglicht. Er führt aus, dass sowohl der Jugendliche Zeit braucht, um seine Phantasien und Konflikte darzustellen, als auch der Analytiker, um sich empathisch auf die innere Welt des Patienten einzustellen. Seine Fallvignetten illustrieren, wie leicht bei niederfrequenten Therapien die Widerstände und das Vergessen den Fluss der Übertragungs-/Gegenübertragungsentwicklung hemmen. Bei hochfrequenten Analysen können Patienten dagegen die Regressionen aufgrund der größeren Sicherheit des Gehaltenseins eher zulassen, was wiederum den Prozess fördert.

Zu bedenken ist auch, dass eine hochfrequente Behandlung viel stärker einen Übertragungs- und Gegenübertragungsprozess fördert. Der Jugendliche ist uns und wir dem Jugendlichen in ganz anderer Weise ausgeliefert. Der Vorteil ist, dass man besser verstehen kann, was im Patienten vor sich geht. Für den Behandler bedeutet die hohe Frequenz aber auch, dass er ununterbrochen beansprucht wird, körperlich, seelisch und geistig, was stärkere Gegenübertragungsgefühle hervorruft (Bovensiepen & Sidoli, 1995). Demgegenüber bezieht eine Psychotherapie mit einer oder zwei Wochenstunden den Therapeuten nicht in derselben Weise ein, weder im Positiven noch im Negativen. Man kann sich die innere Welt des Jugendlichen mehr und leichter auf Distanz halten; die Übertragung fällt oft milder aus. Die Kontinuität des Materials ist manchmal schwer erkennbar, weil es mehr thematische Brüche gibt. Hinzu kommen Ablenkungen durch aktuelle Tages- und Umweltereignisse. Auf Seiten der Patienten, die starken Leidensdruck mitbringen, kann eine verdichtete Behandlungsfrequenz eine große Erleichterung darstellen. Patienten mit niederfrequenter Therapie müssen viel Durcharbeiten ohne sofortige Hilfe des Therapeuten leisten. Gerade Patienten, die großen Leidensdruck mitbringen, lernen die analytische Arbeit in einer Therapie manchmal schon von Anfang an sehr zu schätzen und zu besetzen.

Nachdem der Rahmen festgelegt ist, ist es wichtig, auf seine Einhaltung genau zu achten. Durch die Übernahme der Kosten durch die Krankenkasse fallen heutzutage Widerstände weg, die sich auf den Aspekt des Bezahlens richten. Daher ist in diesem Zusammenhang verstärkt auf den Umgang des Patienten bzw. seiner Eltern mit der Ausfallsregelung zu achten, weil hier die eigene Initiative und Aktivität besonders zum Tragen kommen. In der Behandlung ist die Einhaltung des Rahmens oft eine Gratwanderung, bei der Veränderungen notwendig sein können, insbesondere bei Patienten mit Strukturdefiziten. Hier ist es wichtig, dass reflektiert wird, wie und warum der Rahmen verändert wurde. Zugleich ist auch zu bedenken, dass der Rahmen eine haltende Funktion hat. Zu ihm gehören auch das Sprechen und die Einhaltung der Grundregel, die noch bzgl. ihrer Besonderheiten bei jugendlichen Patienten beschrieben werden.

Attacken auf den Rahmen

Jugendliche greifen in der Regel den Rahmen an und versuchen ihn zu manipulieren. Die Funktion des Therapeuten ist es dann, den Rahmen zu halten und, wenn notwendig, ihn wiederherzustellen. Gerade in der Initialphase wird der Jugendliche versuchen, die Fähigkeiten des Therapeuten für »containment«, Flexibilität und Stärke zu testen. Attacken gegen den Rahmen bestehen in ausgefallenen Stunden, vergessenen Sitzungen, Zuspätkommen. Goldberg (1989) weist auf die kommunikative Funktion der Attacken gegen den Rahmen hin. Jugendliche können in dieser Hinsicht unwahrscheinlich kreativ sein. Es gibt immer etwas anderes, was genau zu diesem Zeitpunkt erledigt werden sollte oder ansteht. Oft haben sie kein Verständnis dafür, dass der Therapeut so »gemein« sein kann, exakt auf seinen 50 Minuten zu bestehen, wenn sie eine halbe Stunde zu spät gekommen sind, und nehmen automatisch an, dass er die Zeit entsprechend nach hinten verlängern wird. Diese Rahmenverletzungen werden aber nur verstanden, wenn man sie in der therapeutischen Beziehung anspricht und die haltende Funktion des Rahmens verdeutlicht. Klarifikation und Konfrontation sind notwendig, wenn der Jugendliche mehrere Sitzungen hintereinander hat ausfallen lassen, ohne es vorher anzukündigen, und den Therapeuten einfach warten lässt. Dies kann Unterschiedliches bedeuten, z. B. das Thema Abhängigkeit und Autonomie betreffend. In dem Fall erlebt der Therapeut die Abhängigkeit. Auch bei der Ausfallregelung ist genau zu klären, wer nicht rechtzeitig abgesagt hat und warum nicht rechtzeitig abgesagt wurde. Das Ausfallenlassen von Stunden kann nur zum Teil als Widerstand gegen die Therapie gedeutet werden, es enthält auch einen Wunsch nach Autonomie und Unabhängigkeit. Dies drückt sich nicht selten in dem Wunsch des Jugendlichen aus, die Termine nach Bedarf festzulegen.

Offenheit, Schweigepflicht und der geschützte Raum

Über sich selbst zu reden ist ungeübt und wegen des gesteigerten Narzissmus in der Adoleszenz (vgl. Kapitel 2) mitunter beschämend und ängstigend. Auch deshalb greifen Jugendliche auf Handlungen zurück, mit denen sie schwer Mitteilbares darstellen (Streeck-Fischer, 2002a). Vor allem traumatisierende Erfahrungen sind nicht symbolisch repräsentiert, sondern in dissoziativer Form gespeichert und damit auch nicht als Geschichte verfügbar und erzählbar.

Jugendliche stehen einer Behandlung oft unentschlossen, häufig zwiespältig und misstrauisch gegenüber. Befangen in ihrem adoleszenten Ablösungsprozess, übertragen sie entsprechende Konflikte auf Therapeuten und können sich nur schwer auf ein offenes Gespräch einlassen. Für die Behandlung von Jugendlichen ist es zunächst notwendig, Voraussetzungen zu schaffen, die es ihnen ermöglichen, offen zu sprechen. Dazu gehört die Erläuterung der Schweigepflicht und des geschützten therapeutischen Raumes. Wie in Kapitel 8 erläutert, sollten Informationen aus der laufenden Behandlung mit dem Jugendlichen nur in Ausnahmefällen und nur nach Einwilligung des Jugendlichen an Dritte, z. B. seine Eltern, weitergegeben werden. Eine solche Ausnahme ist die Suizidgefährdung.

Geheimnisse haben eine wichtige Funktion für die Autonomie (vgl. Kapitel 2) und sind auch in der Therapie wichtig (Boschan, 1992). Es ist z. B. nicht selten der Fall, dass Familien die homosexuellen Aktivitäten ihres Sohnes verleugnen und der Therapeut in dem Dilemma steht, das Geheimnis über diese Aktivitäten zu bewahren, sodass er zum Komplizen des Jugendlichen in der Übertragung wird, oder aber es offen mit den Eltern anzusprechen und auf diese Weise das Vertrauen des Patienten zu verlieren.

Grundregel und Arbeitsbündnis

Die Verwirklichung der analytischen Grundregel

Die psychoanalytische Krankheitslehre geht davon aus, dass die Heilung entscheidend durch die Bewusstwerdung unbewusster, persönlich bedeutungsvoller seelischer Inhalte geschieht. Für die Erwachsenenanalyse gilt die Methode des freien Einfalls, die Grundregel der Psychoanalyse (vgl. Kapitel 6). Durch ihre Anwendung soll erreicht werden, dass die Patienten frei mitteilen, was ihnen spontan einfällt, ohne aus diesen Einfällen auszuwählen. Dazu zählt, dass neben sekundärprozesshaften auch primärprozesshafte Mitteilungen zu Tage treten. Während sekundärprozesshafte Mitteilungen sofort im Diskurs verständlich, logisch im Dialog aufeinander bezogen und in ihrer Bedeutung klar sind, sind primärprozesshafte Mitteilungen von eher bildhaftem Charakter. Sie sind verdichtet, d. h. sie haben mehrfache Bedeutung. Prototyp einer solchen Mitteilung ist die Erinnerung oder Erzählung eines Traumes.

Die Grundregel bedeutet, dass der Patient spricht, der Therapeut zuhört und versucht, ihn zu verstehen. In ihrem Aufsatz »Die Verwirklichung der analytischen Grundregel in der Kinder- und Jugendlichen-Psychotherapie« schildert Berns (2000) die unmittelbare Reaktion der Jugendlichen auf den Vorschlag, die psychoanalytische Grundregel anzuwenden, sich also spontan und frei zu äußern.

Patientin: »Jetzt habe ich schon so viel gesagt, jetzt sind Sie mal dran.« Die Therapeutin lächelt den Patienten ermunternd an. Die Patientin setzt sich einige Minuten in den Sessel zurück, wendet den Blick von der Therapeutin ab, blickt sozusagen ins Leere und geht offensichtlich eigenen Gedanken nach, ohne sie jedoch auszusprechen. Dann gleitet ein Lächeln über ihr Gesicht. Therapeutin: »Es sieht so aus, als sei Ihnen etwas eingefallen.« Die Patientin, erschrocken: »Soll ich das erzählen?« Die Therapeutin: »Ja.« Die Patientin: »Ich habe nur an meine Tiere gedacht.« Die Therapeutin: »Ja?« Die Patientin: »Soll ich das wirklich sagen?« Die Therapeutin: »Ja, genau das habe ich gemeint.« Die Patientin: »Also, ich habe zwei Meerschweinchen und einen Hamster. Die heißen, X, Y und Z. Und denen erzähle ich immer alles, denen kann ich alles sagen.«

Die Patientin reagiert zunächst sekundärprozesshaft, indem sie aus ihrem Leben erzählt. Dann, nach längerem Schweigen, fallen ihr die Geschichten von Tieren ein, die zunächst manifest in keinem Zusammenhang stehen. Dennoch sind sie wichtig, weil sie zeigen, dass die Patientin verstanden hat, dass die Therapie ein Raum ist, in dem man frei über alles sprechen kann.

Anna Freud plädierte dafür, die Grundregel auch bei Jugendlichen aufrechtzuerhalten. Sie prägte sogar die Parole vom »Kampf um die Grundregel« (A. Freud, 1960, S. 15) und brachte damit zum Ausdruck, dass der Patient auf die Bekanntgabe der Methode nicht einfach mit dem gewünschten Ergebnis des freien Sprechens reagiert, sondern der Analytiker etwas dazu tun muss. Berns (2000) gibt einige Beispiele, in denen sie die Patienten, wenn sie schweigen oder aus dem Fenster schauen, ermuntert im Sinne von »Erzähl doch einfach weiter« oder »Mach doch einfach weiter«.

Fähigkeit zum und Aufrechterhaltung des Arbeitsbündnisses

Jugendliche können bereits in den probatorischen Sitzungen als unergiebige, unmotivierte Patienten erscheinen, die eine Entscheidung über die wirkliche Behandlungsmotivation und das Ausmaß der Krankheitseinsicht erschweren. Als externe Gründe für die geringe Behandlungsmotivation hatten wir in Kapitel 4 herausgearbeitet, dass der Jugendliche von Eltern oder Lehrern geschickt, der Therapeut von den Eltern ausgewählt wird, erste Gespräche zwischen Therapeut und Eltern häufig ohne Beisein des Jugendlichen geführt werden und auch in den probatorischen Sitzungen teilweise auf die Informationen der Eltern rekurriert wird. Gravierender dürften allerdings die internen Faktoren sein, wie die Angst vor Abhängigkeit und Passivität. Sie ist besonders bei männlichen Jugendlichen ausgeprägt und wird leicht mit Verlust der Männlichkeit gleichgesetzt. Hinzu kommt die Vorstellung, selbst sehr wenig aktiv bestimmen zu können, und das Gefühl der Bedrohung der defensiven Fassade (Schacht, 1975). Ebenso kollidiert in der Adoleszenz das Bedürfnis nach zunehmender Unabhängigkeit mit der analytischen Intention, die Abhängigkeit in der Übertragung wieder zu wecken. Das sich hier äußernde Misstrauen ist jedoch, wie wir bereits dargestellt hatten, nicht notwendigerweise problematisch, sondern ein charakteristisches Merkmal der Adoleszenten, mit dem man eher rechnen sollte. Hinzu kommen Motive wie die Existenz von Familiengeheimnissen, die unbewusst wahrgenommene Ambivalenz eines oder beider Elternteile im Hinblick auf die Behandlung sowie Loyalitätskonflikte (vgl. Kapitel 8). In der bedrohlichen Situation des Behandlungsangebotes sind häufige Redewendungen jugendlicher Patienten »Ich habe keine Probleme«, »Ich habe nichts zu sagen«, »Ich frage mich, warum ich hier bin«.

Das Behandlungsbündnis umfasst sehr verschiedene Teilaspekte (wie Krankheitseinsicht, Behandlungsmotivation, Aspekte der positiven Übertragung und Identifizierung mit dem Therapeuten), die für sich genommen den jugendlichen Patienten aus unterschiedlichsten Gründen ängstigen können. Zugleich verlangt es eine Aussage über seine Kooperationsfähigkeit und Fähigkeit zur Selbstbeobachtung. Es ist daher einleuchtend, dass der Therapeut eine längere Beobachtungs- und Reflexionszeit benötigt, bevor er eine Aussage über diesen wichtigen, die Behandlung bestimmenden Faktor machen kann. Lore Schacht (1975) verdeutlicht dies am Beispiel der ersten Behandlungsstunden mit dem 13½-jährigen David:

> Bereits bei der Vereinbarung des Termins für das zweite Interview hatte sich David aufgeschlossen gezeigt. Er erkundigte sich, ob der Termin der Therapeutin gelegen kam, und bat dann, etwas später kommen zu dürfen, damit er pünktlich sein könne. Auf das Therapieangebot hin fragte er vorsichtig, an welche Form der Therapie die Analytikerin gedacht habe, realisierte, dass er dann täglich kommen müsste, und erging sich in praktischen Überlegungen, wie er zur Stunde kommen könnte. Wenn die Therapeutin etwas nicht verstand (die Analyse wurde in englischer Sprache geführt), wiederholte er es langsam und deutlich und machte es sich von da an zur Regel, sie mit einem treffenden Ausdruck zu versorgen, wenn sie danach suchte. So meinte er einmal im Scherz, die Behandlung könne noch nicht aufhören, da das Englisch der Therapeutin noch

nicht gut genug sei. So fanden sich am Beginn der Behandlung verschiedene Hinweise für die Fähigkeit Davids zum Arbeitsbündnis, z. B. seine Fähigkeit, sich auf die Therapeutin einzustellen, andererseits auch die Fähigkeit, eigene Interessen zu vertreten, seine Bereitschaft zur Selbstbeobachtung und die Kenntnis, trotz seiner Hilflosigkeit auch für die Therapeutin »von Nutzen zu sein«, indem er dieser etwas beibringt.

Die Bemerkung Greensons (2000, S. 213), »wenn wir wollen, dass der Patient als Mitarbeiter an dem regressiven Material arbeitet, das er produziert, müssen wir darauf achten, dass die reifen Ich-Anteile des Patienten im Laufe der analytischen Arbeit regelmäßig Nahrung erhalten«, gilt offenkundig besonders für Adoleszente. Einsicht setzt die Fähigkeit zur Konfrontation mit sich selbst voraus und wird sich in Abhängigkeit von der Fähigkeit verändern, Spannungen und Konflikte auszuhalten. Die zunehmende Selbstwahrnehmung des Patienten, aber auch das zunehmende Verständnis des Therapeuten für seinen Patienten führen allmählich zu einer wachsenden Identität eines »Arbeits-Ich«. In vielen Jugendlichenbehandlungen ist der Beginn einer positiven Übertragung eine entscheidende Hilfe, um die Arbeitsbündnisfähigkeit des Jugendlichen auch in schwierigeren Phasen der Behandlung aufrechtzuerhalten.

Es ist dabei hilfreich, wenn der Therapeut mit dem sprachlichen Milieu des Jugendlichen vertraut ist. In der Tat besteht eine der größten Schwierigkeiten in der Jugendpsychotherapie darin, zu einem Verständnis der aktuellen Bedeutung der Wörter sowie des intuitiven und defensiven Ausdrucksgehalts der Sprache des Jugendlichen zu gelangen. Vergessen wir nicht, dass der Jugendlichenjargon auch ein Mittel ist, sich unter Gleichaltrigen zu verständigen und Erwachsenen »unverständlich« zu bleiben. Es ist eine besondere Herausforderung, die verschiedenen Bedeutungen von polyvalenten Begriffen wie »geil« herauszuarbeiten, an sprachlichen Missverständnissen anzusetzen und schließlich zu einer geteilten, gemeinsamen Bedeutung zu gelangen.

Das Arbeitsbündnis unterliegt bereits bei erwachsenen Patienten erheblichen Schwankungen und verändert im Verlauf einer Behandlung unter dem Druck des Widerstandes seine Qualität. Für die Behandlung bei Jugendlichen gilt, dass diese Instabilität wesentlich ausgeprägter ist und sogar von kurzen Unterbrechungen der Behandlung begleitet sein kann, ohne dass die Bereitschaft zur Kooperation grundsätzlich aufgegeben wird. Rogers (1970) berichtet über 23 »unmotivierte« Jugendliche, die gegen ihren Willen zum Therapeuten gebracht wurden. Es folgte eine unterschiedlich lange Periode von geringem Interesse, ja Ablehnung der Behandlung, die bei zwei Dritteln der Patienten in einem kurzzeitigen Behandlungsabbruch gipfelte. Alle Patienten kamen freiwillig zurück und begannen dann, eine therapeutische Beziehung aufzunehmen. Ihre wirkliche Behandlungsmotivation wurde nun deutlicher. Zu bedenken ist immer auch, dass Schwankungen im Arbeitsbündnis häufig den Widerstand bzw. die Ambivalenz der Eltern signalisieren und die Frontstellung des Jugendlichen zwischen Eltern und Therapeuten (vgl. Kapitel 8) verdeutlichen.

Der bewusste oder unbewusste Wunsch des Jugendlichen mitzuarbeiten und seine Bereitschaft, bei der Überwindung innerer Schwierigkeiten und Widerstände die Hilfe des Therapeuten in Anspruch zu nehmen, verlangen eine gewisse Einsicht in die eigene Krankheit; die Notwendigkeit, sich mit inneren Problemen zu beschäftigen. Diese Einsicht und die Fähigkeit zu einer für die Behandlung notwendigen Spaltung in einen beobachtenden und erlebenden Ich-Anteil sind insbesondere bei traumatisierten, verwahrlosten und delinquenten Jugendlichen nur in Ansätzen vorhanden. Bei Jugendlichen mit Strukturdefiziten sind möglicherweise lange Phasen der Vorbereitung notwendig, in denen zunächst die für eine Behandlung notwendigen Ich-Funktionen erlernt bzw. stabilisiert werden müssen (A. Freud, 1960).

Symbolisierungsfähigkeit und die Bedeutung des Symbols

Echte Symbole und symbolische Gleichsetzung

Wichtig für die analytische Arbeit ist der Umgang mit Symbolen und die Fähigkeit des Jugendlichen zu symbolisieren. Auf der Grundlage der psychoanalytischen Theorie der Symbolik von Ernest Jones aus dem Jahre 1912 beschreibt Pilz (1995) die charakteristischen Merkmale eines Symbols:

1. Ein Symbol ist ein Stellvertreter für Unbewusstes.
2. Die Bedeutung von Symbolen ist in der Regel konstant, wenngleich es gelegentlich mehrere Bedeutungen geben kann. So kann im Traum ein Zimmer eine Frau oder den Mutterleib symbolisieren.
3. Die Symbolbedeutung ist nicht allein abhängig von den individuellen Bedingungen, sondern ein Symbol drückt etwas Universelles aus.

Schon in den Anfängen der Objektbeziehungstheorie wurden enge Zusammenhänge zwischen den Mutter-Kind-Beziehungen und der Fähigkeit zum Symbolisieren hergestellt; die Ideen von Jones wurden von Melanie Klein und Hanna Segal weiterentwickelt. Beide gehen davon aus, dass es für den Säugling keine Abwesenheit des guten Objektes gibt. Nach Melanie Klein fühlt sich das Kind, wenn die Mutter in dem Augenblick nicht da ist, in dem sie von ihm gebraucht wird, von einem bösen Teilobjekt angegriffen. In dieser Lage behilft es sich mit dem Abwehrmechanismus der projektiven Identifikation. Mit ihr projiziert es in der Phantasie große Teile seines Selbst in das Objekt, und das Objekt wird mit den Teilen des Selbst, als deren Behältnis es empfunden wird (»container«), identifiziert. Auf ähnliche Weise werden innere Objekte nach außen projiziert und mit Teilen der äußeren Welt identifiziert, die sie repräsentieren.

Die ersten Projektionen und Identifikationen stellen also – so Melanie Klein – den Anfang des Prozesses der Symbolisierung dar. Nach Segal (1993) sind es aber noch keine Symbole, vielmehr handelt es sich um eine *symbolische Gleichsetzung*. Hier liegt auch die Grundlage für das konkretistische Denken Schizophrener oder kleiner Kinder. Ein Stock *ist* eine Pistole, ein Stuhl *ist* eine Eisenbahn. Mit dem Erreichen der depressiven Position ist der Säugling in der Lage, Wut, Trauer und Enttäuschung in der Beziehung zu seinen Objekten auszuhalten; damit ändert sich auch die Symbolbildung. Das Symbol steht für etwas, das es nicht wirklich ist. Die normale Entwicklung ist gekennzeichnet durch die Erfahrung, dass das gute Objekt immer wieder verloren, aber auch immer wieder neu erschaffen und wieder gewonnen werden kann. Das bedeutet, dass das gute Objekt im Innern des Ichs errichtet wird. Während das Symbol der depressiven Phase dazu dient, den Verlust zu überwinden – so Hanna Segal (1993) –, dient die symbolische Gleichsetzung dazu, die Differenz oder Abwesenheit des Objektes zu verleugnen. Das Übergangsobjekt von Winnicott, ein Objekt zwischen innen und außen, steht also genau auf der Zwischenstufe.

Symbolisierungsstörungen bei Jugendlichen

Staehle (1999) schildert Symbolisierungsstörungen bei Jugendlichen. Diese Patienten haben Schwierigkeiten, aus neuen Erfahrungen zu lernen und sie zu introjizieren – ein Fehlschlagen der Verarbeitung von emotionalen Erfahrungen, das die Fähigkeit zum symbolischen Denken beeinträchtigt. Im günstigsten Fall kann die Mutter die unverdauten emotionalen Erfahrungen des Säuglings verstehend aufnehmen, aufbewahren, modifizieren und zu einem geeigneten Zeitpunkt an ihn zurückgeben. Reintrojiziert wird dann nicht nur ein erträgliches Gefühl, sondern ein Objekt, das fähig ist zur Introjektion und zur Bearbeitung des Introjizierten.

In ihrer Arbeit beobachtete Staehle Jugendliche, die nicht nur unter den Folgen von mangelndem »containment« litten, sondern auch massiv als »Gefäße« für die unverdauten Phantasien oder Erlebnisse ihrer Eltern herhalten mussten. Fraiberg et al. (1975) haben Säuglinge und Kinder beschrieben, die unbewusst von einem oder beiden Eltern zum Empfänger von deren eigenen unverarbeiteten Gefühlen und Ängsten gemacht wurden (»Gespenster im Kinderzimmer«). Jugendliche, die massiven Projektionen oder Misshandlungen durch ihre Eltern ausgesetzt waren, sind oft schon in den frühen Phasen ihrer Entwicklung stecken geblieben. Es handelt sich also nicht um eine Regression auf primitive Zustände, sondern um ein echtes Entwicklungsdefizit. Die Konsequenz ist dann eine Identitätsdiffusion, verbunden mit Schwierigkeiten, zwischen dem Selbst und dem Objekt zu unterscheiden, sich abzugrenzen. Dies hat auch Kernberg (1996) bei Patienten mit ich-strukturellen und Persönlichkeitsstörungen herausgearbeitet, wenn er betont, dass der unbewusste Konflikt für diese Patienten kein gutes diagnostisches Kriterium ist. Das vorherrschende konkrete Denken dieser Patienten führt zur Konfusion zwischen Phantasie und Realität, zwischen Objekt und Selbst. Es herrschen *symbolische Gleichsetzungen* im Sinne von Segal (1993) vor. In der analytischen Arbeit muss man mit diesen Patienten an der Differenzierung zwischen symbolischer Gleichsetzung und echtem Symbol arbeiten.

Umgang mit Phantasien

Die Bedeutung von Phantasien in der Psychoanalyse

Zu den ersten Phantasien, die Freud dem kleinen Kind zuschreibt, zählt die halluzinatorische Wunscherfüllung – ein Konzept, das später von Anna Freud, Melanie Klein, Donald Winnicott und Margaret Mahler wiederholt aufgegriffen wurde (Seiffge-Krenke, 1997b). Bekanntlich hat Freud die Bedeutung der Phantasien in der Ätiologie der Neurosen entdeckt, nachdem er zunächst angenommen hatte, dass die Ursachen der Neurosen reale Traumata seien. Obwohl er reale Traumatisierungen keineswegs leugnete, blieb für ihn die psychische Realität das Entscheidende (vgl. Kapitel 3). Unbewusste Phantasien sind für Freud der Schlüssel zum

Verständnis von Symptomen, und die von ihm entwickelten Parameter der freien Assoziation, der liegenden Position sowie die Techniken der Traumanalyse und der Analyse von Fehlleistungen sind Methoden, das Unbewusste bewusst und damit zugänglich und bearbeitbar zu machen.

In der um 1900 publizierten *Traumdeutung* sieht Freud enge Beziehungen zwischen Phantasien und Tagträumen; wenig später, 1908, charakterisiert er unbewusste Phantasien als Tagträume, die vergessen wurden und in das Unbewusste abgesunken sind. In den Arbeiten Freuds wird die enge Verbindung zwischen Kreativität und Phantasie deutlich. So vergleicht er 1908 das Spiel des Kindes mit der Aktivität eines Schriftstellers oder Künstlers: Wie ein Schriftsteller oder Künstler schafft das Kind im Spiel eine Welt nach seiner eigenen Ordnung. Winnicott wird später mit dem »potential space« eine notwendige Vorbedingung für Kreativität formulieren, einer Idee, die von Hanna Segal (1993) weiterentwickelt wurde.

Phantasie und Bindung oder Phantasie und Verlust?

Gegenwärtig gibt es zwei gegensätzliche Annahmen über die Ursachen von Kreativität und Phantasie, die man mit »Phantasie und Bindung?« oder »Phantasie und Verlust?« umschreiben könnte (Seiffge-Krenke, 2001d). Bowlby (1980) ist beim Studium der Lebensläufe von psychisch schwer gestörten Kindern und Jugendlichen immer wieder auf extreme, reale, frühkindliche Traumatisierungen gestoßen und erkannte, dass sie sich verhängnisvoll auf die Entwicklung von Kreativität und Phantasie auswirkten. Er sah einen unmittelbaren Zusammenhang zwischen Bindungsverhalten und der Entwicklung von Phantasie, Neugier und Kreativität. Wenn die Bindungsbedürfnisse des Kindes befriedigt werden, wird das Bindungssystem beruhigt und der Säugling kann seiner Neugier in Form von explorativem Verhalten nachgehen. Daher gehen einige Bindungsforscher (z. B. Cassidy & Shaver, 1999) explizit davon aus, dass nur Kinder mit einer sicheren Bindung kreativ und phantasievoll sein können, dass die Exploration immer nur »von einer sicheren Basis aus« erfolgen kann.

Es gibt aber auch Belege dafür, dass Kinder, Jugendliche und Erwachsene, die zahlreiche Verlustereignisse erlebt haben, besonders kreativ sind. In ihrer Arbeit *Separation and Creativity* gibt Mannoni (1999) verschiedene Beispiele von Künstlern, vor allem Schriftstellern, die schwere biographische Verluste verarbeitet haben durch die Schöpfung eines bedeutsamen und kreativen Werks. Auffällig sind Phantasien über die Erschaffung des Selbst (»fantasy of self creation«). Sie wurden bei

Schriftstellern wie Edgar Allan Poe oder E. T. A. Hoffmann nachgewiesen, die vielen Verlustereignissen ausgesetzt waren. Im Folgenden werden einige häufige Phantasien und ihr therapeutischer Umgang erläutert.

Der Familienroman

Zu den bekanntesten Arbeiten Freuds zählt die Arbeit über den Familienroman (Freud, 1909a). Darin sind Phantasien beschrieben, in denen man die Beziehungen zu seinen Eltern modifiziert – z. B. sich vorstellt, man sei ein Findelkind oder das Kind eines Grafen, also aus einer außerehelichen Beziehung hervorgegangen. Charakteristisch ist dabei der im Status erhöhte Vater, die Unterstellung eines heimlichen Liebesabenteuers der Mutter und die Phantasie, die Brüder und Schwestern seien Bastarde. Melanie Klein hat diese Idee später in dem 1920 erschienenen *Der Familienroman in statu nascendi* aufgegriffen.

Familienromane sind häufig und werden auch von nicht klinisch auffälligen Jugendlichen konstruiert. Sie entstammen der Frustration und Unzufriedenheit mit den eigenen Eltern und werden u. a. im Rahmen der Entidealisierung eingesetzt. Ein typisches Beispiel ist der Familienroman, der von dem Märchenschriftsteller Andersen entwickelt wurde (Seiffge-Krenke, 2004b). Ladame (1995) beschreibt einen Patienten, Alexandre, der in der Pubertät einen Familienroman entwickelte. Als er mit der Realität konfrontiert wurde, dass seine Eltern, vor allem sein Vater, nicht diese omnipotenten Figuren waren, für die er sie in der Kindheit gehalten hatte, erfand er eine neue Abstammungslinie: Er hatte die Vorstellung, dass er in direkter Linie vom König abstammte, und zwar durch seine Mutter. Er blieb lange Zeit dieser Phantasie verhaftet und konnte die Entidealisierung seiner Eltern nicht leisten. Inzestphantasien können mit einem solchen Familienroman verbunden sein (Sidoli & Bovensiepen, 1995). Phantasien über Adoptiveltern, die mit Rettungsphantasien des Jugendlichen verbunden sind, beschreibt Gillman (1992).

Verschmelzungsphantasien

Freud stellt enge Beziehungen zwischen Phantasien und dem Wunsch her, daher auch der Ausdruck Wunschphantasie. Ein typisches Beispiel dafür ist *Ein Kind wird geschlagen* (1919). Symbiotische Phantasien, die besonders bei ich-strukturell gestörten Patienten vorkommen, treten auf, wenn getrenntes Funktionieren Angst hervorruft. Sie sind allerdings in der Regel nicht lustvoll, sondern angstvoll. Auf solche Phantasien kann deshalb nicht einfach zur Beruhigung zurückgegriffen werden. Einerseits mildern sie zwar die Angst, die mit eigenständigem Funktionieren verbunden ist, andererseits rufen sie neue Ängste, etwa vor Selbstverlust, auf den Plan. Dies geschieht deshalb, weil die Abhängigkeit in frühester Zeit traumatisch und nicht befriedigend erlebt wurde, so Dornes (1993). Eine wesentliche Ursache dafür – und damit für spätere Symbiosephantasien – ist die Tendenz von Eltern, Regungen der Selbstständigkeit des Kindes einzuschränken, als gefährlich zu interpretieren, zu unterbrechen oder mit Angst zu erfüllen. So lernen schon kleine Kinder, dass eigenständiges Handeln gefährlich ist, entweder für sie selbst oder für beide Eltern.

Wie Heuves (1995) beschreibt, kann ein Mädchen die Phantasie hegen, dass ihre Gedanken selbstständig sind, aber ihr Körper noch von ihrer Mutter abhängig ist (z. B. bei Essstörungen). Im Gegensatz zu Mädchen beinhaltet die symbiotische Phantasie zwischen Mutter und Sohn ein viel deutlicheres Risiko im Hinblick auf eine homosexuelle oder perverse Entwicklung, weil eine mangelnde Separation die Entstehung einer männlichen Identität unterbindet.

Rettungsphantasien

In Kapitel 2 wurde beschrieben, dass sich vor allem männliche Jugendliche ganz stark in Helden (»Superman«) hineinversetzen. Oft geht es um einen starken, regressiven »pull« zur Mutter, und die Ausstattung mit diesen heldenhaften Phantasien kann als Abwehr dagegen angesehen werden. Freud (1910) hat die ödipale Natur solcher Rettungsphantasien beschrieben: Meistens handele es sich darum, gefallene Frauen zu retten. Auf diese Weise könne man narzisstische Phantasien ausleben, ohne Gefahr der Bestrafung oder Kastration. Rettungsphantasien tauchen in Therapien von Jugendlichen sehr häufig auf, oft verbunden mit einer »secret identity« (»Batman«); der Held musste seine Macht und wahre Identität verbergen (Gillman, 1992).

Bei Rettungsphantasien, die der Jugendliche während der Therapie hat, müssen omnipotente Erwartungen an die Oberfläche gebracht werden. Sie helfen dem Patienten, seine narzisstischen und masochistischen Ideen zu bearbeiten. Es ist wichtig durchzuarbeiten, dass weder die Therapie noch der Therapeut omnipotente Retter sind, so wie der Patient sie in seiner Illusion gestaltet. Man muss eine »optimale Desillusionierung« vornehmen, die fordert, dass der Patient sein magisches Denken aufgibt. Zugleich sollte der Therapeut dem Patienten deutlich machen, in welche Richtung er glaubt, dass der Patient sich verändern muss, und zugleich das Vertrauen zeigen, dass der Patient diese Veränderung wirklich vollziehen kann.

Beim Durcharbeiten dieses Prozesses sollte der Therapeut aufmerksam seine eigene emotionale Erfahrung verfolgen. Gegenübertragungsgefühle betreffen den Wunsch, den Patienten aktiv zu retten; auf der anderen Seite besteht eine Gefahr darin, dass man dem Patienten zu früh zeigt, dass seine Erwartungen unrealistisch sind und defensiven Zwecken dienen.

Phantasien über eine andere Identität

Phantasien über eine andere Identität können sich auf heldenhafte, böse wie gute Personen beziehen, aber auch in Identifikationen mit bestimmten Tieren, die das Problem des Jugendlichen gut symbolisieren, zum Ausdruck gebracht werden. In seinem Buch *Lost boys* beschreibt Berenstein (1995) die Phantasie des Schneeleoparden. Sein Patient Peter entwickelte während der Therapie die Phantasie, er sei ein Schneeleopard, der im Himalaja lebt. Es ist die Geschichte eines talentierten Jugendlichen und seines Kampfes, aus der Phantasie zur Realität zurückzukommen.

> Peter stammte aus einer zusammengesetzten Familie, bei der beide Eltern verschiedene neue Partner hatten. Peter wurde immer wieder zwischen den Eltern hin und her geschoben und lebte zeitweise im Heim. Ein anderes Kind, das aus einer früheren Beziehung der Mutter stammte, während sie noch mit Peters Vater verheiratet war, wurde zur Adoption freigegeben. Die Mutter lebte später mit einem anderen Partner und hatte neue Kinder. Der Vater von Peter dagegen entwickelte außereheliche homosexuelle Affären. Als Peter zum ersten Mal in der Ambulanz auftauchte, war es unklar zu sagen, ob er ein Junge oder ein Mädchen ist. Auf jeden Fall war die Frage, ob Peter homosexuell würde, ein Punkt, der den Vater beschäftigte. Peter war zu diesem Zeitpunkt zwölf Jahre alt. Er hat nicht nur den Wechsel zwischen verschiedenen Eltern und Ersatzeltern durchgemacht, seine Wohnortwechsel waren auch mit Aufenthalten in anderen Ländern verbunden. Nach vier Jahren dieser Wanderung kehrte Peter wieder in sein Heimatland zurück. Er machte den Eindruck einer starken Entwicklungsbehinderung, schlief noch zusammen mit seinem Teddybär, einem Übergangsobjekt, dem er seine Sorgen erzählte.
>
> Die Phantasie des Schneeleoparden bestand darin, dass er sich vorstellte, im

Himalaja zu leben, ganz alleine, als König der Berge und unabhängig von allen. In der Elternarbeit bedrängten die Mutter und der Vater den Therapeuten herauszufinden, ob Peter homosexuell sei. Der Therapeut antwortete, dass dies sicher eine interessante Frage wäre, wenn Peter sich zuerst einmal entscheiden könnte, überhaupt eine Person zu sein. Er war auch sehr identifiziert mit »Star Wars«, einem Film, den er mehrfach sah. Die Details dieser Phantasiewelt wurden vertraulich behandelt, und Peter verbrachte einen großen Teil seines Tages mit Tagträumen.

Der Therapeut begleitete Peter zunächst für lange Zeit in der Phantasie des Schneeleoparden, machte aber dann zunehmend Interpretationen, in denen er Peter aus dem Himalaja weg in die reale Welt zu locken versuchte. Peter verstand, dass es hart wäre, für immer in der Welt des Himalaja zu leben, wo es einsam und kalt ist. Dies schien der Moment zu sein, in dem er möglicherweise seine Phantasie des Schneeleoparden aufgeben würde. Beim Umgang mit aggressiven Affekten machte der Therapeut klar, dass Peter auf *ihn* wütend ist und dass es wichtig ist, diese Wut hier in der Therapie auszuleben. Während dieser und früherer Stunden hat Peter sehr wenig gesprochen und schien in die Phantasie des Schneeleoparden versunken zu sein; auf diese Intervention hin greift er den Therapeuten an und wirft ihn zu Boden. Dem Therapeuten gelingt es, sich der Attacke zu entwinden, und er fordert Peter auf, seine halb geschlossenen Augen zu öffnen und die Realität wahrzunehmen. Peter versteht dann, dass er sich in der Therapiesitzung befindet, auf den Therapeuten wütend ist und bricht in Tränen aus. Der Therapeut endet mit der Intervention: »In der Welt des Schneeleoparden bist du der König, aber du bist alleine. Es fehlt dir die Wärme und Unterstützung von Menschen in dieser Welt.«

Nach dieser Sitzung verändert sich das therapeutische Klima dramatisch. Der Schneeleopard war verschwunden. Die Peerbeziehungen begannen sich zu verbessern, Peter begann wieder, Klavier zu spielen, und er verbrachte mehr Zeit mit seinen Freunden. Am Ende der Therapie spielt das fundamentale Trauma von Peter, dass seine Mutter ihn verlassen hat, um mit einem anderen Mann zu leben, eine sehr große Rolle. Es gelingt, diese wichtige Erfahrung in Peters Leben, als er fünf Jahre alt war, durchzuarbeiten, und er kann sich wieder in seine Gefühle von damals einfühlen (»Mommy, Mommy, please come back, I'll be good!«, S. 36).

»Some day«- und »if only«-Phantasien

Sidoli und Bovensiepen (1995) weisen auf den besonderen Umgang mit Zeit bei Jugendlichen hin. Es beginnt damit, dass Jugendliche über die ersten Termine diskutieren, und setzt sich bis zum Ende der Behandlung fort: Die Zeit ist niemals richtig, es ist immer zu früh, zu spät, zu kurz oder zu lang. Im Folgenden geht es um die zwei Phantasien »some day« und »if only«, die mit Zeit zu tun haben, zugleich aber auch wichtige Vehikel für die Idealisierung sind. Nach Akhtar (1996) sind beide Phantasien universell; die Art, wie sie kommuniziert (durch den Patienten) und dechiffriert werden (durch den Analytiker), ist sehr entscheidend. Nur wenige Patienten schaffen es, ihre Phantasien ausreichend in Worte zu kleiden, häufig benutzen sie Metaphorik. Beide Phantasien entstanden möglicherweise aufgrund von ungelösten Separations-Individuations-Bemühungen, aber solche Wünsche können auch durch spätere Entwicklungsstadien und Konflikte wie die der phallisch-ödipalen Phase mobilisiert werden. Da diese Phantasien ubiquitär sind, sollten sie nur angesprochen werden, wenn sie defensive Funktion haben. Möglicherweise ist der Patient auch identifiziert mit Eltern, die eine solche Phantasie haben.

Die »some day«-Phantasie. Manche Jugendliche haben das Gefühl, dass es immer irgendjemanden geben wird, der sich letztendlich um sie kümmert. Diese optimistische Vorstellung verdammt sie zur Inaktivität. Die exzessive Hoffnung ist eine defensive Entwicklung (»Wunderglaube«) und hat den Charakter einer Waffe, die am Ende die Realität auf Distanz halten soll. Mahler (1998) hat darauf hingewiesen, dass diese Phantasie in ihrem Kern das Verlangen nach einer luxuriösen und retrospektiv idealisierten symbiotischen Phase enthält, in der Inaktivität, Raum-, Zeit- und Sprachlosigkeit gegolten haben. »Some day«-Phantasien enthalten sowohl einen narzisstischen als auch einen masochistischen Aspekt.

Die »if only«-Phantasie. Jugendliche mit einer »if only«-Phantasie haben kein Interesse an der Zukunft, sondern sind ganz ihrer Vergangenheit verhaftet. Sie insistieren, dass ihr Leben anders verlaufen wäre, wenn nicht etwas Bestimmtes passiert wäre. Wichtiges Element ist eine intensive Nostalgie. Ferenczi (1912) hat diese Nostalgie als Rückkehr zur präödipalen Mutter beschrieben. Nostalgische Jugendliche suchen nicht nur nach einem verlorenen Objekt, sondern nach einem idealisierten Objekt und, noch wichtiger, nach der Zeit, bevor das Objekt verloren war.

In beiden Phantasien sind Spaltung, Verleugnung und primitive Idealisierung bemerkbar. Die Erfahrung von Hilflosigkeit ist ein Teil der normalen Entwicklung und wichtig für den Erwerb eines realitätsorientierten Gefühls des psychischen Selbst oder der depressiven Position im Sinne von Klein (1940). Beides sind auch Phantasien, die sich mit idealen Zeiten beschäftigen. Die »some day«-Phantasie besagt: Es wird ein Tag kommen, an dem ich die Symbiose mit der verlorenen Mutter wieder herstellen und die ödipale Barriere überwinden kann. Die »if only«-Phantasie besagt: Ich wünschte, der Tag wäre nicht gekommen, als ich die mütterliche Aufmerksamkeit verlor und die ödipalen Begrenzungen wahrnahm. Für beide Phantasien, die »some day«- und die »if only«-Phantasie, sind die Suche nach einem verlorenen Objekt und davon verdeckt die Suche nach einem verlorenen Selbst sehr wichtig. Allerdings bezieht sich die Idealisierung auf unterschiedliche Aspekte. In der »some day«-Phantasie ist die Zukunft idealisiert. Dies führt zu exzessiver Hoffnung und der Suche nach idealen zukünftigen Bedingungen. In der »if only«-Phantasie ist dagegen die Vergangenheit idealisiert, was zu Nostalgie führt. Häufig koexistieren die Phantasien in einer Person. Es ist hervorzuheben, dass solche Phantasien, vor allem die »some day«-Phantasie, auch in religiösen Mythen eine Rolle spielt. Im Judentum wird die Idee aufrechterhalten, dass der Messias eines Tages erscheinen wird. Das Christentum und der Islam gehen teilweise davon aus, dass der Messias wiederkommen wird, also ideale Zustände wiederhergestellt werden können.

Im Folgenden geht es um technische Fragen. Hoffnung und Idealisierung, die in beiden Phantasien da sind, machen die Behandlung überhaupt erst möglich. Hoffnung hat eine realistische Qualität, die zur Entwicklung des Arbeitsbündnisses beiträgt. Themen der Desillusionierung und des Verlustes der Omnipotenz sind meistens charakteristisch für die Endphase der Behandlung. Alle Patienten mit »some day«-Phantasien hoffen, dass der Therapeut auf magische Weise alle ihre Probleme löst. Ein Patient mit einer »some day«-Phantasie wartet und setzt unter Druck; ein solcher mit einer »if only«-Phantasie argumentiert und versucht zu überzeugen. Generell muss die Behandlung sowohl Illusion als auch Desillusionierung ermöglichen. Der Therapeut muss eine Atmosphäre von Vertrauen, emotionaler Sicherheit und Akzeptanz im Sinne einer »holding environment« (Winnicott, 1960) schaffen. Erst unter diesen Bedingungen kann man die exzessiven Hoffnungen des Patienten nach und nach frustrieren.

Wie in Kapitel 2 erläutert, sind exzessives Tagträumen und bewusste oder unbewusste Phantasien in der Adoleszenz sehr häufig. In der Therapie haben Phantasien einen unterschiedlichen Bewusstseinsgrad und sind auch, wie dargestellt, unterschiedlich hilfreich. Es gibt altersspezifische Phantasien, die produktiv sind und eine wirkliche Ressource darstellen, aber auch Phantasien, die problematisch sind und die therapeutische Arbeit nicht wirklich voranbringen, ja sogar zum Scheitern bringen können. Die Mitteilung von Phantasien und der Umgang mit diesen Mitteilungen stellen deshalb besondere Herausforderungen an den Jugendlichentherapeuten.

Umgang mit Träumen

Die Bedeutung von Träumen in der Therapie

Träume, der Königsweg zum Unbewussten, werden nach der Beobachtung von Hopf (2005) viel zu selten in der Behandlung von Jugendlichen benutzt. Er plädiert dafür, dass Therapeuten Träume zum Teil des Rahmens machen und dies auch gelegentlich ansprechen (»Hast Du was geträumt?«) sollten. Nach Ansicht von Ladame (1995) sind Träume – wie auch Handlungen – in der Pubertät Anzeichen für die Fähigkeit des psychischen Apparates, Triebenergie zu binden. Er meint, dass eine wirksame Traumaktivität eine klare Lösung des Problems der Versuchung zu Inzest und Vatermord bietet. Mit dem Einsetzen der sexuellen Potenz und Fortpflanzungsfähigkeit in der Adoleszenz nehmen diese Versuchungen einen vorher nicht erreichten Grad an Intensität an und sind auch durch ihre Realisierungsmöglichkeiten potentiell gefährlich. Ladame illustriert seine These an dem Fall eines jugendlichen Patienten mit einer besonderen sexuellen Pathologie, der im Alter von 17 Jahren einen Zusammenbruch erlebte. Als der Patient im Laufe der Analyse fähig wurde zu träumen, zeigte er deutlich weniger Drang zum Ausagieren. Nach Ansicht von Ladame sind Träume und Handlungen untrennbar und bilden ein Sicherheitsventil, das den Entwicklungsprozess fördert. Die Fähigkeit, zu träumen und in der Phantasie etwas zu erproben, ist sehr hilfreich dabei, dass die Impulse nicht ausagiert werden müssen.

Prinzipien des Umgangs mit Träumen

Petersen (1994) arbeitet Prinzipien für die Entschlüsselung und die Deutung von Träumen heraus. Dabei wird besonders auf die Bedeutung des interaktionellen Kontextes und des Auslösers hingewiesen. Ausgangspunkt ist der manifeste

Trauminhalt, der entweder erzählt wurde oder im Fall eines eigenen Traumes selbst erinnert wird. Zunächst werden alle Assoziationen, die der Patient spontan zum Traum berichtet (oder die Assoziationen des Analytikers), zu möglichst vielen Faktoren des Oberflächentraumes gesammelt und als zum Traum zugehörig betrachtet. An diese Phase der Materialsammlung schließt sich eine Phase der Arbeit an der Außenschicht oder Fassade des Traumes. Die Arbeit besteht darin, Themen herauszufinden, die im Traum angerührt werden (z. B. Bedrohlichkeit oder unerlaubtes Eindringen). Der Therapeut ist auf dieser Stufe gefordert, Rückschlüsse zu ziehen, Hintergründe aufzudecken und Symbole zu entschlüsseln.

Ganz wichtig ist die Ermittlung der Auslöser: Wurde der Traum durch Tagesreste angeregt oder durch tiefere Schichten des Unbewussten? Ist ein Auslöser gefunden, stellt sich oft ein Gefühl von großer Evidenz ein. Bei der Entschlüsselung eines Patiententraumes wird jedoch vor allen Dingen auf die anschließende Validierung oder Falsifikation geachtet, die durch die Reaktion des Patienten gezeigt wird. An ihr lässt sich ablesen, ob wirklich die relevanten Auslöser gefunden sind und ob für den Patienten bedeutsame Zusammenhänge eingeordnet werden können. Ist die Entschlüsselungsarbeit so weit fortgeschritten, kann der Traum dem Patienten gedeutet werden. In der Intervention des Therapeuten sind der oder die Auslöser, Abkömmlinge der unbewussten Verarbeitung wie Themen und Symbole sowie das aktuelle Symptom oder der Widerstand zusammenzubringen.

Hopf hat sich in mehreren Arbeiten mit der Traumanalyse beschäftigt (z. B. Hopf, 2005). Anhand seiner umfangreichen Traumsammlung beobachtete er, dass Tierträume in der Adoleszenz stark abnehmen (von 22 % bei den 10- bis 12-Jährigen zu 9 % bei den 15- bis 16-Jährigen), wobei Mädchen eher von Säugetieren und Jungen eher von Reptilien träumen. Träume von männlichen Jugendlichen sind auch inhaltlich grandioser und heldenhafter, während Mädchen mehr auf der Beziehungsebene träumen. Niederstrukturierte, d. h. wenig bearbeitete Träume sind Hopf zufolge die Regel bei Adoleszenten. Er nennt folgende Hilfen für die Trauminterpretation:

1. Die Frage nach der Gestimmtheit: Ist es ein positiver oder negativer Traum?
2. Gibt es Hinweise auf Tagesreste?
3. Die psychodynamische Seite: Welcher Wunsch, welche Angst findet hier Ausdruck?
4. Deutung auf Subjekt- bzw. Objektebene und Symboldeutungen.
5. Der Traum als Ausdruck des Übertragungsgeschehens.

6. Was ist spezifisch für die Altersstufe? Z.B. Träume von Überschwemmungen, von fahrenden Zügen, vom Eindringen in ein Haus als Ausdruck der Adoleszenzthematik der »ungewissen Reise« und der neuen, beängstigenden Triebhaftigkeit.
7. Formulierung des Themas des Traumes, z.B. »Darf man sich von den Eltern entfernen?«.

Wenn der Jugendliche an dem Traum arbeiten möchte, kann man nach Assoziationen zum Traum fragen und gemeinsam eine Beziehung zum gegenwärtigen Leben, der analytischen Beziehung und dem Konflikt des Jugendlichen herstellen. Es sollte aber eher vorsichtig oder gar nicht gedeutet werden. Es ist wichtiger, dass der Therapeut den Traum versteht und »containt«, als dass er ihn dem Jugendlichen deutet.

Einsatz von Märchen und Geschichten

Geschichten als Methode, die Welt zu ordnen

Auf die Bedeutung von Sciencefiction-Geschichten war anlässlich der Ausführungen über Phantasien schon hingewiesen worden. Jugendliche sind in der Regel keine Märchenleser mehr, dennoch leisten Geschichten einen großen, positiven Beitrag zum inneren Wachstum und werden von relativ vielen Therapeuten in der Behandlung genutzt. Das Geschichtenerzählen bietet die Möglichkeit, einen symbolischen Prozess auszulösen: Emotionen können über die mit ihnen verknüpften Erinnerungen und Bilder hervorgerufen und verbalisiert werden.

Bettelheim (1980) beschreibt das Märchen als Methode par excellence, das Chaos von Phantasie und Realität zu ordnen. Eine Möglichkeit, sich Ordnung in seine Welt zu bringen, besteht für das Kind darin, dass es die Dinge in Gegensätze einteilt. So etwa werden widersprüchliche Gefühle (wie Liebe und Hass) auf verschiedene Personen verteilt. Das Märchen ist dazu gut geeignet, denn die dort dargestellten Charaktere und Beziehungen sind einfach und eindimensional. Jede Gestalt ist nur entweder abgrundtief böse oder von selbstloser Güte. Zugleich finden wir deutliche Hinweise auf die Trennung zwischen Phantasie und Realität (»Es war einmal…«). Charakteristisch für das Märchen ist, dass es ein existenzielles Dilemma kurz und pointiert feststellt. Der Inhalt des ausgewählten Märchens hat gewöhnlich nichts mit dem äußeren Leben des Patienten zu tun, aber sehr viel mit seinen inneren Problemen, die unverständlich und deshalb unlösbar erscheinen. Gegenüber dem Traum ist das Märchen insofern im Vorteil, als es einen logischen Aufbau hat und seine Handlung von einem festgesetzten Anfang aus der befriedigenden Lösung am Ende zustrebt. »Je nach den augenblicklichen Interessen und Bedürfnissen entnimmt das Kind dem gleichen Märchen unterschiedlichen Sinn« (Bettelheim, 1980, S. 19). Trennungsängste, d.h. die Furcht, verlassen zu werden, die Angst vor dem Verhungern und die orale Gier sind aber nicht nur auf eine bestimmte Entwicklungsstufe beschränkt. Sie sind in jedem Alter unbewusst vorhanden, und deshalb hat jedes Märchen, wie z.B. Hänsel und Gretel, auch eine Bedeutung und eine ermutigende Botschaft für viel ältere Kinder. Jugendliche können sich oft noch gut an ihr Lieblingsmärchen erinnern, das häufig das Thema ihres Lebens darstellt. Damit kann man im therapeutischen Raum arbeiten. Dass das Böse personalisiert und aus der diffusen Angst ein klarer Gegner wird, ist ihnen unmittelbar einsichtig und die Aufspaltung in gut und böse nachvollziehbar.

In ähnlicher Weise verhält es sich mit Lieblingsbüchern. Ellen Handler Spitz (1999) hat Kinderbücher analysiert. Eines dieser berühmten Kinderbücher, »Wo die wilden Kerle wohnen« von Sendak, beschreibt die Entfernung von der Mutter, aber auch wieder die Heimkehr zur Mutter. Max hat den Raum zur Verfügung gestellt bekommen, in dem er eine neue Welt kreieren kann, so, wie er es möchte, mit all seinen sadistischen Phantasien. Nach seinem Ausflug in die Welt der wilden Kerle kommt er zurück in sein Zimmer, wobei die Mutter ihm zu verstehen gibt, dass sie den Ausflug toleriert (»… und sein Essen war noch warm«). Fragen nach Lieblingsbüchern und Lieblingsgeschichten eröffnen auch bei Jugendlichen einen neuen symbolischen Raum.

Bei der Interpretation von Sciencefiction oder Märchengeschichten ist das Unheimliche, über das schon Freud (1919) geschrieben hat, in der Realität eigentlich nichts wirklich Neues oder Bedrohliches, sondern etwas, das vertraut und im Geiste des Jugendlichen schon gut etabliert ist. Allerdings ist auf die Fragilität der Ich-Grenzen und die Differenzierung zwischen Phantasie und Realität zu achten. Laufer (1994) schildert eine gescheiterte Jugendlichenbehandlung, bei der es um die Macht des Heimlichen und Unheimlichen ging. Hier ist der Umgang mit den negativen, abgespaltenen Anteilen unter Einsatz der projektiven Identifizierung wichtig. Andere Autoren haben bei der Analyse von Mary Shelleys (1816) Novelle *Frankenstein* darauf hingewiesen, dass diese Teile des Selbst und der inneren

Objekte enthält, die abgespalten sind und auf externe Objekte projiziert wurden. In vielen dieser Geschichten ist es der Vater, der die Wahrheit bezüglich der Kinder herausfindet, während die Mutter häufig defizitär-vernachlässigend oder aggressiv wirkt. Kultfilme wie »Star Wars« thematisieren die Suche nach der eigenen Identität und, damit verbunden, die Suche nach dem Vater. Ilsa Bick (1989) bemerkt, dass Kinder in Geschichten früher als hilflos und unschuldig beschrieben wurden, während in neuen Filmen und in der Sciencefiction-Literatur Kinder auch als böse dargestellt werden (»alien child«).

Umsetzung in der Therapie

Mark und Incorvaia (1995) schildern in ihrem Handbuch den Umgang mit Geschichten. Dabei ist es wichtig, in Erfahrung zu bringen, ob die Eltern den Patienten Märchen oder Geschichten vorgelesen haben oder ob Märchen bzw. Geschichten in der Familie erzählt werden oder wurden. Interessant ist – die Autoren schildern viele Beispiele dazu –, wie Kinder und Jugendliche in der Therapie ihre eigenen Märchen erzählen, die häufig sehr stark von dem abweichen, wie das Märchen ursprünglich lautete. Häufig geht es um Identitätsentwicklung und Ablösung.

> Eine 14-jährige Jugendliche benutzte gelegentlich in der Therapie Märchen. In einer der Behandlungsstunden wollte sie eine Geschichte erzählen. Es handelte sich um eine Borderline-Patientin, aber darin, wie sie den Anfang wählte, zeigte sich deutlich, dass die Geschichte auf eine hysterische Übertragung hinauslief. Sie kam in den Therapieraum und fragte: »Wie finden Sie mein neues Kleid?« Der Therapeut sagt: »Es ist hübsch. Hast du es neu?« Sie antwortet: »Es ist nicht schlecht, aber das Kleid von Schneeweißchen war sehr viel schöner […].« Dann begann sie die Geschichte von Schneeweißchen zu erzählen.
>
> Zu einem späteren Zeitpunkt kam sie in die Therapie und sagte: »Ich möchte Ihnen heute eine Geschichte erzählen, aber ich habe sie verändert. Es ist eine bessere Geschichte. Es ist die Geschichte von Aschenputtel.« So, wie sie die Geschichte dann schilderte, wurde deutlich, dass sie sehr viel daran geändert hat. Es geht nur am Rande um sexuelle Intimität, eher um die Intimität in der Fütter- oder Versorgungssituation. So steht im Zentrum zwar die Hochzeit, aber nicht der sexuelle Aspekt, sondern die Tatsache, dass der Prinz ihr einen riesigen Kuchen bringt und sie im Bett aufsitzt und den Kuchen isst.

Steck (1997) behandelt anhand von klinischen Beispielen die Narrative, die adoptierte Kinder und Jugendliche über den Verlust ihrer primären Beziehungspersonen erzählen. Verlassenwerden ist oft ein zentraler Kern der Adoptionsproblematik. Dies bezeugen die Worte einer jungen Adoptierten, die sagte: »Verlassenwerden ist Mord« (S. 337). Phantasien von Ablehnung, Ausstoßung und Preisgabe werden geäußert. Jugendliche erzählen oft wirre, scheinbar zusammenhanglose Geschichten, sodass der Eindruck entsteht, sie könnten nicht der Realität entsprechen. Ein Mädchen aus einer Adoptivfamilie entwickelte die Geschichte eines Waisenmädchens, das ins Gefängnis eingesperrt wird. Es musste bestraft werden, da es keine Eltern hatte. Eine Königin wollte das Mädchen adoptieren, das Mädchen verweigerte jedoch die Adoption. Es verhielt sich seinen biologischen Eltern gegenüber also loyal. Hier muss ein genügendes »mütterliches Halten« nach Winnicott gegeben sein, denn jede Unterbrechung der Kontinuität könnte in Richtung dieses Ausstoßens verstanden werden.

Nutzung von Spielen, Zeichnungen, anderem Material

In der Jugendlichentherapie ist das Ausdrucks- und Kommunikationsrepertoire erweitert: Es wird gespielt, gemalt und gesprochen. Dabei wird der Gehalt der gemalten oder gespielten Szene therapeutisch bearbeitet. Nicht nur in der diagnostischen Phase, sondern auch im Laufe einer Behandlung ist der Einsatz von Zeichnungen und anderem Material sehr hilfreich. Gerade auch bei traumatisierten Patienten ist der zeichnerische Ausdruck wichtig, wenn Worte fehlen, das Unfassbare zu beschreiben. Streeck-Fischer (1999) hat in ihrem Buch über »Trauma und Adoleszenz« verschiedene Zeichnungen vorgestellt, die von traumatisierten Patienten stammen und das Leid der Patienten wahrnehmbar machen. Veröffentlichungen von Günter (2003) verdeutlichen den Einsatz der Squiggle-Technik in laufenden Behandlungen, um einen festgefahrenen Prozess in Gang zu bringen, einen symbolischen Ausdruck, eine »gemeinsame Sprache« zu finden.

In einem Themenheft der *Praxis für Kinderpsychologie und Kinderpsychiatrie* (Seiffge-Krenke & Cierpka, 2005) werden die Veränderungen im therapeutischen Prozess anhand der Veränderungen der Zeichnungen erläutert. Es ist hilfreich, sich die Entwicklungsstadien des Zeichnens (Bachmann, 2002) zu vergegenwärtigen, damit man die Zeichnungen von Patienten, die häufig zu Beginn der Behandlung ein stark regrediertes Niveau haben, und ihre Veränderungen durch die Therapie genauer einschätzen kann. Lehmkuhl (1992) hat das analytische Vorgehen und den Einsatz von Zeichnungen bei Patienten mit Anorexia nervosa beschrieben. Die Suche nach Autonomie und selbst bestimmter Identität wird deutlich in den Zeichnungen einer Patientin, die Nähe und Distanz im therapeutischen Prozess, aber auch ihren Kampf um Autonomie und die Flucht vor einer symbiotischen Beziehung zum Ausdruck bringen. Auch die durch die Mutter verkörperte, als feindselig und zerstörend erlebte Welt wird dargestellt.

Stracke (2000) schildert, dass die von den Patienten eingebrachten Zeichnungen, Malereien oder Plastiken in der therapeutischen Situation eine Wirksamkeit entfalten, die nicht nur auf ihre Funktion innerhalb des Übertragungsgeschehens beschränkt bleibt, sondern durch den Gestaltungsprozess selbst bedingt wird. Benedetti, ein Schweizer Psychoanalytiker, der mit schwer gestörten schizophrenen Menschen arbeitet, nutzt in seinen Therapien häufig Bilder, wenn die Möglichkeiten der Wortsprache durch die Pathologie des Patienten verstellt sind. Für Benedetti ist ein wesentlicher Faktor bei der Entstehung psychischer Krankheiten die Unmöglichkeit, sein inneres Erleben zum Ausdruck bringen und kommunizieren zu können. Ausdrucksmöglichkeiten zu schaffen, wäre damit ein wichtiges Therapieziel.

In der Psychotherapie von Jugendlichen ist die Nutzung von Zeichnungen oder Modelliermasse oft sehr hilfreich, wenn Patienten, besonders am Beginn der Therapie, wenig sprechen.

Der Vater der 13-jährigen Susanne bringt seine Tochter in die Ambulanz und klagt über deren Unordentlichkeit, schulische Leistungsprobleme und Essprobleme. Im Gespräch mit Susanne und in weiteren anamnestischen Gesprächen mit dem Vater stellt sich heraus, dass Susanne im Alter von 3 Jahren plötzlich von ihrer Mutter verlassen wurde, die mit dem Ausruf »Das kann doch nicht alles gewesen sein!« von einem Tag auf den anderen verschwand. Susanne wurde von ihrem Vater aufgezogen und blieb lange Jahre asymptomatisch. Die Symptome traten auf, nachdem der Vater zum ersten Mal eine Freundin hatte und diese in die gemeinsame Wohnung gezogen war. Damit wurde für seine Tochter das Thema Trennung und Verlassenwerden erneut virulent und die Symptome setzten massiv ein.

In der gesamten ersten Phase der tiefenpsychologisch fundierten Therapie sprach Susanne sehr wenig und drückte stattdessen ihre Bedürftigkeit und die vermutlich erlebte starke Vernachlässigung durch die Mutter in Form von Zeichnungen und modellierten Gegenständen aus. Thema waren fast ausschließlich Nahrungsmittel, was auf die deutlichen oralen Defizite und die Mangelversorgung der Patientin in ihrer frühen Kindheit hinweist. Die Mutter der Patientin hat nie Kontakt zu ihrer Tochter aufgenommen; es war bekannt, dass sie wahllose sexuelle Beziehungen zu anderen Männern aufnahm und häufig den Wohnort wechselte. Es ist zu vermuten, dass die Mutter eine Borderline-Struktur hatte und die Patientin auch in den ersten drei Jahren, als sie noch mit Susanne zusammen lebte, nur sehr mangelhaft emotional und möglicherweise auch materiell versorgte. Nach dem Durcharbeiten dieser frühen Mangelsituation gelang es der Therapeutin zunehmend, mit Susanne in ein Gespräch zu kommen.

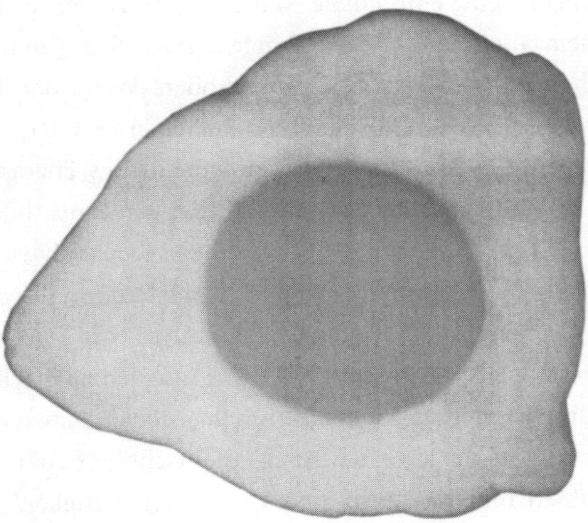

Abbildung 4: Ein Spiegelei: Eines der Nahrungsmittel, die Susanne in der ersten Phase ihrer Therapie knetete

Der bildnerische Prozess entwickelt sich im Übergangsraum zwischen innen und außen. Da dieser Übergangsraum von vielen ich-struktuell gestörten und traumatisierten Jugendlichen zerstört ist, ist es als ein sehr großer therapeutischer Fortschritt anzusehen, wenn sich die Jugendlichen durch Zeichnen oder Modellieren auszudrücken beginnen. Buchholz (1998) sieht enge Beziehungen zwischen Sprache und Bildern und hat auf die Metaphern, die Bilder in der Sprache, hingewiesen. Im malerischen Akt ist auch eine sichtbare Spur geknüpft: Töne oder Worte können verklingen, das Gemalte bleibt erhalten. Das ist auch ein wichtiger Punkt, auf den man immer wieder im Verlaufe eines Therapieprozesses zurückkommen kann (z. B., indem man gemeinsam die Mappe anschaut, in der die Bilder aufbewahrt werden).

Deuten versus »containing«

»Containing«, »holding function« und Empathie

In der neueren analytischen Literatur gewinnt die therapeutische Beziehung mehr und mehr an Bedeutung. Die therapeutische Arbeit stützt sich auf Beziehungsfaktoren wie »halten« und »in sich bewahren« (»holding« und »containing«) mit dem Ziel, dem Jugendlichen eine emotionale Neuerfahrung zu vermitteln. Leo Rangell hat dies mit seinem »need to belong« (Rangell, 1989, S. 27) unterstützt und die affektive Resonanz des Therapeuten hervorgehoben. Wenn der Therapeut nicht emotional involviert ist, wird die Behandlung keinen erfolgreichen Fortgang nehmen, schreibt Fishman (1996). Das »affect atunement« des Therapeuten ist in der Tat sehr wichtig. Kohut hat auf die zentrale Position von Empathie in der Psychoanalyse hingewiesen (vgl. Ornstein, 1996) und die psychoanalytische Methode als die ständige Empathie in das innere Leben der Patienten und ihrer Übertragungsgefühle definiert. Die freie Assoziation und die Analyse von Abwehr seien letztlich Methoden, um diese Introspektion und Empathie möglich zu machen.

Gerade bei traumatisierten und ich-strukturell gestörten Patienten, die im Sprechen und Denken desorganisiert sind, ist es eine wichtige Funktion der Behandlers, sich einzufühlen und Kohärenz und Bedeutungshaftigkeit gemeinsam mit dem Patienten wieder herzustellen. Bions (1967a) Ausführungen über »containing« basieren auf der frühen Mutter-Kind-Interaktion, lassen sich daher sehr leicht auf die therapeutische Situation übertragen.

»Containing« und projektive Identifikation

Wichtiges Mittel zum Verständnis des Patienten können projektive Identifikationen sein. Das Konzept der projektiven Identifikation wurde von Melanie Klein 1946 in »Notes on some schizoid mechanisms« beschrieben. Hier hat sie zum ersten Mal dargestellt, dass das Kind unerwünschte Teile des Selbst abspaltet und in das Objekt projiziert, sie an dem Objekt wahrnimmt und als zu dem Objekt gehörig fühlt. Melanie Klein hat den Begriff der »projektiven Identifikation« entwickelt, um zu beschreiben, dass der Patient konfliktreiche und nicht aushaltbare Gefühle, die verleugnet werden, in eine andere Person projiziert und dort kontrolliert.

Leo Rangell (1989) kritisiert allerdings zu Recht, dass die projektive Identifikation »has become to be used to explain indiscriminately almost all interpersonal phenomena« (S. 22). Dennoch ist es ein wichtiges Konzept, weil es zeigt, dass der Therapeut seine Gefühlszustände als Kommunikation des Patienten versteht. Wilfried Bion (1967a) hat den kommunikativen Aspekt der projektiven Identifikation als *Kommunikation* besonders herausgearbeitet. Davies (1995) hat später die »intrusive identification« beschrieben. Ihm zufolge ist die intrusive Identifikation der richtigere Ausdruck für diese aggressivere Form von projektiver Identifikation, und er weist darauf hin, dass das Objekt oder der »container« der projektiven Identifikation Grenzen hat, die auch herausgearbeitet werden müssen.

Aus heutiger Sicht werden »containing« und »metabolism« als intersubjektive Prozesse beschrieben, eine »joint construction between patients and analyst« (Davies, 1995, S. 82). Das Konzept der projektiven Identifizierung ist dem-nach nicht nur ein Konzept für einen primitiven Abwehrmechanismus, sondern bezieht sich auch auf die therapeutische Funktion, die Emotionen des Patienten zu verstehen und zu bewahren. Wenn der Affekt entweder durch den Patienten oder durch den Therapeuten als »toxic« identifiziert wird, geht es darum, ihn zu entgiften.

Deuten vs. »containing«

In der Behandlungstechnik bei früh gestörten und traumatisierten Patienten spielt die Vermittlung von Einsicht im Vergleich zu neurotischen Patienten eine untergeordnete Rolle. Es ist vielmehr unabdingbar für das psychische Wachstum des Jugendlichen, dass er die Erfahrung des Verstanden- und Gehaltenwerdens machen kann. Empathie ist dabei eine selbstverständliche Vorbedingung. Man sieht das Verhalten des Therapeuten in Analogie zum Verhalten einer Mutter gegenüber ihrem Säugling (vgl. die Ausführungen in Kapitel 2 zur Bindungsforschung und mütterlichen Feinfühligkeit). Dadurch können dann allmählich in der Therapie Funktionen der Selbstwahrnehmung übernommen werden – einschließlich der Fähigkeit, über das eigene psychische Leben zu reflektieren. Fonagy benutzt dafür den Begriff der »reflektierenden Selbstfunktion« (Fonagy, 2006).

Der Therapeut muss zunächst stellvertretend für den Patienten eine psychische Verarbeitung leisten, die im Nachdenken über den Patienten und in der Beschäftigung mit seinen Gefühlen besteht. Der vom Therapeuten vermutete Sinn und die Bedeutung der Inszenierung sollten so oft wie möglich benannt werden. Klärung und Konfrontation, die einleitende Schritte einer Deutung darstellen, sind bei früh gestörten Patienten oder Patienten mit ich-strukturellen Störungen eine Möglichkeit, das Unterscheidungsvermögen zwischen Realität und Phantasie zu fördern. Die therapeutische Funktion kann sich im einfachen Kommentieren der Symptome und Verhaltensweisen, die der Jugendliche zeigt, ausdrücken und auch im gelegentlichen Aussprechen dessen, was der Therapeut dazu denkt und fühlt. Der Therapeut wird so entscheidend ein Garant des Realitätsprinzips.

Wenn wir es, wie bei früh gestörten Jugendlichen, mit massiven Projektionen zu tun haben, sind es im Grunde drei Faktoren, die eine kooperative Wirkung in Gang setzen: Das Erfahren von »containment« durch den Therapeuten bei Ausbleiben der Gegenaggression, seine klärende Deutung der negativen Übertragung und die gleich bleibende Sicherheit der realen Beziehung in der therapeutischen Situation. Indem der Patient merkt, so Dornes (1995),

> »wie der Therapeut oder die Mutter mit den Affekten kämpft und sie schließlich etwas moduliert, wird ihm ein Modell für den möglichen Umgang mit den Affekten bereitgestellt. Es ist gerade die zurückgegebene Mischung aus verdaut und unverdaut und die Beobachtung der beständigen Nachregulierung und Neujustierung, die dem Kind ein realistisches Vorbild für Affektregulierungsprozesse liefert und zugleich die Erfahrung ermöglicht, dass seine Affekte eine Wirkung haben und nicht nur für ihn ein Problem sind« (ebd., S. 39).

Von einer solchen Erfahrung kann der Jugendliche eher profitieren und sich identifizieren als über eine vergleichsweise schnelle und präzise Deutung. Letztere könnte sogar die Diskrepanz zwischen seinem Unvermögen und der therapeutischen Omnipotenz vergrößern und damit narzisstische Wut und Destruktivität des Patienten steigern.

Deutungsprozess als Beziehungsarbeit

Der Deutungsprozess wird als Beziehungsarbeit verstanden (Ermann, 1996): Wirksame Deutungen sind Endergebnisse von langwierigen Prozessen, man sollte daher keine unmittelbaren und magischen Folgen erwarten. Gewöhnlich ist eine längere Periode des Durcharbeitens notwendig, in der die Deutung in verschiedenen Formen und Kontexten wiederholt werden muss. Beginnt der Therapeut beispielsweise zu früh, die Beziehung zwischen dem Patienten und ihm zu deuten, insbesondere bzgl. der libidinösen Aspekte, erhöht sich das Risiko des Therapieabbruchs. Blos (2001) bemerkte, dass Es-Deutungen bei Adoleszenten als inzestuöse Verführung erlebt werden können.

Für die Deutung als wichtiges Instrument der Psychoanalyse geht es darum, das, was man beim Patienten beobachtet hat und was der Patient selbst erlebt hat, in Beziehung zu bringen mit wichtigen anderen Beziehungen, gegenwärtigen und vergangenen, realen und phantasierten. Es ist auch wichtig, den Bezug zur Übertragung herzustellen, um so einen wichtigen Beitrag zur Entwicklung von Einsicht zu leisten. Was gedeutet wird, wann gedeutet wird und wie gedeutet wird, sind eher subtile, technische Fragen.

Wenn man nicht weiß, was zu deuten ist, sollte man am besten gar nichts sagen. Allerdings kann man sich auch nicht zu lange still und emotional unresponsiv verhalten. Generell ist es sicher sinnvoll, von einem technischen Standpunkt aus z. B. zunächst den Wunsch nach Autonomie zu deuten, bevor man die versteckten Abhängigkeitswünsche deutet.

Eine korrekte Interpretation liefert Einsicht, ist aber alleine noch nicht ausreichend, weil es auch um den emotionalen Nachvollzug geht. Heute wird generell verstanden, dass die Deutung ein interpretativer Prozess ist, ein Austausch zwischen Analytiker und Patient, der auf die Deutung des Therapeuten folgt. Außerdem ist es so, dass die Worte des Therapeuten das eine sind, sein averbales Verhalten etwa in Gesten und Körperhaltung allerdings hinzukommt und möglicherweise ganz entscheidend dazu beiträgt, dass die Deutung »verstanden« wird; »… when I spoke they heard a great dial more than my words« (Fingert Chused & Raphling, 1992, S. 77). Manche Therapeuten kleiden ihre Deutung auch in ein »story format« (»I know a boy who…«).

Nach wie vor haben Deutungen als Verknüpfungen zum unbewussten Konflikt einen ganz wichtigen Stellenwert in der analytischen Behandlung. Allerdings sind zu lange Deutungen, präsentiert in einer autoritären Weise, in der der Analytiker wie ein nicht involvierter Beobachter spricht, nicht von therapeutischem Wert. Dies ist eher die »Karikatur einer Deutung« (Fingert Chused, 1996). Die beste Deutung beginnt mit der gegenwärtigen Interaktion, an der der Analytiker teilnimmt und so den Rahmen darstellt, in dem der Patient neue Wahrnehmungen integrieren, seine Erinnerung reorganisieren und schließlich Selbst- und Objektrepräsentanzen modifizieren kann.

Deutungen und ihre Folgen

Der Therapeut muss sich verantwortlich dafür fühlen, welche Effekte seine Interpretationen auf den Patienten haben. Er hat in Worte gefasst, was beobachtet und erfahren wurde. Wird eine Hypothese durch eine Probedeutung geprüft, so gibt die Reaktion des Jugendlichen Auskunft darüber, wie zugänglich er für einen verstehenden psychodynamischen Dialog ist. Wie allerdings Bürgin (1992) ausführt, muss beim Therapeuten die Bereitschaft bestehen, die Deutung wieder zurückzunehmen, falls der Jugendliche ablehnt oder gar nicht reagiert.

> Fingert Chused (1996) gibt verschiedene Fallbeispiele, unter anderem das der 14-jährigen Susan, die sehr schnell das Prinzip der Abstinenz verstanden hat und der Therapeutin Schuldgefühle macht, wenn sie inkonsistent war. Klarifikationen konnten von Susan gut angenommen werden und wurden auch von ihr selbst verwendet, aber sie reagierte sehr stark und oft negativ auf Deutungen. Wann immer die Deutung korrekt war, fühlte sich Susan klein gemacht und abgewertet. Die Reaktion von Susan auf die Deutung wurde dann in der Folge ein ganz wichtiger Punkt in der analytischen Arbeit. Auch bei einem anderen Patienten, dem 18-jährigen Ralf, kann sie herausarbeiten, dass dieser Jugendliche, obwohl er auf die Deutung nicht so massiv reagierte wie Susan, doch sehr sensitiv dafür ist, ob sie einer Form von Kontrolle, Handlungsanweisung oder autoritäre Ersetzung und Ähnlichem entsprach. Beide Jugendliche nahmen die Deutungen oft als intrusiv wahr.

Die Tatsache, dass gerade Jugendliche so stark auf Deutungen reagieren, hängt damit zusammen, dass jede Deutung eine Asymmetrie in der analytischen Dyade zeigt, in der der Therapeut etwas weiß und mitteilt, was für den Patienten so neu ist. Dies ist möglicherweise auch die Ursache, warum insbesondere Jugendliche in einem längeren Austauschprozess dann an der Deutung mit den Therapeuten arbeiten, um sie sozusagen gemeinsam zu verstehen und eine gemeinsame, eine gleichberechtigte Basis zu etablieren. Jugendliche fürchten häufig, dass Klarifikationen oder auch Deutungen als versteckte Handlungsanweisung, Ermahnung, Forderung oder Erziehungsmethode benutzt werden, wie sie sie von den Eltern kennen.

Arbeit in und Arbeit an der Beziehung

Das Bindungskonzept in der psychoanalytischen Behandlung

Bei der Unterscheidung zwischen tiefenpsychologisch fundierter und analytischer Therapie (vgl. Kapitel 6) wurden verschiedene Ebenen der therapeutischen Beziehung angesprochen, eine unterschiedliche Tiefe der Übertragung und der Aspekt der Bindung. Dies soll nun in technischer Hinsicht betrachtet werden. Nachdem Bowlby lange Zeit als »Abtrünniger« bekämpft wurde, finden bindungstheoretische Erkenntnisse in der psychoanalytischen Arbeit mit Kindern und Jugendlichen immer mehr Anerkennung. Dabei kommt der Rekonstruktion von typischen Bindungsverhaltensmustern in der psychotherapeutischen Behandlung eine wesentliche Bedeutung zu.

> Hédervári (1996) schildert einen Patienten, der beim ersten Mal schweigend das Therapiezimmer betritt, den Kopf von der Therapeutin abwendet und jeglichen Blickkontakt zu ihr vermeidet. Seine vermeidende Verhaltensstrategie setzt sich in den weiteren Behandlungsstunden fort, indem er den Kontakt zu der Therapeutin und die Interaktion mit ihr meidet. Sein Vermeidungsverhalten äußert sich in seiner Gewohnheit, Gesellschaftsspiele alleine zu spielen und auch in der Körperhaltung. So wendet er der Therapeutin des Öfteren seinen Rücken zu. Insgesamt erweckt er den Eindruck, die Therapeutin zu ignorieren und sie nicht zu beachten.

Das zitierte Beispiel aus einer Behandlungsstunde zeigt, dass der Patient vermutlich unsicher-vermeidend gebunden ist. In der Gegenübertragung fühlt sich die Therapeutin abgelehnt, überflüssig und möglicherweise gekränkt. Das Wissen über die individuell unterschiedliche Bindungsorganisation der Patienten erlaubt die therapeutische Orientierung in deren Beziehungsstrukturen.

Die Funktion und Rolle des Therapeuten aus bindungstheoretischer Sicht

Die stützende Funktion des Therapeuten, der das bindungstheoretische Konzept in seine Arbeit mit einbezieht, besteht vor allem darin, Bedingungen zu schaffen, unter denen der Patient seine inneren Arbeitsmodelle von sich selbst und seinen Bindungsfiguren aufspürt und neu strukturiert. Bowlby betont, dass die Hier-und-Jetzt-Beziehung von besonderer Bedeutung für den Therapieprozess ist und dass die aktuelle Beziehung den Patienten ermutigt, seine früheren Erfahrungen innerpsychisch zu explorieren (Bowlby, 1995). Der aktuellen Beziehung zum Therapeuten kommt eine weitere Bedeutung zu: Der Patient macht die Erfahrung eines neuen Anfangs und konstruiert ein Arbeitsmodell, welches durch ein grundlegendes Sicherheitsgefühl der Selbst- und Objektrepräsentanzen charakterisiert ist. Das therapeutische Setting, das ein empathisches Einfühlen, ein Verstehen der Wünsche, Bedürfnisse und Gefühle des Patienten ermöglicht, schafft zwangsläufig ein Klima, in dem optimale Bedingungen für die Entwicklung einer sicheren Bindungsbeziehung zwischen Therapeut und Patient gegeben sind. Die stützende Funktion des Therapeuten lässt sich nach Bowlby (1980) konkret in fünf therapeutischen Aufgaben zusammenfassen:

1. Die Grundlage einer erfolgreichen therapeutischen Behandlung besteht nach Bowlby in der Funktion des Therapeuten als einer sicheren Basis, von der aus der Patient sich selbst und seine emotionalen Bindungsbeziehungen zu wichtigen Personen innerpsychisch erforscht. Die Funktion des Therapeuten als sichere Basis ist identisch mit dem von Winnicott (1974/2002) postulierten Phänomen »der hinreichend guten Mutter« oder mit den von Bion (1967a) geprägten Funktionen der Mutter als »container«. Bindungstheoretisch betrachtet geht es hierbei um die Feinfühligkeit des Therapeuten. Feinfühlig bedeutet, die Signale des Patienten wahrzunehmen, sie richtig zu interpretieren und prompt und angemessen darauf zu reagieren.
2. Eine weitere wichtige Aufgabe des Therapeuten, der das bindungstheoretische Konzept in seine Arbeit einbezieht, liegt in der Ermutigung des Patienten, seine jetzigen Beziehungen zu wichtigen Personen zu reflektieren und sich vorzustellen, mit welcher Emotionalität, welchen Gedanken und Handlungen er den für ihn wichtigen Personen begegnet.
3. Die Aufmerksamkeit des Patienten soll auf die Beziehung zum Therapeuten gelenkt werden, um herauszufinden, auf welche Art und Weise der Patient die

Gefühle und das Verhalten des Therapeuten typischerweise deutet und wie sich die inneren Arbeitsmodelle des Patienten über die Selbst- und Elternrepräsentanzen in der Beziehung zum Therapeuten widerspiegeln.

4. Eine andere wichtige Aufgabe des Therapeuten bezieht sich darauf, den Patienten darin zu unterstützen, dass sein Verhalten in der Beziehung zum Therapeuten oder zu anderen Personen mit Erfahrungen mit Bindungspersonen aus der Kindheit korrespondiert. Hierbei geht es um die Reflexion der aktuellen Sicht der Welt unter Einbeziehung von konkreten Erfahrungen aus der Kindheit.
5. Schließlich geht es darum, dem Patienten zu helfen, die Wirksamkeit und die Angemessenheit seiner inneren Arbeitsmodelle (seiner Selbst- und Objektrepräsentanzen) zu überprüfen und zu entscheiden, welche Erfahrungsmodelle aus der Vergangenheit aus heutiger Sicht nützlich sind und welche hinderlich.

Für Therapeuten, die nach der bindungstheoretischen Konzeption arbeiten, sind weniger die Phantasien als vielmehr die realen Erfahrungen des Patienten von Bedeutung. Dabei geht es für sie um das Sammeln von exakten Informationen, mit deren Hilfe sie Modellszenen entdecken können, die die Psychopathologie des Patienten auf der Grundlage von rekonstruierbaren Erfahrungen und Erlebnissen aus der Kindheit erklären. Der Therapeut sollte besondere Aufmerksamkeit auf den Anfang und das Ende einer Therapiestunde beziehungsweise auf den Anfang und das Ende einer therapeutischen Behandlung lenken. Auch Unterbrechungen durch Ferien und Krankheit sowie die Zeiten um den Verlängerungsantrag sind zu beachten. Denn diese Momente sind Stresssituationen, die das Bindungsverhaltenssystem des Patienten aktivieren und wichtige Informationen über die Art seiner Bindungsorganisation liefern, die dann zum Gegenstand der therapeutischen Behandlung gemacht werden können.

Reale Beziehung und Übertragung versus Arbeitsbündnis

In Kapitel 6 war auf eine unterschiedlich breite Sicht der Übertragung (reale vs. neurotische Anteile) hingewiesen worden. Meissner (1996) beschäftigt sich mit der Frage des Therapeuten als realem Objekt. Seiner Beobachtung nach liegt ein wesentliches Fundament für die Heilung eher in der therapeutischen Beziehung und nicht so sehr in der realen Beziehung. Seiner Meinung nach gibt es drei verschiedene Komponenten in der therapeutischen Arbeit: Die Übertragung, das Arbeitsbündnis und die reale Beziehung. Es ist wichtig, zwischen der realen Beziehung und dem Arbeitsbündnis zu unterscheiden. Thomä und Kächele (1997) unterscheiden in ihrem Standardwerk zur Erwachsenenbehandlung ebenfalls den realen Aspekt vom Arbeitsbündnis. Die Übertragung ist nicht einfach determiniert durch die unbewussten Triebderivate, Impulse und Wünsche des Patienten, sondern macht sich auch an konkreten Merkmalen des Therapeuten fest. Meissner (1996) benutzt dazu die Metapher der Angel (»the therapist serves as a hook on which patients can hang their transference reactions and give them plausibility«, S. 23). Generell gibt es viel Realität in der analytischen Beziehung, z. B. die Zeit, den Ort, die Zimmereinrichtung, die Art, wie der Analytiker sich anzieht, und Ähnliches. Auch auf der Seite des Patienten gibt es ganz reale Anteile: Sein Aussehen, seine finanzielle Situation, sein schulischer Kontext. Auch der persönliche Stil, Sitzungen zu gestalten, z. B. ein unterschiedlich direktives Vorgehen, zählt zu den realen Aspekten. So gibt es Therapeuten, die sehr autoritär und direktiv sind im Stil ihrer Interventionen und Interpretationen (»Eine Deutung muss sitzen wie ein Blattschuss«).

»Basic trust« z. B. zählt nicht zur realen Beziehung, sondern eher zur Übertragung, auch wenn es aus einer realen Interaktion oder aus Aspekten einer realen Beziehung mit dem Therapeuten heraus entsteht. Die reale Beziehung kann auch zu Abwehrzwecken benutzt werden. Manche Patienten versuchen besonders stark auf diese reale Ebene einzugehen und auf diese Weise die Übertragung zu vermeiden. Für andere Patienten können reale Charakteristika des Therapeuten wiederum Übertragungsreaktionen stimulieren. Die Tatsache, dass der Analytiker den realen Objekten ähnlich ist, kann ebenfalls einerseits stimulierend sein, andererseits aber auch die Patienten mit Angst erfüllen, weil auf diese Weise die Übertragung eine intolerable Wiederholung vorheriger, möglicherweise traumatischer Erfahrung darstellt. Dies weist darauf hin, dass die Realität und die reale Erfahrung nicht immer nur positive und förderliche Aspekte in der analytischen Arbeit sind.

Zu den realen Faktoren auf der Seite des Therapeuten zählen neben seinem persönlichen Stil auch seine Kompetenz, sein »commitment«, seine Werte und Ideale, sein Training und seine Ausbildung – beispielsweise die verschiedenen analytischen Konzepte, die er vertritt, seine Sprache, seine Interessen, seine Lebenserfahrung. Meissner (1996) spricht davon, dass es zwischen Patienten und Therapeuten einen guten »match« geben sollte. Es gibt aber auch Fälle, in denen ein »therapeutic mismatch« besteht (S. 33). Reale Faktoren spielen also auch eine Rolle, wenn Patient und Therapeut nicht gut miteinander auskommen. Wenn ein Therapeut jemanden nicht mag, irritiert ist, ungeduldig ist oder keine Sympathie für einen Patienten hat, so ist es besser, ihn zu einem Kollegen zu überweisen, als ihn zu behandeln. Das weist darauf hin, dass nicht jeder Therapeut effizient mit jeder Art von Patienten arbeiten kann und gleichzeitig nicht jeder Patient mit jedem Therapeuten gleich gut auskommt.

Herstellen einer Übertragungsbeziehung

Die Herstellung einer Übertragungsbeziehung wird bei Jugendlichen für das schwerste Stück Arbeit im Behandlungsverlauf gehalten, und man ist sich durchaus unsicher, ob die Übertragungsmanifestationen von Jugendlichen denen erwachsener Patienten strukturell gleichen. Schon bei der Behandlung von Kindern zu Beginn der 20er Jahre waren zwischen den beiden Vertreterinnen verschiedener kinderanalytischer Schulen Differenzen darüber aufgetaucht, ob Kinder eine Übertragungsneurose entwickeln können (vgl. Kapitel 2). Melanie Klein (1932) meinte, dass die von Anna Freud verwendete Form der Kontaktaufnahme am Beginn einer Behandlung ein technischer Fehler sei, der der Entwicklung von Übertragungsreaktionen entgegenarbeite, ja die Entwicklung einer Übertragungsneurose geradezu verhindere. Grundsätzlich sei die Übertragung bei Kindern nicht anders als bei Erwachsenen. Dem steht jedoch entgegen, dass das Kind, anders als der Erwachsene, bei dem es in der analytischen Situation zu einer gewollten Wiederbelebung frühkindlicher Beziehungen kommt, noch in einer realen, täglichen, abhängigen Beziehung zu den Objekten steht, die seine derzeitigen und späteren Übertragungsinhalte verursachen.

Ähnliches gilt für den Jugendlichen. Auch bei ihm sind die elterlichen Objekte noch real vorhanden, liegen die die Symptome verursachenden intrapsychischen Konflikte in der jüngsten Vergangenheit und können durch unmittelbares Einwirken der Eltern jederzeit aktiviert werden. Diese Situation wird dadurch kompliziert, dass sich der Jugendliche zugleich in einem Ablösungsprozess von den primären Liebesobjekten befindet und die Wahl nichtinzestuöser neuer Objekte bevorsteht (Freud, 1905a). Vor dem Hintergrund der realen Präsenz der Eltern sowie einer möglicherweise relativ großen Aktivität des Therapeuten in den probatorischen Sitzungen ist es oft nicht leicht zu entscheiden, ob das vom Jugendlichen geäußerte Verhalten im Verlauf der Behandlung die Bezeichnung »Übertragung« rechtfertigt. Sehr wichtig ist festzustellen, ob das Verhalten des Patienten als Folge der analytischen Arbeit entstanden oder ob es eine einfache Wiederholung früherer Erlebnisse mit den Eltern ist. Entscheidend für die Zuschreibung von Übertragungsaspekten sind der Verschiebungscharakter, die relative Realitätsunangemessenheit und die affektive Ambivalenz des Materials, die deutlich auf die infantile Herkunft verweisen.

Arbeiten in der Übertragung

Ist der Analytiker tatsächlich Übertragungsobjekt geworden, treten neue Schwierigkeiten auf. Der Jugendliche kann durch die »für diese Lebensperiode charakteristische Unfähigkeit, Aufschub und Versagen zu ertragen« (A. Freud, 1960, S. 9), auf Erfüllung der damit verbundenen Wünsche und Gefühle drängen, worunter gleichzeitig die Gewinnung von Material und Einsicht leidet. Als Folge können sich intensive Nebenübertragungen auf außeranalytische Objekte entwickeln, die u. a. ausagiert werden. Für den Therapeuten kann wiederum der intensive Ansturm des Jugendlichen zu Gegenübertragungsproblemen führen, insbesondere während der »analytischen Flitterwochen«.

Sehr viel häufiger als die bereitwillige Annahme der Übertragung sind jedoch erhebliche Übertragungswiderstände, mit denen sich der Jugendliche vor einer Reaktivierung positiver und negativer Aspekte aus der Beziehung zu den Eltern schützt. Sie führen zu einer raschen Symptomverstärkung und sind einer der häufigsten Gründe für einen Behandlungsabbruch. Reich (1951) und Fraiberg (1955) stellten beispielsweise fest, dass Jugendliche Übertragungsphantasien lange zurückhalten, oft bis kurz vor Ende der Behandlung. Wegen dieser eingeschränkten Übertragungsbereitschaft sind viele Therapeuten der Ansicht, dass Jugendliche praktisch nie eine »voll erblühte Übertragungsneurose« entwickeln können und die Behandlung zwangsläufig unvollständig bleiben muss. Auch die Überidealisierung des Therapeuten ist, wie Greenacre (1969) dargelegt hat, letztlich ein Widerstand, der die Entwicklung einer richtigen Übertragungsneurose verhindern soll.

Idealisierung

Jede Übertragungsbeziehung enthält naturgemäß die Möglichkeit zur Idealisierung des Analytikers, weil sie in einer frühen Phase der Mutter-Kind-Beziehung verwurzelt ist, in der Omnipotenzgefühle und -phantasien von Bedeutung sind. Später können die Eltern, besonders der Vater im Familienroman (vgl. Freud, 1909a), z. B. in der Pubertät, wenn die Enttäuschung über die Eltern zu groß geworden ist, idealisiert werden. Patienten, die ihren Therapeuten über das normale, erwartungsgemäße Maß hinaus idealisieren, erscheinen als »gute Patienten«, nehmen Interventionen wie Klarifikationen und Deutungen bereitwillig auf und bringen fügsam freie Assoziationen und Material ein. Gleichzeitig zeigen sie Hinweise auf ein ambivalentes, eher anklammerndes Verhalten, um ihr ängstliches Misstrauen zu verdecken. Die analytischen Erläuterungen werden von ihnen auf einem quasi-intellektuellen Weg »verstanden« und in den Dienst der Abwehr gestellt: Diese Patienten sind extrem anklammernd, idealisieren den Therapeuten, lassen sich jedoch nicht auf ein Übertragungsgeschehen ein. Solche Überidealisierungen wurden aus der Behandlung von Jugendlichen mehrfach berichtet (A. Freud, 1960). Auf den engen Zusammenhang zwischen Idealisierung und Narzissmus hatte bereits Freud (1914b) hingewiesen.

Die besondere Anfälligkeit des Jugendlichen für solche narzisstisch getönten Übertragungsformen hängen mit den in Kapitel 2 erwähnten, entwicklungspsychologischen Eigentümlichkeiten dieser Phase zusammen. Seit den Arbeiten von Kernberg (1979) und Kohut (1979a) sind die speziellen Modalitäten narzisstischer Übertragungsformen an Erwachsenen präzisiert worden. Insbesondere die idealisierende und die Spiegelübertragung, zwei von Kohut herausgearbeitete Formen, scheinen sich nach der Beobachtung von Tylim (1978) in Behandlungen mit jugendlichen Patienten häufiger einzustellen. Beide erfüllen seiner Meinung nach wichtige Funktionen im psychischen Haushalt des Jugendlichen, helfen sie doch, die Lücke zu füllen, die durch den notwendigen Verlust der alten, omnipotenten, ödipalen Objekte entstanden ist. Die übertriebene Bewunderung und Idealisierung des Patienten kann für den Therapeuten schwer zu ertragen sein und Gegenübertragungsreaktionen hervorrufen.

Schneller Wechsel in Übertragungsbeziehungen

Eissler (1958) hat auf das schnell wechselnde klinische Bild von Übertragungsbeziehungen in der Analyse Adoleszenter aufmerksam gemacht, das prinzipiell auch für analytische bzw. tiefenpsychologisch fundierte Therapien gilt: Sie können im Moment analytisch gut bearbeitbar sein mit dem Jugendlichen, dann wieder drängt der Jugendliche auf unmittelbare Befriedigung bzw. hat der Therapeut die Aufgabe, die Übertragung verstärkt herauszuarbeiten. Immer aber sind Übertragungsbeziehungen begleitet von starken Angstgefühlen des Jugendlichen, dass die Regression zu weit gehe und von ihm nicht mehr ausreichend kontrolliert werden könne. Der disruptive, wechselhafte Charakter der Übertragung bei Jugendlichen hat drei Ursachen:

1. Die durch die Übertragung erhöhte Abhängigkeit des Jugendlichen vom Therapeuten beschränkt seine sich entwickelnde Ich-Autonomie und Ich-Identität.
2. Als Vehikel der Erneuerung infantiler Bindungen steht die Übertragung im Kontrast zu der zentralen Entwicklungsaufgabe dieses Altersabschnitts, die eine Absetzung der elterlichen Objekte fordert.
3. Da die Übertragung neben prägenitalen auch genitale Bestrebungen aufdeckt, stellt sie eine Bedrohung der Abwehr inzestuöser Phantasien dar.

Dies ist auch die Ursache dafür, weshalb man in der Literatur über Adoleszentenbehandlung relativ selten Fälle findet, in denen länger dauernde Übertragungsphasen geschildert werden, wie man sie aus der Erwachsenenbehandlung kennt. Häufiger sind dagegen kurze Episoden mit übertragungshaftem Charakter.

Handhabung der Übertragung, Übertragungsdeutungen

Wegen der Bedrohlichkeit der Übertragung und ihrer besonders fragilen Manifestation ist es in der Behandlung von Jugendlichen besonders wichtig, mit Übertragungsdeutungen sparsam umzugehen und auf das richtige Timing zu achten. Das Durcharbeiten sollte äußerst vorsichtig erfolgen. Müller-Pozzi (1980) illustriert die Handhabung der Übertragung in der Analyse von Jugendlichen:

> Am Beginn der Behandlung stehen reale Objektbeziehungen, in denen der Analytiker mit dem 13½-jährigen Patrick spielt, zumeist kompetitive und aggressive Spiele. Übertragung, Arbeitsbündnis und Objektbeziehungen sind noch nicht voneinander getrennt. Nachdem Patrick diese realen Beziehungen aufgenommen hat, kann er auch Übertragungsbeziehungen zulassen, die zunächst das Thema der Rivalität mit dem phallisch-ödipalen Vater haben.
>
> Es folgt dann eine Phase, in der Patrick die Übertragung als therapeutisches Mittel nutzen kann. Er kann in der Deutungsarbeit den Zusammenhang zwischen seinen Symptomen und seinem Erleben verstehen. Als weiterer Zugang zu den Phantasien des Jugendlichen wählt der Therapeut nun das Zeichnen. Mit der Einführung dieses weiteren Parameters kommt eine Fülle neuen Materials in die Behandlung. Patrick kann jetzt auch sein Agieren besser verstehen,

und seine unbewusste, masochistische Form der Verarbeitung, sich bei anderen ins Unrecht zu setzen, hört schlagartig auf. Es folgt eine Phase, in der Spiele und Zeichnungen selten sind; das Material wird, so angstauslösend es auch ist, kontinuierlich bearbeitet. Beim Durcharbeiten macht es besondere Probleme, dass die Wiederbelebung früherer Konflikte die direkte Auseinandersetzung Patricks mit seinen Eltern reaktiviert. Das Durcharbeiten wird teilweise durch reale Forderungen beeinträchtigt.

Gegenübertragungsphänomene und -probleme

Gegenübertragungsreaktionen als Reaktionen auf typische Merkmale von Jugendlichen

Bereits in den probatorischen Sitzungen kann der Therapeut mit starker Wut und Ablehnung des Jugendlichen konfrontiert werden, die ihm den Blick auf die Ängste und Enttäuschungen des jugendlichen Patienten verstellen und vergessen lassen, dass Aggression ein Weg zur Kontaktfindung sein kann. In einer laufenden Behandlung verlangt die über Wochen und Monate sich erstreckende Auseinandersetzung mit einem verschlossenen, aggressiven Patienten ein hohes Maß an Ich-Stabilität vom Therapeuten. Der rasche Wechsel der Psychopathologie, von Symptomen und Stimmungslagen innerhalb kurzer Zeit, Tagen oder Stunden, stellt die Adaptabilität an die Gefühlswelt des Patienten auf eine harte Probe; nicht selten stellen sich nach erfolglosen Bemühungen Unlust, Ärger oder Ratlosigkeit ein. Ein Jugendlichentherapeut ist nicht nur zu Behandlungsbeginn, sondern im Verlauf der gesamten Behandlung mit einem ungewöhnlich direkten Ansturm von Affekten und Triebimpulsen des Patienten konfrontiert. Hinzu kommt, dass Zustände der Harmonie und Ausgeglichenheit häufig schwere Pubertätsdepressionen verbergen, sodass sich der Therapeut insgesamt auf einem viel unsichereren Boden bewegt.

Aber auch massive Widerstände des Patienten, deutlich im Schweigen, können die Geduld des Therapeuten extrem beanspruchen und zu Gegenübertragungsreaktionen führen. Dies kann vor allem bei unerfahrenen Therapeuten zu Schwierigkeiten führen. Für sie kann es zunehmend schwieriger werden, die analytische Neutralität zu wahren, wenn der Patient nicht mitarbeitet. Sie fühlen sich unter Druck gesetzt von den Eltern, etwas zu tun, haben Angst vor einem Behandlungsabbruch und fühlen sich narzisstisch entwertet, da sie kein Material vom Patienten erhalten.

Durch die fluktuierenden Stimmungsveränderungen, zusammen mit massiven projektiven Identifikationen können starke Gefühle von Gegenübertragung entstehen und die therapeutische Rolle und Neutralität herausfordern bzw. in Frage stellen. Von Seiten des Therapeuten sind einerseits Empathie und Flexibilität gefordert, zugleich aber auch Einsicht in die eigenen Gegenübertragungsreaktionen. Auch an das starke »acting out«, d.h. das Handeln auf Kosten von Worten, ist in diesem Zusammenhang zu denken. Die Tatsache, dass Jugendliche häufiger Autorität herausfordern, professionelle Kompetenz anzweifeln und damit auch rivalisierende Gefühle in die Therapie einbringen, verbunden mit dem Wunsch, den Therapeuten zum Scheitern zu bringen, kann ebenfalls starke Gegenübertragungsreaktionen hervorrufen. Unter den Abwehrmechanismen ist es die Intellektualisierung, vor allen Dingen das häufige Stellen von Fragen, was sehr intrusiv auf den Therapeuten wirken kann. Aufgrund des schwierigen Verlaufes können Therapeuten depressive Gefühle entwickeln, enttäuscht sein, wütend werden. All dies kann den therapeutischen Prozess beeinträchtigen (Wiesse & Weinstock-Kroczek, 1989).

Reale Ängste

Die Indikation zur Psychotherapie ist schwierig zu stellen (vgl. Kapitel 4) und beschäftigt den Therapeuten nach Behandlungsbeginn oder in schwierigen Behandlungsphasen erneut. So mag die Frage des Vorliegens einer Borderline-Störung unvermittelt wieder auftauchen; es wurde in Kapitel 2 geschildert, dass psychoseähnliche Zustände auch bei normalen Jugendlichen auftreten können. Obgleich die internistische und psychiatrische Abklärung am Ende der probatorischen Sitzungen erfolgt, können beim Therapeuten im Behandlungsverlauf immer wieder real begründete Ängste auftreten, die mit selbstzerstörerischen Tendenzen des jugendlichen Patienten zusammenhängen – etwa, wenn er Suizidgedanken hat oder einen Suizidversuch unternimmt, sich in Alkohol- und Drogenmissbrauch flüchtet, Depersonalisationserscheinungen oder selbstverletzendes Verhalten zeigt oder eine Essstörung entwickelt. Hier gerät der Therapeut immer wieder an Grenzen, die Überlegungen hinsichtlich einer stationären Aufnahme des Jugendlichen in Gang setzen (vgl. Kapitel 9). Auch das für die Entwicklung so typische Agieren hat einen realen Aspekt (z.B. die Gefahr einer Schwangerschaft, der HIV-Infektion, der Straffälligkeit). Neben den realen Bedrohungen muss man bedenken, dass das Agieren viel stärker als verbale Konflikte unterdrückte und unbearbeitete Ängste beim Therapeuten mobilisiert.

Der Therapeut als realer Interaktionspartner

Die größere Nähe zur Realität ist überhaupt ein weiterer Grund dafür, dass intensive Gegenübertragungsreaktionen des Therapeuten auftreten. Gemeinsame Aktivitäten wie Karten- oder Tischtennisspielen können vorkommen. Hinzu kommen konkrete Hilfen, die der Ich-Stützung des Patienten dienen. Es ist einleuchtend, dass solche Änderungen des Settings, die die teilweise Aufgabe der therapeutischen Abstinenz beinhalten, die Möglichkeiten der frei schwebenden Aufmerksamkeit und ruhigen Selbstbeobachtung einschränken und besonders viel Erfahrung des Therapeuten in der Analyse der Stunden erfordern. Der Therapeut befindet sich in einem ständigen Dilemma, ein Stück weit der phasenspezifischen Struktur des Jugendlichen Rechnung zu tragen, zugleich aber sein Instrumentarium und damit seine therapeutischen Möglichkeiten einzuschränken bzw. zu verändern. In der Behandlung ist dies oft eine Gratwanderung, die stützende Interventionen umfassen kann, insbesondere bei Patienten mit Strukturdefiziten.

Es besteht die Gefahr, dass der Therapeut bei einer permanenten Interaktion eigene unbewusste, narzisstische Bedürfnisse befriedigt (Heimann, 1964). Für diese eher neurotischen Anteile der eigenen Gegenübertragung kann die Behandlung von Jugendlichen eine große Verführung darstellen, da diese Patienten ein starkes Bedürfnis entwickeln, den Therapeuten als reales Objekt zu besetzen. Er ist durchaus kein reines Übertragungsobjekt, sondern erfüllt, wie bereits dargestellt, die wichtige Funktion eines neuen Objektes im Vergleich zu den Eltern.

Verführung zur »besseren Elternfigur«

Die Wahrnehmung der Gegenübertragung kann dem Therapeuten wichtige Hinweise darauf geben, wie sich der Jugendliche in der Familie fühlt, wie gemeinsame Widerstände der Familie beschaffen sind. Im Falle von Missbrauch oder Vernachlässigung können negative Gefühle gegenüber den Eltern, die von einer Identifizierung mit dem kindlichen Patienten stammen, den Therapeuten überfluten und ihn veranlassen, den Kontakt zu meiden. Rettungsphantasien, die Phantasie, eine bessere Mutter/Vater zu sein, sind Gegenübertragungsreaktionen, die massiv bei schwer traumatisierten Patienten auftreten können.

> Vor mir steht ein Mädchen, provokativ, punkig, dunkel gekleidet, kurzes Haar – ich denke: Ziemlich abgefressen –, eine grüne Tolle, die ihr das halbe Gesicht

> bedeckt. Das Mädchen ist freundlich, mir zugewandt, verzweifelt. Sie ist es nicht gewohnt, über sich zu sprechen, sagt immer ›ich weiß doch nicht‹. Sie löst sofort Rettungsphantasien bei mir aus, inzwischen weiß ich: Auch bei anderen Personen, die mit ihr zu tun haben. Das Mädchen zeigt mir Brandnarben, die den Handrücken, den Unterarm bedecken wie ein Muster, wie eine Tätowierung (Wenk-Reich, 1997, S. 18).

Bei eher narzisstisch gestörten Jugendlichen treten weitere Schwierigkeiten hinzu, die mit der idealisierenden Übertragung bzw. Spiegelübertragung dieser Patienten (Kohut, 1979a) zusammenhängen. Für die Gesundung des Patienten ist es notwendig, die Idealisierung und Bewunderung ein Stück weit anzunehmen, sie jedoch auf dem Hintergrund der Störung des Jugendlichen zu reflektieren. Die verbale oder averbale Zurückweisung der Idealisierung oder zu frühe Interventionen und Deutungen könnten Hinweise auf eine eigene narzisstische Problematik des Therapeuten sein. Die Spiegelübertragung wiederum kann vor allem bei längerer Dauer zu Gefühlen der Langeweile, des Ausgeschlossenseins und der Unaufmerksamkeit führen.

Gegenübertragungsfaktoren, die vom Therapeuten stammen: Die »Restneurose«

Einige Autoren weisen darauf hin, dass es gerade für Jugendtherapeuten besonders wichtig ist, das Verhältnis zu den eigenen Eltern, zu der eigenen Jugendzeit ausreichend geklärt zu haben (vgl. Kapitel 6). Unvollständig bewältigte Konflikte der Ablösung von den eigenen Eltern können für viel Einfühlung sorgen, aber auch ein Hindernis zum Verständnis dieser Patientengruppe darstellen. Federn (1976) erläutert, dass besonders jüngere Therapeuten leicht Gegenübertragungsreaktionen erliegen, die daraus resultieren, dass die Konflikte ihrer eigenen Jugendzeit noch nicht allzu lange zurückliegen. Auch Gegenübertragungsprobleme, die aus der gesellschaftskritischen Einstellung des Therapeuten entstehen, sowie spezielle Gegenübertragungsformen, die mit einer Kinderlosigkeit des Therapeuten zusammenhängen, sind zu bedenken.

Ein anderes, bereits erwähntes Phänomen, das manchmal mit der Entwicklung von (neurotischer) Gegenübertragung verbunden ist, liegt in dem Versuch, Ersatzeltern (»substitute parent«) für den Patienten sein zu wollen. Der Therapeut wird dann zu dem guten und liebenden Elternpaar, das der Jugendliche niemals hatte.

Natürlich gibt jeder Therapeut den Jugendlichen etwas, das die wirklichen Eltern nicht in dieser Form in der Lage waren zu geben. Eine »hinreichend gute Bemutterung« im Sinne Winnicotts ist allerdings vollkommen ausreichend. Die Konkurrenz mit den Eltern des Patienten um die Position des idealen, besseren Elternteils stellt ebenso eine Behinderung der analytischen Arbeit dar wie eine Überidentifikation mit dem Jugendlichen. Therapeuten müssen sich mit dem Jugendlichen identifizieren können. Wenn aber der Beitrag von Jugendlichen zur Entstehung des Problems vernachlässigt oder zu wenig verstanden wird, so handelt es sich um ein eher neurotisches Gegenübertragungsphänomen. Es kann beispielsweise dazu führen, dass der Therapeut vermeidet, Grenzen (z. B. für »acting out«) zu setzen. In jedem Fall muss sich der Therapeut darüber im Klaren sein, ob seine Gegenübertragungsgefühle adäquat gegenüber dem Patienten und seinen Eltern und auch diagnostisch nützlich sind oder ob sie mit seinen »blinden Flecken« zusammenhängen, vielleicht auch bezüglich seiner eigenen Vergangenheit als Jugendlicher.

Spezielle Widerstands- und Abwehrformen

Verschiedene Arten von Widerstand

Jugendlichentherapeuten ist in ihrer klinischen Erfahrung nur zu vertraut, dass sich der analytische Prozess gegen einen beständig auftauchenden, in seiner Qualität wechselnden Widerstand vollzieht. Zur täglichen Arbeit gehört es daher für sie, unbewusste Reaktionsweisen des Patienten in ihrem Entstehen und ihrem Zusammenhang zu beobachten und ggf. zu deuten, d. h. ihm zu zeigen, dass, wogegen und in welcher Weise er Widerstand leisten muss. Hinweise auf einen Widerstand von Jugendlichen finden wir auch in anderen Formen der Behandlung. Bekannt sind die hohen Noncompliance-Raten bei der medizinischen Betreuung chronisch kranker Jugendlicher (Hanl & Seiffge-Krenke, 1996).

In der analytischen Behandlung finden wir zahlreiche Hinweise auf Widerstände jugendlicher Patienten, die in Abhängigkeit von der Genese, dem strukturellen Aufbau oder ihrem zeitlichen Auftauchen im Behandlungsverlauf unterschiedlich benannt werden. Beim Widerstand handelt es sich um jede Unterbrechung des analytischen Prozesses – trotz gleichzeitig vorhandener Bereitschaft, sich der Therapie zu unterziehen –, die durch den Patienten zustande kommt (vgl. Kapitel 6). Der Widerstand des Jugendlichen kann sich schon in den probatorischen Gesprächen zeigen, in denen er sich als ein eher unmotivierter, unergiebiger Patient darstellt. Zu Beginn der Therapie können Widerstände auftreten wie das Zuspätkommen, das Ausfallenlassen von Stunden und die Diskussionen um die Ausfallsregelung, die das Arbeitsbündnis gefährden und eine Abgrenzung des Anteils der elterlichen Widerstände nicht leicht machen.

Zu den groben Widerständen im Sinne Glovers (1955) zählt der Abbruch der Behandlung bzw. der manifeste Versuch, den Therapeuten zum Scheitern zu bringen. Die idealisierende Übertragung, die Jugendliche in der Analyse entfalten können, ist im Zusammenhang mit dem Parental-splitting-Phänomen (vgl. Blos, 1976) ebenfalls als Widerstandsphänomen gedeutet worden. Übertragungswiderstände, d.h. Widerstände gegen die infantilen Bindungen, sind einleuchtend, denn die analytische Situation birgt für Jugendliche eine besondere Gefahr in sich. Aus den strukturellen Eigentümlichkeiten dieser Entwicklungsphase leitet sich auch der häufig beobachtete starke Über-Ich-Widerstand her, der dem Schuldgefühl oder Strafbedürfnis des Patienten entstammt. Als Extremform des Über-Ich-Widerstandes werden wir die negative therapeutische Reaktion kennen lernen. Das später behandelte Agieren kann, muss aber nicht als Widerstand gewertet werden. Blos (1964) hat sich besonders um die Differenzierung zwischen dem progressiven, entwicklungsfördernden und dem eher die Therapie schädigenden Anteil des Umsetzens von Erinnerung in Handlung bemüht.

Abwehrprozesse

Man unterscheidet zwischen Abwehrformationen, die aufgrund der intensiven Triebdynamik mobilisiert werden (*Triebabwehr*; zu ihnen zählen die beiden später ausführlich dargestellten Formen der Askese und der Intellektualisierung), und solchen, die durch die Reaktivierung ödipaler, inzestuöser Objekte zustande kommen (*Abwehr gegen infantile Bindungen*; zu ihnen zählt die Rückwendung der Libido auf die eigene Person, der sog. »sekundäre Narzissmus«, vgl. Freud, 1914; die Abwehr durch Verkehrung der Affekte in ihr Gegenteil, vgl. A. Freud, 1960; die Abwehr durch Regression, vgl. Blos, 2001). Sie stellen sich klinisch ganz unterschiedlich in verschiedenen Behandlungsabschnitten dar.

Anna Freud (1936/2002) hat deutlich gemacht, welche produktive, stützende Funktion Abwehrmechanismen im psychischen Haushalt übernehmen. So ist ein großer Teil der Widerstands- und Abwehrformationen, die man bei der Behandlung Jugendlicher beobachten kann, sinnvoll im Blick auf die charakteristischen

Entwicklungsaufgaben dieses Altersabschnitts, der Loslösung von den Eltern und der Konzeptualisierung einer eigenständigen Identität (Erikson, 1970/2003). Die psychoanalytische Arbeit richtet sich – wie bei der Behandlung Erwachsener – lediglich auf die Bewusstmachung dieser Mechanismen und die Ersetzung rigider oder regressiver Formen der Abwehr durch flexiblere und reifere.

Defensive Passivität

Defensive Passivität als Widerstand gegen infantile Bindungen wird vor allem bei Jugendlichen in der mittleren Adoleszenz beobachtet. Diese Jugendlichen geben sich hilflos, schwach und der überwältigenden, konkurrierenden Macht der Erwachsenen ausgeliefert (»Da kann man ja doch nichts machen«, »Wieso soll ich mir das überlegen? Meine Eltern lassen es ja doch nicht zu«). Auffälligerweise erleben die Jugendlichen dieses Gefühl nicht als Defizit. Es handelt sich bei der defensiven Passivität hauptsächlich um eine Abwehr von Trauer über Kindheitswünsche, Träume und Phantasien, die im Zuge des Erwachsenwerdens aufgegeben werden müssen. Diese Jugendlichen weigern sich, einen weiteren Lebensplan zu entwerfen, während die Zukunftsorientierung ansonsten für die meisten klinisch unauffälligen Jugendlichen sehr wichtig ist (vgl. Kapitel 2). Jugendliche mit defensiver Passivität fallen dagegen in der Behandlung durch eine ungewöhnlich intensive Beschäftigung mit der Vergangenheit auf (vgl. dazu auch die Ausführungen zur »*if only*«-Phantasie). Sie insistieren auf ihr Recht zu träumen, sind von kindlichen Themen fasziniert und zeigen sich von der Möglichkeit erschreckt, eine geradlinige, einschränkende Entwicklung in Richtung auf das Erwachsensein zu vollziehen. Sie fürchten, ihre Einzigartigkeit zu verlieren. Unter der Wirksamkeit des Realitätsprinzips muss die traurige Einsicht erarbeitet und zugelassen werden, dass die Realität nur eine begrenzte Anzahl von Möglichkeiten zulässt, die zudem nicht zur gleichen Zeit erreicht werden können.

Der in Kapitel 8 geschilderte Patient Sebastian mit einer depressiven Symptomatik und einer Ablöseproblematik zeigte im Verlauf der Therapie häufig defensive Passivität. Er bestand beispielsweise darauf, im Therapiezimmer im Liegen mit der Therapeutin Ball zu spielen, und war häufig kaum dazu zu bewegen, vom Boden aufzustehen. Er versuchte immer wieder, die Therapeutin dazu zu bringen, etwas für ihn zu machen, z. B. Spielsachen zu reparieren oder einen Verschluss aufzuschrauben. Vorschläge zur Verselbständigung (z. B. das selbständige Busfahren) wurden von ihm mit einem verschämten Lächeln quittiert und ignoriert. Diese defensive Passivität nahm massiv zu als Sebastian auf dem Höhepunkt seiner körperlichen Reife war. Zugleich waren die Versuche der Mutter auffallend, Sebastian in einer kindlichen Position zu bewahren und die durch die Therapie angestrebten Verselbstständigungstendenzen zu boykottieren.

Das Problem der defensiven Passivität bei Jugendlichen birgt ein beträchtliches Risiko für negative Gegenübertragungsgefühle im Sinne einer wahrgenommenen Manipulation und Objektverwendung in sich. Bei anderen Patienten, die fürchten, ihre Einzigartigkeit zu verlieren, besteht die Gefahr darin, dass Therapeuten, die selbst einen Teil ihrer adoleszenten Wünsche, Ideen und Vorhaben nicht haben realisieren können, Schwierigkeiten haben, Abwehraspekte zu benennen. Dies beeinträchtigt das weitere Fortschreiten des Jugendlichen in der analytischen Arbeit, deren Ziel letztlich das Erwachsenwerden im weitesten Sinne ist.

Askese und Intellektualisierung

Die Abwehrmechanismen der Askese und der Intellektualisierung wurden von Anna Freud (1936/2002) beschrieben als für Jugendliche besonders charakteristische Formen, Triebansprüche zu bewältigen. Mit *Pubertätsaskese* bezeichnet man eine besondere Triebfeindlichkeit des Jugendlichen, die von gelegentlichen Triebdurchbrüchen begleitet ist, welche auf den Abwehrcharakter des Verhaltens verweisen. Die Ablehnung »triebhafter« Betätigung kann sich auf ganz alltägliche körperbezogene Bedürfnisse wie Tanzen, Essen, schöne Kleidung etc. erstrecken. Die Askese verbietet den Ausdruck von Triebregungen und spielt daher leicht ins Masochistische hinein. Besonders häufig findet man die Askese bei Patientinnen mit Essstörungen, die – ganz im Sinne der altruistischen Abtretung (A. Freud, 1936/2002) – liebevoll und aufwändig für andere kochen, aber selbst nichts essen. In der Gegenübertragung stellen sich oft Sorge ein und der Wunsch, die Patienten »zu füttern« oder »zu bekochen«.

Die *Intellektualisierung* hat dagegen den Zweck, Triebvorgänge durch die enge Verbindung mit Vorstellungsinhalten zugänglich und beherrschbar zu machen. Während die Askese die Befriedigung zumindest sadomasochistischer Aspekte ermöglicht, enthält die Intellektualisierung aktives Beherrschen und erlaubt die Abfuhr der Aggression in veränderter Form. Themen der Intellektualisierung sind häufig Fragen von sexueller Aktivität oder Abstinenz, von Freiheit oder Autoritätshörigkeit, von Bindung oder Unabhängigkeit. Die Intellektualisierung wird durch die generell in diesem Alter fortschreitende kognitive Entwicklung begünstigt, die sich mit abstrakten, weltanschaulichen Problemen und dem Denken in Möglichkeiten beschäftigt (vgl. Kapitel 2). In der Behandlung sind die Auswirkungen der Intellektualisierung negativ aufgrund des Übergewichts, das dem abstrakten Denken gegenüber den auftauchenden Affekten und Phantasien gegeben wird. Daher stellt die Intellektualisierung immer auch ein Mittel dar, um die Arbeit an den Gefühlen, am unbewussten Material, zu vermeiden. Die besondere Bedeutung, die der Sprache in diesem Entwicklungsabschnitt zukommt, unterstreicht den intellektuellen Fortschritt: Jugendliche lieben metaphorische Ausdrücke, entwickeln Sprachspiele und Geheimsprachen, schreiben Tagebuch (Seiffge-Krenke, 2001d) und besuchen Chatrooms im Internet. Die Intellektualisierung kann in gewissem Umfang für eine Behandlung der Jugendlichen sogar von Nutzen sein, wenn sie verstehen, dass die analytische Arbeit ihren Wissensdurst befriedigt.

Die Abwehrmechanismen der Askese und der Intellektualisierung sind für die europäische Jugend, an der sie zuerst studiert wurden, besonders typisch. Die gebildete Mittelklasse in Europa hat immer intellektuelle Bemühungen philosophischer, spekulativer und theoretischer Natur betont und den Triebverzicht, eingebettet in religiöse und moralische Vorstellungen, geschätzt. Eine entsprechende Verbreitung der beiden Abwehrformen bei amerikanischen Jugendlichen wurde nicht gefunden (Blos, 2001). Angesichts der Tatsache, dass gegenwärtig viele Jugendliche mit Migrationshintergrund in Behandlung kommen, ist es wichtig, sich mit kulturspezifischen Abwehr- und Widerstandsformen zu beschäftigen. So ist z. B. der Rückzug bei Konflikten bei Jugendlichen aus dem asiatischen und orientalischen Sprachraum viel höher als bei Jugendlichen in Mitteleuropa, insbesondere deutschen Jugendlichen (Seiffge-Krenke, 2006a).

Defensive Identifikationen, emanzipatorische Schuld

Bei Jugendlichen ist es wichtig, Schuldgefühle zu reduzieren, die mit der Ablösung von den Eltern zu tun haben und die sie durch Affektumkehr oder Externalisierung ausdrücken können. Bloch (1995) weist auf die große Bedeutung von defensiven Identifikationen mit den schwachen Eltern hin. Im Zuge der Autonomieentwicklung tritt dann emanzipatorische Schuld auf (vgl. Kapitel 2). Bloch (1995) fand in seiner analytischen Arbeit, dass Jugendliche wegen ihrer fixen Idee, ihren Eltern überlegen zu sein, starke Schuldgefühle haben und Dinge tun oder Symptome entwickeln, die sie selber wieder nach unten ziehen. Emanzipatorische Schuld ist durch mehrere Merkmale gekennzeichnet:

1. Sich selbst die Schuld geben für eine problematische Beziehung, öfter werden auch in der Projektion die Eltern beschuldigt.
2. Große Verantwortlichkeit für das Wohlbefinden der Eltern empfinden.
3. Das Gefühl, Macht über oder Einfluss auf die Eltern zu haben, manchmal verbunden mit Omnipotenzgefühlen.

In den Behandlungen wird oft deutlich, dass die Eltern, vor allem die Mütter, ein enges Vertrauensverhältnis zu ihren Kindern, besonders Töchtern, haben und sehr von ihnen abhängig sind. Dies gilt besonders, wenn die Beziehung zum Ehemann problematisch oder gestört ist. Solche inneren Konflikte werden oft durch Handlungen gelöst, indem die Jugendlichen alles tun, was die Eltern ausgesprochen oder unausgesprochen von ihnen wünschen, und indem sie sich defensiv mit den relativ schwachen Eltern identifizieren.

> Bloch (1995) schildert den Fall eines Spätadoleszenten, der sich außer Stande sah, Beziehungen zu Mädchen aufzunehmen auf Grund seiner engen Beziehung zu seiner chronisch kranken Mutter. Ihn hielt die Furcht zurück, seine Mutter könnte sterben, wenn er nicht zu jeder Zeit für sie da war. Es entwickelten sich starke Schuldgefühle, wenn seine Mutter von größeren Schmerzen erzählte, wann immer er begann, über Mädchen zu sprechen. Er hatte große Hemmungen, in seiner Entwicklung voranzuschreiten, weil er die Befürchtung hatte, dass diese Fortentwicklung die Gesundheit seiner Mutter beeinträchtigte. Viele Therapeuten würden das als ödipale Schuld bezeichnen; der Autor weist darauf hin, dass es eher »emancipatory guilt« ist.

Sprachlosigkeit und Agieren

Agieren statt Erinnern

Eine weitere Herausforderung für die therapeutische Arbeit mit Jugendlichen ist die adoleszente Neigung zum Agieren, die schon Blos (1964) herausgearbeitet hat. 1905 von Freud eingeführt, hat der Begriff des Agierens eine starke Erweiterung und Bedeutungsveränderung erfahren und umfasste später »ein weites Spektrum impulsiver, antisozialer und gefährlicher Handlungen [...] häufig ohne Bezug zum Kontext, [...] mitunter um damit eine Mißbilligung der Handlungsweise von Patienten [...] oder Analytiker [...] zum Ausdruck zu bringen« (Sandler, Dare & Holder, 2001, S. 87). Den verschiedenen Dimensionen ist gemeinsam, dass die agierte Handlung unbewusste Determinanten besitzt. Die ursprüngliche Charakterisierung des Agierens durch Freud zeichnet sich dagegen durch eine größere Klarheit und Präzision aus, wertende Konnotationen fehlen. Er hatte das Agieren zum ersten Mal in der Analyse von Dora bemerkt, die nach drei Monaten die Behandlung abbrach:

> Sie rächte sich an mir, wie sie sich an Herrn K. rächen wollte und verließ mich, wie sie sich von ihm getäuscht und verlassen glaubte. Sie agierte so ein wesentliches Stück ihrer Erinnerungen und Phantasien, anstatt sie in der Kur zu reproduzieren (Freud, 1905b, S. 196).

Die ursprüngliche Bedeutung des Agierens als Ersatz für das Erinnern in enger Verbindung mit Übertragung und Widerstand (»[...] der Analysierte wiederholt, anstatt zu erinnern, er wiederholt unter den Bedingungen des Widerstandes«; Freud, 1914a, S. 131) ist hervorzuheben, weil sie erklärt, warum das Agieren zunimmt, wenn der Widerstand steigt. Freud differenzierte zwischen Agieren in der analytischen Situation (»acting in«) und Agieren außerhalb der Analyse (»acting out«) und knüpfte daran die Forderung, dass der Patient – um ihn vor schädigenden Impulsen zu schützen – im Verlauf der Behandlung keine lebenswichtigen Entscheidungen treffen dürfe. Freud betrachtete das Agieren als eine besondere Form des neurotischen Widerstands, dessen wesentliche Elemente die Wiederholung infantiler Konflikte und ihre (unbewusste) Verschiebung auf gegenwärtige Personen sind.

Bereitschaft zum Handeln

Da das Agieren für die Entwicklung heranwachsender Jugendlicher genauso spezifisch ist wie die Spieltätigkeit in der Kindheit und die direkte sprachliche Kommunikation im Erwachsenenalter, misst man ihm in allen klinischen Arbeiten über Jugendliche eine besondere Bedeutung bei. Das Hauptproblem besteht in der Abgrenzung zwischen dem normalen, altersspezifischen Agieren und regressiven, einen Widerstand ausdrückenden Formen in der Therapie. Die Bereitschaft zum Handeln, zur »action language« ist es demnach, die Jugendliche besonders zum Agieren prädisponiert. Für sie ist die Sprache nicht die einzige Kommunikationsform; Handlungen sind ein ebenso treffender und angemessener Ausdruck (Blos, 1967).

Bovensiepen (1995) kritisiert Freuds initiales Verständnis von »acting out« als Ersatz für Erinnerung und Widerstand gegen die Übertragung. Er meint, dass diese Sicht viele Formen von »acting out« nicht erklären kann, die heute typisch für Jugendliche sind, und stimmt eher Bion zu, dass über »acting out« präverbale Erfahrungen rekapituliert und auch Erfahrungen, die mit Ambivalenz zu tun haben, geäußert werden können. So können etwa Körpererfahrungen nicht in derselben Form erinnert werden wie andere Erfahrungen, aber sie können wiederholt oder »reenactet« werden. Beim »acting out« wird häufig der Therapeut zu einer kontrollierenden, elterlichen Autoritätsperson, die auf Disziplin und Regeln achtet. Das ist eine gefährliche »Falle« in der Behandlung von Jugendlichen.

Auf einen wichtigen Aspekt dieses Handelns hat Jacobson (1957) hingewiesen: Der Jugendliche hat ein Bedürfnis, seine Hilflosigkeit durch Handlungen zu verneinen, seine Unabhängigkeit durch Übertreibungen zu bestärken und dem regressiven Drang zur Passivität entgegenzuwirken. Das Agieren stellt somit einen Gegenpol zu der bereits beschriebenen defensiven Passivität dar. Es wird als ichsynton erlebt; man erkennt in ihm eine manipulative Verwendung der Außenwelt, die für eine augenblickliche und sofortige Befriedigung zur Verfügung stehen soll. Diese Qualitäten weisen auf die enge Beziehung zum adoleszenten Narzissmus oder Egozentrismus hin, der in der Entwicklungspsychologie und in der Psychoanalyse gleichermaßen Beachtung fand (vgl. Kapitel 2). Das typische adoleszente Agieren ist vorübergehend und gutartig und steht im Dienste der progressiven Entwicklung.

Bei dem Versuch, eine bestimmte Art von Wirklichkeit wiederherzustellen, beobachtet man bei klinischen Jugendlichen oft Agieren mit antisozialen Schattierungen (vgl. Winnicott, 1974/2002, S. 216: »Sie begehen Taten, die ihnen das Gefühl verschaffen, dass sie wirklich existieren«). Fälle von agierter Pseudoheterosexualität bei jungen Mädchen und delinquentem Agieren bei männlichen Jugendlichen, bei denen Agieren im Dienste direkter Triebbefriedigung steht, sind häufig. Winnicott hat auch den kommunikativen Aspekt hervorgehoben und darauf hingewiesen, dass der Patient auf eine Antwort (»response«) wartet und dass deswegen das »acting out« immer mit einer Hoffnung verbunden ist.

Sprachlosigkeit, Agieren und Trauma

Reale traumatische Erfahrungen können oft kaum sprachlich gefasst werden. Solche Erfahrungen sind in dissoziierter Form gespeichert, oft nicht oder nur partiell als Geschichte verfügbar und deswegen auch nicht erzählbar. In besonders massiver Form begegnen wir der Sprachlosigkeit bei frühen und komplexen Störungen und Traumatisierungen. Jugendliche mit solchen Störungen haben Erfahrungen auf einer präverbalen Ebene gemacht, die sich gleichsam in den Körper und das Sensorium eingraben, aber sprachlich nicht verfügbar sind. Die Botschaften, die die Jugendlichen, die Streeck-Fischer (1999a) in der Klinik in Tiefenbrunn gesehen hat, entwickeln, sind umfassend, komplex und sehr verschlüsselt. Zugleich sind sie geschlechtsspezifisch, denn männliche Jugendliche zerstören häufiger Grenzen der Institution oder der sozialen Realität, weibliche Jugendliche attackieren eher Beziehungsgrenzen und Grenzen am eigenen Körper. Streeck-Fischer schildert das Phänomen des sensorischen »shut down«, das schon von Fraiberg (1982) an Säuglingen und Kleinkindern beschrieben wurde. Fraiberg hatte in deren Reaktion auf eine misshandelnde Mutter beobachtet, wie sie z. B. die Mutter, die als Schmerzquelle erlebt wird, nicht mehr wahrnehmen, wie sie erstarren oder unruhig und aggressiv reagieren. Diese Kinder können nicht aus Erfahrung lernen, sondern reinszenieren immer wieder ähnliche Interaktionen. Bei ihnen kann man auch das Fehlen eines Schmerzempfindens beobachten. So berichtet Streeck-Fischer (1999a) über den Fall eines Jugendlichen, ein Adoptivkind, der sich einmal mit dem Messer bis auf die Knochen geschnitten und dabei keinerlei Schmerz gespürt hat.

Besonders bei stationären Patienten kann man Fälle fortgesetzten Agierens beobachten, die eine regressive Wiederbelebung früherer traumatischer Erfahrungen darstellen (vgl. Kapitel 9). Es muss sowohl bezüglich des Außenkontaktes (»acting out«) als auch bezüglich des Agierens in der Behandlung selber (»acting in«) in Grenzen gehalten werden durch Interventionen, die den Jugendlichen schützen. Bei weniger ich-strukturell gestörten Jugendlichen kann man auch den Widerstandscharakter und die Angst auslösende Situation der Übertragung einbeziehen. Die Jugendlichen lernen in der Behandlung, dass ihre Aktionen Teil eines sich wiederholenden Musters sind, über das sie sehr wenig Kontrolle haben. Stein (1990) weist darauf hin, dass der Begriff »Konfrontation« einen relativ strengen moralistischen Ton hat, der eigentlich unangemessen ist. Im Gegensatz dazu muss man sehr taktvoll und moralisch neutral auf solches Agieren reagieren.

Der Umgang mit antisozialen, aggressiven und delinquenten Jugendlichen erfordert ein besonderes Fingerspitzengefühl. Hier lässt sich das Agieren nur langsam zurücknehmen, denn es füllt ein Vakuum und schützt vor einem Zusammenbruch. Agierte Rückzugs- und Verweigerungsphänomene treten häufig wiederholt auf, am deutlichsten durch passagere Fluchten, die dann später in Weglauf- und Seefahrtsphantasien umgewandelt werden können. Auch die in Delinquentenbehandlungen immer wieder beobachtbare lange anhaltende Versorgung mit Essen, Getränken oder Tabak gehört hierzu. Sie zeigt, dass die Jugendlichen Übertragungsgefühle im Sinne früherer Wunscherfüllungen agieren. Dies erinnert an Fenichels (1945) Hypothese über die frühe orale Beeinträchtigung bei Patienten mit Neigung zum Agieren.

Abstinenz und analytische Neutralität

Schwierigkeiten bei der Einhaltung der Abstinenz

In den Therapierichtlinien ist die Abstinenz explizit erwähnt und u. a. das Annehmen von größeren Geschenken untersagt. Die Abstinenzregel enthält den Grundsatz, dass die psychoanalytische Behandlung so geführt werden soll, dass der Patient die geringstmögliche Ersatzbefriedigung für seine Symptome findet (»Die Kur soll in der Versagung geführt werden«; Freud, 1914a). Anna Freud (1936/2002) hat auf den gefährlichen Balanceakt (der Aufforderung, Triebregungen frei zu äußern, bei gleichzeitiger Verweigerung ihrer Befriedigung) hingewiesen.

Die zunehmende Zahl von Patienten mit schweren Strukturdefiziten und/oder traumatischen Erfahrungen macht es notwendig, besonders stark auf Veränderungen des Rahmens und der analytischen Neutralität zu achten. Gerade schwer gestörte Patienten verführen dazu, Regeln nicht einzuhalten und Veränderungen im Setting und der analytischen Neutralität spontan zuzulassen, ohne sie zu reflektieren. So kann man in der Arbeit mit traumatisierten Jugendlichen immer wieder beobachten, dass Therapeuten die Frequenz ändern oder auf Wunsch der Patienten oder ihrer Eltern an privaten Treffen außerhalb der therapeutischen Situation (Schulfest, Sportveranstaltung u. a.) teilnehmen. Obwohl grundsätzlich Veränderungen in Setting und Rahmen möglich sind oder sogar erforderlich sein können, sollten sie nur erfolgen, wenn die Gründe dazu ausreichend reflektiert und mit dem Patienten besprochen wurden. Ausbildungskandidaten bzw. unerfahrenen Therapeuten, insbesondere solchen mit pädagogischer Vorausbildung, fällt es oftmals schwer, diese Aspekte der Abstinenz zu erlernen, weil sie im Kontrast zu den oft jahrelang praktizierten Gepflogenheiten in ihrem früheren Beruf stehen.

Probleme mit der analytischen Abstinenz oder Neutralität sind vor allem bei delinquenten Jugendlichen, bei Jugendlichen mit Über-Ich-Defekten und ich-strukturellen Störungen berichtet worden, kommen aber auch bei allen anderen Jugendlichen in der Behandlung immer wieder vor. Im Vergleich zu Erwachsenen verlangen Jugendliche viel häufiger von ihren Therapeuten eine wertende Stellungnahme über Bekleidung, Stars, Idole, eine bestimmte Musik oder andere sie interessierende Belange, stellen viel häufiger Fragen nach realem Wissen und allgemeinen Lebensbelangen oder bringen Bücher oder CDs in die Behandlung mit und bitten den Therapeuten, sie zu lesen bzw. anzuhören. Sie versuchen, den Therapeuten aktiv-handelnd in ihre Konflikte einzubeziehen und ihn zu Interventionen in der Schule, bei ihren Eltern oder einer Behörde zu bringen oder eine parteiliche Stellungnahme über Eltern, Lehrer oder Freunde abzugeben. Sie bitten um Geld, Zigaretten und Essen (Blos, 2001). Bovensiepen (1995) schildert, dass er, als er zum ersten Mal ein Stück Brot von einem Patienten angeboten bekommen hat, einige Zeit brauchte, um ihm zu erklären, warum er es zurückwies und warum der analytische Rahmen so wichtig ist. Auch die intensive Ablehnung gesellschaftlicher Zustände verführt zur Sympathie und Identifizierung mit Jugendlichen. Hier ist die Gratwanderung zwischen realer Stützung, echtem Interesse an den Bedürfnissen und Aktivitäten des Jugendlichen und der Beibehaltung einer gewissen analytisch-abstinenten Haltung besonders schwer.

Von Jugendlichen kann die Abstinenz des Therapeuten oft als Indifferenz oder Feindseligkeit interpretiert werden. Z. B. wird langes Schweigen bei noch nicht stabil ausgebildeter Introspektionsfähigkeit zu einem übermäßigen Druck für Jugendliche, der sie auch blockieren kann. Man muss deshalb in diesen Fällen einen Mittelweg zwischen Interaktivität und Neutralität finden (Mark & Incorvaia, 1997).

Die innere Neutralität

Die Beachtung der analytischen Neutralität mag zwar bei der Behandlung traumatisierter, delinquenter oder sexuell verwahrloster Jugendlicher besonders offenkundig sein, sie hat aber auch in der Therapie eher neurotisch gestörter Jugendlicher eine sehr wesentliche, wenig bemerkte Bedeutung: Weniger das manifeste Verhalten als das innere Erleben ist ein entscheidendes Kriterium für analytische Neutralität. Denn erst die innere Neutralität gestattet es, den Therapeuten wirklich als ein »neues Objekt« zu sehen – eines, das den Jugendlichen versteht und ihn autonom handeln lässt, ihn nicht kontrolliert oder zur Befriedigung eigener Bedürfnisse benutzt, so wie er es von den Eltern gewohnt war.

Viele Jugendliche stellen Fragen, z. B. nach dem Geburtsort des Therapeuten, ob er verheiratet ist, Kinder hat usw. Das Hauptproblem an solchen spezifischen, persönlichen Informationen ist, dass sie Einfälle des Jugendlichen hemmen, die spontan kommen könnten. Selma Fraiberg (1955) hat darauf hingewiesen, die Enthüllung von persönlichen Daten werde oft damit gerechtfertigt, dass man optimale Bedingungen für das Ich des Patienten schaffen möchte und damit die Hoffnung verbindet, dass die Offenheit des Therapeuten als Modell für den Jugendlichen dient. Andererseits ist, wie schon erwähnt, die Tatsache, dass der Therapeut ein reales und neues Objekt ist, für die therapeutische Beziehung in der Jugendlichenbehandlung viel wichtiger als in der Behandlung von Erwachsenen. In jedem Fall schlägt Bovensiepen (1995) vor, möglichst Zeit zu gewinnen, indem man etwa sagt, wenn es wirklich wichtig für den Jugendlichen sei, könne man das am Ende der Therapie besprechen.

Ein neues Verständnis von Neutralität: »Participant observer«

Alonso (1996) legt ein neues Konzept von Neutralität in der analytischen Psychotherapie vor, das sich von der früheren Konzeption unterscheidet. Wichtig ist, dass das klinische Setting ein »safe enough«-Setting ist: Der Patient muss vor Scham und intolerabler Angst bewahrt werden; es muss eine sichere Atmosphäre in den Behandlungen bestehen. Eine solche Neutralität kann als kurativer Faktor in der analytischen Therapie angesehen werden. Sie kann ein flexibles Vorgehen umfassen, in dem der Therapeut manchmal gratifiziert, manchmal aber auch frustriert und in dem er schließlich als reales im Vergleich zum phantasierten Objekt auftritt.

Früher hatte man Analytiker als Spiegel wahrgenommen. Die Objektbeziehungstheorie hat hier die Sichtweise des Analytikers als »participant observer« hinzugefügt. Dadurch wird die *reale* Beziehung neben der Übertragungsbeziehung zwischen Patient und Therapeut hervorgehoben. Der Hinweis Freuds auf die Abstinenz (Freud, 1914a) beinhaltet im Grunde nicht wertende Argumente und eine »containing presence« des Analytikers. Heute wird in diesem Zusammenhang die projektive Identifikation stärker betont, ein Mechanismus, bei dem der Patient Aspekte von sich und anderen in das Objekt hineingibt und diese zugleich dort kontrolliert

(Ogden, 2000). Neutralität umfasst die Balance zwischen einer gewissen Abstinenz und einer warmen und respektvollen Haltung gegenüber dem Patienten, der sich sicher und toleriert fühlen soll.

Grenzen setzen und Triangulierung

Grenzen als wichtige Entwicklungserfahrung

Grenzen sind ein wichtiges Element in der intrapsychischen Strukturbildung. Wie Mahler, Pine und Bergman (1975) in dem Prozess der Separation und Individuation beschrieben haben, ist es wichtig, dass das Kind ein Gefühl von »separateness«, Getrenntsein, erlebt. Das betrifft nicht nur die Beziehung zur Mutter, sondern auch die Beziehung zum Vater. Freuds Diktum (1923), dass das Ich vor allen Dingen ein Körper-Ich ist, wurde später von Anzieu (1996) als Haut-Ich weiterentwickelt. Er beschreibt die frühe Formung des Ichs über propriozeptive Reize und Symbolisierung der Haut. Die Haut hat generell eine große Bedeutung in der Adoleszenz. Schönheit, Hässlichkeit, Sensibilität, Verletzlichkeit werden unmittelbar mit der Haut in Verbindung gebracht; Attacken und selbstverletzendes Verhalten sind häufig. Durch die Verletzung der Haut wird die Grenze nach außen einerseits zerstört, andererseits aber auch wieder spürbarer gemacht (vgl. Kapitel 5).

Bedeutung von Grenzen in der Jugendlichenbehandlung

Shmuel Erlich (1990) arbeitet die Bedeutung von Grenzen in den Erfahrungen von Jugendlichen heraus, die durch die experimentellen Modalitäten von »being« und »doing« erlebt werden. Sie stehen in innerer Beziehung zu dem gleichzeitig vorhandenen Wunsch nach Verschmelzung. Wichtig ist auch die Rolle des Über-Ichs bei der Grenzziehung. In Bezug auf das Über-Ich gibt es ein Richtig und Falsch; gibt es Grenzen, was mein ist und nicht mein ist, was man darf und nicht darf, was erlaubt oder verboten ist. Gerade die erhöhte Wahrnehmung von Grenzen ist oft sehr schmerzlich für Jugendliche (Gorney, 1994). Ein großer Teil der Konflikte im Jugendalter entsteht aus Liebe und nicht aus Hass; Liebe wird als bedrohlicher angesehen als Hass. Das hängt damit zusammen, dass Liebe eher als Hass mit dem Wunsch nach Einheit und Fusion verbunden ist. In der späten Adoleszenz und im jungen Erwachsenenalter muss sich das Individuum die Fusion oder Vereinigung mit einem gewählten Partner gestatten, muss sich aber auch als separat von diesem wahrnehmen. Gerade bei der Identitätsbildung und der Entwicklung von Intimität sind Grenzziehungen und die Erfahrung von »boundaries« besonders wichtig. Trennung und Grenzerfahrung spielen eine zentrale Rolle, z. B. in der Abgrenzung von den Eltern und in der Wahrnehmung des anderen Geschlechts.

Triangulierung und Setzen von Grenzen

In den letzten Jahren ist eine auffallende Beschäftigung mit Triangulierungsprozessen in der Therapie von Jugendlichen auszumachen (z. B. Schleske et al., 2002; Meng et al., 2002a; Grieser, 2004). Wie in Kapitel 2 erläutert, gewinnen trianguläre Phänomene in der Adoleszenz erneut an Aktualität, da neue, nichtinzestuöse Lösungen erarbeitet werden müssen. Die Ausbildung einer verinnerlichten triangulären Struktur stellt einen Meilenstein der Entwicklung eines Subjekts dar und ist bei vielen Patienten noch nicht vorauszusetzen, sondern muss erst in der Therapie erlernt werden. Häufig sind dyadische Beziehungen für den Beginn einer Therapie eher charakteristisch.

Grieser (2004) beschreibt die Funktion der Triangulierung im Rahmen einer psychoanalytischen ambulanten Behandlung. Triangulierungsprozesse beziehen sich zum einen auf die zunehmenden Fertigkeiten des Jugendlichen, sich im therapeutischen Raum von einer Zwei-Personen-Beziehung zu einer Drei-Personen-Beziehung zu entwickeln. Aber auch der Rahmen und das stationäre Setting können die Funktion von etwas Drittem haben. Auch Mitglieder des Behandlungsteams und Abteilungsregeln können als Dritte fungieren. Die Triangulierung ist immer mit Fragen der Grenzensetzung, mit dem »väterlichen Prinzip« (Schleske et al., 2002, S. 157), verbunden. Es ist wichtig, dass im stationären Milieu beide Prinzipien, das väterliche und das mütterliche, verbunden sind.

Grenzen setzen bei traumatisierten Patienten

Beim Umgang mit traumatisierten Patienten ist die Unterscheidung Erlichs (1990) in »being« und »doing« besonders wichtig, die die enge Verbindung zwischen Agieren und Grenzziehung aufzeigt. In der Modalität des »being« werden Selbst und Objekt als verschmolzen und vereinigt in einer gemeinsamen Erfahrung erlebt, die keine Zeit und keinen Ort kennt; beim »doing« liegt die Grenze zwischen Selbst und Objekt. Jugendliche müssen diese beiden unterschiedlichen Modalitäten integrieren. Traumatisierte Patienten wechseln oft abrupt von Zuständen der Symbiose (»being«) in harte Grenzziehungen durch »doing«. Streeck-Fischer (1999a) beschreibt den Fall der 15-jährigen B., die sich an den Unterarmen tiefe und lange Schnitte mit Rasierklingen zufügte und trotz intensiver Fürsorge immer unerreichbarer wurde.

> Das Stationsteam fühlte sich betroffen und ratlos, während sie immer kränker wurde. Ich fragte sie, ob sie sich nicht verstanden fühle und ob sie meine, dass wir noch nicht begriffen hätten, wie schwer krank sie sei und welche schrecklichen und tiefen Wunden in ihr seien. Sie war von ihrer überforderten Mutter häufig blindwütig misshandelt worden, indem die Mutter beispielsweise mit Kleiderbügeln auf ihren Rücken einschlug, bis diese zerbrachen. Wir sahen betroffen und ratlos, wie schlimm es um sie stand, aber wir konnten ihr nicht helfen Therapie zu machen, wenn wir gleichzeitig erleben mussten, wie sie sich zerstörte. Das Schneiden sei eine Sackgasse. Wenn sie daran festhalte, müssten wir die Therapie beenden. Ich bot ihr damals als reale Person eine Grenze und konfrontierte sie mit der Realität der Institution, die sie anerkennen musste, wollte sie Therapie machen. Dieses Bemühen um wechselseitige Anerkennung eröffnete schließlich einen Raum des Übergangs. Die Therapie mit ihr konnte innerhalb eines klaren, strukturierten Rahmens beginnen, die Grenze musste allerdings immer wieder bekräftigt werden (Streeck-Fischer, 1999a, S. 190).

Phasenspezifische Besonderheiten: Übergangsobjekte, Masturbation, Umgang mit Autonomie

Schwierige frühe Adoleszenz

Von allen Entwicklungsabschnitten gilt die frühe Adoleszenz als die schwierigste Periode zur Initiierung und Aufrechterhaltung einer psychoanalytischen Behandlung (z. B. Blos, 1962; Fraiberg, 1955). Dies deckt sich mit Befunden aus der Entwicklungspsychologie, die Frühadoleszente, besonders frühreife Mädchen, in ihrer Entwicklung für besonders gefährdet hält.

In diesem besonders problematischen und turbulenten Entwicklungsabschnitt sind Konfusionen und Unsicherheiten in der Technik besonders häufig. Er ist durch rasche körperliche und psychische Umstrukturierungen gekennzeichnet.

Der gewissen Unproportioniertheit des Körpers entsprechen Inkonsistenzen, Brüche und ein Wirrwarr von regressiven und progressiven Bestrebungen im psychischen Bereich. Mit den veränderten Körperformen und dem Körperselbstbild treten erste Versuche auf, die infantilen Objektbindungen zu lockern. Die Wiederbesetzung ödipaler Triebziele und Objekte ist allerdings keineswegs der dominierende, sondern nur ein beitragender Faktor neben anderen. In der Behandlung unterscheidet die unendlich erscheinende Bereitschaft zu Trotz und Negativismus die Frühadoleszenten deutlich von älteren Jugendlichen; sie führt nicht selten zu einer pessimistischen und mutlosen Haltung von Therapeuten.

In diesem Entwicklungsabschnitt gibt es noch keine Anzeichen für eine Objektersetzung (»object removal«) im Sinne der Suche nach einem neuen (heterosexuellen) Liebesobjekt (Katan, 1951). Wenn die Beziehung zum Therapeuten voranschreitet und eine Distanzierung in den Beziehungen zu den Eltern stimuliert, kann es oft zu einem Behandlungsabbruch kommen. Der Jugendliche kann den Therapeuten nicht ausreichend von seinen Eltern differenzieren und bricht die Behandlung wegen der regressiven Konflikte mit seinen Eltern ab (»acting out«).

Bedeutung von Übergangsobjekten

Bei Frühadoleszenten ist der Umgang mit positiven Aspekten der Übertragung technisch wesentlich schwieriger als der mit negativen Übertragungsanteilen. Wenn die positive Übertragung so gefährlich und bedrohlich ist, wie kann der Therapeut dann hilfreich intervenieren? In diesem Zusammenhang ist das Übergangsobjekt von Bedeutung. Dieser von Winnicott (1969a) eingeführte Begriff bezeichnet einen Gegenstand (Kissen, Decke, weicher Teddy), der eine beruhigende, Angst mindernde Wirkung auf das Kind hat zu einem Zeitpunkt, zu dem das mütterliche Objekt noch nicht vollständig internalisiert ist. Ist eine solche innere Repräsentation bzw. Objektkonstanz erreicht, verliert das Übergangsobjekt an Bedeutung. Ein Übergangsobjekt ist für Kleinkinder absolut notwendig für ihr psychisches Wohlbefinden und zeichnet sich durch einen besonders rigiden, starren Gebrauch aus: Nichts an seinen wesentlichen Qualitäten darf verändert (z. B. gewaschen, erneuert) werden.

In der Frühadoleszenz nehmen Übergangsobjekte wieder an Bedeutung zu; ihre Qualitäten sind jedoch andere als in der frühen Kindheit: Es kommt nicht zu einer exklusiven Bevorzugung *eines* Objekts, vielmehr wird eine Reihe von Objekten in wechselnder Reihenfolge besetzt. Dazu zählt ein bestimmtes Kleidungsstück, das nach einer Weile durch ein anderes ersetzt wird, oder eine bestimmte Musik, die der Frühadoleszente einige Wochen lang täglich hört und ohne die er nicht leben möchte (Niedecken, 1991). Die Funktionen sind jeweils ähnlich: Die Übergangsobjekte oder -phänomene dienen als »Auch-Objekte« (Bernfeld, 1924), konturieren die innere und äußere Welt, modulieren die Aggressivität des Jugendlichen und helfen bei der Trennung von bedeutenden anderen Objekten. Klinisch ist das Auftauchen eines Übergangsphänomens demnach eher mit Abkömmlingen der prä-ödipalen Bestrebungen in Verbindung zu bringen, und im Unterschied zum Diktum in der Erwachsenentherapie, dem zufolge zunächst ödipale und dann präödipale Konflikte zu deuten sind, kann es bei der Behandlung Frühadoleszenter sinnvoll sein, den umgekehrten Weg zu beschreiten. Das Durcharbeiten des prä-ödipalen Materials, wie es am Übergangsobjekt zum Ausdruck kommt, erleichtert die Behandlung der zwar offenkundigen, aber wesentlich bedrohlicher erscheinenden Bestrebungen.

Downey (1978) schildert den Fall des 13-jährigen Darius, der kurz nach Beginn der Analyse über mehrere Wochen mit Handschuhen in die Behandlung kam. Er füllte die Stunden mit Beschreibungen, wie wundervoll weich diese seien, dass sie – obwohl er sie schon so lange und oft gebraucht habe – nichts von ihrer Geschmeidigkeit verloren hätten. Er zog sie aus, drehte das Innere nach außen und erklärte dem Analytiker Material und Textur, nicht ohne den Hinweis, dass es sich um ein Geschenk einer älteren Frau handelte. Wenn er in der Analyse von seinem Essensproblem sprach, drückte und presste er sie zusammen.

Bei dem ebenfalls 13-jährigen Joseph spielte eine Zeit lang eine Zeitung die Rolle eines Übergangsobjekts. Er brachte sie mit auf die Couch, rollte sie ein und rollte sie auf, drehte und wendete sie und nahm sie am Ende der Behandlung schließlich an sich, um sie das nächste Mal wieder mitzubringen.

Umgang mit Masturbation

Ein weiteres technisches Problem der Behandlung Frühadoleszenter, das ein ebenso taktvolles Verständnis des Therapeuten voraussetzt, stellen Masturbationspraktiken dar. In seinem Aufsatz über »Zentrale Onaniephantasien und definitive Sexualorganisation in der Adoleszenz« hat Laufer (1980) herausgearbeitet, dass bei perversen Masturbationspraktiken die Hilfsfunktion des Ichs bei der Aufrichtung des genitalen Primats versagt. Die Masturbation dient hier nicht als Probehandlung für eine erwachsene Sexualität, sondern bleibt prägenitalen Ansprüchen verhaftet.

Wegen des starken Triebdrucks kommt es in dieser Phase zu einer exzessiven Zunahme der Masturbation, klärende und korrigierende Erfahrungen sind jedoch sehr schwer mit den Jugendlichen zu besprechen, weil sie extrem narzisstisch verwundbar sind und aus Scham und Selbstzweifel das Problem verbergen. Häufig verschwiegene Befürchtungen sind die der Inadäquatheit der eigenen Genitalien, Kastrationsangst, Angst vor Verlust der Kontrolle über die eigenen Triebimpulse und Befürchtungen der homosexuellen Verführung. Nach Fraiberg (1961) ist es vergleichsweise leichter, das passiv-homosexuelle Verhalten als Abwehr gegen aktive Aggression zu deuten, als die hinter bestimmten Masturbationspraktiken stehenden passiven Ziele zu entdecken und durchzuarbeiten.

Bedeutung von Autonomie

Für die spätadoleszenten Jugendlichen stellen sich dagegen andere Probleme, die mit der zunehmenden Autonomie von den Eltern zusammenhängen. Das Ich des Spätadoleszenten befindet sich praktisch in einer doppelten Frontstellung, gegenüber dem Es wie auch gegenüber der Umwelt. In Beziehungen zu Liebesobjekten entstehen neue Forderungen und Ansprüche, welche die Unabhängigkeit und Freiheit des Adoleszenten in Frage stellen können. Weitere Forderungen von Seiten der Umwelt bezüglich Schulabschluss, Berufswahl und sozialer Angepasstheit werden ebenfalls spürbar. Jugendliche mit höherer Schulbildung können ihren Weg zur definitiven Studien- und Berufsentwicklung unterbrechen und eine Zeit des Aufschubs einschalten. Diese Zwischenphase kann zu Auslandsreisen, zum Ausprobieren verschiedener Tätigkeiten, zum »Noch-nicht-Müssen« benutzt werden.

Winnicott (1974/2002) hat auf diese auch für die analytische Arbeit bedeutsame Phase des Aufschubs hingewiesen. Erikson (1970/2003) spricht von einem psychosozialen Moratorium. Erstreckt sich die Phase des Aufschubs über einen bestimmten alterstypischen Zeitabschnitt hinaus, so bezeichnete man dies früher als prolongierte Adoleszenz bzw. sogar als pathologisch prolongierte Adoleszenz (Blos, 1967). Wie allerdings in Kapitel 2 herausgearbeitet wurde, werden heute die Grenzen für die Beendigung der Adoleszenz und den Beginn des Erwachsenenalters weiter gesteckt, können adoleszenzspezifische Muster noch weit in den Zwanzigern beobachtet werden. In dieser erst in den letzten Jahren entdeckten neuen Entwicklungsphase des »emerging adulthood« ist noch viel im Fluss, sind ökonomische Abhängigkeit, berufliche Explorationen und instabile Partnerschaften eher die Regel, auch bei nicht klinisch auffälligen 20- bis 30-Jährigen.

Aus technischer Sicht ist zu beachten, dass das therapeutische Setting ebenfalls Elemente enthält, die die ohnehin eingeschränkte Autonomie des Spätadoleszenten belasten:

> »Ein nochmaliger Autonomieverlust steht bevor. Das Ich wehrt sich gegen die drohende Regression mit allen ihm zur Verfügung stehenden Kräften, z. B. mit Verleugnung und Abhängigkeit, heftigem Widerstand gegen die Übertragung oder dem Agieren von Übertragungsgefühlen außerhalb der Analyse, manchmal auch mit der Zielsetzung, die Analyse a priori scheitern zu lassen, damit keine endgültige Ablösung von dem Primärobjekt zustande kommt. Dieser letzte Prozess wird beim Auftreten einseitiger Wünsche nach einer vorzeitigen Beendigung der Analyse deutlich« (Bürgin, 1980, S. 460).

Die analytischen Interventionen müssen daher auf das Ziel gerichtet sein, das Ausmaß und die Tiefe der Regression so zu regulieren, dass einerseits die Dominanz eines autonomen Ich-Teils gewahrt bleibt, andererseits aber genügend Regression im restlichen Ich-Teil zugelassen wird, um den analytischen Prozess in Gang zu halten. Der Spätadoleszente braucht in dieser Periode nicht so sehr Verständnis, sondern eher Konfrontation (Winnicott, 1971) und ich-syntones Durcharbeiten mit taktvollen und sorgfältig formulierten Interventionen.

Sexuelle Entwicklung von Jugendlichen und das Geschlecht des Therapeuten

Bedeutung von sexuellen Themen

Bischof (1997) hat beobachtet, dass sexuelle Themen in Behandlungen an Bedeutung verloren haben, während Fragen des Selbstwertes zugenommen haben. Das Desinteresse an der manifesten Sexualität sei auffällig. Clement (1993) vermutet, dass der Widerruf der Verführungstheorie zu einer Bagatellisierung der manifesten Sexualität geführt hat. Andererseits wurde in den letzten fünfzehn Jahren das Problem des sexuellen Missbrauchs vor allem durch die Frauenbewegung thematisiert und öffentlich gemacht. In den Ambulanzgesprächen und Psychotherapien nehmen Berichte von Patientinnen über Missbrauchserfahrungen durch ein männliches Familienmitglied in Kindheit und Jugend zu. Dieser Kontrast zwischen Ödipustheorie und dem realen innerfamiliären sexuellen Missbrauch reizt natürlich zu der Frage, ob Freud nicht besser bei seiner ursprünglichen Position geblieben wäre. Allerdings, so Nitschke (1998), sollte man die realen Ereignisse in ihrer Bedeutung sehr erst nehmen und thematisieren, ohne zu sehr Bezug auf den Therapeuten zu nehmen, weil das sehr leicht als inzestuöse Verführung erlebt werden kann.

Zentrale Masturbationsphantasie

Eine wesentliche Aufgabe der Adoleszenz ist die Etablierung einer endgültigen sexuellen Organisation, d. h. die Körperwahrnehmung muss nun die physisch reifen Genitalien einschließen, und die sexuelle Betätigung muss unter dem Primat der Genitalität stehen. Nachdem die Geschlechtsreife eingetreten ist, kommt es zu einer Prüfung ödipaler Wünsche und zu einer Kompromisslösung zwischen Erwünschtem und Erlaubtem. Ist mit dem Ende der Adoleszenz die Bildung der definitiven sexuellen Identität abgeschlossen, kann kein innerer Kompromiss gewählt werden, der möglicherweise zu einem früheren Zeitpunkt noch offen gestanden hätte. Die konsolidierte sexuelle Entwicklung ist dann, vor allem ohne therapeutische Intervention und häufig auch trotz derselben, irreversibel.

Laufer (1980) hat anhand klinischen Materials aus der Analyse von Jugendlichen zu belegen versucht, dass die notwendige Neuordnung der Partialtriebe unter dem Primat der Genitalität entscheidend mit der Art der Masturbation zusammenhängt und die dabei entwickelten Onaniephantasien Störungsprozesse widerspiegeln. Von besonderer Bedeutung ist seiner Meinung nach die »zentrale Onaniephantasie«, die die Auflösung des Ödipuskomplexes enthält: Es ist eine komplexe Phantasie, deren Inhalt die verschiedenen regressiven Befriedigungen und die sexuelle Hauptidentifikation enthält (vgl. Kapitel 2). Inhaltlich ändert sich die zentrale Onaniephantasie nicht in der Adoleszenz, doch bedeutet allein schon die Tatsache, dass sie nach dem Erreichen der Geschlechtsreife bewusst erlebt wird, eine viel größere Belastung der Abwehrorganisation. Die Möglichkeit, jetzt effektiv zu schwängern oder schwanger zu werden, bedeutet, die Abwehr von Inzestwünschen nun unter neuen Voraussetzungen zu erleben. Onanie in der Adoleszenz ist aber nicht nur ein Probehandeln, sondern auch eine Form der Prüfung, welche sexuellen Vorstellungen, Gefühle oder Befriedigungen für das Über-Ich annehmbar sind und in die Gestaltung der definitiven sexuellen Organisation einbezogen werden können. In gewisser Weise wird ein Kompromiss gebildet zwischen der Befriedigung der in der zentralen Onaniephantasie enthaltenen Wünsche und den Forderungen des Gewissens bzw. Ich-Ideal-Erwartungen.

Bei Jugendlichen, deren Abwehrorganisation unfähig ist, dem regressiven Sog prägenitaler Wünsche standzuhalten, wird das Ausleben der zentralen Onaniephantasie als eine Form des Überwältigtwerdens erlebt. Diese Jugendlichen kapitulieren, wie Laufer (1980) es nennt; es überwiegen prägenitale Wünsche und das genitale Probehandeln bleibt hoch angstbesetzt. Es beginnt sich ein Sexualverhalten anzukündigen, das heterosexuellen Verkehr als primäre sexuelle Aktivität zwischen zwei Personen ausschließt und Aspekte späterer Homosexualität, des Fetischismus, Transvestismus und der Perversion enthält. Elemente dieser pathologischen sexuellen Entwicklung sind das Aufgeben des eigenen Körpers und seine unbewusste Überantwortung an die Mutter (»it signifies the giving in to the mother who they believe has destroyed their genitality«; Laufer 1981, S. 185), die fehlende Identifikation mit der elterlichen Sexualität, vor allem ihren genitalen Aspekten, und die Weigerung, einen Objektwechsel zu vollziehen.

Begibt sich der Jugendliche in Behandlung, so deutet er zumindest an, dass die von ihm getroffene Wahl vom Therapeuten hinterfragt und korrigiert werden kann. Dennoch ist es äußerst schwierig, Masturbation und insbesondere perverse Onaniepraktiken und ihre Implikationen für die weitere Entwicklung des Jugendlichen in der Behandlung anzusprechen. Interventionen des Analytikers werden zu leicht in Richtung auf die Vertretung gesellschaftlicher Normen missverstanden, ohne dass der Jugendliche den Abwehrcharakter und das Defizitäre seiner Entscheidung gegen die Genitalität wahrnehmen kann.

Männlicher oder weiblicher Therapeut?

Generell scheint die gleichgeschlechtliche Therapeutenwahl vorherrschend zu sein (vgl. Kapitel 10), und Jugendliche profitieren auch am meisten von Therapeuten des gleichen Geschlechts (Feinstein, 1990). Der psychoanalytische Prozess von 14- bis 16-jährigen weiblichen Jugendlichen kann erschwert oder sogar vereitelt werden, wenn diese von einem männlichen Therapeuten behandelt werden. Die Bindung an den Therapeuten kann zu stark werden und einen erotischen Anstrich bekommen. Die jungen Mädchen versuchen dann, sich dagegen zu wehren, indem sie die Behandlung aufgeben oder eine intensive negative Übertragung entwickeln.

Ein solcher Verlauf ist sehr selten, wenn heranwachsende Jungen von Therapeutinnen behandelt werden.

Generell ist jedoch auffällig, dass die Bedeutung des Geschlechts des Therapeuten für die spätere Altersgruppe geringer wird und dass sie auch am Beginn einer Behandlung von größerem Gewicht zu sein scheint als am Ende. Wie Godenne (1982) in seiner Untersuchung an 169 analytisch arbeitenden Psychotherapeuten ausführt, erhalten männliche wie weibliche Therapeuten von weiblichen Jugendlichen das gleiche Material, allerdings in anderer Reihenfolge. Weibliche Jugendliche scheinen sich bei weiblichen Therapeuten sicherer zu fühlen und können offener über Körperwahrnehmung, Körperselbstbild, Sexualität und Beziehungsprobleme sprechen. Bei weiblichen Jugendlichen scheint sich schneller eine positive Übertragung zu weiblichen Therapeuten einzustellen, allerdings ist die Phase des Widerstandes hartnäckiger und ausdauernder als bei männlichen Therapeuten. Wenn die Behandlung dann fortschreitet, verliert das Geschlecht des Therapeuten als stimulierende oder hemmende Variable zunehmend an Bedeutung, weil der Jugendliche lernt, väterliche und mütterliche Aspekte in einer Person zu integrieren. Gegenübertragungsreaktionen weiblicher Analytiker auf weibliche Jugendliche enthalten oft Formen der Über-Identifizierung, der Projektion und der versorgenden Mütterlichkeit, während männliche Therapeuten oft besonders vorsichtig und wachsam auf das Auftauchen sexueller Gegenübertragungsgefühle reagieren. Für Eltern kann ein männlicher Therapeut, der ihre Tochter regelmäßig sieht, wesentlich bedrohlicher bezüglich der phantasierten sexuellen Implikationen sein als ein weiblicher.

Erotische Übertragung

Bislang waren erotische Übertragungen traditionell Berichte über erotische Übertragungsphänomene zwischen einem männlichen Therapeuten und einer weiblichen Patientin. Dieses spezielle Skotom scheint anzudeuten, dass Therapeutinnen eher beim frühen dyadischen oder präödipalen Material verbleiben und genitale Sexualität und Themen darüber vermeiden. Hanna Segal (1988) beschreibt einen Patienten, der die Phantasie hatte, die Therapie mit einer Heirat zwischen ihm und der Therapeutin zu beenden.

> Atkinson und Gabbard (1995) schildern ebenfalls einen Fall, in dem ein bewundernder, männlicher Jugendlicher und eine ältere Analytikerin in eine

Phase der erotischen Übertragung gerieten. Dieser Junge modellierte Tonrosen, machte viele Komplimente über den Körper der Therapeutin und nahm eine flirtende Grundhaltung ein. Auffällig waren seine penetrierenden Blicke in Bezug auf die Kleidung und den Körper der Therapeutin, so dass eine unausgesprochene Spannung entstand, die der Therapeutin sehr unangenehm war. Er hatte auch Träume, in denen er die Therapeutin heiratete. Die Therapeutin geriet in Gegenübertragungsprobleme. Das klinische Material dieses jugendlichen Patienten zeigte, dass seine maskuline Identität ganz eng verbunden war mit einem visuellen Thema, nämlich dem sexualisierten Schauen.

Andere weibliche Therapeuten mögen die Gegenübertragung umgehen, indem sie den jungen männlichen Patienten regelrecht »kastrieren« und sexuelle Aspekte aus der Behandlung herauslassen.

Fokusbildung und Verschiebung im Konfliktfokus

Die Fokaltherapie wird in der Psychoanalyse durchaus ambivalent eingeschätzt. Man sah in der Formulierung des Fokus und in der Verfolgung einer planmäßigen Technik einen Widerspruch dazu, dass der Therapeut frei flottierende Aufmerksamkeit walten lassen soll (Abrams, 1996). Das Finden eines Fokus kann gerade bei sehr turbulenten Jugendlichenbehandlungen ein besonderes Problem darstellen, weil das Material nicht so kohärent ist. Desgleichen kann die Fokusbearbeitung oft nicht so zielbezogen und stringent erfolgen wie in einer Erwachsenenbehandlung (Wolff, 1998). Windaus (2000) zeichnet anhand der Fokaltherapie eines 12-Jährigen nach, wie sich der Fokus (in diesem Fall das Schwanken zwischen Ohnmachtsgefühlen und »Ausrasten« des Patienten) immer mehr differenziert. Eine besondere technische Schwierigkeit besteht darin, dass sich der Konfliktfokus im Verlauf einer Behandlung ändern kann. Dies ist besonders häufig bei Patienten mit komorbiden Störungen der Fall. Ein Beispiel dafür geben Welter und Seiffge-Krenke (2006) mit dem bereits erwähnten Fall Natascha (vgl. Kapitel 5).

Aus der Sicht der OPD-KJ ist der Konflikt Unterwerfung/Kontrolle als der zunächst stark dominierende Konflikt einzustufen. Die Schilderungen, die Natascha am Beginn der Behandlung und über weitere Strecken des Therapieverlaufs von ihren Beziehungen zu Gleichaltrigen gibt, haben etwas Amorphes,

Gestaltloses. Die jeweiligen Freunde und Freundinnen scheinen austauschbar zu sein, wobei die aktive Kontrolle von Beziehungen durch Natascha auffällt. Es ist über weite Strecken nicht möglich, mit ihr kohärent an einem Material/einer Beziehung zu arbeiten, fast scheint sie die immer neuen Beziehungsepisoden und aufregenden Erfahrungen zu brauchen; es soll keine Ruhe in das »therapeutische Fahrwasser« kommen. Auch auf der Beziehungsebene zur Therapeutin erscheint Natascha über lange Zeitabschnitte nicht fixierbar. Fast hat es den Anschein, als sei es zu gefährlich, sich auf die Therapeutin wirklich einzulassen.

Es gelingt Natascha nach und nach mit Hilfe der Therapeutin, Ordnung in ihre Außenkontakte zu bringen, wobei die Arbeit an Strukturaspekten der Differenzierung zwischen ihr selbst und anderen (Selbst-Objekt-Differenzierung) und zwischen anderen einen großen Raum einnimmt. Etwa ab Mitte der tiefenpsychologisch fundierten Therapie fängt Natascha an, kohärentere Beziehungen zu einer ihr im Status deutlich unterlegenen Clique aufzunehmen und auch eine längerfristige Beziehung zu einem Jungen einzugehen. Die Therapeutin gerät nun in der Gegenübertragung in die Rolle der lüsternen, intrusiv nachfragenden und Natascha voyeuristisch beobachtenden Elternfigur, ganz ähnlich wie die Eltern von Natascha. Nataschas Kontrolle in Beziehungen ist noch spürbar, zugleich ergibt sich aber immer deutlicher eine neue Qualität, ein anderer Konfliktfokus: Die Qualität der Beziehungen geht in den folgenden Monaten stark in Richtung Sexualisierung, präziser: Pseudosexualität. »Locken und Blocken« sind charakteristische Mechanismen, mit denen sie in ihren wechselnden Beziehungen, aber auch in der Interaktion mit der Therapeutin brilliert. Probleme, die in Beziehungen auftauchen, kann Natascha nicht lösen, stattdessen fällt sie durch diffuse Somatisierungen (Hyperventilationen, Ohnmachtsanfälle) auf. Am Ende der Behandlung ist das diffuse Agieren, das während der gesamten ersten Therapiephase deutlich war, endgültig verschwunden. Die inhaltliche Thematik kreist um Dreierbeziehungen; dabei spielen sexuelle Inhalte eine große Rolle. In der Interaktion mit anderen Personen ist im Sinne der OPD-KJ der aktive Modus für den Konflikt Unterwerfung/Kontrolle noch spürbar; er bestimmt auch das Behandlungsende.

Die Fortführung der Behandlung über die ersten 70 Behandlungsstunden der Therapie hinaus, die von der Therapeutin für dringend notwendig erachtet wird, wird von Natascha als Angebot nicht angenommen. Für sie scheinen die äußeren Veränderungen (Entwicklung einer stabilen Liebesbeziehung innerhalb der neuen Clique, Reduktion des Mobbing in ihrer Schulklasse) ausreichend zu sein. Zwar sind durch die Therapie die zwanghaften Wiederholungen der Beziehungsabbrüche und Beziehungsaufnahmen bei weitgehender Indifferenz gegenüber den von ihr verursachten Konflikten (»Ich weiß gar nicht, warum sich meine Freundin darüber so aufregt«), nicht vollständig zugänglich geworden. Allerdings sind die Objekte gut voneinander abgegrenzt und das Agieren in den Außenkontakten ist verschwunden.

Negative therapeutische Motivation und negative therapeutische Reaktion

Negative therapeutische Reaktion

Freud (1923) verwandte die Bezeichnung *negative therapeutische Reaktion* zur Beschreibung einer paradoxen Reaktion, der Verschlechterung des Zustandes eines Patienten nach einer ermutigenden Erfahrung, und erklärt sie durch das unbewusste Schuldgefühl: Die Krankheit dient zur Minderung von Schuldgefühlen, die Symptome weisen auf das Strafbedürfnis des Patienten hin und können daher nicht aufgegeben werden. Seiner Beobachtung nach tritt diese Reaktion vor allem bei sehr masochistischen Patienten auf (»die am Erfolge scheitern«). Freud schildert 1916 den Fall einer jungen Frau, die jahrelang mit ihrem Liebhaber zusammenlebte. Als sie schließlich ihre Verbindung legalisieren konnte, brach sie zusammen und entwickelte eine unheilbare paranoide Erkrankung. Über das Auftreten der negativen therapeutischen Reaktion bei Patienten mit Depressionsneigung wurde schon früh in der analytischen Literatur berichtet (Horney, 1936). Melanie Klein (1957) bringt sie besonders mit dem Neid der Patienten auf den Therapeuten in Beziehung. Aus der Behandlung mit depressiven, insbesondere suizidalen Jugendlichen sind solche negativen Folgen des Fortschritts in der Therapie ebenfalls bekannt (Lewinsky-Aurbach, 1980).

Verschlechterungen im Befinden des Patienten und im analytischen Prozess können auch mit problematischen Interventionen des Therapeuten zusammenhängen, z. B. zu frühen oder fehlerhaften Interventionen, besonders Deutungen, auf die der Patient noch nicht ausreichend vorbereitet war (vgl. Kapitel 6). Tatsächlich ist die Unterscheidung schwierig, denn Patienten mit Neigung zur negativen therapeutischen Reaktion beantworten auch positive Interventionen und eine treffende und gut platzierte Deutung mit einer Erhöhung des Widerstandes. Beginnen sich allerdings Anzeichen dafür einzustellen, dass der Jugendliche auch nach richtiger Platzierung und längerer Durcharbeitung nicht profitiert, sondern sich sein Befinden, seine Symptomatik und die Beziehung zum Therapeuten verschlechtern, so liegt möglicherweise eine negative therapeutische Reaktion vor. Wie bei allen Widerstandsformen, die das Problem der Aktivität und Passivität, der regressiven und der Omnipotenzgefühle berühren, bringen Jugendliche auf Grund ihrer phasenspezifisch strukturellen Eigentümlichkeiten eine besondere Prädisposition dazu mit.

Negative therapeutische Motivation

Eng mit der negativen therapeutischen Reaktion in Beziehung steht die *negative therapeutische Motivation*. Im Unterschied zur negativen therapeutischen Reaktion tritt sie schon am Beginn der Behandlung auf bzw. noch vor Behandlungsbeginn, bevor der Jugendliche den Therapeuten überhaupt kennt, und führt, ähnlich wie die negative therapeutische Reaktion, zum Fehlschlagen der Behandlung. Die Fälle, die Novick (1980) schildert, zumeist depressive oder suizidale Jugendliche, machen deutlich, dass das induzierte Versagen des Therapeuten letztlich die Funktion hat, das idealisierte Bild der liebevollen, omnipotenten Mutter aufrechtzuerhalten. Mutter und Jugendlicher verleugnen gemeinsam die Bedeutung jedes anderen Objekts außer der Mutter. In den Fällen, die Novick (1980) darstellt, waren die Väter auffallend physisch und/oder emotional abwesend: Passive und unfähige Männer, die von der Mutter und den Jugendlichen eher als weiteres abhängiges Kind denn als erwachsener, wichtiger Interaktionspartner in der Familie angesehen wurden. Die Tatsache, dass Eltern eine Behandlung jugendlicher Patienten sabotieren, ist bekannt. Für die negative therapeutische Motivation ist ein besonderer Widerstand charakteristisch,

> »that the need to make objects fail is a motivation shared by mother and patient. Both mother and adolescent seek help from others in order to make these others fail« (Novick, 1980, S. 305).

Damit ist die negative therapeutische Motivation eine Wiederholung des seit frühester Kindheit bestehenden Beziehungsmusters zwischen Mutter und Jugendlichem, die Wichtigkeit anderer Objekte zu leugnen und das Ideal der liebevollen, omnipotenten Mutter als einzigem Beziehungsangebot für den Jugendlichen aufrechtzuerhalten. Der Mechanismus der frühen Spaltung, Externalisierung und Verschiebung ist häufig auch in nichtanalytischen Situationen nachweisbar, in denen die jugendlichen Patienten in anderen Lebensbereichen scheitern und nach Objekten suchen, die sie an Stelle der Mutter hassen und ablehnen können. Behandlungen von Jugendlichen mit dieser Störungsform sind – trotz der Koexistenz von Leidensdruck und Behandlungswunsch – von vornherein zum Scheitern verurteilt.

Beendigung der Therapie

»Die Tür hinter sich zuschlagen«

Über die Beendigung von Jugendlichentherapien ist in den letzten Jahren viel publiziert worden (z. B. Loewald, 1988; Segal, 1988; Gillman, 1992), auch über Unterbrechungen (Wittenberger, 1996). Im Vergleich zu Erwachsenenbehandlungen werden Therapien mit Jugendlichen seltener planmäßig beendet. Sie werden durch verschiedene äußere Ursachen abgebrochen, z. B. durch einen Umzug des Patienten oder einen Wechsel der Schule, Freizeitaktivitäten u. ä. Manchmal gründet sich die Beendigung der Behandlung auf einen Widerstand des Patienten oder der Eltern des Patienten, was dann von dem Patienten oder den Eltern mit einem »gültigen« äußeren Umstand rationalisiert wird. Tatsächlich finden wir wesentlich seltener als in der Behandlung Erwachsener eine »normale« Beendigung der Therapie oder Analyse. Es scheint so, als müsste der Jugendliche »die Tür hinter sich zuschlagen«, wie Ilan (1979, S. 1113) es nennt, ohne dass dies unbedingt die Bedeutung von Widerständen haben muss. Oft hören die Jugendlichen abrupt auf und es gibt keine Zeit, um den Trennungsprozess durchzuarbeiten.

Die Beendigung der Behandlung berührt ganz offenkundig das zentrale Thema der Adoleszenz, die Ablösung von den Eltern, die in der Übertragungsbeziehung zum Therapeuten wieder auflebt und auch die Bindungsthematik aufgreift. Novick (1976) erarbeitete wichtige Gesichtspunkte zur technischen Handhabung des Therapieendes. Obwohl heute durch die fixierte Stundenanzahl das Ende einer Behandlung nicht mehr so beliebig ist wie noch vor einigen Jahren, sind seine Überlegungen, die 1997 in deutscher Sprache im AKJP erschienen, auch heute noch nachdenkenswert und für die Gestaltung des Therapieendes hilfreich.

Die Voraussetzungen für das Auftreten einer Endphase

In Analysen bzw. Therapien mit Jugendlichen kann man ein Phänomen bemerken, das direkt mit der Beendigung der Behandlung zusammenhängt und von Novick (1976, S. 391) als »unilateral termination plan« bezeichnet wurde: Oft schon kurz nach Beginn plant der Jugendliche, die Behandlung vorzeitig zu beenden. Dieser Plan ist mehr oder weniger explizit, reicht von deutlichen Drohungen, man werde die Behandlung abbrechen, bis zum heimlichen Plan, der wenig später in Form von externen Anlässen (der Besuch einer weiterführenden Schule, der Beginn einer Arbeitsstelle, der Auszug aus dem Elternhaus in wenigen Monaten oder einem Jahr) der Therapie deutliche Grenzen setzt. Es ist wichtig, darauf hinzuweisen, dass dies nicht das »natürliche Ende« einer Therapie ist, sondern die Bedingung, unter der der Jugendliche die Behandlung überhaupt *beginnen* kann, wobei er zugleich die analytische Beziehung meidet. Es handelt sich um eine geplante Unterbrechung, die von Jugendlichen als Entwicklungsfortschritt in Richtung auf größere Unabhängigkeit von den Eltern dargestellt wird:

> »Instead of separating from his parents, however, he often leaves analysis and ends up being even more attached to his parents« (Novick, 1976, S. 392).

Mit Freuds (1937a) klassischem Papier zu diesem Problem ist festzustellen, dass eine Behandlung, vor allem eine Analyse, nicht beendet werden kann, bevor sie vom Patienten als endlich erlebt wird. In der Behandlung kann es daher zunächst um die Konfrontation mit der Ernsthaftigkeit der Störung gehen, den bisher fehlgeschlagenen Versuchen der Selbstheilung und der Notwendigkeit, einseitige Beendigungspläne aufzugeben und den analytischen Prozess gemeinsam abzuschließen.

Kriterien für den Eintritt in die Endphase

Auffälligerweise sind die meisten Kriterien, die in der Erwachsenenbehandlung als Anzeichen für eine baldige Beendigung der Behandlung genannt werden, faktisch Kriterien des analytischen Prozesses, z. B. die Auflösung der Übertragung (Freud, 1937a). Dieses Kriterium ist bei Jugendlichen wegen der Schwierigkeit, eine Übertragungsneurose herzustellen, auch schwieriger anzuwenden. Im Gegensatz zur Analyse mit Erwachsenen, für die neben der Auflösung einer Übertragung die

Koexistenz von psychischen und Verhaltensveränderungen als Kriterium für ein nahendes Ende angenommen wird, kann die Endphase bei Adoleszenten erreicht sein, obgleich sich einige objektive Lebensbedingungen trotz beträchtlicher struktureller und emotionaler Gewinne noch nicht verändert haben. Bürgin geht auch auf die Thematik der Behandlungsbeendigung ein. Es sei wichtig, zwischen einem Wunsch der Jugendlichen, die Therapie zu beenden, und dem für die Adoleszenz spezifischen Wunsch, sich von den Primärobjekten abzulösen, zu unterscheiden: »Das Ende sollte ein aktives, gegenseitiges Abschiednehmen sein und nicht ein Sich-Verlassen« (Bürgin, 2002, S. 337).

Technische Fragen bezüglich des Beginns der Endphase

Die Endphase ist eingetreten, wenn das nahe stehende Ende der Behandlung für Therapeut und Patient beiderseitig spürbar ist und thematisiert wird. Novick (1976) unterstreicht den mutuellen Charakter dieser Entscheidung im Unterschied zum unilateralen Beendigungsplan, der den Beginn und den Verlauf einer Behandlung begleiten kann. Da die Beendigung der Therapie zugleich die Beendigung der infantilen Beziehung zu den Eltern bedeutet, betrifft sie die zentrale Aufgabe dieses Entwicklungsabschnittes und sollte vom Jugendlichen daher als solche erkannt werden. Sie nimmt zugleich das Thema der Bindung und Trennung wieder auf. Es ist wichtig, einen gemeinsamen Termin für das Ende festzulegen. Ist dieses Datum einmal festgesetzt, sollte es nicht mehr geändert werden. Durch die festgesetzte Stundenfrequenz sind dem Ende der Therapie natürlich klare äußere Grenzen gesetzt. Dennoch ist es wichtig, dass Therapeut wie Patient sich gemeinsam darauf verständigen, wann das Ende gekommen sein wird und was man bis dahin noch bearbeiten will. Für den Jugendlichen kommt hinzu, »that the experience be one of active leave-taking rather than of being left« (Novick, 1976, S. 403). Er sollte also selbst das Gefühl haben, an diesem Prozess aktiv mitzuwirken.

Die Endphase

Während der Endphase kann das Tempo der analytischen Arbeit sehr zunehmen. Widerstand und Abwehr wechseln mit regressiven Phasen in schneller Folge. Es kann zu einem Aufleben früherer Symptome, insbesondere solcher regressiver Natur, kommen (Schmukler, 1991). Wie Anna Freud bemerkte, kann die Rückkehr von Symptomen gegen Ende einer Therapie viele Bedeutungen haben – außer der, dass in Bezug auf die Symptome selbst noch mehr Durcharbeiten erforderlich ist. Die Rückkehr von Symptomen kann bedeuten: »Ich bin am Ende der Behandlung derselbe wie am Anfang, und daher hat es keine Behandlung gegeben« (vgl. Sandler, Kennedy & Tyson, 1982).

Für die Beendigung spielen vor allem Erlebnisse des Patienten, verlassen, vernachlässigt oder von der Mutter getrennt zu werden, eine wichtige Rolle und moderieren die Reaktionen auf die Trennung bzw. die Abwehr gegen den Objektverlust. Bindungsmuster werden nun noch einmal sehr deutlich und es stellt sich die Frage, ob es zu einer »earned security« gekommen ist, d.h. zu einer Veränderung eines ursprünglich unsicheren Bindungsmusters in ein sicheres (Fonagy, 2006). Es können in diesem Zusammenhang Todesphantasien, Furcht vor dem Tod von Angehörigen oder Lieblingstieren oder Erinnerungen an real erlebte Todes- und Beerdigungsszenen auftreten. Stationär aufgenommene Jugendliche, die bereits eine längere Hospitalisierungserfahrung hinter sich haben, können beim Realisieren des Behandlungsendes dazu neigen, kurzzeitig wegzulaufen, um die Trennungserfahrung agierend vorwegzunehmen (Burgner, 1991), oder sie entwickeln die Phantasie einer »unendlichen Therapie«.

In der Trennungsphase geht es aber nicht nur um Trennungserfahrung und antizipatorisches Trauern (Erlich, 1988), sondern auch um die Internalisierung der Beziehung zum Therapeuten (Loewald, 1988). Für den Jugendlichen muss das legitime Bedürfnis, den Therapeuten zu verlassen und die Übertragung zu beenden, hervorgehoben werden. Aus der Sicht des Therapeuten mag es wichtig sein zu fragen, wie gut er den Patienten oder die Patientin für das richtige Leben vorbereitet hat, das ihn oder sie draußen erwartet: »Habe ich genug getan, um den Patienten gegen spätere Traumata, Konflikte, Probleme zu schützen?«

Beendigung und Ziele der Behandlung

Im Idealfall fallen interne und externe Veränderungen zusammen; dies ist allerdings bei der Behandlung von Jugendlichen vergleichsweise selten der Fall. Es gibt Fälle, in denen externe Veränderungen ohne evidente innere Beteiligung der Patienten auftreten, und es gibt Fälle, in denen markante psychische Umstrukturierungen nachweisbar sind, ohne dass sich das Geringste an den Lebensumständen der Patienten geändert hat. In diesem Zusammenhang warnt Novick (1976) Jugendlichentherapeuten davor, zuviel von einer Behandlung zu erwarten: Möglicherweise vorhandene narzisstische Bedürfnisse des Therapeuten, den jugendlichen Patienten möglichst schon zu Behandlungsende in einer quasi erwachsenen Rolle zu sehen, sind zu prüfen. Die Übersetzung von in der Therapie gewonnenen Einsichten in Handlung ist sicher eine wesentliche Aufgabe des Jugendlichen, die noch bis ins junge Erwachsenenalter hineinreicht. Anna Freud (vgl. Sandler, Kennedy & Tyson, 1982) hat in diesem Zusammenhang darauf hingewiesen, dass die Beendigung einer Behandlung für Jugendliche nicht die vollständige Trennung vom Analytiker bedeuten muss, sondern u. U. ein mehrjähriger lockerer Kontakt bestehen bleibt, indem die Patienten in Form von Feriengrüßen, Geburtstagskarten und Briefen den Analytiker über ihr eigenes Ergehen und ihre gegenwärtige Entwicklung informieren und der Therapeut für sie durchaus noch ein reales, wenn auch fernes Objekt bleiben kann.

Zusammenfassung

Behandlungen von Jugendlichen nehmen oft einen turbulenten Verlauf, in dem Regression und Progression in schneller Folge miteinander abwechseln. Hinzu kommt, dass die Wiederbelebung früherer Probleme den inneren Konflikt des Jugendlichen mit den Eltern aktualisiert, der in der Übertragung auch mit dem Therapeuten ausgelebt wird. Die reale Präsenz der Eltern bedeutet für den Jugendlichen und seinen Therapeuten eine nicht unerhebliche Belastung. Für die analytische Arbeit mit Jugendlichen stellen sich zahlreiche Herausforderungen, die mit speziellen Widerstandsformationen und Abwehrprozessen zu tun haben. Das phasenspezifisch typische Agieren kann viel zum Verständnis besonders schwer gestörter Patienten beitragen, führt aber oft auch zu starken Gegenübertragungsreaktionen. Andererseits gibt die Arbeit an Materialien wie Zeichnungen und Geschichten wichtige Aufschlüsse. Obwohl Interventionen wie Deutungen zum Verständnis des unbewussten Materials nach wie vor bedeutsam sind, muss vergleichsweise vieles »containt« werden. Die Beendigung der Behandlung greift das zentrale Entwicklungsthema der Adoleszenz, Bindung und Ablösung, wieder auf und verlangt intensives Durcharbeiten.

8. Kapitel Begleitende Elternarbeit

Die begleitende Elternarbeit ist eine wesentliche Voraussetzung für das Gelingen der Behandlung des Jugendlichen. Gegenwärtig sieht das Standardverfahren eine Arbeit mit den Eltern im Verhältnis von 1:4 vor, alle vier Stunden also ist eine Stunde begleitende Elternarbeit vorgesehen. Der Umgang mit den Eltern während der Psychotherapie von Jugendlichen zählt zu den schwierigsten behandlungstechnischen Problemen. Sowohl Eltern als auch Jugendliche, die um Hilfe nachsuchen, haben die Erwartung an eine hilfreiche Beziehung. Allerdings ist die Einstellung der Eltern zum Therapeuten in der Regel durch eine starke Ambivalenz gekennzeichnet. Ihre Hilfsbedürftigkeit empfinden sie als Kränkung, zugleich haben sie Schuldgefühle, etwas falsch gemacht zu haben. Dann wieder tragen sie unrealistisch hohe Heilserwartungen an den Therapeuten heran. Bei einer durch Therapie angestrebten Veränderung des Jugendlichen muss deshalb das System Familie einbezogen werden.

Die besonderen Verwicklungen angesichts der Widerstände und Übertragungen im Dreieck Eltern – Jugendliche – Therapeuten stellen dabei große Ansprüche an die therapeutische Neutralität dar. Die besonderen Herausforderungen in der Elternarbeit hängen des Weiteren damit zusammen, dass die in der Adoleszenz einsetzende Trennung von den Eltern ein Interaktionsprozess ist und die daraus entstehenden Konflikte beide Generationen umfassen. Ein Behandlungskonzept, das die Ablösung unterstützt und durch ein wesentliches Vehikel, die Übertragung, definitiv vorantreibt, stellt die Eltern vor die schwierige Situation, ihre Beziehung zu ihrem Kind und zueinander neu zu definieren. In der begleitenden Elternarbeit geht es daher darum, die Elternfunktionen für diesen Ablösungsprozess zu stabilisieren.

Elternarbeit früher und heute

Freuds Haltung gegenüber Angehörigen war, wie seine theoretischen Schriften zeigen, zwiespältig und häufig von Pessimismus gekennzeichnet. 1917 schreibt er, dass bei »psychoanalytischen Behandlungen das Dazwischenkommen der Angehörigen eine Gefahr darstellt, der man nicht zu begegnen weiß (S. 436)«. In seinen veröffentlichten Falldarstellungen fällt bezüglich des Umgangs mit den Eltern der starke Bezug auf den Vater auf. Den »kleinen Hans« (1909b), der durch den von Freud angeleiteten Vater behandelt wird, sieht Freud nur einmal. Freud geht äußerst zurückhaltend vor. Während der Behandlung des Jungen werden die Eltern weder korrigiert noch infantilisiert, sondern sie werden dazu in die Lage versetzt, nach und nach zu verstehen, was in ihrem Kind vor sich geht. Im Fall Dora hat Freud den Behandlungsauftrag vom Vater entgegengenommen und nicht mit der Mutter gesprochen. Das Mädchen war nicht zur Behandlung motiviert. Freud begann diese Behandlung also auf ausdrücklichen Wunsch des Vaters, ohne Einbeziehung der Mutter und gegen den Widerstand der Jugendlichen – ein aus heutiger Sicht ziemlich fragwürdiges Vorgehen, wie Petersen (1999) zu Recht feststellt.

Unter den frühen Analytikern hat sich Hug-Hellmuth (1920) intensiv mit der Elternarbeit auseinandergesetzt. Sie betont die Scham sowie die Schuldgefühle, die durch die Aufnahme einer Behandlung ihres Kindes bei den Eltern aktiviert werden. Für sie waren diese Konflikte nicht nur Gegenstand der Elterngespräche, sondern wichtige Informationsquellen, um besser mit dem Kind arbeiten zu können. Melanie Klein (1932) meint, dass die Unterstützung der Eltern in erster Linie darin bestehe, dass sie die analytische Arbeit zwischen Kind und Analytiker möglichst nicht stören sollten. Anna Freud (1945) betont die Wichtigkeit der Eltern und führt aus, dass eine Behandlung, die von den Eltern nicht ausreichend gewünscht wird, früher oder später scheitern werde. Sie führt verschiedene Formen der Elternarbeit an, die zum Teil die Therapie der Eltern, die Unterstützung der Eltern durch Hilfe und Beratung, die Anleitung von Müttern geschädigter Kinder und die Behandlung des jugendlichen Kindes durch die Mutter einschließen, und begründet die Bedeutung der Elternarbeit unter anderem mit der Verflechtung von kindlicher beziehungsweise mütterlicher oder elterlicher Pathologie.

Die Entwicklung familiendynamischer Konzepte innerhalb der Psychoanalyse (Richter, 1963) hat dann einige Jahrzehnte später zu einer Erweiterung des analytischen Raumes in der Arbeit mit Kindern und Jugendlichen geführt. Es wurde zunehmend deutlich, dass zwischen kindlichen und elterlichen Konflikten eine Verknüpfung besteht. Eltern projizieren und delegieren Selbstaspekte an ihre Kinder und benutzen diese häufig zur Stabilisierung ihres psychischen Haushalts und ihrer Paarbeziehung. Diese Verknüpfung aufzudecken und zu bearbeiten, ist eine conditio sine qua non der analytischen Arbeit mit Kindern und Jugendlichen. Aus diesem Verständnis der Konfliktdynamik folgt ein technisches Vorgehen, das der Elternarbeit einen wichtigen, zeitweise sogar einen zentralen Ort zuweist.

Gegenwärtig sind für die analytische Therapie maximal 44 Stunden begleitende Elternarbeit und für die tiefenpsychologisch fundierte Therapie maximal 45 Stunden begleitende Elternarbeit (bei Ausschöpfung der 2. Verlängerung, d.h. einem Stundenumfang von 180 Std. für den Jugendlichen) vorgesehen. Im Normalfall ist therapiebegleitende Elternarbeit deshalb eine wesentliche Voraussetzung und Bedingung für das Gelingen der Behandlung von Jugendlichen. Allerdings führt diese Erweiterung des therapeutischen Raumes zu komplexen Übertragungs- und Gegenübertragungsprozessen innerhalb des Systems Therapeut/Eltern/Jugendliche, die vom Therapeuten berücksichtigt und bearbeitet werden müssen. Bis heute fehlen bis auf wenige Ausnahmen (Windaus, 1991; Bauers, 1994; Petersen, 1999) im deutschen Sprachraum Veröffentlichungen, die sich dem Thema Elternarbeit widmen. Diez Grieser (1996) geht davon aus, dass die reale Objektwelt bedeutsam für das Kind ist, weshalb das direkte oder indirekte Mitwirken der Eltern in der Therapie von Anfang an gegeben ist. Daraus entsteht die Notwendigkeit, sich mit den Eltern und ihren Vorstellungen und Erwartungen intensiv auseinander zu setzen. Bereits während der Anfangsphase entstehen komplexe Austauschprozesse zwischen dem Therapeuten und den Eltern. Bei den Eltern führt die Behandlung ihres Kindes häufig zum Auftauchen von Schuldgefühlen und ist stets mit einer Kränkung verbunden. Auf der anderen Seite kommen die triadischen Fähigkeiten des Therapeuten auf den Prüfstand (Berger, 1991), und er muss mit der kränkenden Situation umgehen, dass er nicht autonom mit dem Kind arbeiten kann, sondern seine Arbeit von Dritten betrachtet und kritisch beantwortet wird:

> »Therapeut und Kind können nicht im Sinne autonomer Partner miteinander arbeiten. Sie befinden sich bewusst und unbewusst auch in Abhängigkeit von den Eltern, deren Bestätigung sie für angestrebte Veränderungen brauchen« (Bauers, 1994, S. 86).

Der Beginn der Elternarbeit in den probatorischen Sitzungen

Wenn Eltern zu einem Psychotherapeuten kommen, haben sie oft keine klare Vorstellung davon, was für ihr Kind oder sie selber hilfreich ist. Es ist oft überraschend für sie, wenn sie hören, dass sie selber durch die regelmäßige Elternarbeit ein beträchtliches »commitment« in Bezug auf die Behandlung leisten müssen (Moradi, 1995). Ihre Offenheit und ihre Bereitschaft, bei der therapeutischen Arbeit mitzuwirken, sind sehr entscheidend, und auch die Häufigkeit und Regularität der Sitzung ist für viele Eltern überraschend. Viele Eltern mögen auch erstaunt sein über die Länge der Elterngespräche, die mit 50 Minuten deutlich länger dauern als reguläre Besuche beim Arzt.

Wer kommt als Erstes?

Am Beginn steht die Klärung des Behandlungsauftrages. Es ist wichtig herauszufinden, wer den Therapeuten aufsuchen möchte und was die Haltung des Jugendlichen in diesem Prozess ist (King & Showalter, 1997). Viele Jugendliche sind sehr vorsichtig und zwiespältig und willigen oft passiv und bereitwillig in die Initiative ihrer Eltern ein (vgl. Kapitel 4). Die Einleitung einer Behandlung kann auf drei verschiedenen Wegen erfolgen:

1. *Der Jugendliche kommt spontan – und ohne Wissen der Eltern.* Dies ist bei etwa 15 bis 20 % der gesamten Erstkonsultationen der Fall, vor allem bei älteren Jugendlichen. Ab dem Alter von 15 bzw. 16 Jahren kommen Jugendliche häufiger allein. In diesen Fällen ist die rechtliche Problematik eng mit der therapeutischen verknüpft. Oft stehen definitive Abgrenzungen und Aggressionen gegenüber den Eltern hinter der Suche nach Hilfe, und der Therapeut muss sich bemühen, den Jugendlichen dazu zu bewegen, seine Eltern zu informieren. Der offene Konflikt mit den Eltern, Hauptgegenstand der Konsultationen, führt dazu, dass die probatorischen Sitzungen bereits ein Stück Therapie enthalten.
2. *Die Eltern kommen mit dem Jugendlichen.* Dies ist bei 60 bis 80 % der Jugendlichenbehandlungen der Fall. Bei dieser Konstellation ist zwar die Behandlungsmotivation des Jugendlichen durchaus unsicher, doch dokumentiert seine faktische Anwesenheit ein gewisses Einverständnis oder zumindest kindlichen Gehorsam.
3. *Die Eltern kommen ohne den Jugendlichen.* Hier lassen sich drei Konstellationen unterscheiden: Die Eltern kommen ohne den Jugendlichen, aber mit dessen Wissen und Einverständnis, ohne den Jugendlichen und ohne dessen Wissen und Einverständnis sowie ohne den Jugendlichen und mehr oder weniger gegen seinen Willen.

Diese Eltern erwarten nicht selten Tipps und larvierte Manipulationen und planen, den Jugendlichen unter einem Vorwand später selbst zu schicken. Ein Eingehen auf dieses Angebot der Eltern bedeutet allerdings, die Behandlung bereits mit einer Parteinahme und einem latenten oder manifesten Schuldgefühl zu beginnen. Man muss den Eltern deutlich machen, dass ihr Sohn oder ihre Tochter nur freiwillig mit Aussicht auf Erfolg in Behandlung genommen werden kann.

Aus dieser Konstellation wird bereits deutlich, dass Eltern ein nicht unerhebliches Interesse haben, selbst ein Stück Behandlung zu bekommen, und dass sie dies in unterschiedlich offener Weise auch demonstrieren. Das kann dazu führen, dass die Indikationsfrage gestellt werden muss (»Wer braucht/möchte Therapie?«; vgl. Fallbeispiel Oli in Kapitel 4: »Nehmen Sie mich!«).

In den probatorischen Sitzungen stellt sich daher die Frage, ob man den Jugendlichen, die Eltern oder alle zusammen sieht. In den meisten Fällen sollte der Jugendliche vor den Eltern gesehen werden, aber manchmal ist es notwendig, erst die Eltern zu sehen, wenn Schwierigkeiten bestehen, den Jugendlichen zum ersten Termin zu bekommen. Die Eltern sollten auch alleine gehört werden, um ihre Probleme, ihre impliziten oder expliziten Gründe für die Therapie zu eruieren. Ein Familieninterview bietet darüber hinaus eine gute Gelegenheit zu sehen, wie die Familienmitglieder interagieren, welche offenen oder verdeckten Allianzen oder Konflikte bestehen, welche gemeinsamen Annahmen geteilt werden, welche gemeinsamen Abwehrstile verfolgt werden etc. Bereits während der probatorischen Sitzungen, wie auch im weiteren Behandlungsverlauf zeigt sich durch die An- oder Abwesenheit der Eltern und ihre häufigen oder seltenen Interventionen ein Stück des gemeinsamen familiären Widerstands.

Eltern- und Familieninterview

Die Ausführungen über das Familieninterview, an dem der Jugendliche zusammen mit seinen Eltern teilnimmt (z. B. Heuves, 1995), geben Aufschlüsse darüber, die man auch bei Indikationen für eine Einzeltherapie in den probatorischen Sitzungen nutzen kann. »Schon in den ersten Sitzungen«, schreibt Wirsching (1979, S. 40), »muss für alle Teilnehmer schlüssig und erlebbar vermittelt werden, dass es um die Arbeit an gemeinsamen Familienproblemen geht und nicht darum, den Jugendlichen zu disziplinieren, den Eltern zu sagen, was sie falsch gemacht haben oder die Familie zu harmonisieren«. Wichtige Grundprinzipien, die im Erstgespräch mit den Eltern alleine oder mit allen Familienmitgliedern zum Tragen kommen, sind:

1. *Das Prinzip der nach allen Seiten gerichteten Parteinahme* (Boszormenyi-Nagy & Spark, 2001): Damit ist das Gegenteil einer beobachtenden neutralen Haltung gemeint. Mit aktiver Empathie versucht sich der Therapeut in jede Position einzufühlen. Das muss nicht heißen, dass er mit jedem Familienmitglied die gleiche Zeit spricht, er darf jedoch niemanden auslassen.
2. *Ein höheres Maß an Aktivität als gewöhnlich in der Einzelarbeit:* Dieses ist nötig, um ein konstruktives Gespräch in Gang zu halten. Pathologische Interaktionsmuster werden, wenn sie erkannt und verstanden sind, unterbrochen. Der Therapeut darf außerdem seinen Blick nicht nur auf die offenkundige Pathologie richten, sondern muss von Anfang an auch positive Ressourcen innerhalb der Familie und in deren sozialem Umfeld erkennen.
3. *Den Blick für das Ganze behalten:* Der Therapeut stellt sich immer wieder die Fragen: Wie hängt alles zusammen, welchen ausgesprochenen oder unausgesprochenen Regeln folgt die Familie, welche Funktionen haben die Symptome?
4. *Das Sammeln von Informationen:* Die Probleme werden immer wieder unter einer Mehrgenerationenperspektive betrachtet (»Wie war das in Ihrer eigenen Kindheit?«). Auf diese Weise werden der Familie neue Zusammenhänge deutlich. Für die Familie kann sich so ein wechselseitiges Verständnis ergeben, eine Öffnung einer festgefahrenen, blockierten Kommunikation wird möglich (»Das haben wir nicht gewusst«; »Darüber haben wir nie miteinander gesprochen«). So hat das Sammeln von Informationen gleichzeitig eine dynamische Wirkung.
5. *Probeinterpretationen und Interventionen:* Es ist wichtig zu erfahren, wie die Familie selbst bereits versucht hat, ihre Schwierigkeiten zu lösen. Erst danach kann der Therapeut probeweise auch alternative Lösungen oder Sichtweisen vorschlagen.

Der Verlauf des Dreiergesprächs Eltern – Jugendlicher – Therapeut ist von großer diagnostischer Bedeutung. Die häufig beobachtete gestörte Kommunikation ist bereits der erste Ausdruck einer gestörten Beziehung und zeigt sich insbesondere in den szenischen Wiederholungen. Neben dem einseitigen Ins-Spiel-Bringen bestimmter Familienmitglieder sind Spaltungsmanöver ebenfalls sehr häufig zu beobachten: Einzelne Familienmitglieder versuchen, den Therapeuten zu einseitigen Parteinahmen zu veranlassen. Dies ist häufig in Trennungsfamilien der Fall, wo das Elternpaar sich gegenseitig abwertet und den Therapeuten jeweils für sich gewinnen will.

Vereinbarungen, nur über ein bestimmtes Thema zu sprechen, das Verschweigen von wichtigen Informationen aus Scham- oder Schuldgefühlen oder das Fehlen von bestimmten Familienmitgliedern trotz erbetener Anwesenheit zählen zu den oft beobachteten Widerstandsarten in den diagnostischen Erstgesprächen. Sie erschweren bereits zu Beginn die Klärung von Leidensdruck und Behandlungsmotivation des Jugendlichen sowie der Einstellung seiner Eltern zur therapeutischen Behandlung, lassen allerdings wichtige Schlüsse über die in der Familie typischen Abwehrformationen zu.

Unterschiedliche Typen von Elterngesprächen

Elterngespräche begleiten die gesamte Behandlung, variieren aber hinsichtlich ihres Ausmaßes je nach Alter und Art der Störung des Jugendlichen sowie in Abhängigkeit von der Persönlichkeit der Eltern und der Eltern-Kind-Beziehung. Aber auch spezifische Veränderungen in der Therapie (z. B. stationäre Aufnahme) machen besondere Elterngespräche notwendig.

Wie häufig?

Bei Kindern vor der Latenzzeit sind die Eltern eine wichtige Quelle für Informationen, da die Kinder zum Teil noch nicht richtig zwischen Phantasie und Realität unterscheiden können. Bei Jugendlichen sieht die Situation anders aus: Das Spektrum reicht hier von Gesprächen oder Telefonaten mit den Eltern am Anfang der Therapie bis hin zu regelmäßigen, häufigeren Kontakten. Mit der Intensivierung der Beziehung zwischen Therapeut und Jugendlichem sowie Therapeut und Eltern entwickeln sich vielfältige Übertragungs- und Gegenübertragungsprozesse innerhalb der Elternarbeit, die vom Therapeuten wahrgenommen und wenn möglich in Form von Klarifikationen und Deutungen bearbeitet werden sollten.

In der laufenden Behandlung ist es in jedem Fall notwendig, ein klares Arrangement bezüglich des Kontaktes zwischen Eltern und Jugendlichen abzusprechen. Die Richtlinien sehen ein Regelverhältnis von 1:4 vor, aber dies muss nicht zwingend ein günstiges, förderliches Verhältnis sein. In der Tat trifft es zwar auf etliche, aber nicht auf die meisten Jugendlichenbehandlungen zu. Petersen (1999) beobachtete, dass oft gerade die Arbeit mit den Eltern stagniert und dass es sinnvoller wäre, durchaus häufigere Treffen mit den Eltern durchzuführen. Sie berichtet von eigenen Behandlungen im Verhältnis 1:1. In anderen Fällen können die Eltern so problematisch und unkooperativ sein, dass seltenere Elterngespräche dem therapeutischen Prozess förderlich sind.

Unterschiedliche Formen von Elterngesprächen

Elterngespräche sind ein zentraler Teil der therapeutischen Arbeit mit Jugendlichen und haben unterschiedliche Funktionen. Zunächst muss man zwischen einem diagnostischen Interview und einem therapeutischen Gespräch mit den Eltern unterscheiden.

Was die *diagnostischen Elterngespräche* angeht, so muss man sich darüber im Klaren sein, welche Informationen man dort gewinnt und wie reliabel diese sind. Es ist bekannt, dass Gespräche mit Müttern häufig gemacht werden, allerdings gibt es auch viele Befunde, die zeigen, dass es eine relativ geringe Übereinstimmung gibt zwischen Eltern und Kindern in der Beschreibung vieler Symptome (Leventhal & Crotts, 1997). Unabhängig von diesen Diskrepanzen können Eltern dennoch wichtige Informationen über ein Kind, die Geburt, die Entwicklung, die medizinische Vorgeschichte, das gegenwärtige Funktionieren und Ähnliches geben.

Während für probatorische Sitzungen einschließlich der Anamnese das Gewinnen von Informationen über die Geschichte des Jugendlichen und sein gegenwärtiges Funktionsniveau sehr entscheidend ist, wird man gleichzeitig – und verstärkt in den folgenden, eher *therapeutischen Elterngesprächen* – die Gelegenheit nutzen, mit den Eltern ebenfalls ein Arbeitsbündnis zu entwickeln. Die Gespräche zielen also nicht bloß auf Informationsgewinnung für den Patienten, auch die Eltern von Patienten wollen informiert werden. Der Therapeut kann z. B. Stärken und Schwächen des Jugendlichen aufzeigen und klarifizieren helfen, was die Eltern bereits wissen. Er kann ihnen auch Informationen über die normale Jugendlichenentwicklung geben und Auskunft über die weitere Behandlung, also den Umfang der individuellen Sitzungen, die begleitende Elternarbeit und Ähnliches. Bei den therapeutischen Gesprächen ist klar, dass auch Interventionen möglich sind und dass man das Ziel der Behandlung immer im Auge behält.

In den Vorgesprächen sollte man respektvoll mit der elterlichen Rolle und deren Elternfunktionen umgehen. Gerade wenn Jugendliche sehr schwere Störungen haben, ist es zu wertschätzen, dass die Eltern gekommen sind, um Hilfe zu suchen. Nun kann man gemeinsam versuchen zu verstehen, was passiert ist; wie man in Zukunft an diesen Problemen arbeiten kann. In einem solchen Interview muss man natürlich auch generelle Familienthemen besprechen wie Traditionen, Disziplinen, Familiendynamik, Art der Kommunikationsstile usw. und darf nicht vergessen, dass Eltern in der Regel ängstlich sind und sich oft sehr verantwortlich für die Störung ihrer Kinder fühlen. Des Weiteren sollte ein Gespräch mit den Eltern – egal, ob eher therapeutischer oder diagnostischer Natur – immer auch mit einem »closing statement« (Leventhal & Crotts, 1997) enden, in dem man noch einmal ihre Kontrolle und Kompetenz bestärkt und Fragen beantwortet.

Bei einem *Notfall-Setting* geht es in erster Linie darum, den Jugendlichen vor Gefahr zu bewahren und eine sichere Umgebung, »a protective environment« (Leventhal & Crotts, 1997, S. 98), anzubieten. Unter diesen extraordinären Umständen sind auch die Eltern besonders defensiv, haben Angst und Schuldgefühle und vermeiden Konflikte.

Auch eine zunächst erfolgreiche Elternarbeit kann an eine Grenze stoßen, nicht ausreichen und so eine tragfähige Unterstützung des Jugendlichen, z. B. aufgrund eigener instabiler depressiver oder abhängiger Züge der Eltern, verhindern. In solchen Fällen ist eine *begleitende Elterntherapie* unabdingbar (Petersen, 1999). Dabei ist es notwendig, dass ein anderer Therapeut mit den Eltern oder einem Elternteil arbeitet. Die begleitende Psychotherapie der Eltern kann sich im Sinne einer Fokaltherapie auf besonders konfliktbesetzte Bereiche stützen (Windaus, 1991). Wünschenswert wäre aber natürlich eine parallele Entwicklung von Eltern und Kindern während der Therapie.

Funktion der Elternarbeit: Stärkung der Elternkompetenz

Eine Voraussetzung für die erfolgreiche therapeutische Arbeit mit Jugendlichen ist die Fähigkeit der Eltern, die anstehenden Veränderungen mit zu tragen. Elternsein bedeutet dabei im Wesentlichen die Fähigkeit, den interpersonalen Raum zur psychischen Entwicklung bereitstellen zu können, also im Beziehungsdreieck beider Eltern und dem betroffenen Kind. Eltern psychisch gestörter Jugendlicher sind zur Bereitstellung dieses Entwicklungsraumes nicht von vornherein in der Lage (Rüth, 2000). Entsprechend ist es ein wichtiges Ziel der begleitenden Elternarbeit, die Elternkompetenzen zu stärken. Wenn man mit Familien arbeitet, die mit Problemen in die Behandlung kommen, sollte immer wieder verdeutlicht werden, was sie bislang geleistet haben. Respekt und Anerkennung des bisherigen familiären Entwicklungsprozesses, der sich oft unter äußerst schwierigen Bedingungen vollzogen hat, sind Voraussetzung für die weitere Arbeit an Konflikten, Beziehungsproblemen und Traumata.

Man sollte beispielsweise daran arbeiten, dass die Eltern zwischen sich und dem Kind wieder besser unterscheiden können. Vergleicht man die unterschiedlichen Rollen, die ein Kind im psychischen Haushalt einer Familie übernommen hat bzw. die man ihm zuschreibt, so ist es sehr einleuchtend, dass die Rolle als Gatten-Substitut oder als ideales Selbst der Eltern (Richter, 1963) elterliche Erwartungen enthält, die sich insbesondere in der Adoleszenz sehr verstärken können. Auf der Seite der Eltern können sie zu erhöhten Anstrengungen führen, den Jugendlichen doch noch in die ihm zugeschriebene Rolle zu drängen; auf der Seite der Jugendlichen ist damit zu rechnen, dass die Rekapitulation früherer Entwicklungsphasen sie für ein Nachgeben im Sinne der präformierten Rolle labilisiert. Dieser Gesichtspunkt der Reziprozität ist besonders von Stierlin (1975) herausgearbeitet worden, der bei Ablösungsproblemen bekanntlich drei Hauptmodi unterscheidet:

1. *Der Bindungsmodus*: Eltern wie Kinder scheinen es darauf abgesehen zu haben, eine Trennung um jeden Preis zu verhindern oder zumindest zu verzögern. Eine künstliche Infantilisierung des Jugendlichen oder massiv induzierte Schuldgefühle sind zwei häufig gewählte Formen, die Trennung hinauszuzögern.
2. *Der Delegationsmodus*: Hier ist das Bindemittel eine ausgeprägte Loyalität, die entweder konflikthaft (ein Elternteil zwingt den Jugendlichen zur Verschwörung gegen den anderen) oder durch Unvereinbarkeiten (der Jugendliche hat z. B. den Auftrag, einen Elternteil in Spannung und Aufregung zu versetzen) erreicht wird.
3. *Der Ausstoßungsmodus*: Eine anhaltende Vernachlässigung und Zurückweisung der Eltern ist deutlich und führt zu einer vorzeitigen Trennung.

Insgesamt ist die Konfliktlage als älteres Ehepaar, das sich psychisch, körperlich und sexuell neu definieren muss, weniger beachtet worden als das damit koinzidierende Erwachen einer erwachsenen Sexualität, das Anknüpfen neuer Partnerbeziehungen bei ihren Kindern. Kinder werden aber auch dazu benutzt, das Auditorium für elterliche Horrorgeschichten zu sein (z. B. Kinder von Holocaust-Überlebenden; Berger-Reiss, 1997). Auch hier ist an einer Differenzierung zwischen Eltern und Jugendlichen zu arbeiten. Unbewusste Verflechtungen der aktuellen Eltern-Jugendlichen-Dynamik sollten zwar mit der Lebenssituation der Eltern durchaus in Beziehung gesetzt werden, aber nicht zur Rekonstruktion der elterlichen Neurose, sondern mit dem Ziel einer Entflechtung der Konfliktverknüpfung, wie es Windaus (1991) beschrieben hat.

Elternschaft stellt eine Entwicklungsphase dar, in der Erinnerungsspuren und Internalisierungen aus der eigenen Jugend aktiviert werden. In der begleitenden Elternarbeit geht es daher um das elterliche Bündnis zwischen Mutter und Vater und um die Aufrichtung eines sicheren Raumes zwischen ihnen. Grundsätzlich sollte betont werden, dass Eltern an der Bewältigung der Krise und an den Reifungsschritten ihrer Kinder selber wachsen und reifen können. Analytische Elternarbeit kann auf unterschiedlichen Ebenen fokussieren: Bei gut strukturierten Eltern kann die Elternführung und Elternbegleitung ausreichen. Bei früh gestörten Eltern bedarf die Wiedergewinnung von Elternfunktionen auch supportiver Maßnahmen mit Hilfe von Hilfseltern-Ich-Funktionen.

Hinweise zur Technik in Elterngesprächen

Die Technik stellt große Anforderungen an den Therapeuten, der sich im doppelten Arbeitsbündnis zwischen Jugendlichen und ihren Eltern oft aufgerieben fühlt. Was den Umgang mit den Eltern angeht, so muss man sich immer wieder vergegenwärtigen, dass Eltern einen großen Teil ihrer Elternfunktion über die früheren Erfahrungen mit ihren eigenen Eltern erlernen. Oft waren diese Eltern sehr intrusiv und haben ihnen als Kind keinerlei Freiheit zugestanden. Durch die Diskussion und Interaktion mit dem Therapeuten sind Eltern im Verlauf der begleitenden Elternarbeit besser in der Lage zu verstehen, ob ihre eigenen Umgangsformen und Interaktionen in der Familie den Bedürfnissen ihres Jugendlichen entsprechen. Die Arbeit mit Eltern von gestörten Jugendlichen ist oft eine Kombination von Informieren und Ratgeben an die Eltern, dann wieder Behandeln von deren eigenen Gefühlen und Konflikten (Robinson, 1999).

Rahmen und Ausfallregelung

Notwendig für eine erfolgreiche ambulante Therapie ist ein verlässlicher, sicherer Rahmen. In der systemischen Therapie haben sich für manche Konstellationen Therapieverträge etabliert, in denen sich die Familien zur aktiven Mitarbeit verpflichten, worüber wieder Ich-Funktionen aktiviert werden. Im Rahmen der tiefenpsychologisch fundierten und analytischen Therapie muss der therapeutische

Raum für den Jugendlichen durch die Eltern und den Therapeuten gemeinsam aufgebaut werden. Dies geschieht unter anderem durch das tragfähige Arbeitsbündnis mit den Eltern und deren aktive Mitarbeit. Gleichzeitig übernimmt der Therapeut im positiven Sinne triangulierende Funktionen im Dreieck Eltern–Jugendlicher–Therapeut, indem er sowohl mit dem Patienten wie mit den Eltern arbeitet (vgl. Bauers, 1994), aber auch die Fähigkeit zum Alleinsein (Winnicott, 1974/2002, S. 36) repräsentiert und in Therapie und Elternarbeit festigt.

Heute werden Jugendlichenbehandlungen und begleitende Elternarbeit fast ausschließlich im Rahmen der Kostenübernahme durch die zuständigen Krankenkassen durchgeführt. Dabei gibt es oft Auseinandersetzungen um das Ausfallhonorar, das für beide, den Patienten und die Bezugspersonen, zu zahlen ist, wenn diese eine Sitzung nicht rechtzeitig abgesagt haben. An der Art des Umgangs der Eltern mit der Ausfallregelung lässt sich einiges in Bezug auf Übertragungs- und Widerstandsarbeit ablesen.

Schweigepflicht und Familiengeheimnisse

Was die Vertraulichkeit angeht, so ist das kein Problem, wenn getrennte Therapeuten Eltern und Kind behandeln. Findet die begleitende Elternarbeit mit den Bezugspersonen und die Jugendlichentherapie aber beim selben Therapeuten statt, so ist die Verschwiegenheit wechselseitig gegenüber dem Kind und den Eltern unbedingt erforderlich. Ein wichtiger Punkt in der begleitenden Elternarbeit ist daher die Schweigepflicht. Jugendliche sind extrem sensitiv dafür, dass die Dinge, die sie erzählen, nicht vertraulich behandelt werden. Es ist wichtig, dass der Therapeut von Anfang an sagt, dass er eine Schweigepflicht hat, dass die Informationen im therapeutischen Raum bleiben und dass nur bei Gefahr für den Jugendlichen mit dieser Regel gebrochen wird. Das sollte klar ausgesprochen werden. Die Elterngespräche sollten nur nach vorheriger Information und Absprache mit dem in Behandlung befindlichen Jugendlichen durchgeführt werden und keine Informationen aus der laufenden Behandlung umfassen, denen der Jugendliche nicht zugestimmt hat. Der geschützte Raum der Therapie mit dem Jugendlichen muss in jedem Fall gewahrt bleiben, damit der Therapeut nicht als »Agent der Eltern« wahrgenommen wird (Fingert Chused, 1990).

Wenn die Eltern anrufen, weil sie sich über den Jugendlichen besondere Sorgen machen, ist es wichtig, darüber mit dem Jugendlichen zu sprechen und einen Weg zu finden, das Problem zu lösen, ohne mit den Eltern zu sprechen. Es gibt auch

Jugendliche, die möchten, dass man den Eltern etwas sagt. Eine solche »spoke man's role« (King & Showalter, 1997) kann manchmal angezeigt sein, sollte jedoch vorher mit dem Jugendlichen genau besprochen werden, und wenn man sie durchführt, sollte das immer in der Anwesenheit des Jugendlichen geschehen.

In der Arbeit mit Jugendlichen und ihren Familien stößt man immer wieder auf Familiengeheimnisse. Wann ist der richtige Zeitpunkt gekommen, um ein Familiengeheimnis mitzuteilen? Schmukler (1991) hat mit Familien mit Adoptivkindern gearbeitet. Seiner Beobachtung nach wird die Adoption lange als ein Geheimnis in der Familie behandelt. Es gibt keine richtige Zeit, um es dem Kind zu sagen, aber es gibt viele falsche Zeiten, so z. B. in einem Zustand von Ärger oder als Angriff. Das Mitteilen dieses »Geheimnisses« sollte stets damit verbunden sein, dass die Eltern ihre Verantwortung und ihre Liebe zu dem Kind deutlich machen.

Neutralität und »acting out«

Was die Neutralität angeht, so ist in der begleitenden Elternarbeit eine neutrale Haltung von Wichtigkeit, die jedoch oft nur schwer einzuhalten ist, denn Eltern bestehen besonders zu Anfang häufig darauf, Ratschläge zu erhalten. Wichtiger ist es aber, die Meinung der Eltern herauszufinden. Auch Moradi (1995) weist auf den Gesichtspunkt der Neutralität und auf das richtige Timing der Deutung hin. Es ist oft wichtig, nicht intrusiv zu agieren und Interpretationen erst zu einem späteren Zeitpunkt zu platzieren, wenn sich die Familie stabilisiert hat.

Die Neutralität ist wegen der jugendlichen Neigung zum Agieren (vgl. Kapitel 7) eine besondere Herausforderung. Das »acting out«, der starke Handlungsbezug, ist vor allen Dingen in den frühen Phasen der Behandlung deutlich und beeinflusst die analytische Neutralität, oder mit Fingert Chused (1990): »One cannot be neutral if one is frightened or anxious or consumed by any powerful affect« (S. 682).

Arbeitsbündnis mit den Eltern

Um eine erfolgreiche ambulante Therapie mit Jugendlichen durchführen zu können, bedarf es eines Arbeitsbündnisses mit beiden Eltern. Der manifeste Behandlungsauftrag – orientiert an der Symptomatik des Kindes – kann dabei dem latenten Auftrag entgegenstehen. Die Abwehr der Eltern gegen eine Veränderung, sowohl innerhalb des familiären Systems als auch innerhalb der eigenen Person, muss bedacht werden. Familiäre Kommunikationsstile, insbesondere ein impulsiver Kommunikationsstil, können zusätzliche Erschwernisse bedingen. Ein bekanntes Problem ist, dass Eltern erst nach längerer Zeit Auskunft über ihre eigenen Probleme geben können und damit ihre Belastungsfähigkeit, aber auch ihr Funktionsniveau falsch eingeschätzt wird. Mattejat (1997) verweist darauf, dass der Schwerpunkt der therapeutischen Interventionen dort liegen sollte, wo effektive Veränderungsmöglichkeiten bestehen. So kann es durchaus notwendig werden, vom Kind als Symptomträger abzugehen und verstärkt das Problemverhalten der Eltern zu betrachten oder auf die Schaffung ausreichender Entwicklungsbedingungen durch Jugendhilfemaßnahmen hinzuarbeiten.

Durch die oszillierende Technik zwischen beiden in den Konflikt verwickelten Parteien kann der Therapeut auch in Übertragungs- und Gegenübertragungskollisionen geraten. Das Problem des »Dieners zweier Herren« ist, dass er dann keinem gerecht werden kann, da der Patient möglicherweise gesünder und autonomer wird, seine Eltern aber kränker und depressiver zurücklässt. Vorschläge zur stützenden Aufarbeitung von Paarproblemen sollten dann bei anderen Kollegen in Anspruch genommen werden (Petersen, 1999). Müller-Küppers (1973) weist ebenfalls auf die Schwierigkeit hin, ein »doppeltes Arbeitsbündnis« einzuhalten.

Häufige Interventionen seitens der Eltern

Trotz klarer Absprachen am Beginn einer Jugendlichenbehandlung gibt es immer wieder Interventionen von Seiten der Eltern, die mit diesen Absprachen kollidieren. Ein willkommener Anlass für die Eltern, in die Behandlung einzugreifen, ist die Verstärkung der Symptomatik, ein Symptomwandel oder ein unter der Behandlung auftretendes akutes Problem wie Leistungsversagen, eine Essstörung oder eine Aggressionssymptomatik. Drei Möglichkeiten des Eingreifens sind häufig zu beobachten:

1. *Die Behandlung wird von den Eltern unter einem äußeren Vorwand abgebrochen oder vorzeitig beendet.* Sehr häufig wird von Eltern zeitliche Überbeanspruchung im Zusammenhang mit anderen Verpflichtungen wie Schule, Beruf oder Sport ins Feld geführt. Dann wieder lässt die offenkundig zu beobachtende Verschlimmerung der Symptome die Eltern zu dem Schluss kommen, dass die Behandlung nicht wirkt, oder eine Behandlung wird von den Eltern vorzeitig beendet, ehe der intrapsychische Konflikt bearbeitet ist, nachdem die ersten Symptombesserungen eingetreten sind (»Flucht in die Gesundheit«).

2. *Die Eltern treten in eine offene Konkurrenzsituation mit dem Therapeuten* und versuchen, ihn beim Jugendlichen durch Verwöhnungsangebote auszustechen. So erhält beispielsweise ein Jugendlicher plötzlich ein eigenes Zimmer oder bekommt einen lange gewünschten Computer.

Der 13-jährige Sebastian kommt wegen depressiver Stimmungen in die Behandlung. Als jüngstes von drei Kindern nach zwei älteren Schwestern ist er vor allem für die Mutter ein Wunschkind gewesen. Sie hat ihn extrem verwöhnt; eine Ablöseproblematik ist augenscheinlich. Die Ehe der Eltern hat sich problematisch entwickelt und die Familie hat eine ungewöhnlich große Anzahl an Aktivitäten im Vereinsleben entwickelt, die vermutlich der Abwehr elterlicher Konflikte dient. Sebastians Aggressionshemmung führt dazu, dass er nicht in der Lage ist, mit dem Vater angemessen zu rivalisieren.

Die Mutter benutzt Sebastian als »Schutzschild« gegen den Vater und arbeitet in der laufenden Behandlung offen gegen die Therapeutin. Sie begleitet Sebastian zu den Therapiestunden und wartet vor dem Therapiezimmer, um ihn hinterher unter Versprechungen von Geschenken (CDs, Baseball-Kappen, McDonalds) zu »entführen«. In den begleitenden Elterngesprächen ist es nicht möglich, mit ihr gemeinsam an einer Verselbstständigung von Sebastian zu arbeiten. So blockiert sie den Versuch, Sebastian das selbstständige Fahren mit dem Bus beizubringen, was angesichts seines Alters dringend angesagt wäre. Des Weiteren ist ihr nicht einsichtig, dass ein 13 Jahre alter männlicher Jugendlicher keine »Geschenke« nach einer Therapiestunde braucht – schließlich handelt es sich nicht um einen 6-Jährigen, dem man mit einem Lutscher den Zahnarztbesuch versüßen muss. Sebastian befindet sich immer stärker in einem Loyalitätskonflikt zwischen seiner zu engen Bindung an die Mutter und seiner vorsichtigen Fühlungnahme zur Therapeutin. Mit Fortschreiten der therapeutischen Beziehung verstärkt sich der Widerstand der Mutter immer mehr, weshalb die Therapeutin sich Sorgen über einen möglichen Behandlungsabbruch macht.

3. *Die Eltern suchen den Therapeuten mit vertraulichen Mitteilungen heim*, die angeblich im Interesse der Behandlung sind (häufig per Brief oder Telefon), und knüpfen daran die ausdrückliche Bitte, dem Patienten davon nichts zu sagen. Briefe von Jugendlichen werden geöffnet, in Tagebüchern gelesen und der Therapeut angerufen, um ihn über die »ungeheuerlichen Vorgänge« zu informieren.

Dies war z. B. bei Natascha (vgl. Kapitel 5 und Kapitel 7) der Fall, wo die voyeuristische Involviertheit der Eltern in die (vermeintlichen) und realen sexuellen Aktivitäten der Tochter sehr deutlich wurde.

Weitere Übertragungs- und Widerstandsarten

Daneben unterscheiden wir andere Arten von Widerständen, die sich mehr auf den jugendlichen Patienten beziehen und mit dem Umstand zu tun haben, dass seine infantilen Liebesobjekte nicht fern und in der Phantasie, sondern real in seinem täglichen Leben vorhanden sind. Recht häufig ist der Versuch, den Therapeuten als »*Eltern-Surrogat*« zu benutzen: Er soll die Grenzen setzen, zu denen die Eltern selbst nicht imstande sind. Dann wieder kann man beobachten, dass der Jugendliche den Therapeuten als »neues Objekt« auch in einem realen Sinne verwendet und ihn als Verbündeten gegen die Eltern einzusetzen versucht. Er wünscht beispielsweise, dass man mit seinen Eltern mehr Taschengeld aushandelt oder längere abendliche Fernseh- und Ausgehzeiten. Hier ist auf die Gefahr eines *gemeinsamen Agierens* hinzuweisen.

Die Tatsache, dass die Beziehung zu den Eltern noch Gegenwart, d. h. aktuell ist, kann sich auch in einer spezifischen Form des Übertragungswiderstandes manifestieren. Der Jugendliche benutzt eine Intensivierung seiner Beziehung zu den Eltern als Widerstand gegen die Übertragungsbeziehung. Hier stünde die »Sicherheit der Triade gegen die Intimität der Dyade« (Ekstein, Cooper & Meltzer, 1976, S. 297). Aber auch ohne einen solchen elaborierten Widerstand kann die Tatsache, dass Eltern und Therapeuten aus verschiedenen Schichten stammen, verschiedenen Religionsgemeinschaften angehören, kurz: Ihre reale Verschiedenheit, zu ständigen Loyalitätskonflikten in der Behandlung führen.

Viele Eltern idealisieren den Therapeuten, nehmen ihn als omnipotent wahr. Andere Eltern haben Schwierigkeiten, die Psychotherapie ihres Kindes wirklich zu unterstützen – besonders, wenn das Kind Fortschritte macht und autonomer wird. Die Furcht, das Kind als ein Aspekt des Selbst zu verlieren, ist vor allem für emotional beeinträchtigte Eltern sehr groß. Sie benutzen ihre Kinder, um ihre eigene Angst in Balance zu halten. Solche Eltern widersetzen sich therapeutischen Anweisungen, manipulieren und versuchen, das therapeutische Bündnis zu unterlaufen. Von Seiten der Eltern wird sehr viel Rivalität und Neid in die Therapie getragen. Das kann dazu führen, dass der Therapeut entwertet wird und dass er es mit ärgerlichen, zynischen oder aggressiven Eltern zu tun bekommt.

Einbeziehung des Vaters

Bei Müttern muss man häufig an den Ängsten arbeiten, die sie in der Trennung von ihren Kindern, besonders von Töchtern, erleben. Besondere Aufmerksamkeit verdient die Einbeziehung des Vaters, der distinktive Funktionen in der Familie hat und ein gutes Modell für Autonomie trotz Verbundenheit darstellt (Seiffge-Krenke, 2001a). Boots et al. (1990) unterstreichen die Bedeutung des Engagements des Vaters, um die problematische Mutter-Kind-Beziehung aufzulösen. Das »involvement« des Vaters in die Familie trägt zur Gesundung der Kinder und Jugendlichen bei. Viele Autoren haben inzwischen die Bedeutung von Vätern für die Entwicklung einer Geschlechtsidentität herausgearbeitet, vor allen Dingen die Bedeutung des Vaters in der Separations-Individuations-Phase. Herzog (1982) hat den »father hunger« von Kindern, die ihren Vater verloren haben, beschrieben, verbunden mit ihren schweren Problemen, mit Aggression umzugehen. Blos (1985) hat hervorgehoben, dass der liebevollen, unterstützenden Rolle des Vaters im Verhältnis zur aggressiven ödipalen schon unter dem Zeitaspekt die entscheidendere Bedeutung zukommt.

In Familien mit klinisch auffälligen Jugendlichen erfüllen Väter allerdings ihre distinktive Funktion selten, sondern ziehen sich eher zurück und tragen so oft zu einer zu engen Mutter-Kind-Dyade (»ein Körper für zwei«; Boeger, Seiffge-Krenke & Schmidt, 1995) bei. Es ist nicht einfach, diese »Sag-Du-doch-mal-was-Papas« (Seiffge-Krenke, Hertel & Nieder, 2001) für die Elternarbeit zu gewinnen und zur regelmäßigen Mitarbeit zu motivieren. Dabei muss man sich vergegenwärtigen, dass bei psychisch kranken Personen insgesamt 62 % eine Vaterproblematik benennen (Motzkau & Rudolf, 1997). Problematische Beziehungen zum Vater sind also oftmals Ausgangspunkt für psychische Störungen und erschweren zugleich die Elternarbeit. Dennoch ist es im Sinne der Triangulierung unbedingt notwendig, dass dritte Objekt in die Behandlung bei Jugendlichen hineinzuholen.

> Die 15-jährige Paulina kommt wegen selbstverletzenden Verhaltens und eines appellativen Selbstmordversuchs in die Behandlung. Schon in den probatorischen Sitzungen wird eine Spaltung zwischen der »bösen, unzuverlässigen« Mutter und dem idealisierten Vater deutlich. Die Eltern von Paulina, die gemeinsam vier Töchter haben, leben seit einiger Zeit getrennt und Paulina entwickelt intensive Rettungsphantasien. So wünscht sie, zu ihrem Vater zu ziehen, und glaubt, dass damit all ihre Probleme erledigt sein würden. Der Vater

ist spielsüchtig und inzwischen wegen Geldschwierigkeiten bei seinen eigenen Eltern wieder eingezogen. In den begleitenden Elterngesprächen ist es nicht möglich, ihn zur Mitarbeit zu bewegen. Telefongespräche, Briefe und ein kurzer persönlicher Kontakt führen zu keinem Ergebnis: Vereinbarte Treffen werden zehn Minuten vor Beginn der Stunde abgesagt, Briefe nicht beantwortet, die Ausfallsregelung nicht bezahlt. Eine weitere Schwester von Paulina wird wegen akuter Essstörungen stationär aufgenommen. Trotz mehrerer Versprechungen besucht der Vater sie nicht in der Klinik. Es wird deutlich, dass Paulinas Vater zwar verführerisch, aber unzuverlässig ist, und in der Therapie spielt die Entidealisierung dieses unzuverlässigen Vaters in den folgenden Monaten eine herausgehobene Rolle.

In den Elterngesprächen muss man daher verstärkt an der Bedeutung des Vaters, seiner Integration in die Familie und seiner Rolle als Unterstützer der Autonomie der Kinder arbeiten (Babatzanis, 1997; Sugarman, 1997).

Umgang mit ausländischen Familien

Andere Väter machen die Elternarbeit schwer durch ihren Hang, zu dominieren und zu kontrollieren, und durch ihre unangemessen starke Reaktion auf die Verselbstständigungsbemühungen ihrer Kinder. Für Väter insbesondere ausländischer Herkunft kann die Verselbstständigung der Tochter sehr bedrohlich werden, und die Ehrenmorde, die auch in Deutschland in der Regel von den Brüdern der Töchter ausgeführt werden, haben immer auch die Funktion, das beschädigte Selbst des Vaters zu reparieren. Man muss sich dazu vergegenwärtigen, dass in patriarchalisch strukturierten Familien, z. B. aus der Türkei, der soziale und gesellschaftliche Abstieg des Vaters nach der Migration erheblich ist und seine Schwäche auch noch durch Sprachprobleme verstärkt wird, sodass er oft in wichtigen (rechtlichen) Angelegenheiten auf die Übersetzung seiner Kinder angewiesen ist. Hinzu kommt, dass z. B. in türkischen Familien ein anderer Umgangsstil mit einem hohen Anteil an körperlicher Gewalt herrscht, wie empirische Studien bestätigt haben (Mayer, Fuhrer & Uslucan, 2005). Die völlige Umwertung der gewohnten familiären Zusammenhänge ist zu bedenken, wenn man Elterngespräche mit ausländischen Patienteneltern führt, ebenso wie die Tatsache, dass die »Störung« eines Kindes oft schamhaft verborgen wird und die Ehre des gesamten Familienclans betrifft. Hier sind Feinfühligkeit, Respekt und integrative Leistungen des Therapeuten besonders gefordert, wenn er als Anwalt des Jugendlichen eintreten will. In der Elternarbeit mit ausländischen Familien ist die väterliche Unterstützung ebenfalls nachhaltig und beharrlich einzufordern. Dies gelingt leichter, wenn man Vätern ihren besonderen, distinktiven Beitrag zur Kindesentwicklung (Seiffge-Krenke, 2001b) verdeutlicht.

Gegenübertragungsreaktionen, die von den Eltern stammen

Durch die mehr oder weniger intensive Beteiligung der Eltern an der Behandlung von Jugendlichen sind Gegenübertragungsreaktionen des Therapeuten zu diesem Aspekt der Behandlung fast unvermeidlich. Es entsteht leicht eine Verführungssituation, in der sich der Therapeut den Eltern verpflichtet fühlt oder mit ihnen identifiziert ist und besonders direktiv vorgeht, damit der Jugendliche seine Symptomatik bald verlieren möge. Auch hier ist zu bedenken, dass die Einstellung der Eltern zum Therapeuten häufig ambivalent ist. Ihre Hilfsbedürftigkeit empfinden sie als Kränkung; zugleich haben sie Schuldgefühle, etwas falsch gemacht zu haben. Dann wieder tragen sie unrealistisch hohe Heilserwartungen an den Therapeuten heran. Der Therapeut ist mit der Erwartungshaltung der Eltern konfrontiert, sieht aber auch deren Beitrag zur Störung des Jugendlichen. Es besteht die Gefahr, dass er diesen Konflikt durch eine einseitige innerliche Parteinahme zu lösen versucht.

Eine andere Gegenübertragungsgefahr tritt auf, wenn sich der Therapeut mit dem Jugendlichen zu stark identifiziert, seine Hilflosigkeit und Abhängigkeit ihn zu stark berührt. Es kann dann zu einer *folie à deux* kommen. Projektive Identifizierungen, in denen sich der Therapeut so hilflos und abhängig wie der Jugendliche fühlt, können wichtige Aufschlüsse über frühe Störungen des Patienten geben. Der Therapeut kann besonders bei fragilen und schutzbedürftigen Patienten in Versuchung geraten, mit den Eltern des Jugendlichen zu rivalisieren, das Verhalten der Eltern zu kritisieren oder ihnen Ratschläge zu erteilen. Die Trennung zwischen analytischem und pädagogischem Vorgehen fällt dann besonders schwer.

Eltern können den Therapeuten idealisieren oder entwerten, die Unterstützung für die Therapie verweigern, im therapeutischen Prozess direkt intervenieren, die Arbeit zunichte machen und dem Kind unbewusste Schuldgefühle vermitteln. In dieser Atmosphäre ist es leicht für den Therapeuten, Gegenübertragungsreaktionen zu entwickeln. Natürlich sind Therapeuten, die mit Jugendlichen arbeiten, voreingenommen und eher auf der Seite ihrer jugendlichen Patienten. Dies kann es schwierig machen, einen guten Rapport mit den Eltern herzustellen. Einige Therapeuten, die empathisch und taktvoll mit Jugendlichen umgehen können, sind dagegen ungeduldig und kritisch deren Eltern gegenüber.

Therapieende und Therapieabbrüche

Die Endphase

Bei Kassenbehandlungen liegt zwar das Ende fest, dennoch müssen sich nicht nur der Jugendliche, sondern auch die Eltern mit der Frage der Beendigung auseinander setzen. Auch in der begleitenden Elternarbeit hat das Beendigen der Therapie eine große Bedeutung. Es zeigt sich darin, ob die Eltern mit Trennungen umgehen können und ob demzufolge die schrittweise, altersgemäße Ablösung des Jugendlichen wohl gelingen wird. Die Abschluss- oder Endphase ist besonders wichtig, weil das Abschiednehmen den Prozess der Separation wieder aufnimmt, der für die Familien ein ganz wichtiger Schritt ist, bei dem sie oft Unterstützung brauchen (Insall, 1994). In der Endphase ist also die Perspektive der Familie zu beachten: auch Familien können abhängig sein. Manche Familien sind regelrecht parasitär und haben den Eindruck, sie könnten unendlich am Therapeuten partizipieren. Sie sträuben sich gegen ein Ende der Therapie, weil sie nicht unabhängig werden möchten. Die Motivation für das Hinauszögern der Endphase liegt dann auch darin, die Abhängigkeit weiter aufrechtzuerhalten. Diese Aspekte sind in der Elternarbeit durchzuarbeiten.

Therapieabbrüche

Im Vergleich zur Erwachsenenbehandlung sind Abbrüche in Jugendlichenbehandlungen relativ häufig (vgl. Kapitel 10). Der Grund hierfür wird einerseits in den Schwierigkeiten der Indikationsstellung gesehen, andererseits im Widerstand der Eltern. In verschiedenen Untersuchungen zum Thema »Therapieabbruch« zeigte sich, dass die Motivation der Eltern zentral auf den Abbruch einer Therapie wirkt (Schulte-Markwort & Knölker, 1991). Trotzdem wird selten über Schwierigkeiten in der Elternarbeit berichtet. Berger (1991) weist darauf hin, dass das seltene Auftauchen dieses Themas in der Literatur unter anderem damit zusammenhängen könne, dass hier seitens der Therapeuten eine Kränkung vorliege und dabei verleugnet werde, dass die Therapeuten auf die Mitarbeit der Eltern angewiesen seien. In der katamnestischen Untersuchung von Petri und Thieme (1978) wird berichtet, dass die Therapeuten in den abgebrochenen Fällen den Widerstand der Eltern als zentrales Motiv einschätzten. Gegenübertragungsprobleme wurden hingegen kaum angeführt.

Auch Diez Grieser (1996) verweist auf die hohe Abbrecherquote bei Kinder- und Jugendlichentherapien, die eng mit elterlichen Faktoren im Zusammenhang steht. Es gibt Rollen, die von den Eltern immer wieder an die Therapeuten herangetragen werden und die besonders für einen Abbruch prädestinieren. So übertragen Eltern auf den Therapeuten häufig die Rolle der allmächtigen, idealisierten Elternfigur, von der sie alles erwarten. Diese Übertragung kann zwar zunächst für den Therapeuten recht angenehm sein, führt aber mit der Zeit, wenn sie nicht erkannt und bearbeitet wird, zwangsläufig zu Schwierigkeiten. Solche idealisierenden Übertragungen der Eltern verhindern nämlich, dass diese eigene Ressourcen mobilisieren. Außerdem kann die Enttäuschung der Erwartung die Therapie zum Kippen bringen, weil sie den Therapeuten in den Augen der Eltern zum Versager machen.

In Abhängigkeit von der Familiengeschichte des Therapeuten können sich verschiedene Gegenübertragungsmomente in der Elternarbeit störend bemerkbar machen. Sie können den Verlust der therapeutischen Neutralität bewirken und gegenüber den Eltern zu Interventionen führen, die das Arbeitsbündnis strapazieren. In diesem Fall geht es darum, dass der Therapeut mit den Eltern darüber rivalisiert, wer der bessere Vater bzw. die bessere Mutter ist. Eine konstruktive Elternarbeit ist so kaum möglich. Immer wieder kommt es vor, dass der Therapeut sich zu stark mit dem Kind identifiziert, sich deswegen in den Elterngesprächen nicht neutral verhält und explizit Partei für das Kind gegen die Eltern ergreift.

Eine gefährliche Situation in Richtung auf einen möglichen Abbruch stellt auch die stationäre Aufnahme dar. Rüth (2000) schildert Jugendliche, die stationär aufgenommen wurden und zuvor oder danach eine ambulante tiefenpsychologisch fundierte oder psychoanalytische Behandlung machten. Bei den in die Klinik aufgenommenen Kindern und Jugendlichen zeigte sich nach oder während der Therapie die Gemeinsamkeit, dass eine begleitende Arbeit mit den Eltern in unterschiedlicher Weise nicht oder nicht ausreichend stattgefunden hatte. So kam es z. B. vor, dass Jugendliche ausdrücklich gegenüber dem Therapeuten den Kontakt mit den Eltern abgelehnt oder therapeutisch initiierte Familiensitzungen verweigert hatten. Eine ausreichende Bearbeitung des Widerstandes gelang in diesen Fällen nicht. Das könnte darauf hinweisen, dass einem zugrunde liegenden Ablösungskonflikt ausgewichen wurde. Daneben misslang eine tragfähige Elternarbeit, wenn Väter sich den therapeutischen Interventionen verschlossen, überhaupt nicht greifbar waren oder Mütter eine gemeinsame Arbeit mit dem Vater des Kindes ablehnten, was auf einen unbearbeiteten Paar- und Trennungskonflikt auf der Elternebene verwies. Elternarbeit war aber zum Teil auch direkt an den psychischen Problemen der Eltern selbst gescheitert. Bei schweren Kommunikationsstörungen lagen häufiger Persönlichkeitsstörungen oder Suchtprobleme der Eltern vor. Aufgrund der fehlenden Konstanz in ihrem Selbstbild und in ihren Objektbeziehungen waren sie gar nicht in der Lage, sich ausreichend auf die Beziehung zum Therapeuten im Rahmen der begleitenden Elternarbeit einzulassen.

Zusammenfassung

In der Regel ist die die Jugendlichentherapie begleitende Elternarbeit wesentliche Voraussetzung und Bedingung für das Gelingen der Behandlung des Jugendlichen. In diesem Kapitel wurde deutlich, dass eine wesentliche Funktion der Elternarbeit in der Herstellung und Unterstützung von Elternfunktionen liegt, die letztlich die Gesundung des Jugendlichen und seine Ablösung von den Eltern ermöglichen. Ein historischer Abriss der Elternarbeit verdeutlichte, dass es über die Jahrzehnte immer selbstverständlicher wurde, die Störung des Jugendlichen nur im Kontext seiner Familie zu verstehen. Das doppelte Arbeitsbündnis, spezifische Übertragungs- und Gegenübertragungsformen sowie spezielle Arten des Widerstandes unterstreichen die besonderen Herausforderungen, die an den Therapeuten gestellt werden.

9. Kapitel Flexibilisierung der Behandlungsformen: Von der KZT zum stationären Setting

Übersichten über die Behandlungsformen bei erwachsenen Patienten in Kapitel 6 haben gezeigt, dass nur in einem Bruchteil der Praxen klassische Analysen durchgeführt werden. Vielmehr bietet ein großer Teil der niedergelassenen Therapeuten niederfrequente Analysen bzw. Einzeltherapien an. In Bezug auf die Behandlung von Jugendlichen zeigte sich ebenfalls, dass niederfrequente Behandlungen im Zunehmen begriffen sind. Dies hängt natürlich mit Versorgungs- und Kostengründen zusammen, ist aber zugleich auch Ausdruck eines Krankheitswandels (vgl. Kapitel 3).

In diesem Kapitel werden einige wichtige Verfahren vorgestellt, die jeweils einen anderen Fokus haben und von der Bearbeitung unbewusster Konflikte in der Dynamik von Übertragung und Gegenübertragung bis hin zur Bearbeitung stärker gegenwartsbezogener Konflikte und ich-stützender Maßnahmen reichen. Da in Kapitel 7 bereits ausführlich auf die Voraussetzungen und technischen Herausforderungen der Einzeltherapie eingegangen wurde, stehen hier nun Beratung, KZT, Fokaltherapie, Krisenintervention, Familien- und Gruppentherapie im Vordergrund, die bzgl. historischer Entwicklung, Indikationskriterien und Vorgehen in der Behandlung erläutert werden.

Flexibilität des therapeutischen Prozesses

Für Jugendliche gilt, dass sich die klinischen Manifestationen psychischer Störungen in einer den erwachsenen Patienten vergleichbaren Form in der Regel erst in der mittleren bis späten Adoleszenz finden lassen. Es ist also nahe liegend, dass insbesondere in der frühen, teilweise aber auch noch in der mittleren Adoleszenz Änderungen in der therapeutischen Technik notwendig sein können. Eissler (1966, S. 841) hat, diesen Gedanken aufgreifend, schon früh darauf verwiesen, »dass die Häufigkeit symptomatischer Veränderungen bei einer großen Zahl pubertierender

Patienten beweist, dass nicht *eine* Technik den Ansprüchen der Behandlung genüge tun kann«. Er schlägt daher vor, Elemente aus der Behandlung früh gestörter Patienten aufzunehmen. Klinische Erfahrungen mit perversen, schizophrenen oder verwahrlosten Erwachsenen können seiner Ansicht nach sinnvoll in die Jugendlichenbehandlung einfließen, wenn es etwa darum geht, narzisstische Verwundbarkeit aufzufangen, Lücken im Über-Ich des jugendlichen Patienten zu schließen und die Besetzung heterosexueller Objekte zu sichern. Die von ihm vorgeschlagene Technik zur Behandlung Jugendlicher nimmt damit wesentlich stärker auf den Status der Ich-Struktur von jugendlichen Patienten Bezug als auf ihre Symptomatik. Eissler vermutet, dass der weit verbreitete Pessimismus über die Erfolgsaussichten der Behandlung Jugendlicher eine Folge des starren Festhaltens an ein und derselben Technik während des gesamten Behandlungsverlaufs ist. Für ihn leitet sich daraus die Forderung ab, die Therapie an die speziellen Erfordernisse der Adoleszenz anzupassen und ihrem spezifischen Verlauf zu folgen.

Dies bedeutet in erster Linie Flexibilität für den therapeutischen Prozess (Mertens, 2001). Viele Autoren bestätigen die Bedeutung der angemessenen Flexibilität in verschiedenen Phasen der Jugendlichenbehandlung. Einige Autoren erwähnen selbstkritisch, dass sie jugendliche Patienten verloren haben. Man muss sich in Erinnerung bringen, dass die Vorläufer der analytischen Psychotherapie in der »Spaziergangsbehandlung« (vgl. Zulliger, 1973; Aichhorn, 1925) zu suchen sind, in der bekanntlich der reale Kontakt zwischen Jugendlichen und Therapeuten recht groß war. Es ist also eine enorme Flexibilität des Behandlers gefordert und eine Anpassung der Methode an den jeweils spezifischen Einzelfall.

Es ist oft unklar, welche Form der Therapie man einem Jugendlichen anbieten kann oder was seiner Familie hilft. Wird der Jugendliche von ein oder zwei Sitzungen pro Woche profitieren, über einen wie langen Zeitraum? Sollen es wöchentliche Sitzungen sein oder 14-tägige? Sollen die Zeitabstände länger gewählt werden? »How much therapy is good enough?« (Lanyado, 1999, S. 279).

Vor diesem Hintergrund haben sich verschiedene Behandlungsmöglichkeiten herausgebildet, die zum Teil als Modifikation der klassischen Analyse anzusehen sind, andererseits jedoch eigenständige Verfahren darstellen. Im Folgenden werden einige wichtige Verfahren vorgestellt, die jeweils einen anderen Fokus haben: Die *Beratung* greift die Beobachtung auf, dass Störungen Jugendlicher oft passagerer Natur sind und eine kurze, strukturierte Intervention für sie bereits eine wichtige Hilfe darstellen kann. Die *Einzeltherapie* trägt der Tatsache Rechnung, dass eine stärkere Bearbeitung intrapsychischer oder aktueller Konflikte bei ausreichendem

Strukturniveau sinnvoll ist. Die *Gruppentherapie* nützt die zunehmende Bedeutung der Peer-Gruppe für die Identitätsbildung in dieser Entwicklungsperiode. Die *Familientherapie* berücksichtigt, dass Störungen des Jugendlichen nicht losgelöst gesehen werden können vom familiären Umfeld, in dem er lebt. Unter bestimmten Umständen kann auch eine *stationäre Aufnahme* notwendig werden.

Die Frage, ob eine Beratung ausreicht oder eine Therapie erforderlich ist, ist selbstverständlich von der Art der Störung und dem Gewicht der beteiligten inneren und äußeren Faktoren abhängig. In der klinischen Praxis sind die Übergänge zwischen den einzelnen Verfahren fließend. So kommt es beispielsweise vor, dass eine Krisenintervention in eine psychoanalytische Kurztherapie übergeht. Auch kommt es vor, dass aus einer KZT eine analytische Einzeltherapie wird (Umwandlungsantrag). Dies bringt nicht unerhebliche Probleme bezüglich der Vorgehensweise (stützend vs. aufdeckend) und der Rolle des Therapeuten (aktives Eingreifen vs. Abstinenz) mit sich. Verschiedene Gutachter befürworten die Fortsetzung einer KZT in Form einer Einzeltherapie daher nur, wenn sie bei einem *anderen* Therapeuten stattfindet.

Beratung und Krisenintervention

Die Beratung ist abzugrenzen von einer Krisenintervention, die in ein akutes Geschehen eingreift und eine bedrohliche und gefahrvolle Situation vom Jugendlichen abzuwenden versucht, wobei sich dieser subjektiv als extrem hilflos erlebt.

Merkmale von Beratung

Die Beratung wurde schon von Freud, wenn auch nur angelegentlich, praktiziert. In den »Studien über Hysterie« (1895) berichtet er über die Beratung anlässlich einer Bergwanderung bei der 18-jährigen Katharina, die an einer Angsthysterie litt (Breuer & Freud, 1895/1991, S. 184–195). Zielsetzung ist die Mobilisierung vorhandener Kräfte, um aktuelle Probleme zu lösen.

Die Beratung hat mit ihren spezifischen Merkmalen des kurzzeitlichen Verlaufs, der Konzentration auf aktuelle Probleme, der eher stützenden und strukturierenden Eingriffe, des realen Kontaktes einschließlich der face-to-face-Interaktion zwischen den Beteiligten und der aktiven, direktiven Rolle des Therapeuten die größte Abkehr von psychoanalytischen Parametern vorgenommen. Diese Behandlungsform ist im angloamerikanischen Sprachraum (»adolescent counseling«), wo der Bedarf als recht groß eingeschätzt wird, sehr häufig: Ca. 20 bis 30% der Jugendlichen nahmen gelegentlich eine solche unterstützende, problemlösende Maßnahme in Anspruch. Die Indikation zur Beratung umfasst dort ein weites Feld von fehlangepassten Verhaltensweisen (Verhaltensauffälligkeiten, sexuelle Störungen, Ängste, Depressionen) über schulische und berufliche Probleme und akute Störungen (Alkohol- und Drogenprobleme, Weglaufen) bis hin zu präventiven Maßnahmen in der Familie, am Arbeitsplatz und in der Schule.

Institutionelle Beratung

Die institutionelle Beratung von Kindern und Jugendlichen in der Bundesrepublik baut auf den frühen Versuchen auf, ambulante Dienste für Kinder, Jugendliche und die Eltern einzurichten – stellvertretend seien hier Adler und Aichhorn genannt. Erziehungsberatungsstellen als Einrichtungen der offenen Jugendhilfe entstanden in der Bundesrepublik vorwiegend nach dem Zweiten Weltkrieg. In der Bundesrepublik gibt es gegenwärtig 1065 Erziehungsberatungsstellen. Nach einer Umfrage an einer repräsentativ ausgelegten Teilstichprobe der bundesdeutschen Erziehungsberatungsstellen arbeiten 28% der dort tätigen Therapeuten psychoanalytisch. Dennoch sind wir von einem klaren Berufsbild für Berater weit entfernt. Dies hängt für psychoanalytisch orientierte Berater vermutlich mit den unklaren Tätigkeitsfeldern (institutionell vs. freie Praxis), den vielfältigen Anwendungsmöglichkeiten (aktuelle Probleme mit gutartigem Verlauf gegenüber schon chronifizierten Symptomen und vielen Beteiligten) und insbesondere den unterschiedlichen Auffassungen zum technischen Vorgehen (z.B. der Frage, inwieweit unbewusste Konflikte thematisiert werden sollen) zusammen. Eine Klärung der Identität bzw. Rolle des Beraters und eine Präzisierung der Technik einer psychoanalytisch orientierten Beratung wären aber dringend notwendig, da man nach Kenntnis entwicklungspsychologischer Voraussetzungen der Jugendlichen davon ausgehen muss, dass sie diese Form der Behandlung leichter akzeptieren können: Sie fühlen sich weniger stigmatisiert und von Erwachsenen abhängig, können eigene Kräfte mobilisieren, fremde Hilfe leichter annehmen und haben die Möglichkeit, an aktuellen, phasenspezifischen Problemen zu arbeiten. Dies dürfte auch den Kontakt zu bestimmten Problemgruppen wie delinquenten, dissozialen, drogenabhängigen Jugendlichen oder Jugendlichen aus ethnischen Minoritäten erleichtern.

Ansätze der psychoanalytischen Beratung

Loch (1972, S. 12) schreibt mit Verweis auf die Konsequenzen der Offenlegung eines unbewussten Konfliktes, nämlich die unvermeidlich lange Behandlungsdauer zur Durcharbeitung: »Die Arbeit mit dynamisch unbewusstem Material gehört nicht in die Beratung.« Seiner Meinung nach sollte in der Beratung lediglich vorbewusstes Material, das bei der Klarifikation oder Reflexion angesprochen wurde, bearbeitet werden. Loch (1972) unterscheidet sechs verschiedene methodische Vorgehensweisen:

1. *Katharsis.* Man hört einfach zu, was der Patient zu sagen hat, und gibt ihm Gelegenheit, sich sein Problem von der Seele zu reden. Das Aussprechen wird oft von einer unmittelbaren Wirkung begleitet.
2. *Rat geben.* Hat man jemandem zugehört, ist man oft in der Lage, einen Rat zu geben, dieses zu tun oder jenes zu unterlassen, hier zu ermutigen oder da zu beruhigen.
3. *Klarifikation.* Das vom Patienten eingebrachte Material wird unter bestimmten Gesichtspunkten geordnet; dem Patienten werden Zusammenhänge vermittelt. Man verhilft ihm so dazu, aus der Sicht des Beobachters die eigene Problematik klarer zu sehen und zu ihr eine bessere Distanz zu gewinnen, die ihn befähigt, Lösungen für sein Problem zu finden.
4. *Reflexion.* Hier kommt es hauptsächlich darauf an, die Gefühle des Patienten, die er in seiner Darstellung zum Teil explizit, zum Teil implizit zu erkennen gibt, verstärkt auszusprechen. Dem Patienten wird deutlich, dass Gefühle für seinen Zustand eine wichtige Rolle spielen und dass sich dies auch im Erleben des Beraters widerspiegelt.
5. *Konfrontation.* Auf dieser Stufe des beratenden Umgangs wird dem Patienten zugemutet, Dinge zusammenzubringen, die für ihn in seinem Erleben bisher ganz getrennt waren. Dazu zählen Verknüpfungen zwischen gegenwärtigen und biographisch früheren Erlebnissen.
6. *Interpretation.* Die Beratung hört dort auf, wo die Deutung unbewussten Materials beginnt. Bei dem in einer Beratung zu Tage geförderten vorbewussten Material genügt es, jeweils die Aufmerksamkeit des Patienten auf bestimmte Zusammenhänge zu lenken, um ihm eine gewisse Einsicht und somit eine erste Chance zur Veränderung seines Verhaltens und Erlebens zu geben.

Man sollte sich auf das Hier und Jetzt und das direkt Erfassbare beschränken, da sonst die Gefahr einer dramatischen Regression besteht, die nur schwer zu steuern ist. Oft sind auch eine Klärung der durchaus konfligierenden Ziele von Berater und Jugendlichem und ein Aufzeigen der begrenzten Möglichkeiten einer sich zeitlich so kurz erstreckenden Intervention hilfreich.

Indikation zur Krisenintervention

Der aktive Akzent wird bei den Interventionstechniken, die im Falle eines akuten Verlaufs notwendig werden, noch verstärkt. Die Krisenintervention umfasst alle Maßnahmen zur Linderung krisenbedingter Leidenszustände und zur Verhütung ihrer sozialen, psychischen und medizinischen Folgen, insbesondere die Reduzierung krisengebundener Krankheitsrisiken. Krisenanlass, Krisenanfälligkeit, Chronifizierungsfaktoren und die Verfügbarkeit von Hilfsmöglichkeiten bestimmen im Wesentlichen den Verlauf und den Ausgang einer Krise. Es fehlen allerdings empirisch fundierte Daten, die den gütlichen Ausgang einer Krise vorhersagen können, unter anderem, weil ein großer Teil der Krisen keiner professionellen Hilfe bedarf, sondern im engeren und weiteren sozialen Bezugsfeld befriedigend gelöst wird (Resch & Schulte-Markwort, 2005a). Bei Jugendlichen stehen häufig Probleme mit dem Freund oder der Freundin im Vordergrund, gefolgt von Konflikten im Beruf, in der Schule oder der Lehre sowie sexuellen und finanziellen Schwierigkeiten.

Vorgehen bei Krisenintervention

Zu den allgemeinen Prinzipien der Krisenintervention gehört sofortiges Eingreifen, um einerseits dramatische Aktionen, andererseits Chronifizierungen zu vermeiden. Bei gleichzeitiger Ich-Stützung muss mit hoher Aktivität seitens des Therapeuten der akute Konflikt, der den eigentlichen Behandlungsfokus darstellt, aus der Fülle der Primär- und Sekundärkonflikte herausgelöst werden. Methodisch wird man pragmatisch und eklektisch vorgehen und die wichtigsten Bezugspersonen des Jugendlichen mit einbeziehen. In der therapeutischen Arbeit lassen sich folgende Phasen unterscheiden:

- Entwicklung eines Veränderungsbedürfnisses
- Aufbau einer Beziehung

- Veränderungsarbeit
- Stabilisierung der Änderung
- Beendigung der Beziehung

Krisenintervention bei Suizidpatienten

Ottino (1999) schildert das Vorgehen eines Krisenzentrums in Genf, das darauf spezialisiert ist, Patienten im Alter von 16 bis 21 Jahren, die einen Suizidversuch begangen oder Suizidimpulse haben, zu behandeln. Zwei weitere Zentren in Europa liegen in Bordeaux in Frankreich und in Lüttich in Belgien. Da die Anzahl von Dropouts bei suizidalen Patienten sehr hoch ist, liegen die Hauptziele der Behandlung darin, den Widerstand gegen die Behandlung zu bearbeiten und die Compliance für eine längerfristige Behandlung zu erreichen, das Interesse an Suizidversuchen zu verringern und denjenigen Jugendlichen, die versucht haben, sich umzubringen, eine erste Hilfe an die Hand zu geben, um mit der suizidalen Krise fertig zu werden.

Das Behandlungskonzept umfasst ein 24-Stunden-Krisentelefon, sodass immer jemand erreichbar ist. Die erste Arbeit bezieht sich auf den Widerstand gegen die Behandlung, denn die meisten Jugendlichen fühlen sich beschämt und möchten keine Hilfe in Anspruch nehmen. Zugleich wird versucht, ein Arbeitsbündnis zu etablieren, um einen Dropout zu verhindern. In der Regel wird in den ersten 48 Stunden ein kompletter »break« vorgenommen, in dem keine Besuche oder Telefongespräche erlaubt sind; unabhängig davon hat der Jugendliche natürlich danach das Recht, seine Eltern so lange nicht zu sehen, wie er es wünscht. In jedem Falle ist der »clean break« wichtig, denn durch seinen Suizidversuch hat der Jugendliche ebenso einen »break« vorgenommen. Nach diesen ersten 48 Std. der Isolation haben die meisten Jugendlichen weniger Angst, ihre Eltern zu sehen, und lassen sich leichter für ein Familieninterview motivieren. Sie können mit jedem sprechen, der auf der Station ist, nämlich mit den Krankenschwestern, dem Arzt, dem Psychologen und anderen Patienten; ein Team von insgesamt 15 Personen steht Tag und Nacht zur Verfügung.

Die durchschnittliche Dauer des Aufenthalts beträgt 15 Tage; die Aufnahme erfolgt auf freiwilliger Basis. Die Patienten werden ambulant oder von Kliniken, von Ärzten und Therapeuten in niedergelassener Praxis überwiesen. Alle Patienten werden täglich vom Arzt oder Psychologen gesehen, zusätzlich gibt es individuelle Gespräche mit dem Stationsteam und regelmäßige Therapiesitzungen nach dem analytischen Modell der Krisenintervention. Dabei ist es wichtig, dass zunächst eine Beziehung zwischen Patient und Behandelndem etabliert und eine Kontinuität hergestellt wird, so wie man auch eine Kontinuität im Leben des Patienten herstellen möchte. Des Weiteren wird angestrebt, dem Leben eine Bedeutung zu geben – eine Idee, die den meisten Jugendlichen abhanden gekommen ist. Neben »continuity« und »giving meaning« ist ein dritter wichtiger Punkt die Arbeit an der Identität (»Who am I?«) und schließlich die Arbeit an der besseren Impulskontrolle.

Nach Meinung von Ottino hat der Suizid dazu geführt, dass die Entwicklung des Jugendlichen zu einem Stillstand gekommen ist. Deshalb durchziehen Entwicklungsgedanken die gesamte Therapie. Oft ist der Suizid von Jugendlichen auch der Ausdruck dafür, dass sie eine Identität haben, die nicht ihrem Ich-Ideal entspricht. Auch Triebdurchbrüche oder ein als nicht akzeptabel empfundener Körper sind Anlass für einen Suizidversuch. Nicht wenige der Patienten haben schwere Persönlichkeitsstörungen. Narzisstische Fragilität ist häufig. Die Therapie ist bei Patienten mit schweren Depressionen, nach traumatischen Erfahrungen (in dem »gefrorenen Zustand«) sowie bei Patienten, die zuvor schwere Selbstmutilationen praktiziert, d. h. extreme Gewalt oder Aggression gegen den Körper gerichtet haben, kontraindiziert.

KZT und Fokaltherapie

Für beide Behandlungsformen ist die begrenzte Arbeit an umschriebenen Problemen charakteristisch. Kurzzeitpsychotherapien (25 Sitzungen pro Patient, sechs für die Eltern) werden aufgrund unterschiedlicher Indikationen mit verschiedenen Behandlungszielen durchgeführt. Sie sind Interventionen bei akuten psychoreaktiven Krisen, stellen eine Möglichkeit der Überprüfung der Behandlungsindikation und Motivation auf Seiten des Kindes oder Jugendlichen oder der Eltern dar und beziehen sich auf eine zeitlich befristete Behandlung mit einem vorgegebenen Fokus. Der Fokus wird benannt und mit der aktuellen neurotischen Symptomatik und den neurotischen Bewältigungsformen verknüpft (Streeck-Fischer, 2002b). Wichtige Kriterien für Kurzzeittherapie sind eine klare Motivation zur Veränderung und das Identifizieren eines fokalen Konfliktes, der bearbeitet werden kann.

Geschichtliches

Die Geschichte der psychoanalytischen Kurztherapie führt bis zu Freud zurück. Wie Jones (1957) berichtet, wurde der Dirigent Bruno Walther nach sechs Sitzungen bei Freud von der hysterischen Lähmung des rechten Armes geheilt. Auch manche der Freud'schen Analysen kommen einem aus heutiger Sicht kurztherapeutisch vor. So dauerte die Behandlung des kleinen Hans – genauer: Die aufdeckende Psychotherapie mit dem Vater des Fünfjährigen – nur 2½ Monate. In psychoanalytischen Zeitschriften zwischen 1909 und 1914 finden sich sieben Fallberichte erfolgreicher Kurztherapien. Freud hatte zwar in seiner Analyse des »Wolfsmannes« (1918) die Bedeutung des Zeitfaktors für die Gesundung erkannt, jedoch keine Schlussfolgerungen für die Behandlungstechnik entwickelt. Dies geschah erst später durch Stekel, Rank und Ferenczi, die systematisch mit der Zeitlimitierung als Technik arbeiteten und über die Erfahrungen mit Kurzpsychotherapien berichteten (z.B. Stekel, 1938). Die heutige Indikation für solche kurztherapeutischen Verfahren, nämlich bei Patienten mit großen Ängsten vor Autonomieverlust und Abhängigkeit oder Patienten mit der Gefahr einer malignen Regression, lässt sich sehr gut auf die jugendliche Klientel anwenden. Folgerichtig sind die analytisch orientierten Kurzzeittherapien besonders für Jugendliche indiziert (vgl. Bohleber & Leuzinger-Bohleber, 1981). Wie in Kapitel 10 beschrieben, sind analytische KZT recht gut evaluiert.

Technisches Vorgehen bei KZT

Die verschiedenen kurztherapeutischen Behandlungskonzepte und das technische Vorgehen sind inzwischen in vielen Lehrbüchern detailliert dargestellt worden (z.B. Leuzinger-Bohleber, 1985). Danach ist die Betonung des »Hier und Jetzt«, d.h. die rasche Wahrnehmung und Verarbeitung von Informationen aus der aktuellen szenischen Gestaltung eine zentrale Voraussetzung für eine erfolgreiche kurzpsychotherapeutische Arbeit. Die Zeitbegrenzung bringt es mit sich, dass Aktivität und Neutralität des Therapeuten im Vergleich zu Standardverfahren verändert sind: Es bleibt wenig Raum für die abwartende Haltung; der Therapeut ist vielmehr gezwungen, schon aufgrund relativ weniger Informationen seine Hypothesen zu bilden, Wahrnehmbares und Bewusstseinsnahes konkret zu benennen und Zusammenhänge herzustellen. In Kurztherapien kommt es auch zu übertragungshaften Phänomenen; mit Deutungen sollte jedoch äußerst sparsam umgegangen werden. Zu den schwierigsten technischen Problemen zählt es, unter Zeitdruck an der analytischen Grundhaltung der frei schwebenden Aufmerksamkeit festzuhalten. Gleiches gilt für die Abstinenz, die bei der analytischen Kurztherapie weit schwieriger einzuhalten ist, da das Ich des Patienten oft aktiv gestützt werden muss.

Wegen der Zeitbegrenzung ist es besonders notwendig, dass sich Therapeut und Patient rasch auf ein gemeinsames Ziel, einen zu bearbeitenden Fokus, einigen können. Die anfängliche Klärung der Erwartungen des Patienten ist insbesondere bei Jugendlichen angezeigt, da es sonst zu Enttäuschungsreaktionen kommt, in denen die therapeutische Arbeit entwertet wird. Diese Konzentration auf ein besonders wichtiges Problem ist allerdings zugleich auch eine Schwierigkeit der analytischen Kurztherapie, führt sie doch zu künstlicher Vernachlässigung von interessantem, aber nicht fokusbezogenem Material. Ein Fokus kann z. B. das Thema der Separation oder des Verlustes sein, der Geschwisterrivalität, wütende Gefühle und Phantasien über die Eltern und Ähnliches (Lanyado, 1999).

Fokaltherapie bei Jugendlichen

Unter den psychoanalytischen Kurztherapien ist die Fokaltherapie die am besten ausgearbeitete Technik. Klüwer (1985) berichtet, dass sie am Sigmund-Freud-Institut in Frankfurt am Main schon seit Jahren intensiv erforscht und gelehrt wird, gerade auch im Zusammenhang mit der Behandlung von Jugendlichen. Wolff (1998) erläutert die wöchentlichen Fallkonferenzen am Sigmund-Freud-Institut, bei der jeder Teilnehmer einen Fall vorstellen musste, wobei jede Stunde einer Fokaltherapie ausführlich protokolliert, in der Konferenz verlesen und kommentiert wurde. Wolff weist darauf hin, dass eine Stunde Fokaltherapie mit dem Patienten real vier bis fünf Stunden Arbeiten mit dem psychonalytischen Material umfasst. Hier deutet sich ein grundsätzliches Problem des Fokalkonzeptes an, dass nämlich der Patient – anders als in der hochfrequenten Behandlung – an dem überwiegenden Teil der Erarbeitung des Verständnisses nicht beteiligt ist. Für den Therapeuten kann von der Dichte her eine solche Fokaltherapie einer hochfrequenten Behandlung kaum nachstehen.

Für Klüwer (1985) liegt eine Indikation für eine Fokaltherapie erst dann vor, wenn sich im Erstgespräch ein abgrenzbarer Konfliktbereich definieren lässt, dessen Bearbeitung zum Ziel der zeitlich begrenzten gemeinsamen Arbeit werden kann. Dabei kann man sich am zentralen Beziehungskonflikt (z. B. Luborsky, 1988) orientieren. Wesentlich bedeutsamer noch als bei der klassischen Vorgehensweise erscheint Klüwer die Supervision von Kurz- oder Fokaltherapien: Der Therapeut hat wegen der zeitlichen Limitierung nicht die Möglichkeit, abzuwarten, bis bestimmte Phänomene eine unübersehbare Prägnanz entwickelt haben, sondern muss sich rasch aus seiner Identifizierung mit dem Patienten befreien und zu einem szenischen Verstehen kommen. Dabei ist der Supervisor oder die Supervisionsgruppe von unschätzbarem Wert, da sie helfen, das Stundenmaterial rasch auszuschöpfen. Wie Wolff (1998) verdeutlicht hat, kann allerdings auch das in den Fallkonferenzen zusammengetragene Material, das in der nächsten Stunde mit dem Patienten umgesetzt werden muss, als Druck erlebt werden. Klüwer (1985) unterscheidet bei einem optimalen Verlauf vier Phasen der analytischen Fokaltherapie:

- die Einleitungsphase
- die Entwicklung eines Handlungsdialogs
- die Durcharbeitung des Problems/der Krise (bei Krisenintervention)
- die Abschlussphase

Für ihn stellt die hier vermittelte befristete analytische Erfahrung eine gute Behandlungsmöglichkeit für Jugendliche in einer Entwicklungsphase dar, in der lang dauernde regressive Zustände vermieden werden sollten. Die Fokaltherapie bietet für Jugendliche die Möglichkeit einer kurzzeitigen Identifikation mit dem Therapeuten, ohne zugleich die als so ambivalent erlebte Abhängigkeit aufkommen zu lassen. Die Fokaltherapie kann durchaus ein erster Schritt für eine Langzeitbehandlung sein, wenn der Jugendliche den Eindruck hat, dass ein analytischer Umgang mit dem Problem ihm liegt und ihn voranbringt. Die Möglichkeiten für eine Umwandlung in eine längerfristige Therapie sind aber begrenzt.

Beispiel einer Fokaltherapie

Windaus (2000) gibt ein Beispiel für eine Fokaltherapie bei einem zwölfjährigen Jungen. Szimmeck-Mallann (1995) schildert die Therapie eines Gastarbeitersohnes und zeigt, wie die häufige Abwesenheit des Vaters zur neurotischen Entwicklung des Sohnes führte. In der gesamten Kurztherapie von zwanzig Stunden geht es sehr einheitlich um den Fokus des fehlenden Vaters.

Der Patient hatte seinen Vater bis zu seinem 17. Lebensjahr nur sporadisch gesehen. Dieser hatte in Deutschland als Gastarbeiter gearbeitet und war ihm bei wenigen Besuchen fremd geblieben. Als Kind war er dem Vater nachgelaufen und hatte seine Gangart kopiert, um sich den Vater gleichsam durch den Gang einzuverleiben. Der Jugendliche hielt dann selber nach Ersatzvätern Ausschau und fand einen in einem Apotheker, der kriegsverletzt, aber welterfahren ins Dorf zurückgekehrt war und der ihn mit seinen Geschichten faszinierte. Er hat ihn sehr geliebt. In der Durcharbeitungsphase nach der Ferienunterbrechung, 11. Stunde, ging es um die Angst, die der Patient hatte, wenn er allein gelassen wurde. Der Patient stellte zu seiner Analytikerin eine Vaterbeziehung her und machte sie zur »mère paternel« – ein Übertragungsangebot, dem besondere Bedeutung beigemessen wurde angesichts der Biographie des Jugendlichen. In der Vaterübertragung hat er den Urlaub der Therapeutin als das Kommen und Gehen, das Alleinlassen erlebt. Zu der Übertragung dieses mütterlichen Vaters teilte der Patient der Analytikerin unbewusst voller Neid mit, dass er sie wie seinen Vater erlebte, der kommen und gehen konnte, wann er wollte.

Einzeltherapie

Im Krankenkassenverfahren werden beim Erstantrag für analytische Psychotherapie 90 Stunden für den Jugendlichen und 22 Stunden für die begleitende Elternarbeit genehmigt. In weiteren Folgeanträgen können 50 (+12) Stunden und bei der zweiten Verlängerung 40 (+10) Stunden beantragt werden, sodass das Gesamtkontingent für analytische Einzeltherapie rund 180 Stunden beträgt. Für tiefenpsychologisch fundierte Therapie liegt der Stundenumfang zumeist unter den möglichen 180 Stunden, wobei im Erstantrag 70 Stunden (zumeist nur 50 Std.) genehmigt werden. Die meisten der in Kapitel 7 erörterten Prinzipien gelten sowohl für die analytische als auch für die tiefenpsychologisch fundierte Einzeltherapie, wenn auch mit unterschiedlicher Gewichtung.

Tiefenpsychologisch fundierte Therapie der Jugendlichen im Vergleich zu analytischer Therapie

In den Richtlinien wird nicht deutlich zwischen beiden Verfahren unterschieden: »In der Kinder- und Jugendlichen-Psychotherapie kann sowohl tiefenpsychologisch fundierte als auch analytische Psychotherapie durchgeführt werden. Die Begrenzung der Stundenzahl ist für beide Therapieformen gleich, da eine exakte Unterscheidung dieser Behandlungsarten (...) nicht begründet werden konnte« (Faber & Haarstrick, 2002, S. 37). Beide Verfahren setzen Fähigkeiten zur Einsicht, Selbstbetrachtung und Selbstreflexion voraus, die an eine durchschnittliche kognitive Begabung gebunden sind (Streeck-Fischer, 2002b). Die Unterschiede zwischen den beiden therapeutischen Verfahren bestehen in Folgendem:

Analytische Psychotherapie im Kindes- und Jugendalter richtet sich auf die neurotische Symptomatik und auf neurotische Konflikte des Patienten. Das therapeutische Geschehen wird mit Hilfe von Übertragungs-, Gegenübertragungs- und Widerstandsanalyse unter Nutzung von regressiven Prozessen in Gang gesetzt. Analytische Therapie stellt sich die strukturelle Veränderung des Patienten als Behandlungsziel. Als Indikationskriterium muss ein intrapsychischer Konflikt bei der analytischen Therapie deutlich gegeben sein. Die Behandlungsdauergrenze liegt bei Jugendlichen bei 180 Stunden (Frequenz 2–3 Std. pro Woche) (Streeck-Fischer, 2002b).

Tiefenpsychologisch fundierte Psychotherapie ist eine Behandlung mit variabler Zeitdauer und Frequenz (in der Langzeittherapie-Version 1–2 Std. pro Woche, Höchstgrenze weniger als 180 Std.; in der Kurzzeittherapie 1–2 Std. pro Woche; Behandlungsdauer 25 Std.). Die Konzentration auf aktuelle Begebenheiten, der face-to-face-Kontakt und die über weite Strecken eher stützende als aufdeckende Vorgehensweise unterscheiden die tiefenpsychologisch fundierte Behandlung von der höherfrequenten, in der Regel zweistündigen analytischen Einzeltherapie. Das Behandlungsziel ist nicht eine Veränderung der neurotischen Struktur, sondern der aktuell wirksame neurotische Konflikt und der Aufbau der Ich-Fähigkeiten (Borowski, 2002). Die Therapie ist häufig auf Teilziele beschränkt und aktiver als analytische Therapie auf Symptomheilung bezogen (Streeck-Fischer, 2002b). Die Übertragung wird zwar berücksichtigt, steht aber nicht im Zentrum der Therapie. Im Vordergrund steht das Bemühen um eine positive therapeutische Beziehung. Die bestehende positive Übertragung wird genutzt, um den Patienten zu unterstützen und an bewusstseinnahen Konflikten zu arbeiten (Streeck-Fischer, 2002b).

Indikation und weitere Kriterien zur Wahl des Psychotherapieverfahrens

Folgende Umstände führen dazu, dass tiefenpsychologisch fundierte Psychotherapie beantragt wird (Streeck-Fischer, 2002a; b): Die Behandlung wird lediglich als Kurzzeittherapie von 25 Stunden beantragt, häufig vor dem Hintergrund, dass der Antragsteller nur über eine eingeschränkte Qualifikation verfügt; die Behandlungsindikation für eine Langzeittherapie soll überprüft werden und es soll mit spezifischen Behandlungstechniken wie Fokaltherapie oder Kurztherapie gearbeitet werden, die sich auf tiefenpsychologische Konzeptionen beziehen.

Aus der Sicht des Gutachters ist eine *Indikation zur tiefenpsychologisch fundierten Psychotherapie* in folgenden Fällen gegeben (Pfleiderer, 2002, S. 34):

1. Bei aktuell bedingten Konflikten auf intrapsychischer und intrapersoneller Ebene,
2. bei Kurzzeittherapie oder zur Überprüfung der Indikation,
3. bei aktuellen traumatischen Erfahrungen zur Krisenintervention,
4. bei umschriebenen und situativ bedingten psychischen Beeinträchtigungen, die trotz schwerwiegenden strukturellen Störungen begrenzt behandelbar sind,
5. bei Patienten, die aus inneren und äußeren Gründen nicht für aufdeckende Arbeit geeignet oder dazu bereit sind,
6. in der psychoanalytisch fundierten Arbeit mit Eltern.

Vor- und Nachteile der fehlenden Differenzierung zwischen beiden Verfahren

Mertens (2001) bemerkt, dass die Grenzen zwischen Psychoanalyse und Psychotherapie weniger scharf wurden. Die Psychoanalyse hat die Techniken absorbiert, die früher als psychotherapeutisch galten. Dazu zählen eine größere Flexibilität, eine stärkere Aktivität, Unterstützung sowie »responsiveness« auf Seiten des Therapeuten. Dies wird auch daran deutlich, dass in der Erwachsenentherapie nicht mehr deutlich zwischen beiden Verfahren unterschieden wird (Thomä & Kächele, 1997).

Pfleiderer (2002) weist darauf hin, dass die fehlende Trennung in den Richtlinien auch positive Seiten hat, weil die Techniken kombiniert werden können. Therapeuten können flexibel mit beiden Verfahren arbeiten, je nach Krankheitsbild, sozialem Umfeld und Verlauf der Therapie. Andererseits würden durch den Mangel an Differenzierung zwischen beiden therapeutischen Verfahren die Grenzen verwischt. Berns (2002) unterscheidet zwischen beiden Therapieverfahren in Abhängigkeit von dem Bewusstseinsgrad: Während die tiefenpsychologisch fundierte psychotherapeutische Arbeit mit bewussten oder oberflächlich unbewussten Inhalten arbeitet, wird in der analytischen Therapie mit tief unbewussten Inhalten und Prozessen gearbeitet. Sie beobachtete, dass sie als Therapeutin die Behandlung immer von einer oberflächlicheren Ebene begann. In Abhängigkeit davon, wie der junge Patient auf die Deutungen reagierte, ging die Therapie dann in eine tiefe, analytische Ebene über oder nicht. Auf typische Probleme und technische Schwierigkeiten in der Einzeltherapie wurde ausführlich in Kapitel 7 eingegangen.

Gruppentherapie

Die in Kapitel 7 dargestellten Schwierigkeiten hängen mit der intensiven Zweierbeziehung zwischen jugendlichen Patienten und Therapeuten zusammen. Als geeignete Alternative oder Ergänzung zur Einzeltherapie wird daher häufig eine gruppentherapeutische Behandlung Heranwachsender vorgeschlagen, vor allem im stationären Bereich. Die Gruppe, verstanden als ein intermediärer Raum, wie ihn Winnicott (1971) beschrieben hat, erlaubt ein Experimentieren zwischen externen und internen Realitäten. Dies stellt eine Art Brückenschlag dar zwischen dem Alltäglichen und der Erfahrung von Unbewusstem (Feinstein, 1990). Gruppentherapeutische Verfahren bei Jugendlichen umfassen durchaus unterschiedliche Methoden wie offene, interaktionelle oder fokussierte Gruppentherapie, die sich in der Breite der Konfliktbearbeitung, der Aktivität des Therapeuten und in den Auflagen an die Konstanz der Teilnehmergruppe unterscheiden können.

Vorteile von Gruppentherapie

Von den Vertretern gruppentherapeutischer Methoden werden im Allgemeinen folgende Vorteile dieser Behandlungsmethode genannt:

1. Der Wert einer therapeutischen Gruppe liegt darin, dass die Behandlungsintensität für den einzelnen Jugendlichen abgeschwächt und die Übertragung auf den Therapeuten erleichtert wird. Zugleich bieten die anderen Gruppenmitglieder vielfältige neue Übertragungsangebote an.
2. Im Schutz der Gruppe erlebt der Jugendliche nicht nur den Therapeuten, sondern auch das vorgebrachte Material als weniger bedrohlich und ist deshalb eher zum Aufbau eines Arbeitsbündnisses bereit.
3. Der Jugendliche fühlt sich weniger isoliert und entdeckt, dass einige seiner entwicklungsbezogenen Schwierigkeiten universell sind, auch wenn die Lösung individuell zu erfolgen hat. Die Identifizierung mit anderen Gruppenmitgliedern ist so ein wesentliches Vehikel des therapeutischen Prozesses.
4. Aufgrund der Angst bindenden Funktion der Gruppe zeigen die einzelnen Teilnehmer anfangs weniger Widerstand, können Übertragungsangebote des Therapeuten eher nutzen, nehmen regelmäßiger an Sitzungen teil und verbleiben länger in der Gruppe.
5. Das »acting out« wird reduziert, die Identitätsbildung vorangetrieben und die Ich-Kontrolle erhöht.

Wie in Kapitel 2 beschrieben, verläuft die Ablösung von den Eltern vor allem über neue soziale Erfahrungen außerhalb der Familie. Ein therapeutisches Gruppenarrangement, das der phasenspezifisch so bedeutsamen Peergruppensituation entspricht, dürfte so ein günstiges und adäquates Problemlösesetting für Jugendliche sein. Tatsächlich gibt es viele Hinweise für die hervorragende Bedeutung der Gleichaltrigen in dieser Entwicklungsphase (Seiffge-Krenke & von Salisch, 1996), aber es gibt auch Hinweise auf eine »Verführung«, z. B. von männlichen Jugendlichen in delinquenten Gruppen (Seiffge-Krenke, 2002) oder von weiblichen Jugendlichen in Gruppen, in denen depressive Mädchen sind (Seiffge-Krenke, 2006c). Es ist also bei der Gruppenzusammensetzung die Frage der Störungsspezifität abzuwägen gegenüber der Frage, ob gemischte Gruppen nicht eher sinnvoll sind.

Indikation und Kontraindikation

Die Gruppentherapie ist besonders für Jugendliche geeignet, die real über kein sehr umfangreiches Beziehungsnetz verfügen, kaum Kontakt zu Gleichaltrigen haben und unter Isolation leiden (Vogt & Winizki, 1996). Zum Teil kommen diese Jugendlichen aus geschlossenen familiären Systemen und haben nicht gelernt, Freundschaften zu schließen, oder haben Angst, aus dem geschützten Rahmen der Familie herauszutreten. Ebenfalls indiziert ist eine Therapiegruppe für Jugendliche, die die Adoleszenzprozesse eingefroren haben. Bei ihnen können durch die Auseinandersetzung in der Gruppe die verschiedensten Gefühle, Wünsche und Sehnsüchte ausgelöst werden. Hier sind gerade bei Jugendlichen heterogene Gruppen angezeigt. Die Therapiegruppe setzt eine mittlere Belastbarkeit voraus sowie eine minimale Introspektion und Ausdrucksfähigkeit. Als Indikation für eine Gruppentherapie werden Anpassungsstörungen, insbesondere Identitätsprobleme, sowie neurotische Störungen, insbesondere Ängste und Depressionen, angesehen. Auch bestimmte delinquente Jugendliche, bei denen ein innerer Konflikt vorliegt, profitieren von dieser Behandlungsmethode. Die Gruppenbehandlung von Delinquenten wurde besonders durch die Arbeit von Aichhorn (1925) bekannt.

Kontraindiziert ist eine Gruppenpsychotherapie für psychotische Jugendliche. Auch für schwer ich-strukturell gestörte Patienten ist eine Gruppentherapie kontraindiziert, da diese Patienten wegen ihrer Empathiestörungen und ihrer unvollständigen Spiegelungsprozesse unfähig sind, angemessene soziale Beziehungen zu entwickeln. Ein fragiles Selbstwertgefühl ist besonders anfällig für Herrschaftsideologien. Solche Jugendliche, die u. a. durch eine narzisstische Entleerung bedroht sind, stabilisieren sich durch ein pathologisches Größen-Selbst, indem sie sich pathogenen Gruppen anschließen, in denen sie ihre extreme Kränkbarkeit kompensieren können. Sie können so eine therapeutische Gruppe zu einer pathogenen Gruppe machen.

Gruppengröße und Gruppenzusammensetzung

Was die Auswahl der Gruppenmitglieder und die Zusammensetzung der Gruppen angeht, so empfiehlt man zumeist eine optimale Mitgliederzahl von sechs bis acht Patienten, die sich einmal pro Woche für eine oder anderthalb Stunden treffen, wobei die Jugendlichen heterogene Störungen gut tolerieren und von Mitgliedern mit unterschiedlichen Störungen eher profitieren. Es wurden sowohl altershomogene als auch altersheterogene Gruppen durchgeführt; die Altersvarianz überschritt allerdings in der Regel drei Jahre nicht.

An der Tavistock Clinic in London, in der nach den Konzepten von Melanie Klein gearbeitet wird, werden relativ viele Gruppenpsychotherapien mit Jugendlichen durchgeführt. Einige davon sind homogen zusammengesetzte Gruppen,

z. B. Jugendliche, die missbraucht wurden, oder anorektische Mädchen. Hier besteht die Gefahr, dass man den Jugendlichen eher unter seinem Symptom wahrnimmt anstatt als komplexes und vollständiges menschliches Wesen. Ein Mädchen aus dieser Gruppe berichtete, nachdem sie später in Einzeltherapie genommen worden war: »All they talked about was sex abuse, sex abuse, sex abuse, that's not the only thing that happens to me!« (Reid, 1999, S. 251). Daher hat man häufiger heterogene Gruppen eingerichtet. Dies bietet die Möglichkeit der unterschiedlichen Identifizierungen, der unterschiedlichen Persönlichkeiten und Problemstellungen. Diese Jugendlichengruppen umfassen in der Regel sechs bis neun Personen zwischen elf und fünfzehn Jahren. Gerade jüngere Jugendliche finden sehr kleine Gruppen eher zu intim und zu belastend.

Therapeutisches Vorgehen

Einige Autoren plädieren dafür, vor Beginn der Behandlung bestimmte Regeln (wie die Schweigepflicht, das Bemühen, Gefühle in Worte zu fassen und möglichst wenig zu agieren) definitiv festzulegen. Folgende Merkmale sind charakteristisch:

1. Gruppenaussprachen, die eine Mischung aus Aufdecken, Exploration, Beurteilung, Diskussion und Didaktik sind;
2. Behandlung aktueller Themen aus dem Leben der Patienten;
3. nur soviel Angst auflösen, wie unbedingt zur Mitwirkung an der Behandlung notwendig ist;
4. Verhinderung von regressiven »freien Assoziationen« über das Maß hinaus, das für Jugendliche tragbar ist;
5. größere Aktivität des Therapeuten als in der traditionellen analytischen Psychotherapie;
6. stärkere Ich-Stützung, als es in der analytischen Psychotherapie der Fall ist.

Wie geht man psychoanalytisch in diesen Gruppen vor? Auch wenn ein Gruppenmitglied in einer Sitzung fehlt, sollte der Gruppenprozess kontinuierlich weitergehen und der feste Rahmen eingehalten werden. Manche Jugendliche machen vielleicht zum ersten Mal die Erfahrung, dass sie gebraucht und vermisst werden, wenn sie in der Gruppe fehlen. Die typischen Merkmale dieser Entwicklungsphase – das rasche Pendeln zwischen regressiven und progressiven Tendenzen, die herabgesetzte Angsttoleranz, die extreme Empfindlichkeit, die erhöhte Selbstwahrnehmung auf Kosten der Realitätsprüfung sowie die starke Phantasietätigkeit Jugendlicher – geben den Sitzungen einen spezifischen Charakter. Besondere Beachtung verdient auch das Schweigen und Fragenstellen in der Gruppe. Das Schweigen der Jugendlichen kann derart hart und intensiv sein, dass es alle therapeutischen Versuche zum Scheitern bringt. In solchen Sitzungen kommt es für den Therapeuten sehr entscheidend darauf an, seine Gegenübertragungsgefühle, die zwischen Hilflosigkeit, Hoffnungslosigkeit und Sich-unter-Druck-Fühlen schwanken, genau zu registrieren. Während man Erwachsene in Gruppen durchaus längere Zeit dem Schweigen überlassen kann, ist dies bei Jugendlichen nicht ratsam, da ihr Angstpegel schneller ansteigt und die Angsttoleranzgrenze niedriger ist. Gegenübertragungsgefühle werden häufig berichtet. Besonders schwierig ist es, der Spaltung in böse (Eltern) und gute Elternanteile (Therapeut) zu widerstehen und sich nicht mit dieser Sichtweise der Jugendlichen zu identifizieren. Ein anderes Problem stellt die narzisstische Grandiosität dar, die Jugendliche in einer solchen Gruppe verstärkt entwickeln können.

Neben der Konfrontation kommt der Handhabung und Deutung des Abwehrverhaltens in Adoleszentengruppen eine besondere Bedeutung zu. An der Tavistock Clinic werden z. B. alle Äußerungen des Individuums zu einem Gruppenmitglied oder zu den Gruppentherapeuten als Hinweis auf eine Übertragung verstanden. Die Therapeuten fokussieren nicht nur darauf, was gesagt wurde, sondern auch, wie und warum. Aber auch Missverständnisse und Nichtkommunizieren werden thematisiert. Aus der Sicht der meisten Therapeuten sind jedoch Abwehrdeutungen Übertragungsdeutungen vorzuziehen, da sie dem jugendlichen Patienten Mechanismen und Manöver klar werden lassen, mit denen er sich vor schmerzlichen Erfahrungen zu schützen sucht, die zugleich aber auch sein Selbstgefühl weniger antasten als Übertragungsdeutungen.

Der Therapeut ist in der Gruppe auch reales Gegenüber, die Frequenz seiner Intervention ist im Durchschnitt größer als in vergleichbaren Gruppen von Erwachsenen und seine Interventionen sollten möglichst authentisch sein. Authentizität und Spontaneität bei Wahrung der nötigen Distanz tragen den Bedürfnissen gerade der älteren Jugendlichen nach Echtheit des Kontaktes und nach Orientierung an der Beziehung zum Erwachsenen Rechnung. Haar (1990) hält es für wichtig, einen Kotherapeuten anzubieten, genauer: Ein therapeutisches Elternpaar. Es ist wichtig, dass die Kotherapeuten ruhig miteinander und zu der Gruppe sprechen, um deutlich zu machen, dass das Durcharbeiten von negativen Affekten in Ruhe und in einem geschützten Raum geschehen kann (Feinstein, 1990). Bei Kotherapeuten sollte das Problem des Neides reflektiert werden, wenn die Gruppe eine Spaltung in einen guten und einen bösen Therapeuten vornimmt.

Beispiele für Gruppentherapien

Interessante Angebote betreffen die Gruppen für Jugendliche aus Trennungsfamilien: Jaede, Wolf und Zeller (1994) schildern die verschiedenen Phasen der Gruppentherapie von Kindern aus Trennungsfamilien und die große Bedeutung, die der gemeinsamen Erfahrung der Trennung, der veränderten Wohnverhältnisse und wiederum dem Abschiednehmen in der Gruppentherapie zukommt. Aronson (1995) beschreibt ein Gruppensetting, in dem fünf Jugendliche mit ihrer Trauer um den Verlust ihrer Eltern, die an Krebs erkrankt und vom Tode bedroht waren, umzugehen lernten. Die Gruppe traf sich über ein Jahr und durchlebte nach einer Eröffnungsphase und einer Phase, in der es sehr viel um das kognitive Verständnis der Erkrankung bei den Eltern ging, eine Durcharbeitungsphase, in der die Jugendlichen ihre Wut und ihre Trauer in Bezug auf die Krankheit und den Verlust ihrer Eltern offen ausleben und formulieren konnten. In dieser Arbeitsphase erlernten sie neue alternative Zugangsweisen, mit den emotionalen und praktischen Schwierigkeiten ihrer Situation umzugehen. In der Beendigungsphase ging es schließlich um ihre Hoffnung in Bezug auf die Zukunft. Ein Mädchen beschrieb das Ende der Gruppensitzungen und den Zukunftsausblick folgendermaßen: »Von jetzt an, immer, wenn ich in einen Streit mit jemand anderem gerate, versuche ich mich zunächst zu stoppen und sage mir, nun, was würden Dr. A. und die Gruppe dazu sagen?«

Bogdaniak und Piercy (1987) schildern die Gruppentherapie von Jugendlichen mit alkoholabhängigen Eltern, bei der eine Kombination aus pädagogischen und therapeutischen Prinzipien vorgenommen wurde. Den Gruppenmitgliedern wird das Konzept der »loving detachment« von den alkoholabhängigen Eltern nahe gebracht. Ziel ist, zu lernen, sich innerlich von den abhängigen Eltern zu lösen und Verantwortung für ihr eigenes Leben und Glück zu übernehmen. Wichtig ist auch, dass man die Isolation dieser Kinder abhängiger Eltern durchbricht und die Peerunterstützung fördert. Zentrale Themen im Gruppenprozess betreffen die Unfähigkeit der Jugendlichen, anderen ihre Gefühle mitzuteilen, sowie den Umstand, dass sie anderen nicht trauen; dass sie Schwierigkeiten haben, sich selbst an erster Stelle zu setzen; dass sie nicht wissen, wie sie Ärger konstruktiv ausdrücken können; dass sie sich über die Gesundheit und die Sicherheit von allen Familienmitgliedern viele Gedanken machen; dass ihnen das unangemessene Verhalten ihrer Eltern peinlich ist; dass sie sich ungeliebt und ungewollt fühlen und dass sie sich verantwortlich für das Trinken ihrer Eltern fühlen. Auffallend ist, dass viele Jugendliche von alkoholabhängigen Eltern ihr Leiden nicht mit dem Alkoholismus in der Familie in Verbindung bringen. Schuldgefühle sind sehr häufig, so z. B. der Glaube, dass das Problem des Alkoholismus verschwinden würde, wenn sie »besser« oder »perfekter« wären. Viel Arbeit ist auch notwendig an der Konstruktion einer eigenen Identität, die die Kompetenzen dieser Jugendlichen trotz ihrer desolaten familiären Situation herausarbeitet. Ziel ist es, dass sich die Jugendlichen emotional von ihren Eltern ablösen und ihre Besetzung auf andere außerfamiliäre Objekte verschieben können.

Haar (1990) schildert eine Gruppentherapie von drei Mädchen und vier Jungen mit unterschiedlichen Störungen, zwischen denen schon nach relativ kurzer Zeit ein förderlicher Gruppenprozess in Gang kam. Die Mädchen orientierten sich an ihm und versuchten, ihn eifersüchtig zu machen. Ihm fehlte die korrigierende Unterstützung einer weiblichen Kotherapeutin, die dann bald hinzugezogen wurde. Wichtig war immer wieder, vom Agieren zum Gespräch überzuleiten. Ohne eine regelmäßige Besprechung mit den Eltern beziehungsweise ohne ihre parallel laufende Beratung scheint eine Gruppentherapie im ambulanten Rahmen keine ausreichenden Heilerfolge zu haben.

Steck (1999) beschreibt auf der Ebene einer psychoanalytisch orientierten Psychodramagruppentherapie bei Jugendlichen typische Inszenierungen in den Mädchengruppen, z. B. Aktivitäten wie Gymnastik, Ballett oder Tanz und das Imitieren von älteren, erfahrenen Mädchen – also Spiele, die es erlauben, den Körper zur Schau zu stellen. Der Therapeut wird aufgerufen, die Entwicklung vom Mädchen zur jungen Frau anzuerkennen und die Schönheit des weiblichen Körpers zu bewundern. Mädchen nehmen ebenso Knabenrollen ein, eine begehrte Rolle ist auch die der Einzigartigen oder Besten. In der Jungengruppe sind zentrale und sich wiederholende Themen in diesen Psychodramagruppen dagegen die Helden und ihre Abenteuer. Jeder Junge will der Held der Gruppe sein, um Ängste abzuwehren, in eine schwache oder weibliche Position zu geraten. Körperliche Auseinandersetzungen sind häufig und viel ausgeprägter als in der Mädchengruppe. Häufig geht es um die Eroberung von Schätzen. Steck beschreibt, dass Eltern oft zu rasch einverstanden sind mit der Gruppentherapie – in dem Sinne, dass der therapeutische Prozess nicht ernst genommen wird und die Eltern denken, eine solche Gruppentherapie hätte den gleichen Charakter wie eine Sport- oder Theatergruppe. In der Vorstellung vieler Eltern ermöglicht die Gruppe es ihnen, selbst außerhalb zu bleiben.

Beeferman und Orvaschel (1994) schildern die Gruppenpsychotherapie mit depressiven Jugendlichen. Es wird hervorgehoben, dass die Interaktion mit anderen und die Öffnung in der Gruppe besonders wichtige Erfahrungen sind. Erfahrungen zu teilen, sich gegenseitig Fragen zu stellen, steht hier im Mittelpunkt. Die Rolle des Therapeuten ist es, eine sichere therapeutische Atmosphäre anzuregen und aufrechtzuerhalten. Die Studie zeigt, dass sich die Stimmung der Jugendlichen deutlich verbesserte; noch in einer Nacherhebung neun Monate später waren die Jugendlichen deutlich weniger depressiv.

Familientherapie

Familientherapie umfasst gegenwärtig eine Vielzahl von unterschiedlichen theoretischen und methodischen Ansätzen. Gemeinsam ist ihnen die Berücksichtigung der Tatsache, dass der Ablösungsprozess ein Interaktionsgeschehen ist, weshalb sie strukturierende Hilfe für den Umgang mit *allen* Beteiligten anbieten. Kapitel 2 hat deutlich gemacht, dass die Eltern des Jugendlichen häufig an den Symptomen beteiligt sind, sie aufrechterhalten oder gar ausgelöst haben. Die Elterngespräche während der probatorischen Sitzungen zeigen oftmals, dass sie behandlungsbedürftiger erscheinen als der Jugendliche. Eine Indikation zur Familientherapie erweist sich daher in den Fällen als sinnvoll, wo die Symptomatik des jugendlichen Patienten zur elterlichen Konfliktentlastung dient, der Jugendliche somit als Symptomträger der Familie vorgestellt wird (Richter, 1963; von Schlippe & Schweitzer, 1996). Eine weitere Indikation stellen Trennungskonflikte von Adoleszenten dar, die insbesondere Stierlin (1975) in seinem familientherapeutischen Konzept berücksichtigt. Stierlin (1980) schildert die klassische Psychoanalyse als ein »Durcharbeitungsmodell« und stellt ihr seine familientherapeutische Konzeption entgegen, die er als »Feldveränderungsmodell« definiert. Zugrunde liegt hierbei die Sichtweise eines gestörten Kommunikationsprozesses zwischen Eltern und Jugendlichem. Die Aufgabe des Familientherapeuten besteht darin, die Basis für einen neuen Dialog anzuregen, der die Bearbeitung familiärer Konflikte erst ermöglicht und zudem mehr Einsicht und Verständnis für die Psychodynamik der Adoleszenz bei den Eltern fördert. Voraussetzung für diesen Prozess ist jedoch, dass die Problematik des Jugendlichen als gemeinsamer, innerfamiliärer Konflikt erlebt wird, die Familie somit die therapeutische Arbeit als sinnvoll ansieht. Diese Sichtweise zeigt einen Paradigmenwechsel an: Zirkuläre Prozesse und eine reziproke Wechselseitigkeit in den Beziehungen werden betont. Insgesamt zielt die Familientherapie darauf ab, unangemessene, d. h. zu diffus oder zu rigide gezogene Grenzen in Richtung auf mehr Klarheit zu verändern (von Schlippe & Schweitzer, 1996). Neben diesen Bemühungen, die Bedürfnisse aller Beteiligten zu berücksichtigen, fällt auf, dass ein lange vernachlässigter Interaktionspartner in den Blickpunkt der Aufmerksamkeit gerückt ist: der Vater. Die meisten Väter kommen der Aufforderung nach, an einem Erstgespräch teilzunehmen, und ermöglichen so eine bessere Klärung der Familiendynamik.

Historisches

Nun kann man mit Recht entgegenhalten, dass in psychoanalytisch orientierten Behandlungen bei Kindern und Jugendlichen fast immer auch »familientherapeutisch« vorgegangen wurde. Anna Freud (1965) sprach vom Therapeuten als dem Vermittler zwischen den Parteien. Freuds Verführungstheorie, insbesondere die Aufgabe derselben (vgl. Freud, 1905a) und sein eigenes Vorgehen bei seiner einzigen Kinderbehandlung, dem kleinen Hans, enthalten ebenfalls familiendynamische Implikationen. Bereits 1913 hatte Ernest Jones in einer Arbeit über die »Bedeutung des Großvaters für das Schicksal des Einzelnen« im Grunde eine Mehrgenerationenperspektive eröffnet. Es sollte aber noch rund 50 Jahre dauern, bis eine konsistente, analytisch orientierte Familientherapie entwickelt wurde.

Familiäre Abwehr und Bewältigung

Im deutsprachigen Raum kamen wesentliche Impulse von Richter (1963; 1970), der für diese Therapieform folgende Bedingung definierte: Sie muss auf der psychoanalytischen Theorie aufbauen und die Einsicht in unbewusste Konfliktmomente fördern (Richter, 1972). 1963 legte er seine Rollentheorie vor, in der die Quellen elterlicher Erwartungen an das Kind und ihre Intentionen nach Zuweisung entsprechender Rollen formuliert wurden. Richter nennt u. a. im Falle traumatisch erlebter Beziehungen in der Primärfamilie die Rolle als Substitut für die frühen Eltern- oder Geschwisterfiguren, im Falle narzisstischer Schädigungen als ideales Selbst der Eltern, das ihnen zu narzisstischer Entschädigung verhelfen soll.

Später erweiterte Richter (1970) sein Konzept und beschrieb familiäre Abwehrformen (z. B. symptomneurotische, charakterneurotische und angstneurotische Familien). Willi (1975) entwickelte – ausgehend von dem Paarbeziehungskonzept – das Kollusionskonzept, welches die konflikthafte Interaktion zwischen Partnern mit komplementären Positionen beschreibt. Ein Familienmitglied kann beispielsweise eine progressive, das andere eine regressive Haltung einnehmen. Wird eine solche Beziehungsform starr, beuten sich die Mitglieder gegenseitig aus, indem der »schwache Partner« den anderen nicht schwach sein und der »starke Partner« den anderen nicht stark werden lässt. Die Behandlung zielt darauf ab, dass jeder einzelne die abgewehrten Bedürfnisse des anderen erkennen lernt, um damit zu einer flexibleren Haltung zu gelangen.

Eine wesentliche Erweiterung nahm Stierlin in seinem Delegationsmodell vor, in dem er nachweist, dass Loyalitätsbindungen und Treueverpflichtungen wichtige Elemente der Familienbeziehungen sind (vgl. Stierlin, 1970; 1975). Die Bedeutung dieser Themen wird auch im Loyalitätskonflikt des OPD-KJ (2003) unterstrichen. Stierlin betont, dass die Erfüllung elterlicher Erwartungen von Seiten der Kinder nicht pathologisch sein muss. Zu Entgleisungen des Delegationsprozesses kommt es jedoch, wenn das Kind z. B. aufgrund mangelnder Begabung die elterlichen Erwartungen enttäuschen muss oder man widersprüchliche Erwartungen an es heranträgt. Bezogen auf familiendynamische Aspekte psychosomatischer Erkrankungen geht er davon aus, dass das Kind versucht, den Loyalitätskonflikt, in den es durch Eheprobleme der Eltern gebracht wird, zu vermeiden und einen ausweglosen emotionalen Konflikt in ein psychosomatisches Symptom transformiert. Das Vorliegen eines gemeinsamem, meist unbewussten Grundkonfliktes in der Familie wird dann als Ursache für psychosomatische Störungen bei Kindern und Jugendlichen angesehen (von Schlippe & Schweitzer, 1996). Die »allparteiliche« Haltung des Familientherapeuten wird besonders deutlich in den Ausführungen von Stierlin und Ravenscroft (1974) zum Ablösungsprozess in der Adoleszenz. Wie in Kapitel 8 beschrieben, stellen der Bindungsmodus, der Delegationsmodus und der Ausstoßungsmodus drei spezifische Formen des Umgangs der Familie mit der Ablösungsproblematik dar.

Der familientherapeutische Zugang unterscheidet sich in den verschiedenen Arbeitsfeldern der psychosozialen Versorgung und vor allem in den verschiedenen theoretischen Orientierungen der Therapeuten und ihrer Vorgehensweise durchaus, auch wenn in der Literatur häufig nur sehr undifferenziert und allgemein von »Familientherapie« gesprochen wird (Beher, 2005). In der psychoanalytisch orientierten Familientherapie haben behandlungstechnische Fragen allerdings im Vergleich zu den theoretischen Konzeptionen keine so große Beachtung gefunden. Das vorausgehende klinische Familieninterview ist noch am differenziertesten beschrieben worden (vgl. Kapitel 8), so z. B. die Verknüpfungen von verbalen und nonverbalen Botschaften bei der Familiendiagnostik und die Schlüsse aus den ersten Familiengesprächen.

Obgleich die psychoanalytisch orientierte Familientherapie auf analytischen Konzepten aufbaut und die Bearbeitung unbewusster Konflikte zum Gegenstand hat, sind grundlegende Zugangsweisen der Psychoanalyse zum Unbewussten – u. a. auch durch das veränderte Setting – nur in Ansätzen möglich. Dazu zählt die Bearbeitung von Träumen, aber auch der freie Einfall. Aus der besonderen Interaktionssituation (alle an der Familientherapie beteiligten Personen haben optischen Kontakt miteinander) wird verständlich, dass die analytische Grundregel nur in Ansätzen eingehalten werden kann. Entsprechend verändert sind auch Übertragungsreaktionen, die nicht die spezifische Form einer aus der Einzelbehandlung bekannten Übertragungsneurose annehmen können (Buchholz, 1995). Die Arbeiten von Buchholz haben aufgezeigt, dass es für Familientherapien offenkundig spezifische Widerstandsformen (wie das Verschweigen, das Fehlen von Familienmitgliedern, das Sich-im-Kreise-Drehen, die passive Gewalt und Ähnliches) gibt. Dass dieses Konzept ebenso wie die Gegenübertragung – nach Stierlin (1975) vor allem ein Abweichen von der therapeutischen Haltung »beteiligter Unparteilichkeit« – so besonders beachtet wurde, hängt vermutlich mit der spezifischen Dreieckssituation Eltern – Therapeut – Jugendlicher zusammen. Es kann zu einem Rivalisieren zwischen Therapeuten und Eltern um den Status der »besseren Eltern« kommen. So wichtig und sinnvoll die Einbeziehung aller Interaktionspartner ist: Mit Blick auf die spezifische Situation in der Adoleszenz wird möglicherweise zu wenig bedacht, wie sich der Jugendliche in der Frontstellung zwischen zwei erwachsenen Parteien fühlt.

Stationäres Setting

Dem Thema der stationären Psychotherapie wurde in den letzten Jahren relativ viel Aufmerksamkeit gewidmet, dies ist vermutlich in Zusammenhang mit der relativ starken Beachtung schwerer Störungen zu sehen (vgl. Kapitel 5). Es wird darauf hingewiesen, dass bei schwerwiegenden Störungen eine zeitliche Trennung von Familie, Schule und Gleichaltrigen mitunter erforderlich (Streeck-Fischer, 2002a) und eine schnelle Krisenintervention nötig sind (Meng et al., 2002b). Dabei geht es vor allem um Jugendliche mit schweren neurotischen und psychosomatischen Störungen, Persönlichkeitsstörungen, Reifungs- und Ablösungskrisen sowie psychosenahen Entwicklungen. Nicht jede jugendliche Krise ist allerdings ein psychiatrischer Notfall im engen Sinne; viele Patienten können im Rahmen einer ambulanten bzw. teilstationären Behandlung ausreichend versorgt werden. Deswegen ist eine stationäre Behandlung nur dann einzuleiten, wenn alle ambulanten Kriseninterventions- und Therapiemöglichkeiten ausgeschöpft worden sind und sich als wirkungslos erwiesen haben (Meng et al., 2002b).

Indikation und Kontraindikation, »Freiwilligkeit«

Indikationen für eine stationäre Aufnahme sind nach Meng und Mitarbeitern (2002b) folgende Bedingungen:

- Selbst- und Fremdgefährdung
- Akute suizidale Krise
- Schwere Ausprägungen von psychischen Krankheitsbildern wie Angstzuständen, Phobien, Psychosen, Depressionen, Zwangsstörungen
- Akute Erregungszustände
- Schwere Intoxikationen
- Delirante Zustandsbilder
- Entgleiste Essstörungen
- Schwere Schulverweigerung

Streeck-Fischer (2002a) betont ebenfalls, dass diese Form der Behandlung bei schweren, komplexen Störungen sinnvoll ist, wenn sich die ambulante Therapie als unzureichend erweist. Ambulante Psychotherapie ist kontraindiziert, so Streeck-Fischer, bei manifester Sucht, akuter Psychose, krimineller Karriere und unterdurchschnittlicher Begabung. Meng et al. (2002b) nennen darüber hinaus erhebliche Widerstände des Familiensystems, unklare Aufträge an die Institution, unklare juristische Zuständigkeiten und maligne Gruppenkonstellationen in der Institution. Zu den unklaren Aufträgen zählen Fälle, in denen Familien das Angebot einer Unterbringung wählen, weil sie die Hoffnung haben, durch Ausstoßung eines Mitglieds jahrelang eingespielte Konflikte nicht klären zu müssen.

Da die juristische Entscheidungskompetenz Minderjähriger nicht bei ihnen selbst liegt, ist stets eine Gruppenentscheidung von Jugendlichen, Eltern und Behandlern notwendig. Die Frage der (relativen) Freiwilligkeit der Patienteneinwilligung für die Aufnahme ist ein zentrales ethisches Problem. Ist von Seiten der Erziehungsberechtigten die Entscheidung für eine stationäre Behandlung eindeutig und eine Behandlungsindikation gegeben, so kann und sollte die Hospitalisation auch gegen den Willen des Jugendlichen durch den Erziehungsberechtigten durchgesetzt werden (Meng et al., 2002b). Die Indikation zu einer primär geschlossenen, jugendpsychiatrischen Unterbringung (Fürsorgerischer Freiheitsentzug, FFE) ist gegeben bei schwerer, nicht behebbarer Suizidalität, schwerer Gewaltandrohung und gefährlicher krimineller Potenz, hoher Neigung zu dissozialem Ausagieren von Konflikten und ausgeprägter Polymorbidität wie Dissozialität und Polytoxikomanie.

Ebenen der stationären Versorgung

Streeck-Fischer (2002a) unterscheidet zwischen verschiedenen Ebenen einer Behandlungskette der stationären psychiatrisch-psychotherapeutischen Versorgung:

1. Geschlossene Station für schutzbedürftige Jugendliche (bei massiver Selbst- und Fremdgefährdung)
2. Psychiatrisch-psychotherapeutische Station zur Krisenintervention (mit der Nutzung von Psychopharmaka, psychosozialer Angebote und supportiver Kurzzeittherapie)
3. Stationäre Psychotherapie ambulant (nach der Verlegung aus der Psychiatrie unter schutzbedürftigen Bedingungen)
4. Tagesklinik (wenn bei einer gravierenden Störung der Verbleib im häuslichen Milieu angezeigt ist)

In der stationären Behandlung lernt der Patient allmählich, Verknüpfungen zwischen seinem Verhalten und seinen inneren Konflikten herzustellen. In der späteren Phase der Psychotherapie kommt es häufig zu Krisen. Die therapeutische Arbeit bezieht sich in dieser Phase nicht nur auf die störungsspezifischen inneren Konflikte, sondern auf die Beziehungsproblematik im Hier und Jetzt – zwischen dem Personal und Jugendlichen, eventuell zwischen den Jugendlichen einer Abteilung. In der Abschlussphase wird geklärt, wo und wie es nach der Entlassung weitergehen kann, ob der Jugendliche zu seiner Familie oder in eine Wohngemeinschaft zieht, ob die Therapie ambulant fortgesetzt wird, wie die schulischen und beruflichen Perspektiven aussehen (Streeck-Fischer, 2002a).

Chancen und Ziele

Meng et al. (2002b) betonen, dass die Zuspitzung eines entwicklungspsychopathologischen Prozesses als eine Chance genutzt werden kann, da durch den Leidensdruck die Veränderungsmotivation erhöht ist. Je besser der Konsens zwischen dem Patienten, der Familie und der Klinik, desto besser kann das Entwicklungspotential einer solchen schweren Krise genutzt werden. Deswegen heben die Autoren die Notwendigkeit der Operationalisierung von Therapiezielen hervor. Es muss vorher explizit besprochen werden, welche Therapieziele der Patient durch die Hospitalisierung erreichen möchte, was er oder sie von den Helfern erwartet und selbst beitragen kann und welche Zeit zur Zielerreichung beansprucht werden soll. Dabei werden oft unerwartete Ressourcen erkennbar.

Vor dem Hintergrund unzureichender Ich-Funktionen, welche einen außerklinischen Rahmen nicht mehr ermöglichen, kann der längerfristige Klinikaufenthalt Reifungsprozesse über die Funktion des »containments« vermitteln. Beispielsweise kann es bei schwer gestörten Jugendlichen mit frühen Deprivationserfahrungen überhaupt erst im verlässlichen Raum der Klinik möglich werden, im therapeutischen Prozess »Ich-Inseln« auszubauen (vgl. von Klitzing & Bürgin, 1994). Durch die Klinikaufnahme entstehen neue trianguläre Situationen, die bei früh gestörten Jugendlichen und deren Familien Reifungsprozesse voranbringen können, z. B. die Dreiecke Eltern – Stationsarzt – Jugendlicher, Station – Einzeltherapeut – Jugendlicher, Jugendlichengruppe auf Station – Erzieher – Jugendlicher.

Stellenwert der Psychoanalyse in der stationären Behandlung

Psychoanalytische Arbeit in der Psychiatrie bezieht sich immer auf die Arbeit des Teams und fokussiert dabei auf der Beziehungsebene. Die wichtigste Funktion des psychoanalytischen Denkens in der stationären Psychiatrie ist, so Branik, die Unterstützung der Mitglieder des Behandlungsteams beim Umgang mit emotionalen Verstrickungen mit schwer gestörten jungen Patienten: Deren Affekte sind »ansteckend, und es ist immer wieder erstaunlich, wie es die Patienten schaffen, innerhalb des Behandlungsteams Beziehungsstrukturen und heftige Gefühle entstehen zu lassen, die ein für sie und ihr häusliches Umfeld spezifisches Muster wiederholen« (Branik, 2001b, S. 6). Statt Misstrauen, Vermeidung und Wiederholung von traumatischen Erfahrungen kann der Patient ggf. die Zuversicht entwickeln, sich auch außerhalb der Station anderen Menschen zuzuwenden, ohne in den Teufelskreis autodestruktiver Muster zurückzufallen.

Viele Patienten verfügen über unzureichende Fähigkeiten, eigene psychische Zustände wahrzunehmen und/oder zu symbolisieren. Diese Unfähigkeit zu »mentalisieren« führt dazu, dass sie Gedanken, Konflikte und Wünsche durch Agieren, vor allem durch Auto- und Fremdaggression, ausdrücken. Weiterhin können durch die individuelle Einstellung auf einen Patienten die pädagogischen und therapeutischen Maßnahmen seinem Entwicklungsniveau angepasst werden – dies bekommt Vorrang vor einem starren »Kampf um die Regeln«. Brockmann (1990) schildert die Vater- und Mutterübertragung durch die verteilte Übertragung auf eine weibliche und männliche Bezugsperson, die so eher handhabbar wird. Eine große Gefahr ist, dass die Helfer die totale Versorgung leisten sollen und trotzdem nicht zu den »guten Eltern« werden dürfen. Häufig wird das Klinikpersonal in nur »Gute« oder nur »Schlechte« aufgeteilt (»splitting«).

Phasen der stationären Psychotherapie

Streeck-Fischer (1995) beschreibt die Veränderung bei stationären Psychotherapien von einer sehr positiven Anfangsphase (»honey moon«) zu problematischen destruktiven Verstrickungen (»deadly dance«). Es sind Interaktionsprozesse, die ineinander greifen, zueinander passende Beziehungsmuster, die durch die Inszenierung des Jugendlichen mit seiner Familie ausgelöst werden. Das Klinikpersonal gerät in einen Tanz mit dem Jugendlichen und seinen Verstrickungen und den seine Verstrickung mitgestaltenden Eltern, den es frühzeitig zu erkennen gilt, will man sich nicht anhaltend dessen pathologische Regeln aufzwingen lassen. Beispiele dafür sind der »Tanz der Missbrauchsbeziehung« und der »Tanz der unendlichen Symbiose« (Streek-Fischer, 1995). Die Autorin hat diese Entwicklung vor allen Dingen bei Jugendlichen mit ausgeprägten Störungen des Sozialverhaltens, mit Aggressionen, Destruktivität und gestörten Beziehungen gefunden. Sie weist auf den interkollegialen Raum hin, den Mitarbeiter haben: Der Jugendliche ist mit Stationsarzt, Therapeut, Sozialarbeiter, Erzieher und Pflegekräften in einem vielfältigen Aktionsfeld. Diese unterschiedlichen Ansätze müssen integriert werden, um

Spaltungsprozesse (»pathologische Tänze«) zu verhindern. Am günstigsten orientiert sich die Behandlungsorganisation dabei am zentralen Beziehungskonflikt.

Gefahren einer psychiatrischen Hospitalisation

Eine stationäre Therapie ist in vielen Fällen hilfreich und notwendig, birgt jedoch auch Gefahren in sich (Meng et al., 2002b; Branik, 2001a). Dazu zählt die Gefahr der Verschlimmerung einer psychischen Symptomatik bis zur malignen Regression. Durch die Herausnahme aus der vertrauten, häuslichen Umgebung entfallen für den Patienten (trotz der in der Regel problematischen Situation) auch wichtige, unterstützende Ressourcen. Häufig erleben Jugendliche eine Klinikaufnahme als Bestrafung; sie fühlen sich vor ihren Freunden beschämt und stigmatisiert. Branik (2001a) erwähnt auch die Belastung der Eltern, die sich durch die psychiatrische Hospitalisierung ihres Kindes tief gekränkt, entwertet und angegriffen fühlen. Daher sollten statt Schuldzuweisungen die Bewältigungsfertigkeiten aller gefördert und ein Verständnis dafür vermittelt werden, dass in der gegebenen Situation dieser und kein anderer Weg möglich war.

Eine Klinikaufnahme stellt einen massiven Einschnitt in die Lebenssituation dar, der Verzweiflung und Wut hervorrufen kann. Mitunter, im ungünstigen Fall, kann ein Aufenthalt in der Psychiatrie eine Wendung in die negative Identität bewirken, denn »wenn ich schon schlecht, gestört oder verrückt sein soll, dann kann ich die Sau auch voll rauslassen« (Branik, 2001a, S. 375). Es ist wichtig, dem Jugendlichen so viel wie möglich an individueller Gestaltung für sein Zimmer/seinen Teil des Zimmers zu ermöglichen, damit Autonomie und Abgrenzung möglich werden. Persönliche Gegenstände sollten bewusst mitgenommen werden dürfen und der Kontakt nach draußen gefördert werden.

Ein anderes Risiko einer Klinikaufnahme ist die Kontamination der Patienten mit den Störungen der anderen: »Destruktive Dynamik innerhalb der Patientengruppe und wo möglich ein durch sie induziertes Mitagieren […] können den Nutzen eines stationären Aufenthalts für manche oder alle Patienten in Frage stellen« (Branik, 2001a, S. 377). Patienten können auch durch anhaltende Spaltungsprozesse und Projektionen das Stationsteam in schwere Konflikte und Rollenkonfusionen bringen, die sich wiederum negativ auf den Behandlungsverlauf auswirken können. Zu bedenken ist auch, dass die Entlassung nach einem lang andauernden Aufenthalt ein »Sprung ins kalte Wasser« sein kann, weil der Jugendliche immer mehr Kontakte und Anknüpfungspunkte in seinem Lebensumfeld verloren hat.

Beispiele für stationäre Behandlung jugendlicher Psychosen

Oft treten psychotische Zusammenbrüche auf, wenn Jugendliche nach der Schule eine Lehre antreten und sich vom Elternhaus trennen sollen. Die Gratwanderung bei psychoanalytisch ausgerichteten Behandlungen jugendlicher Psychosen besteht darin, Integrationsprozesse zu fördern und gleichzeitig genügend Raum zu lassen für notwendige Fragmentierungen. Die psychotische Dekompensation bei Jugendlichen, der drohende innere Objektverlust, wird häufig angestoßen durch die Autonomieentwicklung, die derart vulnerable Jugendliche oft an die Grenze ihrer Verarbeitungs- und Integrationsfähigkeit bringt. Auf der Station sieht man, wie aggressiv und inzestuös aufgeladen Eltern-Kind-Beziehungen dieser Patienten sind. Wirksames »containing« ist auf der Station zu leisten (Günter, 2000); vgl. dazu auch die Ausführungen von Bovensiepen (1995) über die Klinik als »container«. Das Agieren bezüglich Regeln und Vorschriften stellt häufig die wichtigste und manchmal die einzige Möglichkeit für Patienten dar, sich psychisch zu bewegen und zu entwickeln.

> Günter (2000) schildert den Fall von Konrad, der im Rahmen eines psychotischen Zusammenbruchs mit 16 Jahren den Vater mit der Mutter gemeinsam aus dem ehelichen Schlafzimmer ausgeschlossen hat, sodass er mit der Mutter in einem Bett schlafen konnte. Auf der Station hat er über Wochen kein Wort außer »Mutter« gesprochen, die Nahrung verweigert und musste unter beträchtlichem Betreuungsaufwand mit der Sonde künstlich ernährt werden. Ein offener psychotischer Zusammenbruch ergab, dass er sich als Hänsel wähnte, der von uns gemästet werden sollte, um schließlich geschlachtet und gegessen zu werden. Er kehrte nach der stationären Behandlung nach Hause zu seiner Mutter zurück, die sich mittlerweile vom Vater getrennt hatte, und arbeitete in einer beschützenden Werkstatt. Schließlich organisierte er seinen Ablösungskonflikt dahingehend, dass er morgens um drei Uhr aufbrach, um um acht Uhr in der Werkstatt anzukommen, und nach Arbeitsende gegen 22 Uhr nach einem fünfstündigen Fußmarsch wieder zu Hause eintraf.

Was schwere Regressionen angeht, schildert Günter (2000) den Fall eines Patienten, Carel, der über Monate hinweg im Bett lag, ohne irgendeine Reaktion zu zeigen. Auch Carel musste durch eine Magensonde ernährt werden und hatte keine Kontrolle mehr über seine Ausscheidungsfunktionen. Er musste umfassend gepflegt werden. Es ist wichtig, im Team das »containment« einzuhalten. In solchen Fällen kann die umfassende körperliche Pflege eine wesentliche Voraussetzung dafür sein, dass die Patienten die Erfahrung des Gehaltenwerdens (Winnicott, 1960b, »holding function«) machen können. Aus einer solch tiefen Regression können sich stabile und tragfähige therapeutische Beziehungen entwickeln. Später müssen die Patienten ganz konkret lernen, wie sie eine angemessene Körperpflege durchführen, wie sie sich selbstständig außerhalb des Hauses bewegen, Bus fahren, einkaufen, ihren Weg finden, wie sie für Andere, Pflanzen, Tiere Sorge tragen. Sie müssen auch sexuell aufgeklärt werden und eine berufliche Orientierung entwickeln.

Zusammenarbeit zwischen ambulanten Therapeuten und stationären Einrichtungen

Ungern spricht man über gescheiterte Therapien, da sie Fragen offen lassen und sich einer stimmigen Deutung zunächst entziehen. Absolut erscheint die Zahl derjenigen Jugendlichen, die im Zusammenhang ambulanter Therapien stationär in eine Klinik aufgenommen werden, eher gering. Dennoch kann es sich lohnen, anhand der bei diesen Patienten möglichen Erfahrungen und Beobachtungen grundsätzliche Fragen nach spezifischen Indikationen und therapeutischen Interventionen zu stellen.

Das Funktionsniveau des Jugendlichen und das Funktionsniveau seiner Eltern sowie deren Fähigkeit zur konstruktiven Mitarbeit sind auch beim stationären Therapieprozess von großer Bedeutung. Die Inanspruchnahme von Hilfen für psychisch beeinträchtigte Jugendliche hängt von unterschiedlichen Variablen ab (vgl. Kapitel 4), insbesondere von den Einstellungen der Eltern und deren Informiertheit über mögliche Hilfen (Stösser & Klosinski, 1995). Stationäre kinder- und jugendpsychiatrische Aufnahmen stehen dabei häufig an einem Endpunkt verschiedener unzureichend wirksamer Hilfsangebote. Stationäre Akutaufnahmen werden kurzfristig in Notfällen der eigenen und Fremdgefährdung vorgenommen, insbesondere im Zusammenhang mit Suizidalität. Die Klinikaufnahme findet ansonsten in einem komplexen Kontext statt, in dem verschiedene Helfer aus den Bereichen Schule, Sozialarbeit, fachärztliche Versorgung, psychotherapeutische Praxen usw. zusammenarbeiten. Stationäre Behandlungen stellen eine Krisensituation für die Familien dar, sodass ein großes Veränderungspotential in den Familien aktiviert werden kann. Andererseits können sie auch mit Stigmatisierungen für die

Familien verbunden sein. In Zusammenhang mit einer stationären Aufnahme ihres Kindes ist bei den Eltern auch neben einer Erleichterung und Entlastung häufig die Suche nach Schuld zu beobachten.

Beim Wechsel aus der ambulanten Psychotherapie in die Klinikbehandlung treffen zwei unterschiedliche Versorgungssysteme aufeinander, was zu Reibungspunkten führen kann. Es ist nicht nur ein äußerer Rahmenwechsel, sondern auch ein Wechsel der Zugangsweise. Hinzu kommt, dass die in der Weiterbildung stehenden Assistenzärzte der Klinik zum Teil erst am Beginn ihrer psychotherapeutischen Ausbildung stehen, während ein niedergelassener Therapeut häufig langjährige Erfahrung hat. Schließlich kann die Klinikaufnahme auch aufgrund des partiellen Scheiterns der ambulanten Bemühungen vom Therapeuten als Kränkung erlebt werden.

Umgang mit traumatisierten Patienten

Wie von verschiedenen Autoren betont, benötigen traumatisierte Patienten nicht zwangsläufig eine Behandlung (Resch & Schulte-Markwort, 2005a). Die Frage der Traumatisierung steht heute im Zentrum vieler psychoanalytischer Diskussionen, hauptsächlich als Traumatisierung durch sexuellen oder narzisstischen Missbrauch. Da zahlreiche Monographien zur Traumatisierung bei Kindern und Jugendlichen vorliegen (Cohen, 2004; Streeck-Fischer, 1999), sind die folgenden Ausführungen entsprechend kurz gefasst. In den letzten Jahren haben sich, ausgehend von Behandlungen mit traumatisierten Erwachsenen, neue, ergänzende Behandlungsformen ergeben (Sachsse, Özkan & Streeck-Fischer, 2002), die allerdings bei Jugendlichen noch nicht ausreichend erprobt sind.

Die Gefahr der Retraumatisierung

In der Psychoanalyse war die Traumatisierung von Kindern und Jugendlichen Ausgangspunkt. Freud hatte allerdings (vgl. Kapitel 3) die Bedeutung realer Traumata nie übersehen, auch wenn er sie durch die Aufgabe der Verführungstheorie etwas abschwächte und auf die bis dahin übersehene Funktion von Phantasien aufmerksam machte. Reale Traumata und kindliche Phantasiebildung sind also keine einander ausschließenden Faktoren (Nitschke, 1998). Auch heute ist die Diskussion darüber, ob man das Trauma in der Übertragung durcharbeiten soll oder nicht, noch nicht zum Abschluss gekommen. Es gibt Analytiker, die eine Arbeit am Trauma in der Übertragung mit einem sehr großen Anteil von »containing« auch heute noch für richtig halten. Andere sehen darin eher eine Gefahr der Retraumatisierung und arbeiten mit ich-stützenden und ressourcenorientierten Methoden.

Wichtig ist, dass der Wiederholungszwang die psychodynamische Grundlage der Retraumatisierung in der Psychotherapie bildet. Bauriedl (1998) beschäftigt sich mit der Wiederholung der Traumatisierung in der Psychotherapie. Sie geht auf den sexuellen Missbrauch ein, eine besonders schwerwiegende iatrogene Schädigung. Sie kritisiert, dass in der Ausbildung hauptsächlich ein technisches Know-how vermittelt und die Analyse der Gegenübertragungsprozesse vernachlässigt wird, was vor allen Dingen die Gefahr der sexualisierten oder sexuellen Gegenübertragung betrifft. Solche Aspekte werden schamhaft aus den Gesprächen einer kollegialen Supervision ausgeblendet.

Konzepte im Umgang mit traumatisierten Patienten

Während in dem Buch von Sachsse, Özkan und Streeck-Fischer (2002) unter anderem Alternativen zur klassischen Technik (wie EMDR, Körpertherapie) vorgestellt werden, beschreiben Endres und Biermann (1998) eher klassische analytische Ansätze im Umgang mit Traumatisierungen von Kindern und Jugendlichen durch Gewalt und Missbrauch, Traumatisierungen bei Folter und Terroropfern sowie seelische Nachwirkungen von Holocaust-Überlebenden und Fluchttraumata in der nachfolgenden Generation. Dabei wird deutlich, wie belastend es für Therapeuten ist, mit traumatisierten Kindern, Jugendlichen oder Erwachsenen zu arbeiten. Oftmals sind die Gegenübertragungsphänomene, vor allem die projektiven Identifizierungen, sehr schwer auszuhalten. Man braucht die Fähigkeit eines guten »containment« und damit die Fähigkeit, Inhalte zu entgiften und zu verwandeln, um sie so dem Patienten zurückgeben zu können.

In dem Buch von Endres und Biermann beschreibt Federn, der selbst fünf Jahre lang im Konzentrationslager Buchenwald interniert war, die Abwehrmechanismen, die sich bei Menschen einstellen, die Foltertraumatisierungen ausgesetzt sind. Darunter fallen das »splitting«, das Verleugnen der traumatisierenden Situation, die Verweigerung der Identifikation mit dem Opfer usw. In der Behandlung solcher Personen muss das Ich des Opfers zunächst so gestärkt werden, dass sie so weit kommen können, sich in der therapeutischen Situation zu öffnen. Es ist nötig, Ich-Stärken zu benutzen, die von der Opfersituation weit entfernt sind, z. B. künstlerische Begabungen, Malen und Zeichnen. In einem Beitrag in diesem Buch verweist Bründel auf das Wiederfinden kreativer Möglichkeiten für die Traumabearbeitung und -verarbeitung. Sie zeigt, wie sich im psychoanalytischen Prozess zunehmend tief gefürchtete Gefühle von Hilflosigkeit, Verlust, Depression, archaischer Wut und Angst in Übertragung und Gegenübertragung manifestieren und wie sie selbst als Psychoanalytikerin in der Lage war, für diese Gefühle und Impulse ein »container« zu sein und sie verwandelt zurückzugeben. Ilany Kogan (ebenfalls in Endres & Biermann, 1998) bearbeitet in ihrer klinischen Arbeit mit Kindern, deren Eltern den Holocaust miterlebt haben, klar heraus, dass sich in der Übertragungsbeziehung oft ein Drama abspielt, in welchem es unbewusst ums Überleben oder den Tod geht. Besonders interessant sind ihre Ausführungen zu Übertragungsformen, die sie als einen starken Verschmelzungsprozess beschreibt, da die Patienten nicht in der Lage waren, zwischen sich selbst und der Therapeutin zu differenzieren. Dieser Verschmelzungsprozess bildet sich analog zur mangelnden Differenzierung zwischen dem Patienten und dem geschädigten Elternteil. Sie versteht den Mechanismus als eine Identifikation, dem pathologischen Trauern ähnlich. Diese primitiven Identifikationen sind ihrer Meinung nach typisch für die Nachkommen von Holocaust-Überlebenden.

Beck (1994) schlägt das Konzept der Neutralisierung vor. Es hat seiner Einschätzung nach in der psychotherapeutischen Behandlung mit solchen beeinträchtigten Kindern und Jugendlichen eine große Bedeutung. Der Therapeut wirkt als strukturierendes Hilfs-Ich und bietet dem Patienten eine Beziehung an, die ein pathogenes inneres Objekt durch ein förderndes benignes Objekt ersetzen soll. Prozesse der Neutralisierung sind zu unterstützen, um somit eine Stärkung der Ich-Funktion zu ermöglichen. Auffällig ist das diffuse Beschwerdebild traumatisierter Patienten.

> Beck (1994) beschreibt eine Jugendliche, die mit ihrer Mutter in einer primär ungeschiedenen Beziehungsform lebte und bei der die partielle Trennung von der Mutter starke Trennungsangst mobilisierte. Gespräche mit der Tochter wurden sehr selbstdestruktiv verarbeitet; sie brachte sich während der Gespräche ständig Bisswunden an den Armen bei. Die Mutter klagte gleichzeitig über starke Herzbeschwerden. In der Behandlung hatte die Patienten über lange Zeit ein »Bärchen«, das als eine Art Übergangsobjekt funktionierte. Die Patientin erlebte in der Behandlung immer wieder massive Bedrohungen durch die Trennung. Sie wurde nach vierjähriger teilstationärer psychotherapeutischer Behandlung aus der Tagesklinik als geheilt entlassen.

Mit traumatisierten Patienten wird neben stationären Settings häufig Kurzpsychotherapie bzw. Krisenintervention angewendet, bei der die Ressourcen gestärkt werden. Ein wichtiger Moment ist die reale oder phantasierte Hilflosigkeit, an der man arbeitet (vgl. dazu Reddemann & Sachsse, 1997, »Der sichere Ort«). Zeichnungen können benutzt werden als ein Mittel, um Gefühle auszudrücken, die Konfusionen zu klarifizieren und Identitätsbedürfnisse auszudrücken. Solche reparativen Zeichnungen (Wiederherstellen kaputter Häuser, Wiederherstellen toter Personen) sind wichtige Elemente in diesem Prozess (March et al., 1997).

Möglichkeiten und Grenzen

Pfleiderer (1998) schildert die Möglichkeiten und Grenzen der Behandlung von sexuellem Missbrauch in der analytischen Kinder- und Jugendlichen-Psychotherapie und weist auf den häufig gebrauchten Satz: »Ich weiß gar nichts!« hin. Dies ist ein Ausdruck von Hilflosigkeit, Ratlosigkeit, Sprach- und Denkstörungen, wie sie in der therapeutischen Arbeit mit traumatisierten Patienten besonders häufig vorkommen. Scham spielt eine wichtige Rolle, worauf schon Wurmser (1981) hingewiesen hat. Pfleiderer fragt sich, warum das Thema Scham lange so wenig Beachtung in der Psychoanalyse fand, und sie fragt weiterhin, ob die lang anhaltende Tabuisierung der Traumatisierung durch Gewalt, vor allem durch sexuelle Gewalt in der Geschichte der Psychoanalyse mit einem Zurückweichen der Analytiker vor diesem Bereich in der Gegenübertragung zusammenhängen könnte. Damit wäre eine wesentliche innere Grenze in der Behandlung von sexuellem Missbrauch benannt, unsere eigene Abwehr von Scham und Schuld. Die zweite Grenze liegt natürlich in den Patienten selbst. Haben sie die Kraft und so viel Lebenswillen, der Wiederbelebung dieser Pein entgegenzugehen? Pfleiderers Idee ist, dass negative Affekte etwas erträglicher werden, wenn man sie gemeinsam erlebt und die Patienten nicht alleine sind, wie in der Situation des realen Geschehens. In dem Fall, den sie schildert, weist sie auf den Zusammenhang zwischen Schuld und Wiedergutmachung hin, aber auch auf narzisstische Wut und Scham.

Beispiele für Behandlungen mit traumatisierten Jugendlichen

Carbonell und Parteleno-Barehmi (1999) beschreiben eine Psychodrama-Gruppe mit traumatisierten Mädchen mit der Diagnose Trauma und posttraumatischen Belastungsstörungen (PTSD) nach DSM IV. Typische Merkmale von Kindern und

Jugendlichen, die Gewalt, auch sexualisierte Gewalt, erlebt haben, sind Schuldgefühle, Gefühle von Hilflosigkeit, Wut und Ärger, fragmentierte Körpererfahrungen, Dissoziationen und Bindungsstörungen. Die Autoren schildern die Gruppentherapie von 28 Mädchen im Alter zwischen 11 und 13 Jahren, die schwerwiegende traumatische Erfahrungen gemacht haben, wie sexuellen Missbrauch, Mord in der Familie, Drogen- oder Alkoholmissbrauch der Eltern, Suizid eines Familienmitgliedes und Ähnliches. Ziel war es, diesen Jugendlichen ein Gefühl für Sicherheit und Kontrolle über ihr Leben wiederzugeben. Man muss das traumatische Ereignis »reframen« und zu einer Entwicklung des Selbst (neben der Opferrolle) beitragen. Die Mädchen trafen sich über 20 Wochen mit einem Therapeuten in einer Art Psychodrama-Gruppe, wobei es drei Phasen in der Therapie gab:

1. In der »Warm up«-Phase sollten Vertrauen und Kohäsion in der Gruppe erworben werden.
2. In der »Action«-Phase zeigt der Jugendliche, was ihm passiert ist. Solche traumatischen Ereignisse können oft nicht durch Worte dargestellt werden, sondern nur durch Handlungen. Das »reenactment« dieser Geschichten wird nach dieser dramatischen Aufführung dann deutlich als »only a play« charakterisiert. Für die meisten Patienten ist ein volles »reenactment« der traumatischen Erfahrung nicht wirklich gut und vielleicht auch gar nicht indiziert. Deshalb sollte man sich eher auf eine »story telling exercise« verlegen, in der Jugendliche Geschichten in einer ganz bestimmten Sequenz erzählen: a) Ein Beginn, wo das Problem und die verschiedenen Charaktere eingeführt werden, b) ein mittlerer Teil, wo das Problem zu einer Spitze getrieben wird, und c) ein Ende, wo die Geschichte gelöst wird.
3. In der »Sharing«-Phase sprechen die Jugendlichen über die Psychodrama-Erfahrung und ihre Gefühle. In dieser letzten Phase ist es wichtig, konstruktiv »Auf Wiedersehen« zu sagen, weil gerade traumatisierte Jugendliche plötzliche Abbrüche und Übergänge erlebt haben. Die Abschiedsphase muss also umfangreich durchgearbeitet werden.

Es stellte sich im Vergleich zu einer unbehandelten Kontrollgruppe heraus, dass die »treatment-Gruppe« Verbesserungen in der Symptombelastung zeigte. Obwohl die Studie klein und auch selektiv war (nur Mädchen, die schwere Belastungen erlebt haben), zeigte sich doch insgesamt, dass die in der Gruppentherapie gegebene Möglichkeit, Affekte auszudrücken und sie zu teilen sowie auch Kompetenz zu gewinnen, sehr effektiv war.

Multimodale Ansätze

Komplexe Behandlungsansätze in einem therapeutischen Milieu wurden besonders für die Behandlung von vielfach traumatisierten Kindern und Jugendlichen entwickelt (Streeck-Fischer, 2002a). Oft reicht eine Einzeltherapie nicht aus, um die großen Defizite der jugendlichen Patienten auszugleichen. Dann wird eine Einzelbehandlung in Kombination mit Gruppentherapie oder Familientherapie angeboten. Bei bestimmten Symptomatiken, z. B. einer schweren Störung, ist auch medikamentöse Unterstützung/Einstellung zu Beginn notwendig, um die Voraussetzungen für eine Psychotherapie zu schaffen. Stationäre Psychotherapie beispielsweise basiert auf der Kombination verschiedener Ansätze, die miteinander organisiert werden müssen.

Zusammenfassung

Dieses Kapitel beschäftigte sich mit einem breiten Spektrum von Behandlungsmöglichkeiten wie KZT, Krisenintervention, Einzeltherapie, Gruppentherapie, Familientherapie, stationäre Therapie. Es wurden die Indikationsstellungen erläutert, aber auch die charakteristischen Herausforderungen dieser Behandlungen dargestellt und an Fallbespielen erläutert. Insbesondere bei sehr schweren Störungen und Traumatisierungen müssen oft mehrere Behandlungsansätze kombiniert werden. Nicht selten kooperieren Jugendlichentherapeuten in freier Praxis mit Kollegen in anderen Einrichtungen. Für eine stationäre Behandlung sprechen zumeist die Schwere der Störung, die Multimodalität und die Intensität der notwendigen Behandlung.

10. Kapitel Qualitätssicherung: Studien über die Effektivität analytischer Behandlungen bei Jugendlichen

Die analytische Kinder- und Jugendlichen-Psychotherapie ist in Deutschland ein seit vielen Jahren anerkanntes Verfahren zur Behandlung von psychischen und psychosomatischen Erkrankungen im Kindes- und Jugendalter. Angesichts knapper werdender Ressourcen im Gesundheitswesen muss sich aber auch die analytische Kinder- und Jugendlichen-Psychotherapie als eine der möglichen Behandlungsmethoden der Frage stellen, welche Behandlungseffekte erzielt werden können. Seit dem Psychotherapeutengesetz von 1999 wird der Nachweis der Effektivität gefordert.

In diesem Kapitel liegt, nach einem kurzen Überblick über Effektivitätsforschung im Bereich der analytischen Erwachsenentherapie, der Fokus auf der Evaluation der analytischen Jugendlichen-Psychotherapie. Generell hat die Qualitätssicherung in diesem Bereich noch nicht den Anspruch und den Umfang von Studien im Erwachsenenbereich erreicht. Doch gibt es inzwischen, wie die Publikationen der Heidelberger Schule (vgl. Hartmann et al., 2003; Winkelmann et al., 2000) und die Übersichtsarbeiten von Brisch (2000) sowie Windaus (2004a; b; 2005) verdeutlichen, verstärkt Bemühungen, die Effekte der Arbeit von Kinder- und Jugendlichen-Psychotherapeuten zu belegen. Wir werden in diesem Kapitel auch die Probleme erläutern, die mit einer solchen Evaluation verbunden sind. Dabei wird am Schluss eine eigene Studie vorgestellt, in der die Passung zwischen Störungsform und Behandlungsangebot und die Gründe für einen Behandlungsabbruch analysiert wurden.

Warum wird Qualitätssicherung für die Zukunft der Kinder- und Jugendlichentherapeuten immer bedeutsamer?

Die psychoanalytische Psychotherapie wurde 1967 auf Grund ihrer Wirksamkeit als erste psychotherapeutische Methode zur Krankenbehandlung in das gesetzliche Krankenversicherungssystem integriert. Die von Annemarie Dührssen (1962;

1964) durchgeführten katamnestischen Untersuchungen über die Ergebnisse analytischer Psychotherapie bei 1004 Patienten waren ausschlaggebend bei der Anerkennung analytischer Psychotherapie als Kassenleistung. In dieser Studie zeigte sich auch die Behandlung von Kindern und Jugendlichen in 150 Fällen als hilfreich.

Aktuell sieht sich die analytische Kinder- und Jugendlichentherapie vor folgende Herausforderungen gestellt: Zum einen hat der Wissenschaftliche Beirat Psychotherapie nach § 11 des PsychThG die Verfahren um Selbstevaluation gebeten. Während die Qualität der eingereichten Studien im Erwachsenenbereich gut ist und eine Gleichwertigkeit zwischen Verhaltenstherapie und Psychoanalyse erbrachte, was nach Windaus (2005) eine Art erneutes Gütesiegel für die analytischen Behandlungen darstellt, lagen bis in die jüngste Zeit nicht genug Wirksamkeitsstudien vor, die die Qualität psychoanalytischer Behandlungen bei Kindern und Jugendlichen nachweisen. Weltweit liegen nur 21 psychoanalytische Evaluationsstudien und sechs Katamnesen vor und stehen damit ca. 1500 Studien anderer Psychotherapieverfahren gegenüber (Windaus, 2005). Dabei werden die psychoanalytischen und tiefenpsychologisch fundierten Verfahren in der Praxis am häufigsten angewandt. So stehen etwa in der Bundesrepublik, wie das Deutsche Ärzteblatt von 2003 mitteilt, 1572 psychoanalytisch orientierte Kinder- und Jugendlichentherapeuten 194 Verhaltenstherapeuten gegenüber. Die Verbreitung der analytischen Psychotherapie bei Kindern und Jugendlichen steht damit in einem krassen Missverhältnis zu ihrer Erforschung.

Diese mangelnde Evaluation wird in mehreren neueren wissenschaftlichen Publikationen zur vergleichenden Psychotherapieforschung der analytischen Psychotherapie im Bereich von Kindern und Jugendlichen verstärkt vorgehalten: Sie sei im Wesentlichen unevaluiert, verfüge über geringe Effektstärken und produziere zu zahlreichen Störungsbildern keine oder nur wenig zufrieden stellende Ergebnisse. So schrieb Döpfner in der »Psychologischen Rundschau« 2004, dem Organ der Deutschen Gesellschaft für Psychologie, in der sehr viele Diplom-Psychologen organisiert sind: »Die Ineffizienz traditioneller Kinderpsychotherapie in der klinischen Routineversorgung konnte in mehreren Untersuchungen mit erschreckender Deutlichkeit belegt werden […]. Die Wirksamkeit von […] Kinder- und Jugendlichentherapie erscheint somit in Frage gestellt« (ebd., S. 185).

Die konsequente Beforschung der Effizienz von (den relativ selten praktizierten) Kinder- und Jugendlichenverhaltenstherapien hat Früchte getragen und einzig für dieses Verfahren zu einer Anerkennung durch den Wissenschaftlichen Beirat in sieben von acht Anwendungsbereichen geführt. Keines der anderen Verfahren, auch nicht die analytische Psychotherapie bei Kindern und Jugendlichen, konnte eine Anerkennung für einen Anwendungsbereich erreichen.

Der Druck, dem sich die analytisch und tiefenpsychologisch arbeitenden Psychotherapeuten damit ausgesetzt sehen, war absehbar. Über viele Jahre haben sie versäumt (z.T. auch abgelehnt), ihre Behandlungen empirisch untersuchen zu lassen, sodass belegt werden konnte, welche Effektivität sie haben. Im Zusammenhang mit dem Psychotherapeutengesetz haben sich die Ansprüche an die Therapieverfahren insoweit verändert, als der fehlende Nachweis einer wissenschaftlichen Fundierung langfristig Auswirkungen auf den Berufsstand der analytischen Kinder- und Jugendlichentherapeuten haben wird.

Wirksamkeit psychoanalytischer Behandlungen an Erwachsenen

In der Erwachsenenpsychotherapie wird seit mehr als 60 Jahren Evaluationsforschung durchgeführt. Der Vergleich zwischen verschiedenen Verfahren wie Verhaltenstherapie oder dynamischer bzw. analytischer Psychotherapie hat seit der frühen provokativen Studie von Eysenck Mitte des letzten Jahrhunderts immer wieder zu Diskussionen geführt, in denen die analytischen Verfahren abgewertet und häufig negative Schlussfolgerungen auf der Basis der relativ geringen Zahl von Studien über analytische Therapie gezogen wurden. Es war daher regelrecht als eine »korrigierende Erfahrung« einzuschätzen, als Wampold (2001) verfahrensneutral und methodisch sorgfältig die relevanten englischsprachigen Einzel- und meta-analytischen Studien der letzten Jahrzehnte sichtete. Er fand auf der Basis dieser umfangreichen Recherchen folgendes:

1. Psychotherapie hat eine gemittelte Effektstärke von etwa 0.8, d.h. etwa 79% aller Patienten profitieren nachweislich von einer Psychotherapie.
2. Die verschiedenen Therapieverfahren sind wirkungsäquivalent, d.h. es gibt keine bedeutsamen Effektivitätsunterschiede zwischen Verhaltenstherapie und dynamischer bzw. analytischer Psychotherapie.
3. Allen Verfahren gemeinsam sind generelle Wirkfaktoren, zu denen vor allem die Therapeutenpersönlichkeit (38–41%), das Arbeitsbündnis (21–25%) und die Empathie (7–10%) zählen.
4. Neben den generellen Wirkfaktoren, die zusammengenommen 70% ausmachen,

gibt es spezifische Wirkfaktoren (8 %), sowie spezifische Interventionen (15 %), die nur für bestimmte Therapierichtungen gelten; der Rest der Varianz ist ungeklärt.

Diese Übersicht zeigt, dass für alle Therapierichtungen die Persönlichkeit des Therapeuten der kritische Faktor ist. Interessant ist auch, dass aus Sicht der Patienten längere Psychotherapien als nützlicher erlebt werden, wie eine unabhängige Umfrage in den USA an rund 3000 Patienten ergeben hat (Waldvogel, 1997). Berns (2005) leitet daraus Konsequenzen für die Ausbildung von Psychotherapeuten ab. Zentrale therapeutische Fähigkeiten wie empathisches Zuhören und Antworten, Erfassen der eigenen emotionalen Reaktionen, Erarbeitung eines Arbeitsbündnisses und die Fähigkeit, Probleme in der therapeutischen Beziehung zu erkennen, seien verstärkt in der Ausbildung zu fördern und zu trainieren. Für analytische Behandlungsformen sind dies allerdings Essentials, die schon lange zum Rüstzeug von Ausbildungsinstituten gehören.

In den letzten Jahren hat sich erfreulicherweise die Anzahl von gut kontrollierten Studien auf der Basis analytischer Psychotherapie erhöht, sodass sich Genaueres über die Wirkweise analytischer Psychotherapie sagen lässt. Für die analytische Erwachsenenpsychotherapie konnte in vielen Studien insgesamt eine Zweidrittel-Besserungsquote festgestellt werden. Als prognostisch günstig für einen guten Behandlungserfolg wurde in vielen Studien die umfassende Qualität der therapeutischen Beziehung (»therapeutic bond«) über den gesamten Therapieverlauf festgestellt (Orlinsky, Grawe & Parks, 1994). Schlechte Therapieergebnisse fand man bei schwierigen therapeutischen Beziehungen und bei Patienten mit hoch belasteten Biographien. Insgesamt wurden fünf Faktoren gefunden, die einen Einfluss auf das Therapieergebnis haben: die Qualität des Arbeitsbündnisses, die therapeutische Beziehung und Bindung zwischen Patient und Therapeut, der Schweregrad der Störung, die Interpretation des Therapeuten und das Durcharbeiten des Konfliktes mit dem Patienten.

Leichsenring (2004) stellt neuere Studien über die Effektivität psychoanalytischer Psychotherapie bei diagnostisch homogenen Stichproben vor. Psychoanalytische Therapie erwies sich u. a. bei Angststörungen, Depressionen, dissoziativen Konversions- und somatoformen Störungen, Essstörungen, Persönlichkeitsstörungen, bei Abhängigkeit und Missbrauch als wirksam. Sämtliche Studien erwiesen analytische Psychotherapie als wirksam mit dem auch sonst gefundenen Wert von 0.8. Auf der Symptomebene fanden sich kaum Wirksamkeitsunterschiede zwischen Psychoanalyse und verschiedenen Varianten der analytischen Psychotherapie. Dass auch Langzeit-Verhaltenstherapien eine ähnliche Besserungsrate erbringen wie psychoanalytische Behandlungsformen, belegen Brockmann, Schlüter und Eckert (2006) in einer prospektiven Studie aus der Praxis niedergelassener Therapeuten. Die 31 verhaltenstherapeutisch behandelten Patienten (im Mittel über 2,4 Jahre mit 63 Std. behandelt) wiesen eine nahezu gleich gute Symptombesserung auf wie die 31 analytisch behandelten Patienten (im Mittel über 3,6 Jahre mit 204 Std. behandelt). Diese Symptomverbesserung blieb in beiden Gruppen über einen Katamnesezeitraum von 7 Jahren stabil. Die Diagnosen waren zu Behandlungsbeginn vergleichbar, allerdings waren unter den Patienten, die später einer analytischen Behandlung zugewiesen wurden, häufiger solche mit guter Schulbildung, die spontan kamen. Sie wiesen auch über die Symptomreduktion hinaus anhaltende Verbesserungen in den interpersonellen Problemen auf und suchten im Katamnesezeitraum weitere Behandlungen, auch analytische, auf. Diese Ergebnisse belegen, dass analytische Verfahren die komplexeren Veränderungen erzielen und dass die Klärung von Problemen im Gespräch mit Experten auch nach Behandlungsende hoch war.

Psychoanalytische Langzeitstudien wie jene von Rudolf et al. (2001) zeigen, dass psychoanalytische und tiefenpsychologisch fundierte Psychotherapie auf der Symptomebene gleich wirksam waren. Ähnlich hohe Effektstärken berichtet die Frankfurt-Hamburg-Studie (Brockmann et al., 2003), auch hier erwiesen sich beide Verfahren als wirkungsäquivalent. Auch in der Katamnesestudie der DPV wurden positive Veränderungen bei 80 % der Patienten festgestellt (Leuzinger-Bohleber, 2001). Wirksamkeitsunterschiede zwischen Psychoanalysen und analytischen Psychotherapien fanden sich nicht – auch hier wurde die Äquivalenzhypothese bestätigt. Leuzinger-Bohleber berichtet, dass es sich bei den erfolgreichen Analysen um einen guten »Matchingprozess handelte, bei denen der Erfolg umso eher garantiert schien, je kreativer der Analytiker auf die spezifischen Besonderheiten seines Analysanden reagieren konnte« (Leuzinger-Bohleber, 2001, S. 174). Von Rad, Senf und Bräutigam (1998) schildern die Ergebnisse des Heidelberger Katamneseprojektes an 208 Patienten. Es zeigten sich gute, zum Teil sehr gute Ergebnisse, die fast ausnahmslos über einen langen Katamnesezeitraum von durchschnittlich 3,5 Jahren stabil blieben.

Untersuchungen zur Effektivität in der Kinder- und Jugendlichen-Psychotherapie sind insgesamt seltener und im deutschen Sprachraum erst in den letzten Jahren verstärkt durchgeführt worden. Sie bleiben allerdings, – dies muss hervorgehoben werden – ebenfalls stark am Kriterium der Symptomreduktion orientiert, ein aus der Sicht der analytischen Jugendlichentherapeuten sicher unzureichendes Kriterium. Ehe auf die einzelnen Studien konkreter eingegangen wird, sollen zunächst Ziele der Behandlung sowie Evaluationsformen und -modelle kurz erläutert werden.

Komplexe Ziele und Modelle von Psychotherapie im Jugendalter

Ziel einer Behandlung ist die Auflösung von psychischen Fixierungen, die zur Symptombildung geführt haben. Symptome und psychische Störungen sollen so weit bewältigt werden, dass mögliche Entwicklungsbehinderungen aufgelöst und die phasenspezifischen Aufgaben vom Jugendlichen erfolgreich bewältigt werden können. In der analytischen Kinder- und Jugendlichen-Psychotherapie geht man davon aus, dass eine solche Bewältigung von Krisen und eine Veränderung von Symptomen möglich ist, wenn es zu einer innerpsychischen Veränderung im Bereich der psychischen Struktur, der Wahrnehmung von Beziehungen und der Lösung von Konflikten gekommen ist (Brisch, 2000).

In Kapitel 2 waren verschiedene Modelle der psychischen Entwicklung vorgestellt worden. Ausgehend von den traditionellen psychoanalytischen Ansätzen (Freud, 1905a; A. Freud, 1958) waren die Weiterentwicklungen in den Arbeiten von Blos (2001) vorgestellt worden, die die spezifische Psychodynamik in den einzelnen Phasen der Adoleszenz erläutern. Dieser Ansatz, verbunden mit den in jüngster Zeit zunehmend diskutierten interaktionellen Prozessmodellen der Objektbeziehungstheoretiker (Balint, 1966; Winnicott, 1974/2002) und der Selbstpsychologie (Kohut, 1979b), passt sehr gut zu Forschungsergebnissen, die Entwicklungspsychologen in Bezug auf die emotionale, kognitive und soziale Entwicklung von Jugendlichen gefunden haben (Seiffge-Krenke, 2004a). Der interaktionelle Aspekt, der auf der Grundlage von Forschungsergebnissen von Bowlby (1980) herausgearbeitet wurde, ist auch für die Psychotherapie von Jugendlichen von besonderer Bedeutung.

Entsprechend den komplexen Zielen, die triebtheoretische, selbstpsychologische, bindungstheoretische und objektbeziehungstheoretische Aspekte enthalten und die an einer adaptiven, altersgemäßen Weiterentwicklung orientiert sind, sind auch die Modelle der Psychotherapie komplex. Aus triebtheoretischer Sicht werden Symptombildungen unter anderem als Regressionen auf frühere Entwicklungsphasen verstanden, die in einem psychotherapeutischen Prozess an den Fixierungsstellen durch Übertragungs-/Gegenübertragungsprozesse gelöst werden, sodass es zu einer psychischen Weiterentwicklung kommt. In den Prozessmodellen der Psychotherapie steht dagegen der aktuelle Prozess im Hier und Jetzt im Übertragungs- und Gegenübertragungsgeschehen im Vordergrund. Der interaktionelle Prozess zwischen Patient und Therapeut, sowohl der intrapsychische als auch der interpsychische, werden als gleichberechtigte Schwerpunkte angesehen. Entsprechend diesen verschiedenen Modellvorstellungen ist das Vorgehen in der Diagnostik und der Therapie verschieden.

Ziel der Psychotherapieevaluation ist es, Therapieeffekte festzustellen. Unterschiedliche Zielgrößen können ins Auge gefasst werden wie die Reduktion der Symptomatik, eine intrapsychische Reifung, Erreichen einer altersentsprechenden Entwicklung, Verbesserung der sozialen Beziehungen in der Familie und in der Peergruppe.

Der Zeitpunkt der Messung kann unterschiedlich angesetzt sein. Man kann Veränderungen nach jeder Therapiestunde messen, nach Abschluss der Behandlung sowie durch Kurzzeit- oder Langzeitkatamnesen, die von wenigen Monaten bis zu Jahren nach Abschluss der Behandlung durchgeführt werden. Langzeitkatamnesen sind nach wie vor selten, da sie mit einem großen Aufwand an Kosten und Organisation verbunden sind. Sie sind jedoch von großer Bedeutung, da so genannte Späteffekte (»sleeper effect«) erst durch solche Langzeitnachuntersuchungen herausgefunden werden. Dabei muss man z. B. berücksichtigen, dass Kinder unter Umständen von einer Entwicklungsphase in die nächste Entwicklungsphase während des Katamnesezeitraums hineinwachsen (z. B. in die Pubertät), sodass sich allein durch diesen Entwicklungssprung Symptome verändern können. Ein solcher Symptomwechsel mit einem Fortschreiten in die natürlichen nächsten Entwicklungsphasen kann mit einer Symptomreduktion, aber auch mit einer Symptomerhöhung einhergehen. Um qualitativ gute Ergebnisse zu erhalten, müssen Jugendliche, die aufgrund einer diagnostizierten Psychopathologie einer Psychotherapie bedürfen, in eine Behandlungs- oder Wartegruppe nach dem Zufallsprinzip aufgeteilt werden. Eine solche Aufteilung ist bei einer Indikation für eine stationäre Therapie unmöglich, weil sie eine sofortige Behandlung vorschreibt und ein weiteres Warten in der Kontrollgruppe ethisch unverantwortlich macht. Dies ist einer der Gründe, weshalb sehr wenige Studien über die Effizienz von stationären Settings vorliegen. Eine besondere Schwierigkeit stellen darüber hinaus bei allen Jugendlichenbehandlungen Therapieabbrüche (»dropouts«) dar.

Ergebnisse der Evaluationsforschung in der Jugendlichen-Psychotherapie

Im Folgenden sind die wesentlichen Befunde zur Qualitätssicherung dargestellt. Es ist darauf hinzuweisen, dass in vielen Studien nicht zwischen der Effektivität von Kindertherapien und der von Jugendlichentherapien unterschieden wird.

Beratungen, Kurzzeit- und Gruppentherapien

Die Literatur über die Effektivität von Beratungen bei Jugendlichen ist sehr heterogen und wird, auch weil psychoanalytisch orientierte Beratungen kaum untersucht wurden, hier nicht dargestellt. In den globalen Erfolgsquoten scheinen keine großen Unterschiede zwischen Jugendlichen, Kindern und Erwachsenen zu bestehen. Vergleichende Analysen von Beratungen und Kurztherapien in Institutionen beziehungsweise freien Praxen brachten keine unterschiedlichen Effektivitätsnachweise.

Aktuell liegen von der Heidelberger Gruppe drei neuere Studien vor, die die Wirksamkeit tiefenpsychologisch fundierter bzw. analytischer Kurzpsychotherapie bei Kindern und Jugendlichen untersuchen und in einem Themenheft der »*Praxis der Kinderpsychologie und Kinderpsychiatrie*« 2005 zusammengefasst sind. Im Rahmen des Wartekontrollgruppendesigns wurden von Kronmüller et al. in diesem Themenheft die Ergebnisse von 26 Kindern und Jugendlichen mit Angststörungen vorgestellt. Die Therapiegruppe wurde mit 25 Stunden KZT über einen Zeitraum von 4 Monaten behandelt. In der Therapiegruppe wiesen 62 % der Patienten signifikante Verbesserungen auf, in der Wartegruppe nur 8 %. Mit dem gleichen Design untersuchten Horn et al. im gleichen Themenheft 20 Kinder und Jugendliche mit Depression. Hier waren die Effekte deutlich geringer: Keiner der Patienten aus der Wartegruppe und nur 20 % der Patienten der Therapiegruppe wiesen eine Verbesserung nach vier Monaten auf. Ganz ähnlich berichten Winkelmann et al. (2003) von den Ergebnissen des Vergleichs von 26 Kindern und Jugendlichen, die Verhaltensstörungen hatten. 8 % der Patienten aus der Wartegruppe und nur 31 % der Patienten der Therapiegruppe wiesen eine Verbesserung nach vier Monaten auf.

Im angloamerikanischen Sprachraum gibt es zwar relativ viele Berichte über Gruppentherapie (z. B. Cahn, 2000; Feinstein, 1990; Carbonell & Parteleno-Barehmi, 1999), allerdings sind die Untersuchungen zur Qualitätssicherung schon älter bzw. an sehr kleinen Stichproben erhoben. Was psychoanalytisch orientierte

Gruppentherapie des Jugendlichen angeht, berichtet Stein (1968) nach einer Literaturübersicht von 60 % bis 80 % Besserungsraten, bezogen auf symptomatische und Verhaltenskriterien. Lehmkuhl und Lehmkuhl (1992) fanden bei 30 Jugendlichen mit stationärer Therapie (neurotische Erkrankungen, expansive Störungen und Psychosen) eine rasche initiale Verbesserung der Symptomatik – ein Phänomen, das auch von anderen Autoren berichtet wird.

Familientherapie

Die Wirksamkeit von Familientherapie ist bis in die jüngste Zeit nur sehr sporadisch untersucht worden. In einer frühen Übersicht wertete Reiter (1978) 171 durchgeführte Familientherapien anhand von vier Kategorien aus und fand 64 % gebessert, 15 % wenig gebessert, 21 % unverändert und 0 % verschlechtert. Ähnliche Erfolge berichten Waring und Russell (1980). Ihre Studie hat den Vorteil, dass sie nicht nur das Therapeutenurteil, sondern auch das Patientenurteil heranzieht und die Behandlungsdauer mit bis zu 2½ Jahren recht lang ist. 60 % der Behandelten erlebten sich subjektiv als gebessert; die Teilnehmerrate war mit durchschnittlich 106 der angebotenen 110 möglichen Sitzungen recht hoch. Die Therapeuten wichen in ihrer Einschätzung mit 64 % an gebesserten Familien praktisch nicht von dieser Selbsteinschätzung ab.

Systemisch orientierte Familientherapie ist derzeit in Deutschland kassenrechtlich noch nicht anerkannt, weil bis in die jüngste Zeit nicht genügend Wirksamkeitsstudien zu diesen Verfahren vorlagen. Dies hat sich seit der zusammenfassenden Übersicht von Beher (2005) nachdrücklich geändert: Lagen bei der damaligen Expertise nur 26 kontrollierte Studien vor, so hat sich diese Zahl inzwischen auf 78 erhöht, die fast alle Indikationsbereiche betreffen. Ein erneuter Antrag auf Anerkennung beim Wissenschaftlichen Beirat Psychotherapie wurde gestellt (von Sydow, Beher, Retzlaff & Schweitzer, 2006). Diese Studien orientieren sich an systemischen Modellen und realisieren häufig multiple Erfolgsmaße sowie systematische Follow-ups. Viele gerade der neueren und methodisch besonders guten Studien stammen allerdings aus den USA, weil in Deutschland die entsprechenden Forschungszentren gar nicht existieren (Seiffge-Krenke, Beher & Skaletz, 2006). Bemerkenswert ist des Weiteren, dass die Effektstärken in den verschiedenen Meta-Analysen mit 67 % niedriger liegen als bei den Einzeltherapien.

Einzeltherapien

Effektuntersuchungen über Einzeltherapien lagen ebenfalls bis in die jüngste Zeit vor allem aus dem angloamerikanischen Sprachraum vor. Diese Studien zeigen, dass zwei- bis dreijährige Behandlungen bei Jugendlichen einen recht guten Erfolg haben und dass sich stationäre und ambulante Behandlungsformen wenig unterschieden, obgleich ambulante Einrichtungen eher von jugendlichen Patienten aus höheren Schichten aufgesucht werden. Eine besonders gute Prognose haben Jugendliche, deren Behandlungsmotivation groß, deren Realitätswahrnehmung intakt ist und die erst seit kurzem erkrankt sind.

Windaus (2004a; b; 2005) stellt in neueren Übersichten zur Wirksamkeit von psychoanalytischer Therapie bei Kindern und Jugendlichen fest, dass insgesamt 21 kontrollierte Studien gemäß den Mindestanforderungen für die Begutachtung von Wirksamkeitsstudien vorliegen sowie 6 umfangreiche Katamnesen. In der Bundesrepublik sind unter den älteren Arbeiten jene von Dührssen (1963; 1964), Schwidder (1975) und Petri und Thieme (1978) zu nennen. Die Katamnesen von Petri und Thieme (1978) beziehen sich auf 78 psychisch erkrankte Kinder und Jugendliche mit einem Katamnesezeitraum von bis zu fünf Jahren. Alle behandelnden Therapeuten besaßen eine abgeschlossene analytische Ausbildung, außerdem wurde der Effekt der Behandlung aus der Sicht des Patienten, der Eltern, des Therapeuten und des Katamnestikers eingeschätzt. Als »sehr zufrieden« bis »etwas zufrieden« mit dem Ergebnis der Behandlung erwiesen sich zwischen 57 % und 66 % der Therapeuten, der Eltern, der Patienten und der Katamnestiker, wobei keine großen Unterschiede zwischen den Beurteilern bestanden. Dies stimmt recht gut mit den Ergebnissen von Dührssen (1964) überein, die »sehr gut gebesserte« bis »befriedigende« Behandlungsergebnisse bei 79 % der Patienten fand. In einer Fünfjahreskatamnese erzielten immerhin noch 70 % der Kinder und Jugendlichen nach psychotherapeutischer Behandlung ein positives Ergebnis (Dührssen, 1994).

In der Studie von Schwidder (1975) ist die Übereinstimmung in den Gesamturteilen von Eltern, Patienten und Therapeuten bzw. Katamnestikern ebenfalls erstaunlich hoch, was für eine Vergleichbarkeit subjektiver und objektiver Beurteilungskriterien spricht. Die neurotischen Störungen zeigten mit 54 % sehr zufriedene Katamneseurteile gegenüber 36 % bei komplizierteren Krankheitsbildern (z. B. Verwahrlosung und Drogenabusus). Im Vergleich zu den jüngeren Altersstufen waren die Psychotherapien bei Jugendlichen kürzer (unter 80 Std.). Auf diesen Zusammenhang weist übrigens auch Dührssen (1964) hin.

Während sich die verschiedenen Beurteilergruppen in der Studie von Petri und Thieme (1978) in der globalen Erfolgseinschätzung ebenfalls ähneln, treten signifikante Unterschiede auf, wenn einzelne Kriterien des Therapieerfolgs betrachtet werden. So schätzt etwa der Therapeut die Symptombesserung ungünstiger, die Verselbstständigung des Jugendlichen durch die Behandlung günstiger ein als Eltern, Patient oder Katamnestiker. Ein Vergleich der Eltern mit dem jugendlichen Patienten zeigt ferner, dass die Eltern die eigenen Veränderungen positiver beurteilen als die Veränderungen bei ihren Kindern und umgekehrt.

Fonagy und Target (1996) berichteten aus ihrer Untersuchung der Wirksamkeit von psychoanalytischen Therapien an 763 Kindern und Jugendlichen, die im Anna Freud Center in London durchgeführt worden waren, von 80 % erfolgreichen Behandlungen. Die Ergebnisse wurden allerdings durch prospektive Auswertungen von Stundenprotokollen erhoben. Interessanterweise fanden sich für die Behandlung von neurotischen Symptomen keine Unterschiede für verschiedene Stundenfrequenzen (ein- bis vierstündige Behandlung pro Woche). Nur für Persönlichkeitsstörungen waren Behandlungen mit vier Stunden als eher gebessert nachgewiesen worden als mit einer niederfrequenten Behandlung. Was das Alter angeht, so profitierten Jugendliche genauso von ein bis drei Stunden pro Woche, während jüngere Kinder mehr von hochfrequenten Behandlungen profitierten. Die Untersuchung von Fahrig et al. (1996) fand eine 80 %ige Besserung; es werden Verbesserungen auf der Symptomebene und der Konfliktebene berichtet.

Windaus (2004a und b; 2005) stellt in seinen Übersichten zur Wirksamkeit von psychoanalytischer Therapie bei Kindern und Jugendlichen fest, dass mehr Studien zu emotionalen Störungen mit Beginn in Kindheit und Jugend (F93), Angststörungen (F40 – F42), Essstörungen (F50), Verhaltensstörungen mit Beginn in Kindheit und Jugend (F90–F92, F94, F98), Persönlichkeitsstörungen und Verhaltensstörungen (F60, F62, F68, F69) vorliegen als zu dissoziativen und somatoformen Störungen (F4 – F45), autistischen Störungen (F84), Störungen der Impulskontrolle (F63) und Geschlechtsidentität (F64 – F65) sowie Abhängigkeit und Missbrauch (F1, F55). Im Folgenden sollen daraus einige Befunde dargestellt werden, die Jugendliche einschlossen.

Vor allem die Studien mit einem breiten Störungsspektrum (Winkelmann et al., 2003; Fahrig et al., 1996) und die naturalistischen Studien (Fonagy & Target, 1996) belegen die Wirksamkeit psychoanalytischer Therapie im klinischen Feld. Fonagy und Target (1996) fanden an der oben erwähnten recht großen Stichprobe der am Anna Freud Center behandelten Kinder klinisch bedeutsame Verbesserungen bei 62% der hochfrequent (4–5 Std./Woche) und bei 49% der niederfrequent (1–2 Std./Woche) behandelten Kinder. Besonders gut waren die Ergebnisse für Patienten mit emotionalen Störungen, auch bei vorliegender Komorbidität, während bei expansiven Störungen keine so guten Ergebnisse erzielt wurden.

Fahrig et al. (1996) berichten über den Therapieerfolg analytischer Psychotherapie bei Kindern und Jugendlichen in der Heidelberger Studie. In ihrer Untersuchung an 133 Kindern im Alter von 5 bis 14 Jahren wurde bei 92% eine Symptomreduktion, bei 89% eine Verbesserung der intrapsychischen Konflikte und bei 84% eine Verbesserung der in den Elterngesprächen bearbeiteten Konflikte festgestellt. Zusammengenommen fand man bei 80% der Kinder und Jugendlichen zuverlässige Veränderungen. Zu bedenken ist, dass bei 41% der Patienten eine Komorbidität von zwei Störungen und bei 10% eine Komorbidität von drei Störungen vorlag. Die Rate von Kindern und Jugendlichen, die nicht profitierten, schwankte zwischen 5% und 24% in Abhängigkeit von den Diagnosen.

In der oben erwähnten Heidelberger Studie zur KZT (Hartmann et al., 2003) wurden keine Veränderungen der Ich-Struktur erzielt; zur Symptomreduktion war mindestens eine Behandlung von sechs Monaten nötig. In einer weiteren Heidelberger Studie (Winkelmann et al., 2003) wurde eine Fünfjahreskatamnese von 131 Patienten vorgestellt. Effektstärken und Besserungsraten nach dem Kriterium der klinischen Signifikanz blieben im Katamnesezeitraum mit 70–80% stabil. Die Ergebnisse liegen damit über den bereits berichteten der Katamnesestudie von Dührssen (1964), wo im Katamnesezeitraum von fünf Jahren 53% der 150 Kinder (darunter 30 Jugendliche) als sehr gut bis befriedigend gebessert und 26% als genügend gebessert eingeschätzt wurden, bzw. den Ergebnissen der Katamnese von Petri und Thieme (1978), wo nach einem Katamnesezeitraum von bis zu fünf Jahren, wie erwähnt, 57 bis 66% der 78 Kinder und Jugendlichen zufrieden stellend gebessert waren. Auch in dieser Studie war die Besserungsrate bei neurotischen Störungen höher als bei Patienten mit ich-strukturellen Störungen und komorbiden Krankheitsbildern.

Meta-Analysen

Einzelstudien und Katamnesen haben nur einen beschränkten Aussagewert. Um diesen zu vergrößern, werden verschiedene Studien in einer gemeinsamen statistischen Auswertung, einer sog. Meta-Analyse, zusammengefasst. In den letzten Jahren werden genauere statistische Analysen vorgenommen, bei denen Effektstärken für die einzelnen Studien berechnet und Therapieeffekte miteinander verglichen werden.

Smith und Glass (1977) berichten von 500 kontrollierten Psychotherapiestudien, hierunter 50 Studien zur Kinder- und Jugendlichen-Psychotherapie. Sie kamen zu dem Ergebnis, dass psychotherapeutische Behandlung auf jeden Fall besser ist als keine Behandlung. Zu ähnlichen Befunden kommt Tramontana (1980) in einer vergleichenden Übersicht angloamerikanischer Forschungsarbeiten über Kurz- und Langzeittherapien unterschiedlicher methodischer Schulen bei Jugendlichen. Positive Effekte psychotherapeutischer Behandlungen bei Jugendlichen lagen zum damaligen Zeitpunkt mit 75 % wenig unter der Rate von erwachsenen Patienten. Die spontane Remission ist dagegen mit 39 % für diese Altersgruppe höher als für erwachsene Patienten.

Zu Vergleichen zwischen verschiedenen Therapieformen (zumeist Verhaltenstherapie und psychodynamische/psychoanalytische Therapie) ist allerdings kritisch anzumerken, dass in verhaltenstherapeutischen Studien oft die Evaluationsziele explizit gelernt und trainiert werden. Weisz et al. (1995) untersuchten 163 Studien mit einem Altersgruppenspektrum von 8 bis 14 Jahren. Auch hier fanden sich zunächst bessere Ergebnisse für die verhaltenstherapeutisch orientierten Behandlungen; kontrollierte man die Effekte jedoch für die Altersgruppen und für speziell eingesetzte Testinstrumente, so fanden sich keine differentiellen Effekte mehr für unterschiedliche Behandlungsmethoden. Allerdings muss man sich dabei vergegenwärtigen, dass keine einzige analytische Langzeittherapie aufgenommen worden war, sondern eine große Zahl verhaltenstherapeutischer Studien (159) in ihren Effekten mit wenigen (9) »insight-oriented« Therapien verglichen wurden. Die Länge des Follow-up-Zeitraumes ist für die Evaluation von großer Bedeutung, wurde aber nicht in allen Studien kontrolliert. Andere Studien (Makros et al., 1990) berichten über eine deutliche Zunahme der Therapieeffekte vom Abschluss der Behandlung bis zum Evaluationszeitraum 18 Monate später. Heekerens (1989) hat in einer Meta-Analyse keine ausreichenden Behandlungseffekte für psychodynamisch orientierte Kinder- und Jugendlichenbehandlungen gefunden. Allerdings waren nur 5 % der Studien psychodynamisch orientiert.

Insgesamt ist an diesen Meta-Analysen auffallend, dass nur wenige Studien mit analytischen Therapien einbezogen werden konnten, was nochmals die eingangs erläuterten Defizite in der Evaluation analytischer Psychotherapie für Kinder und Jugendliche unterstreicht. Deutlich wurde aber auch, dass selbst Symptomreduktionen Zeit brauchen und dass vor allem schwerer gestörte Kinder und Jugendliche eher von hochfrequenten Behandlungen profitieren. Windaus (2003, S. 557) weist in diesem Zusammenhang auf die »40-Stunden-Legende« hin (Grawe hatte die Behauptung aufgestellt, dass 40 Stunden für eine wirksame Psychotherapie ausreichend seien) und unterstreicht, dass sich aus zu kurzen Behandlungen bei Kindern und Jugendlichen eine »Kostenlawine fürs ganze Leben ergeben kann«. Es gab jedoch auch bestimmte Störungsbilder wie expansive Störungen, bei denen sich vergleichsweise geringe Erfolge erzielen ließen. Dies bedeutet allerdings nicht, dass sie nur noch leitlinienorientiert und manualisiert zu behandeln sind. Störungsspezifische Ansätze laufen Gefahr, auf Kosten von Individualität und Psychodynamik zu gehen (Windaus, 2003).

Zur Psychotherapieprozessforschung

Während in der Erwachsenenpsychotherapie seit vielen Jahren die Prozessforschung einen großen Raum einnimmt, sind ähnliche Untersuchungen zur Kinder- und Jugendlichen-Psychotherapie erst in den Anfängen. Shirk und Russell (1996) untersuchten die Therapien von depressiven Jugendlichen im Präadoleszenz- und Adoleszenzalter. Die Sprachanalysen gaben Hinweise, dass supportive Angebote des Therapeuten von depressiven Jugendlichen nicht wahrgenommen wurden, sodass auf eine gestörte Informationsverarbeitung im Rahmen der Depression geschlossen wurde.

Kontinuierliche Teilnahme und Behandlungsabbruch

Es sollte jedoch bedenklich stimmen, dass trotz des Nachweises eines guten bis befriedigenden Behandlungserfolges auch häufig in den gleichen Veröffentlichungen von hohen Therapieabbruchquoten die Rede ist. Petri und Thieme (1978) beschreiben 56 % Behandlungsabbrüche, 66 % in der frühen und 46 % in der späten Adoleszenz. Damit würde praktisch jede zweite Jugendlichenbehandlung abgebrochen. Dies bestätigen frühere Ergebnisse von Dührssen (1964), die bei Jugendlichen über 50 % Abbrüche beziehungsweise vorzeitige Beendigungen fand, bei einer Katamnese erwachsener Patienten dagegen nur 13 % (Dührssen, 1962). Fonagy und Target (1996) berichten von einer Abbruchquote von 26 % im ersten Behandlungsjahr, vor allem bei Adoleszenten mit expansiven Störungen.

Richmond (1978) analysierte die Anwesenheitsquote von Jugendlichen in Beratungseinrichtungen über einen Zeitraum von fünf Jahren und verglich freie Praxen mit Insitutionen. Der entscheidende Drop out findet seiner Beobachtung nach in den ersten fünf bis zehn Stunden statt, danach bleiben die Jugendlichen eher kontinuierlich in Behandlung. An mehr als 20 Sitzungen nahmen 76 % der Jugendlichen aus freien Praxen und 67 % der Jugendlichen aus Institutionen teil. Bei 30 Sitzungen und mehr stiegen die Zahlen auf 80 % an. Die »Dabeigebliebenen« hatten durchweg leichtere neurotische Störungen, während zu den »Abbrechern« vor allem delinquente Jugendliche und Jugendliche mit schweren Persönlichkeitsstörungen zählten.

In einer neueren Studie berichtet Kazdin (1997) von Abbruchraten zwischen 40 und 60 % bei Adoleszentenbehandlungen. Bei späteren Nachuntersuchungen wurden von den ursprünglichen Patienten, die die Therapie abgebrochen hatten, 30 % von erfahrenen Psychotherapeuten als gesund eingeschätzt. Ungewöhnlich gering nehmen sich dagegen die Ergebnisse zum Behandlungsabbruch in zwei deutschen Untersuchungen aus: Hirschmüller et al. (1997) berichten nur eine Abbruchquote von 9 % bei Jugendlichen. In einer eigenen Studie, die im Folgenden geschildert wird, betrug sie nur 19 %, was den oben geschilderten Ergebnissen von Fonagy und Target (1996) entspricht.

Die hohe Zahl von Behandlungsabbrüchen wird mit ganz bestimmten Symptomen wie Drogenabusus, Delinquenz, vor allem aber mit der Schichtzugehörigkeit der Jugendlichen in Verbindung gebracht. Einige Autoren nennen auch die schlechte Kooperation mit den Eltern des Patienten als Ursache für den Dropout. Seit 1999 (PsTG) ist in der Bundesrepublik die kontinuierliche Elternarbeit bei laufenden Jugendlichenbehandlungen vorgesehen; dies kann das Arbeitsbündnis stabilisieren, bringt aber auch zusätzliche Probleme mit sich (vgl. Kapitel 8). Behandlungsabbrüche kündigen sich in der Regel durch Ausfallenlassen von Terminen an und stellen insbesondere in offenen Gruppentherapien mit Jugendlichen ein großes Problem dar, da der Angstpegel der verbliebenen Jugendlichen schnell steigt.

Petri und Thieme (1978) fanden leichte Unterschiede in der Zahl der Behandlungsabbrüche in Abhängigkeit von Diagnose (weniger Abbruchfälle unter neurotisch gestörten Patienten) und der Schicht (die Abbruchquote ist bei Unterschicht-Familien leicht erhöht), vor allem aber deutliche Hinweise auf Einflüsse der Familie und der Patienten-Therapeuten-Beziehung. 41 % der »Abbrecher« kommen aus gestörten Familien, gegenüber 21 % der Jugendlichen, die die Behandlung normal beendeten. Mangelnde Behandlungserfahrungen und Gegenübertragungsschwierigkeiten (zusammen 52 %) hätten zu einem vorzeitigen Ende beigetragen. Diese Gründe werden ungefähr ebenso häufig wie etwa die Widerstände des Patienten

(49 %) oder Widerstände auf Seiten der Eltern des Patienten (50 %) genannt. Auch externe Gründe (Entfernung zum Therapieort, Klassen- und Schulwechsel) werden recht häufig angesprochen. Die Eltern geben interessanterweise vor allem das widerständlerische Verhalten des Jugendlichen als Hauptgrund für die Beendigung an; Ähnliches tun die jugendlichen Patienten selbst – neben der Angabe externer Ursachen. Die Prognose der Therapeuten fällt entsprechend verschieden aus: Therapieabbruchfälle werden von ihnen viermal ungünstiger beurteilt als Jugendliche aus beendeten Behandlungen. Streeck-Fischer (2002a, S. 360) hebt die bewegende Erfahrung hervor, wenn es gelingt, den Jugendlichen in Behandlung zu behalten und zu sehen, wie »eine eingefrorene und zerstörte Adoleszenzentwicklung wieder in Gang kommt«.

Die Passung von Störungsform und Behandlungsangebot: Eine Analyse der Krankenakten über jugendliche Patienten in einer analytisch arbeitenden Einrichtung

Gehen wir von der in Kapitel 7 beschriebenen Ambivalenz und den spezifischen Widerstands- und Abwehrformationen bei Jugendlichen aus, so drängt sich die Frage auf, welche Jugendlichen in einer therapeutischen Institution um Hilfe nachsuchen, welche Störungen sie bevorzugt aufweisen und wie dort mit ihnen umgegangen wird, d. h. welche Behandlung man ihnen vorschlägt. Untersuchungen solcher Inanspruchnahmepopulationen sind rar. Ich hatte die Gelegenheit, die Krankenakten auszuwerten, die in einer psychoanalytisch arbeitenden Institution über Jugendliche angefertigt worden waren. Die inhaltsanalytisch gewonnenen Ergebnisse dieser 316 Krankenakten über Jugendliche verdeutlichen sehr eindrucksvoll das Bemühen der Therapeuten um eine optimale Passung von Störungsform und Behandlungsangebot. Es handelte sich um Patienten im Alter von 12 bis 19 Jahren in einer psychosomatischen Klinik, die ambulante und stationäre analytisch orientierte Behandlungen anbietet und über ein Therapeutenteam verfügt, das sich zu gleichen Teilen aus Ärzten und Diplom-Psychologen zusammensetzt. Etwa die Hälfte der Therapeuten besitzt eine abgeschlossene psychoanalytische Ausbildung (Psychoanalyse, Psychotherapie oder Familientherapie); bei den übrigen Mitarbeitern handelt es sich um Ausbildungskandidaten. Die Institution hat einen Einzugsbereich von 50 bis 100 km und ist vor allem für Erwachsene, aber auch für Kinder und Jugendliche eine wichtige Anlaufstelle. Im Untersuchungszeitraum machte die jugendliche Klientel rund 20 % der Gesamtklientel dieser Institution aus.

Grundlage der inhaltsanalytischen Auswertung war ein vom jeweiligen Therapeuten verfasstes Protokoll des 50-minütigen Aufnahmegesprächs, das nach der Methode eines psychoanalytischen Erstinterviews durchgeführt worden war. Außerdem enthielt jede Krankenakte neben Daten aus verschiedenen Testverfahren Angaben über Beruf, Schulausbildung, Familienverhältnisse sowie besonders belastende Erlebnisse in der Kindheit, zumeist in standardisierter Form. In den Krankenakten fanden sich außerdem Briefe und persönliche Notizen über den Behandlungsverlauf bzw. -abbruch. Die 316 Krankenakten wurden von 64 Therapeuten (29 weiblichen und 35 männlichen Therapeuten, Durchschnittsalter 35 Jahre) geführt. Die männlichen Therapeuten betreuten während der fünf Jahre 64 % aller Patienten, die weiblichen Therapeuten 36 %; es zeichnete sich eine deutliche Tendenz zur gleichgeschlechtlichen Patientenwahl ab.

Rekrutierung der Jugendlichen: Familiärer Hintergrund und Bildungsniveau

Die Analyse der Krankenakten zeigt, dass von allen Altersstufen die ältesten Jugendlichen am häufigsten vorstellig werden. Die Anzahl weiblicher Patienten nahm konstant mit dem Alter zu. Das entspricht anderen Studien, die zeigen, dass im Kindesalter mehr Jungen als Mädchen psychische Störungen aufweisen, dass sich dieses Verhältnis in der Adoleszenz aber umzukehren pflegt (vgl. Kapitel 4). Damit finden wir bereits in der mittleren Adoleszenz das auch für das Erwachsenenalter gültige geschlechtsabhängige Krankheitsverhalten vor: Frauen suchen häufiger Hilfe in therapeutischen Einrichtungen.

Die Eltern der jugendlichen Patienten sind je zu einem Drittel Arbeiter oder Angestellte; 15 % sind Akademiker; die Mutter ist in über 50 % der Fälle nicht berufstätig. Die Familienverhältnisse sind bei zwei Dritteln der Jugendlichen intakt; 30 % der Jugendlichen lebten mit nur einem Elternteil bzw. in einer neuen ehelichen oder außerehelichen Verbindung oder kamen aus dem Heim. Die Patienten waren meistens älteste oder jüngste Kinder.

Art der Vorbehandlung, Hinweise auf die Behandlungsmotivation

Rund 20 % der Jugendlichen hatten, bevor sie in der Klinik um einen Ambulanztermin nachsuchten, bereits eine andere Behandlung hinter sich: Eine stationäre Aufnahme in einer Klinik, eine Beratung in einer Erziehungsberatungsstelle, eine medikamentöse oder Psychotherapie bei einem niedergelassenen Neurologen, Psychiater oder Psychotherapeuten. Die Mehrzahl der Patienten wurde vom Hausarzt oder einem die vorherige Behandlung leitenden Mediziner überwiesen; nur etwa ein Drittel stellte sich spontan vor. Bei rund 5 % handelte es sich um Notfälle, die gehäuft (15 bzw. 20 %) bei den 14- und 15-jährigen Jugendlichen auftraten. Die Rate der überwiesenen im Vergleich zu den spontan erschienenen Patienten blieb in allen Altersstufen konstant bei einem Verhältnis von etwa 70 zu 30. Weibliche Jugendliche zeichneten sich durch eine generell höhere Bereitschaft aus, spontan um therapeutische Hilfe zu bitten.

Die Form, in der das Interview geführt wurde, ließ ebenfalls Rückschlüsse auf die Behandlungsmotivation und den Grund der Vorstellung zu. Etwa bis zum 15. Lebensjahr wurde typischerweise ein Familieninterview durchgeführt, an dem neben dem Patienten beide Eltern (55 %) oder aber die Mutter (41 %) bzw. der Vater (4 %) allein teilnehmen. Bei diesen Familieninterviews war das Übergewicht der männlichen Jugendlichen auffallend. Setzt man dies in Beziehung zu dem bereits erwähnten Phänomen, dass Therapeuten in der Regel Jugendliche des eigenen Geschlechts behandeln, so bleibt festzuhalten, dass die für eine Diagnose entscheidenden Informationen bei männlichen Jugendlichen überwiegend in einem Familieninterview unter Leitung eines männlichen Therapeuten und bei weiblichen Jugendlichen überwiegend in einem Einzelinterview bei einer Therapeutin erhoben wurden.

Diagnostische Einordnung

Zum Zeitpunkt der Untersuchung waren noch keine Diagnosen im Sinne des DSM verpflichtend. Die Altersverteilungen zweier Symptomgruppen waren gegenläufig: Depressive Verstimmungen (20 % der Diagnosen) nahmen mit dem Alter generell zu, während Familienkonflikte seltener beobachtet wurden. Auffällig war auch die recht häufige Diagnose »heterogenes Zustandsbild« (13 %). Diese vorsichtige Umschreibung einer noch unklaren Störung bildet die Kenntnis der Therapeuten vom raschen Symptomwandel und den hohen Remissionsraten in dieser Altersstufe ab (vgl. Kapitel 4). Bei rund einem Viertel der untersuchten männlichen wie weiblichen Patienten wurden Psychosomatosen diagnostiziert. Dass besonders die Altersgruppen der 13- bis 15-Jährigen betroffen sind, entspricht recht gut den in Kapitel 2 geschilderten Befunden, denen zufolge körperliche Beschwerden und eine verstärkte Tendenz zur Somatisierung in der frühen bis mittleren Adoleszenz anzutreffen sind.

Bei 10 % der Jugendlichen war eine aktuelle Suizidproblematik Anlass der Vorstellung. Depressive Verstimmungen wurden bei Mädchen häufiger, ab dem 16. Lebensjahr etwa doppelt so häufig wie bei männlichen Jugendlichen, diagnostiziert. Eine detailliertere Analyse ergab 20 % familiäre Konflikte bei den männlichen und 10 % bei den weiblichen Jugendlichen. Die große Zahl familiärer Konflikte bei den 12- bis 13-jährigen Jungen (35 %) stand sehr oft mit Lern- und Leistungsstörungen in Beziehung. Es handelt sich offenkundig um eine Leistungsproblematik auf dem Hintergrund einer gestörten Eltern-Kind-Beziehung.

Therapeutische Angebote

Die nach den Ergebnissen des diagnostischen Erstinterviews vorgeschlagenen therapeutischen Maßnahmen umfassten ein breites Spektrum von Möglichkeiten, das insbesondere bei den jüngeren Altersgruppen recht gut durch die Institution abgedeckt wurde. Bei den älteren Jugendlichen nahmen Weiterleitungen an andere Institutionen oder niedergelassene Therapeuten zu. Folgende Behandlungsvorschläge wurden gemacht: Einmalige Wiedervorstellung (7 %), Beratung (28 %), Einzeltherapie (24 %), Familientherapie (18 %) und Gruppentherapie (23 %).

Auffällig war das Bestreben der Therapeuten, in ihrem Behandlungsvorschlag nicht nur Alter und Geschlecht des Patienten, sondern auch die jeweilige Störungsform zu berücksichtigen und so eine möglichst optimale »Passung« von Störung und Behandlungsangebot zu erreichen. Die Beratung wurde bei männlichen wie weiblichen Jugendlichen am häufigsten empfohlen; die Behandlungsvorschläge bezogen sich jedoch außerdem zu zwei Dritteln auf Langzeitverfahren, die deutlich in Abhängigkeit von der Diagnose erfolgten. Die stützende, nur wenige Sitzungen umfassende Beratung wurde vor allem jüngeren Patienten angeboten. Wenn man – wie Anna Freud (1960) ausführt – davon ausgehen muss, dass normale Pubertätserscheinungen falsch eingeschätzt und nicht von pathologischen Verläufen getrennt werden können, so hat der Therapeut in einer solchen Beratung eine aufklärende und strukturierende Funktion. Dies gilt besonders für die Lern- und Leistungsstörungen, die im Alter von 12 bis 14 Jahren vorübergehend auftreten und von besorgten Eltern zum Anlass genommen werden können, Jugendliche in einer therapeutischen Institution vorzustellen. Wegen dieses Zusammenhanges war vermutlich auch die Anzahl der Beratungen bei den männlichen Patienten in dieser Altersgruppe wesentlich höher. Die Familientherapie wurde hauptsächlich bei jün-

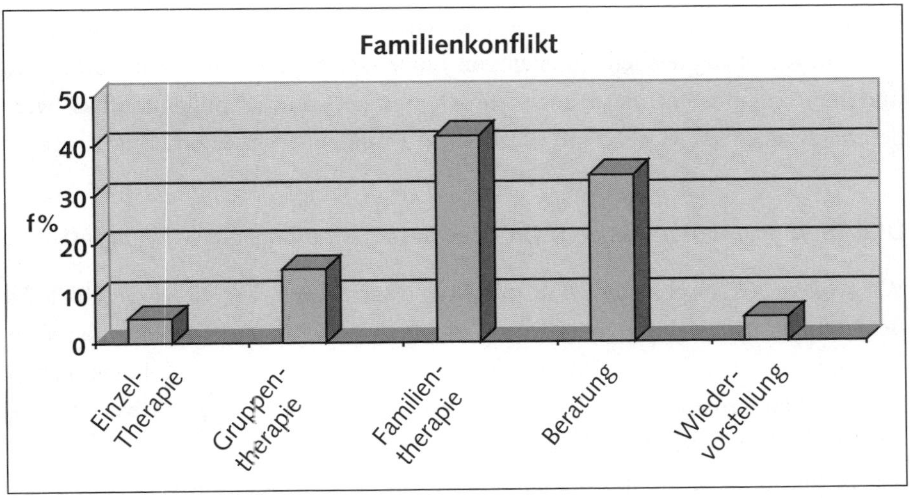

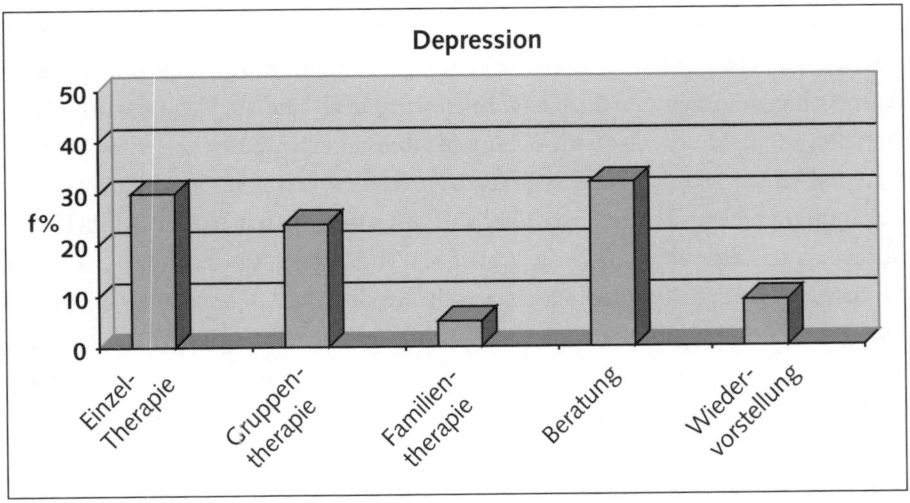

Abbildung 5a und b: Prozentuale Häufigkeiten verschiedener Therapievorschläge bei den Diagnosen »Depression« (n = 49) und »Familienkonflikt« (n = 51)

geren Patienten bis zu einem Alter von 15 Jahren erwogen. Das therapeutische Angebot verhielt sich hier exakt parallel zur Diagnose von familiären Konflikten in den Altersstufen 12 bis 14 Jahre. Bei den älteren Jugendlichen wurden – die Ablösungsproblematik berücksichtigend – zunehmend andere Behandlungsvorschläge, wie Einzel- und Gruppentherapie, erwogen. Die Gruppentherapie wurde schon etwas früher, nämlich bei 15-jährigen Jugendlichen, vorgeschlagen.

Analysiert man die Behandlungsvorschläge in Abhängigkeit von der Störungsform, so finden wir bei den psychosomatischen Erkrankungen das ausgewogenste Angebot mit etwa gleichen Anteilen von Einzel-, Gruppen- und Familientherapie und Beratung. Bei Störungsformen wie »Depression« und »Familienkonflikt« werden Beratungen vorwiegend mit Einzel- bzw. Familientherapie kombiniert.

Durchgeführte Behandlungen, Gründe für das Scheitern einer Therapie

Wir wollen uns abschließend mit der Frage beschäftigen, ob die vorgeschlagene Behandlung auch durchgeführt wurde und welche Gründe für einen möglichen Behandlungsabbruch benannt wurden. Betrachtet man die 102 Jugendlichen genauer, denen man eine Behandlung in der Institution angeboten hatte – ihre Realisierung lässt sich über die Krankenakten am besten überprüfen –, so finden wir 42 Jugendliche, die ihre Behandlung nicht angetreten, 19, die sie kurz nach Beginn abgebrochen, und nur 41 Jugendliche, die bis zum Ende mitgearbeitet hatten. Eine Überprüfung mittels Chi^2-Test ergab, dass unter den Abbruchfällen mehr überwiesene als spontan erschienene Patienten waren und Beratungen häufiger in Anspruch genommen und auch begonnen wurden als andere Therapievorschläge. Auffällig ist allerdings, dass sich unter den Abbruchfällen besonders viele Jugendliche mit einem Familienkonflikt befanden. Akademikerkinder brechen zwar eine Behandlung seltener ab, treten sie aber auch oft gar nicht erst an. Hinsichtlich aller übrigen Variablen konnten keine statistisch auffälligen Abweichungen von der erwarteten Häufigkeitsverteilung festgestellt werden. Wir müssen aber vermuten, dass die Behandlungsmotivation der »geschickten« Patienten vergleichsweise gering ist, obgleich man bei vordergründig uninteressiertem Verhalten durchaus auch eine unbewusste, gute Behandlungsmotivation antreffen kann (vgl. Kapitel 4).

In den Krankenakten fanden sich Begründungen seitens der Patienten bzw. Therapeuten, die über das Nichtzustandekommen oder Scheitern einer Therapie Aufschluss geben. Diese Begründungen konnten inhaltsanalytisch auf der Dimension

»Therapieschwierigkeiten« zusammengefasst und in sechs Kategorien eingeteilt werden, die die äußeren Anlässe, Einflüsse der Eltern, die Person des Therapeuten, die Symptomatik des Patienten, seine Behandlungsmotivation und seine Einschätzung der »Besserung« der psychischen Symptome betreffen. Der überwiegende Teil der Gründe, die für das Scheitern einer Behandlung verantwortlich gemacht wurden, wurde im Patienten selbst gesehen: in seiner Symptomatik und seiner schlechten Behandlungsmotivation, die teilweise zur Ablehnung der Behandlung aufgrund zeitlicher und finanzieller Erwägungen führte bzw. sich in einer »Flucht in die Gesundheit« äußerte.

Die wichtigsten Ergebnisse im Überblick

Wir können abschließend aus der Analyse der Krankenakten von 316 Jugendlichen, die im Laufe von fünf Jahren eine psychoanalytisch arbeitende Institution aufsuchten, Folgendes festhalten: Es handelte sich um eine vergleichsweise kleine Gruppe – etwa 20 % der im gleichen Zeitraum behandelten Gesamtklientel –, die vor allem hinsichtlich der Merkmale Alter und Geschlecht der Jugendlichen auffällig ist. Entsprechend verschieden waren die Probleme, die männliche und weibliche Jugendliche in die Institution führten: Der Kernkonflikt der Jungen schien ein Leistungskonflikt auf dem Boden einer familiären Problematik, der Kernkonflikt der Mädchen dagegen eher ein Identitätsproblem mit Beziehungsstörungen vor dem Hintergrund einer depressiven Problematik zu sein. Generell sind körperliche Mitbeeinträchtigungen in der frühen Adoleszenz häufiger. Die Behandlungsvorschläge der Therapeuten waren auf die Symptomatik der Jugendlichen bezogen, berücksichtigten aber auch das Alter und das Geschlecht der jugendlichen Patienten. Deutlich war das Bemühen, eine optimale Passung zwischen diagnostizierter Störung und Behandlungsangebot zu erreichen (z. B. Familientherapie bei vorliegendem Familienkonflikt; Einzeltherapie bei depressiver Symptomatik). Unabhängig von der Störungsform wurde allerdings als häufigste Behandlung die nur wenige Stunden umfassende Beratung empfohlen. Ihr Akzent liegt auf der Aufarbeitung des aktuellen Konfliktes bei informierender, stützender Hilfestellung.

Schon bei der Durchführung der Erstinterviews, in dem alle relevanten Daten für Diagnose und Indikation erhoben wurden, fanden wir einen deutlichen Altersbezug: Jüngere Patienten wurden häufiger mit ihren Angehörigen, ältere Patienten eher alleine gesehen. Der entscheidende Wechsel in der Form des Interviews und dem nachfolgenden Behandlungsvorschlag fand zwischen dem 15. und 16. Lebensjahr statt. Insgesamt war eine Präferenz der Therapeuten auffällig, gleichgeschlechtliche Jugendliche für ein Erstgespräch auszuwählen. Da die weiblichen Jugendlichen verstärkt in der mittleren bis späten Adoleszenz, häufig allein und mit dezidiertem Behandlungswillen kamen, wurden ihnen in der Regel auch die anspruchsvolleren, größere Voraussetzungen an Motivation und Mitarbeit stellenden Behandlungsvorschläge (wie analytisch orientierte Einzel- oder Gruppentherapie) unterbreitet. Nur ein Teil der den Jugendlichen vorgeschlagenen Behandlungen konnte tatsächlich realisiert werden. In der untersuchten Institution wurden nur 25 % der vorgeschlagenen Therapien durchgeführt. Ein Behandlungsangebot nahmen 40 % der Jugendlichen an, der Rest erschien nicht zum vereinbarten Termin (41 %) oder brach die angefangene Behandlung wieder ab (19 %). Eine Analyse der Beweggründe für diesen Behandlungsabbruch ergab, dass die Therapeuten in erster Linie die mangelnde Behandlungsmotivation und Einsichtsfähigkeit des Patienten, aber auch die negativen Interventionen der Eltern für das Scheitern der Behandlung verantwortlich machten. Gegenübertragungsreaktionen der Therapeuten waren demgegenüber von untergeordneter Bedeutung.

Zusammenfassung

Die Frage nach der Effektivität psychoanalytischer Behandlungsmethoden ist für die Zukunft der Kinder- und Jugendlichentherapeuten von großer Bedeutung. Insgesamt unterstreichen die geschilderten Einzelstudien und Meta-Analysen ein Defizit in der Qualitätssicherung analytischer Psychotherapie bei Kindern und Jugendlichen. Deutlich wurde aber auch, dass selbst Symptomreduktionen Zeit brauchen und dass schwerer gestörte Kinder und Jugendliche eher von hochfrequenten Behandlungen profitieren. Nach den in diesem Kapitel vorgestellten Befunden scheinen sich alle Behandlungskonzepte für Jugendliche in gewissem Umfang bewährt zu haben, da vor allem bestimmte »generelle Wirkfaktoren« wie die Beziehung zum Therapeuten den größten Teil der Ergebnisse aufklären. Variablen der therapeutischen Beziehung (wie Gegenübertragungsprobleme, Widerstand) wurden selten als Ursachen für den Therapieabbruch Jugendlicher verantwortlich gemacht.

Literatur

Abraham, K. (1971). Über eine besondere Form des neurotischen Widerstandes gegen die psychoanalytische Methode. *Psychoanalytische Studien II.* Frankfurt am Main: Fischer.

Abrams, S. (1996). Offerings and acceptances. Technique and therapeutic action. *The Psychoanalytic Study of the Child, 51,* 71–86.

Achenbach, T. M., Howell, C. T., McConaughy, S. H. & Stanger, C. (1995). Six-year predictors of problems in a national sample, III: Transition to young adult syndromes. *Journal of the American Academy of the Child and Adolescent Psychiatry, 34,* 658–669.

Adler, A. (1927). *Schwer erziehbare Kinder.* Dresden: Verlag am anderen Ufer.

Adler, G. (1996). Transitional objects, self objects, real objects, and the process of change in psychodynamic psychotherapy. In L. Lifson (ed.), *Understanding therapeutic action. Psychodynamic concepts of cure* (pp. 69–84). Volume 15. Hillsdale (NJ): The Analytic Press.

Aichhorn, A. (1925). *Verwahrloste Jugend.* Bern: Huber.

Akhtar, S. (1996). »Someday« and »if only« fantasies. In J. Feher Gurewich & M. Tort (eds.), *The subject and the self* (pp. 203–233). Northvale (NJ), London: Jason Aronson.

Alberts, A., Elkind, D., & Ginsberg, S. (2007). The Personal Fable and risk taking in early adolescence. *Journal of Youth and Adolescence, 36,* 71–76.

Alonso, A. (1996). Toward a new understanding of neutrality. In L. Lifson (ed.), *Understanding therapeutic action. Psychodynamic concepts of cure* (pp. 3–19). Volume 15. Hillsdale (NJ): The Analytic Press.

Amato, P. R. (2000). The consequences of divorce for adults and children. *Journal of Marriage and Family, 62,* 1269–1287.

Amato, P. R. & Booth, A. (2001). The legacy of parents' marital discord: Consequences for children's marital quality. *Journal of Personality and Social Psychology, 81,* 627–638.

Anzieu, A. (1995). Beunruhigende Weiblichkeit. Zum Thema Adoleszenz. *Psyche, 49,* 886–902.

Anzieu, D. (1996). *Das Haut-Ich.* Frankfurt am Main: Suhrkamp.

Argelander, H. (1974). Über psychoanalytische Kompetenz. *Psyche, 28,* 1063–1076.

Argelander, H. (1999). *Das Erstinterview in der Psychoanalyse.* Darmstadt: Wissenschaftliche Buchgesellschaft.

Ariès, P. (1975). *Geschichte der Kindheit.* München: Hanser.

Arnett, J. J. (2000). Emerging adulthood. A theory of development from the late teens through the twenties. *American Psychologist, 55,* 469–480.

Arnett, J. J. (2007). *Adolescence and emerging adulthood: A cultural approach.* Englewood Cliffs: Prentice Hall.

Aronson, S. (1995). Five girls in search of a group: A group experience for adolescents of parents with AIDS. *International Journal of Group Psychotherapy, 45,* 223–235.

Atkinson, S. & Gabbard, G. O. (1995). Erotic transference in the male adolescent-female analyst dyad. *The Psychoanalytic Study of the Child, 50,* 171 – 186.

Babatzanis, G. (1997). The analysis of pre-homosexual child with a twelve-year developmental follow-up. *The Psychoanalytic Study of the Child, 52,* 159 – 189.

Bachmann, H. I. (2002). *Malen als Lebensspur.* Stuttgart: Klett-Cotta.

Balint, M. (1966). *Die Urformen der Liebe und die Technik der Psychoanalyse.* Bern, Stuttgart: Huber, Klett.

Bauers, W. (1994). Das Übertragungsgeschehen in der psychoanalytischen Kindertherapie. *Praxis der Kinderpsychologie und Kinderpsychiatrie, 43,* 84 – 89.

Baumrind, D. (1991). Effective parenting during the early adolescent transition. In P. A. Cowan & M. Hetherington (eds.), *Family transitions* (pp. 111 – 163). Hillsdale (NJ): Lawrence Erlbaum Associates.

Bauriedl, T. (1998). Die Wiederholung der Traumatisierung in der Psychotherapie. *Analytische Kinder- und Jugendlichen-Psychotherapie, 97,* 25 – 42.

Baydar, N. & Brooks-Gunn, J. (1991). Effects of maternal employment and child-care arrangements on preschoolers' cognitive and behavioral outcomes: Evidence from the children of the National Longitudinal Survey of Youth. *Developmental Psychology, 27,* 932 – 945.

Beck, W. (1994). Funktionsdefizite als Auswirkung struktureller Ich-Störungen. Einschränkungen kognitiver und affektiver Anpassung in der verlaufsorientierten, psychoanalytisch-interaktionellen Therapie von Jugendlichen. *Analytische Kinder- und Jugendlichen-Psychotherapie, 83,* 181–209.

Becker, R. & Nietfeld, M. (1999). Arbeitslosigkeit und Bildungschancen von Kindern im Transformationsprozess. Eine empirische Studie über die Auswirkungen sozioökonomischer Deprivation auf intergenerationale Bildungsvererbung. *Kölner Zeitschrift für Soziologie und Sozialpsychologie, 51,* 55 – 79.

Beckmann, D. (1974). Arzt-Patient-Beziehung. In M. von Kerekjarto (Hrsg.), *Medizinische Psychologie* (S. 252 – 291). Berlin: Springer.

Beeferman, D. & Orvaschel, H. (1994). Group psychotherapy for depressed adolescents: A critical review. *International Journal of Group Psychotherapy, 44,* 463 – 475.

Beher, S. (2005). *100 plus X. Zur Wirksamkeit systemischer Einzel- und Familientherapie.* Unveröffentlichte Diplomarbeit. Johannes-Gutenberg-Universität Mainz.

Bemporad, J. & Zambenedetti, M. (1997). Psychoanalysis and psychodynamic therapy. In J. M. Wiener (ed.), *Textbook of child and adolescent psychiatry. 2nd edition* (pp. 813 – 828). Washington D. C.: American Academy of Child and Adolescent Psychiatry: American Psychiatric Press.

Berenstein, F. H. (1995). *Lost boys. Reflections on psychoanalysis and countertransference.* New York, London: W. W. Norton & Company.

Berger, M. (1991). Zu den Erfahrungen von und mit Eltern während der psychoanalytischen Behandlung ihrer Kinder. *Zeitschrift für Kinder- und Jugendpsychiatrie, 37,* 220 – 226.

Berger-Reiss, D. (1997). Generations after the Holocaust: Multigenerational transmission of trauma. In B. S. Mark & J. Incorvaia, *The handbook of infant, child and adolescent psycho-*

therapy. New directions in integrative treatment, Vol. 2 (pp. 209 – 219). Reiss-Davis Child Study Center. Northvale (NJ), New York.

Berman, L. B. & Goodrich, W. (1990). Running away from treatment: Observations and admission predictors for hospitalized adolescents. In S. C. Feinstein (ed.), *Adolescent psychiatry. Developmental and clinical studies, Vol. 17* (pp. 279 – 304). Chicago, London: The Universities of Chicago Press.

Bernfeld, S. (1923). Über eine typische Form der männlichen Pubertät. *Imago, 9,* 169 – 188.

Bernfeld, S. (1924). *Vom dichterischen Schaffen der Jugend.* Leipzig: Internationaler Psychoanalytischer Verlag.

Bernfeld, S. (1931). Trieb und Tradition im Jugendalter: Kulturpsychologische Studie an Tagebüchern. *Zeitschrift für Angewandte Psychologie, 54,* 1 – 89.

Berns, I. (2000). Die psychoanalytische Grundregel. Ihre Verwirklichung und Wirkung in der analytischen Kinder- und Jugendlichen-Psychotherapie. *Analytische Kinder- und Jugendlichen-Psychotherapie, 106,* 173 – 189.

Berns, I. (2002). Tiefenpsychologisch fundierte und psychoanalytische Psychotherapie bei Kindern und Jugendlichen aus der Sicht einer Kinder- und Jugendlichen-Psychotherapeutin. *Praxis der Kinderpsychologie und Kinderpsychiatrie, 51,* 39 – 48.

Berns, U. (2005). Psychotherapieausbildung im Licht empirischer Psychotherapieforschung. *Psychotherapeut, 51,* 26 – 34.

Bettelheim, B. (1980). *Kinder brauchen Märchen.* München: dtv.

Bick, I. J. (1989). Aliens among us: A representation of children in science fiction. *Journal of the American Psychoanalytic Association, 37,* 737 – 759.

Biermann, G. (1975). Kinderpsychotherapie. In W. Schraml & U. Baumann (Hrsg.), *Klinische Psychologie. Band I* (S. 640 – 661). Bern, Stuttgart, Wien: Huber.

Bion, W. R. (1967a). *Second thoughts: Selected papers on psychoanalysis.* London: Karnac Maresfield Library.

Bion, W. R. (1967b). Notes on memory and desire. [Deutsch: Anmerkungen zu Erinnerung und Wunsch. In E. B. Spillius (2002), *Melanie Klein Heute,* Band 2 (3. Aufl.), Stuttgart: Klett-Cotta.]

Bird, H. R., Gould, M. S. & Staghezza, B. M. (1993). Patterns of diagnostic comorbidity in a community sample for children aged 9 through 16 years. *Journal of the American Academy of Child and Adolescent Psychiatry, 32,* 361 – 368.

Bisagni, F. (1995). The stone womb: A case of psychogenic paralysis. In M. Sidoli & G. Bovensiepen (eds.), *Incest fantasies and self-destructive acts. Jungian and post-Jungian psychotherapy in adolescence* (pp. 187 – 204). New Brunswick, London: Transaction Publishers.

Bischof, D. (1997). Was hat eigentlich Dora mit Adorno zu tun? Zur Bedeutung der Sexualität in der psychoanalytischen Behandlung adoleszenter Patienten. *Arbeitshefte Kinderpsychoanalyse, 24,* 97 – 117.

Bloch, H. S. (1995). *Adolescent development, psychopathology, and treatment.* Madison, CT: International Universities Press.

Blos, P. (1954). Prolonged adolescence. *American Journal of Orthopsychiatry, 24,* 733 – 742.

Blos, P. (1962). *On adolescence*. New York: Free Press of Glencoe.

Blos, P. (1964). Die Funktion des Agierens im Adoleszenzprozeß. *Psyche, 18,* 120 – 138.

Blos, P. (1965). The initial stage of male adolescence. *Psychoanalytic Study of the Child, 20,* 145 – 165.

Blos, P. (1967). The second individuation process of adolescence. *Psychoanalytic Study of the Child, 22,* 162 – 185.

Blos, P. (1976). The split parental imago in adolescent social relations. *Psychoanalytic Study of the Child, 31,* 7 – 33.

Blos, P. (1985). *Son and father: Before and beyond the Oedipus complex*. New York: The Free Press.

Blos, P. (2001). *Adoleszenz. Eine psychoanalytische Interpretation* (7. Aufl.). Stuttgart: Klett-Cotta.

Boeger, A., Seiffge-Krenke, I. & Schmidt, C. (1995). »Ein Körper für zwei«: Chronisch kranke Jugendliche und ihre Mütter. *Forum der Psychoanalyse, 11,* 150 – 159.

Bogdaniak, R. C. & Piercy, F. P. (1987). Therapeutic issues of adolescent children of alcoholics (AdCA) groups. *International Journal of Group Psychotherapy, 37,* 569 – 588.

Bohleber, W. (1999). Psychoanalyse, Adoleszenz und das Problem der Identität. *Psyche, 53,* 507 – 529.

Bohleber, W. & Leuzinger-Bohleber, M. (1981). Prüfungsprobleme und ihre psychotherapeutische Behandlung. In E. Krejci & W. Bohleber (Hrsg.), *Spätadoleszente Konflikte* (S. 117 – 149). Göttingen: Vandenhoeck & Ruprecht.

Bolland, J. & Sandler, J. (1977). *Die Hampstead-Methode*. München: Kindler.

Bollas, C. (1992). *Being a character. Psychoanalysis and self experience*. London: Routledge.

Boots, S., Goodman, D., Loughman, S. & Anthony E. J. (1990). The family in treatment during the long-term inpatient care of the adolescent. In S. C. Feinstein (ed.), *Adolescent psychiatry. Developmental and clinical studies, Vol. 17* (pp. 129 – 157). Chicago, London: The Universities of Chicago Press.

Borowski, D. (2002). Tiefenpsychologisch-fundierte Psychotherapie im Kindes- und Jugendalter aus der Sicht des Gutachters. *Praxis der Kinderpsychologie und Kinderpsychiatrie, 51,* 49 – 58.

Boschan, P. J. (1992). Psychic change and development in the theory and technique in adolescent analysis: The handling of perverse levels of transference. *International Journal of Psychoanalysis, 73,* 313 – 321.

Boszormenyi-Nagy, I. & Spark, G. (2001). *Unsichtbare Bindungen. Die Dynamik familiärer Systeme*. Stuttgart: Klett-Cotta (8. Aufl. 2006).

Bovensiepen, G. (1995). The clinic as container. In M. Sidoli & G. Bovensiepen (eds.), *Incest fantasies and self-destructive acts. Jungian and post-Jungian psychotherapy in adolescence* (pp. 247 – 262). New Brunswick, London: Transaction Publishers.

Bovensiepen, G. & Sidoli, M. (1995). Notes on technique and the personality of the analyst. In M. Sidoli & G. Bovensiepen (eds.), *Incest fantasies and self destructive acts. Jungian and post-jungian psychotherapy in adolescence* (pp. 15 – 24). New Brunswick, London: Transaction Publishers.

Bovensiepen, G., Hopf, H. & Molitor, G. (Hrsg.) (2002). *Unruhige und unaufmerksame Kinder. Psychoanalyse des hyperkinetischen Syndroms*. Frankfurt am Main: Brandes & Apsel.

Bowlby, J. (1980). *Trennung. Psychische Schäden als Folge der Trennung von Mutter und Kind.* München: Kindler.

Bowlby, J. (1995). *Elternbindung und Persönlichkeitsentwicklung. Therapeutische Aspekte der Bindungstheorie*. Heidelberg: Dexter.

Brainin, E. (1999). Körper-Ich und Unbewußtes. Entwicklung und Körper-Ich in der Kindheit und Adoleszenz. *Kinderanalyse, 7*, 223 – 239.

Branik, E. (2001a). Gefahren und mögliche negative Auswirkungen von stationären kinder- und jugendpsychiatrischen Behandlungen – Erkennen und Vorbeugen. *Praxis der Kinderpsychologie und Kinderpsychiatrie, 50*, 372–382.

Branik, E. (2001b). Zum Stellenwert der Psychoanalyse in der stationären Kinder- und Jugendpsychiatrie. *Kinderanalyse, 9*, 1–21.

Branik, E. (2002). Inszenierung unter Einsatz des Körpers in der Psychotherapie von Jugendlichen. *Kinderanalyse, 10*, 40 – 61.

Branik, E. (2004). Zum Umgang mit sich selbst schneidenden Jugendlichen im stationären Setting. *Kinderanalyse, 12*, 1–21.

Brede, K. (1993). Der Berufsstand des Analytischen Kinder- und Jugendlichen-Psychotherapeuten in der »FOGS-Studie«. *Psyche, 2*, 71 – 81.

Breuer, J. & Freud, S. (1895). *Studien über Hysterie.* Leipzig, Wien. (Neuausgabe 1991, Frankfurt am Main: Fischer.)

Brinkmann, A. & Blank-Knaut, B. (2005). Die Zukunft gestalten im Angesicht der Vergangenheit: Deutsche, Juden und betroffene Andere. *Forum Psychoanalyse, 21*, 387 – 397.

Brisch, K. H. (2000). Was heilt? Ergebnis- und prozessorientierte Evaluation in der analytischen Kinder- und Jugendlichen-Psychotherapie. *Analytische Kinder- und Jugendlichen-Psychotherapie, 106*, 109 – 122.

Brockmann, J. (1990). Übertragung und Gegenübertragung in einer therapeutischen Wohngruppe für psychisch kranke junge Menschen. *Psychotherapie und Medizinische Psychologie, 40*, 22 – 26.

Brockmann, J., Schlüter, T. & Eckert, J. (2003). Die Frankfurt-Hamburg Langzeitpsychotherapiestudie. *Psychotherapeutenjournal, 3*, 184 – 194.

Brockmann, J., Schlüter, T. & Eckert, J. (2006). Langzeitwirkungen psychoanalytischer und verhaltenstherapeutischer Langzeitpsychotherapien. Eine vergleichende Studie aus der Praxis niedergelassener Psychotherapeuten. *Psychotherapeut, 51*, 15 – 25.

Bronstein, C. (ed.) (2001). *Kleinian theory: A contemporary perspective.* London: Athenaeum.

Brown, B. B. (1999). »You're going out with who?«: Peer group influences on adolescent romantic relationships. In W. Furman, B. B. Brown, & C. Feiring (eds.), *The development of romantic relationships in adolescence* (pp. 291 – 329). Cambridge: Cambridge University Press.

Buchholz, M. B. (1982). *Psychoanalytische Methode und Familientherapie.* Frankfurt am Main: Fachbuchhandlung für Psychologie.

Buchholz, M.B. (Hrsg.) (1995). *Psychotherapeutische Interaktion. Qualitative Studien zu Konversation und Metapher, Geste und Plan.* Opladen: Westdeutscher Verlag.

Buchholz, M.B. (1997). Psychoanalytische Professionalität. *Forum Psychoanalyse, 13,* 75–93.

Bürgin, D. (1980). Das Problem der Autonomie in der Spätadoleszenz. *Psyche, 34,* 449–463.

Bürgin, D. (1992). Zur Indikation psychoanalytischer Psychotherapie bei Kindern und Jugendlichen. *Kinderanalyse, 1,* 22–45.

Bürgin, D. (2002). Psychoanalytische Therapie in der Adoleszenz. *Psychotherapie im Dialog, 4,* 331–337.

Burgner, M. (1991). Issues of termination in the psychoanalysis of the severe disturbed adolescent. In A. G. Schmukler (ed.), *Saying goodbye. A casebook of termination in child and adolescent analysis and therapy* (p. 305). Hillsdale (NJ), London: The Analytic Press.

Cahn, R. (2000). Gefährliche Ent-Bindungen: Psychosegefahr in der Adoleszenz. *Kinderanalyse, 10,* 175–201.

Carbonell, D. M. & Parteleno-Barehmi, C. (1999). Psychodrama groups for girls coping with trauma. *International Journal of Group Psychotherapy, 49,* 285–306.

Carroll, L. (1865). *Alice's adventures in wonderland.* Macmillan [deutsche Erstausgabe: 1869. Übersetzung: A. Zimmermann].

Cassidy, J. & Shaver, P. R. (eds.) (1999). *Handbook of attachment. Theory, research, and clinical applications.* New York: The Guilford Press.

Church, E. (1994). The role of autonomy in adolescent psychotherapy. *Psychotherapy, 31,* 101–108.

Cicchetti, D. & Toth, S. (1998). Perspectives on research and practice in developmental psychopathology. In W. Damon (ed.), *Handbook of Child Psychology, 5th ed., Vol. 4 Child psychology in practice* (pp. 479–583). New York: Wiley.

Clement, U. (1993). Zum Verhältnis von Sexualwissenschaft und Psychoanalyse. *Zeitschrift für Psychosomatische Medizin, 39,* 63–74.

Cohen, E. (2004). *Das misshandelte Kind.* Frankfurt am Main: Brandes & Apsel.

Cohen, J. (1997). Child and adolescent psychoanalysis: Research, practice, and theory. *International Journal of Psychoanalysis, 78,* 499–520.

Compas, B. E. & Hammen, C. L. (1996). Child and adolescent depression: Covariation and comorbidity in development. In R. J. Haggerty & L. R. Sherrod (eds.). *Stress, risk, and resilience in children and adolescents: Processes, mechanisms, and interventions* (pp. 225–267). New York: Cambridge University Press.

Conger, R. D., Conger, K.-J., Elder, G. H. Jr., Lorenz, F. O., Simons, R. L. & Whitebeck, L.B. (1993). Family economic stress and adjustment of early adolescent girls. *Developmental Psychology, 29,* 206–219.

Costello, E. J., Foley, D. L. & Angold, A. (2006). 10-year research update review: The epidemiology of child and adolescent psychiatric disorders: II. Developmental epidemiology. *Journal of the American Academy of Child and Adolescent Psychiatry, 45,* 8–25.

Cremerius, J. (1969). Schweigen als Problem der psychoanalytischen Technik. *Jahrbuch der Psychoanalyse, 6,* 69 – 103.

Cremerius, J. (1979). Die Entwicklung in der psychoanalytischen Technik. In H. Fischle-Carl (Hrsg.), *Theorie und Praxis der Psychoanalyse* (S. 39 – 55). Fellbach: Bonz.

Dalsimer, K. (1979). From preadolescent tomboy to early adolescent girl. *Psychoanalytic Study of the Child, 34,* 445 – 461.

Davies, M. (1995). Heroic deeds, manic defense, and intrusive identification: Some reflections on psychotherapy with a sixteen-year-old boy. In M. Sidoli & G. Bovensiepen (eds.), *Incest fantasies and self-destructive acts. Jungian and post-Jungian psychotherapy in adolescence* (pp. 81 – 98). New Brunswick, London: Transaction Publishers.

Davison, G. C. & Neale, J. M. (1979/2002). *Klinische Psychologie.* München, Wien, Baltimore (Maryland): Urban und Schwarzenberg.

de Rijdt, L. (2003). Ein psychotischer Zusammenbruch in der Adoleszenz. *Analytische Kinder- und Jugendlichen-Psychotherapie, 3,* 343 – 357.

Deutsch, H. (1939). A discussion of certain forms of resistance. *International Journal of Psychoanalysis, 20,* 72 – 83. [Deutsch: Über bestimmte Widerstandsformen. *Internationale Zeitschrift für Psychoanalyse, 24,* 10 – 20.]

Deutsch, H. (1944). *The psychology of woman.* Bern: Huber. [Deutsche Übersetzung 1948/1954: *Die Psychologie der Frau.*]

Diekstra, R. F. W. (1995). Depression and suicidal behaviors in adolescence. Sociocultural and time trends. In M. Rutter (ed.), *Psychosocial disturbance in young people: Challenges for prevention* (pp. 212 – 243). New York: Cambridge University Press.

Diez Grieser, M. T. (1996). Probleme der Elternarbeit in der Psychotherapie mit Kindern und Jugendlichen. *Kinderanalyse, 3,* 241–253.

Döpfner, M., Plück, J., Berner, W., Englert, E., Fegert, J. M., Huss, M., Lenz, K., Schmeck, K., Lehmkuhl, G., Lehmkuhl, U. & Poustka, F. (1998). Psychische Auffälligkeiten und psychosoziale Kompetenzen von Kindern und Jugendlichen in neuen und alten Bundesländern – Ergebnisse einer bundesweiten repräsentativen Studie. *Zeitschrift für Klinische Psychologie, 27,* 9 – 19.

Dornes, M. (1993). Psychoanalyse und Kleinkindforschung. Einige Grundthemen der Debatte. *Psyche, 47,* 1116 – 1152.

Dornes, M. (1995). *Der kompetente Säugling.* Frankfurt am Main: Fischer.

Dornes, M. (1997). Risiko- und Schutzfaktoren für die Neurosenentstehung. *Forum der Psychoanalyse, 13,* 119 – 138.

Downey, T. W. (1978). Transitional phenomena in the analysis of early adolescent males. *The Psychoanalytic Study of the Child, 33,* 19 – 46.

Drews, S. (2001). *Zum »szenischen Verstehen« in der Psychoanalyse.* Frankfurt am Main: Brandes & Apsel.

du Bois, R. (2006). Emotionale Entbehrung und narzisstische Regulation – Zur Entstehung und Behandlung depressiver Krisen bei Kindern und Jugendlichen. *Praxis der Kinderpsychologie und Kinderpsychiatrie,* 206 – 223.

du Bois, R. & Resch, F. (2005). *Klinische Psychotherapie des Jugendalters.* Stuttgart: Kohlhammer.

Dührssen, A. (1962). Katamnestische Ergebnisse bei 1004 Patienten nach analytischer Psychotherapie. *Zeitschrift für Psychosomatische Medizin, 8,* 94 – 113.

Dührssen, A. (1963). *Psychotherapie bei Kindern und Jugendlichen.* Göttingen: Verlag für Medizinische Psychologie.

Dührssen, A. (1964). Katamnestische Untersuchungen zur Gruppentherapie. Ergebnisse bei 270 behandelten Patienten 5 Jahre nach Abschluß der Therapie. *Zeitschrift für Psychosomatische Medizin und Psychoanalyse, 10,* 120 – 126.

Dührssen, A. (1994). *Ein Jahrhundert psychoanalytische Bewegung in Deutschland.* Göttingen: Vandenhoeck & Ruprecht.

Duncan, G. J. & Brooks-Gunn, J. (1997). *Consequences of growing up poor.* New York: Russell Sage Foundation.

Duncker, H. (1993). Aspekte der Wiederholungsprozesse in der Adoleszenz, die die Entwicklung von Idealich und Überich im Verlauf krimineller Entwicklungen beeinflussen. *Arbeitshefte Kinderpsychoanalyse, 17,* 57 – 72.

Eckstaedt, A. (1991). *Die Kunst des Anfangs. Psychoanalytische Erstgespräche.* Frankfurt am Main: Suhrkamp.

Edcumbe, R. (1993). Developmental disturbances in adolescence and their implications for transference and technique. *Bulletin of the Anna Freud Centre, 16,* 107 – 120.

Egle, U. T. & Hoffmann, S. D. (1997). Psychosoziale Risiko- und Schutzfaktoren in Kindheit und Jugend als Prädisposition für psychische Störungen im Erwachsenenalter. Gegenwärtiger Stand der Forschung. *Nervenarzt, 68,* 683 – 695.

Eiguer, A. (1996). The status of psychic reality in adolescence. *International Journal of Psychoanalysis, 77,* 1169 – 1180.

Eissler, K. R. (1958). Notes on problems of technique in the psychoanalytic treatment of adolescents. *The Psychoanalytic Study of the Child, 13,* 223 – 254.

Eissler, K. R. (1966). Bemerkung zur Technik der psychoanalytischen Behandlung Pubertierender nebst einigen Überlegungen zum Problem der Perversion. *Psyche, 20,* 837 – 872.

Ekstein, R., Cooper, B. & Meltzer, D. (1976). Die Sicherheit der Triade gegen die Intimität der Dyade. In G. Biermann (Hrsg.), *Handbuch der Kinderpsychotherapie IV* (S. 291 – 308). München: Reinhardt.

Endres, M. & Biermann, G. (Hrsg.) (1998). *Traumatisierung in Kindheit und Jugend.* Müchen: Reinhardt.

Erikson, E. H. (1950). *Identität und Lebenszyklus* (Neuaufl. 2000). Frankfurt am Main: Suhrkamp.

Erikson, E. H. (1956). The problem of ego identity. *Journal of the American Psychoanalytic Association, 4,* 56 – 121.

Erikson, E. H. (1970/2003). *Jugend und Krise: Die Psychodynamik im sozialen Wandel* (5. Aufl. 2003). Stuttgart: Klett-Cotta.

Erlich, H. S. (1988). The terminability of adolescence and psychoanalysis. *The Psychoanalytic Study of the Child, 43,* 199 – 211.

Erlich, H. S. (1990). Boundaries, limitations, and the wish for fusion in the treatment of adolescents. *The Psychoanalytic Study of the Child, 45,* 195 - 213.

Erlich, H. S. (1993). Reality, fantasy, and adolescence. *The Psychoanalytic Study of the Child, 48,* 209 - 223.

Erlich, H. S. (1998). On loneliness, narcissism, and intimacy. *The American Journal of Psychoanalysis, 58,* 135 - 162.

Ermann, M. (Hg.) (1996). *Die hilfreiche Beziehung in der Psychoanalyse.* Göttingen: Vandenhoeck & Ruprecht.

Esser, G., Ihle, W., Schmidt, M. H. & Blanz, B. (2000). Der Verlauf psychischer Störungen vom Kindes- zum Erwachsenenalter. *Zeitschrift für Kinder- und Jugendpsychiatrie und Psychotherapie, 29,* 276 - 283.

Essau, C. A. & Dobson, K. S. (1999). Epidemiology of depressive disorders. In C. A. Essau & F. Petermann (eds.), *Depressive disorders in children and adolescents* (pp. 69 - 96). Northvale (NJ): Jason Aronson.

Faber, F. R. & Haarstrick, R. (2002). *Kommentar Psychotherapierichtlinien.* München: Urban & Fischer.

Fahrig, H., Kronmüller, K. T. & Rudolf, G. (1996). Therapieerfolg psychoanalytischer Psychotherapie bei Kindern und Jugendlichen. Die Heidelberger Studie zur analytischen Kinder- und Jugendlichen-Psychotherapie. *Zeitschrift für Psychosomatische Medizin und Psychoanalyse, 4,* 375 - 395.

Farrington, D. P., Lambert, S. & West, D. J. (1998). Criminal careers of two generations of family members in the Cambridge Study in Delinquent Development. *Studies on Crime and Crime Prevention, 7,* 85 - 106.

Favazza, A. R. (1992). *Bodies under siege: Self mutilation and body modification in culture and psychiatry.* Baltimore (Maryland): Johns Hopkins University Press.

Federn, E. (1976). Ich-psychologische Aspekte in der Psychotherapie von Jugendlichen. In G. Biermann (Hrsg.), *Handbuch der Kinderpsychotherapie, Ergänzungsband* (S. 65 - 73). München: Reinhardt.

Feinstein, S. C. (ed.) (1990). *Adolescent psychiatry. Developmental and clinical studies, Vol. 17.* Chicago, London: The Universities of Chicago Press.

Fend, H. (2000). *Entwicklungspsychologie des Jugendalters.* Opladen: Leske und Budrich.

Fenichel, O. (1945). *The psychoanalytic theory of neurosis.* London: Routledge & Kegan Paul.

Ferenczi, S. (1912). *Beitrag zu: Die Onanie. 14 Beiträge zu einer Diskussion der Wiener Psychoanalytischen Vereinigung.* Wiesbaden: J. F. Bergmann.

Fiedler, P. (2002). *Dissoziative Störungen.* Göttingen: Hogrefe.

Fingert Chused, J. (1990). Neutrality in the analysis of action-prone adolescents. *Journal of the American Psychoanalytic Association, 38,* 679 - 704.

Fingert Chused, J. (1992). Interpretations and their consequences in adolescents. *Psychoanalytic Inquiry, 12,* 275 - 295.

Fingert Chused, J. (1996). The therapeutic action of psychoanalysis: Abstinence and informative experiences. *Journal of the American Psychoanalytic Association, 44,* 1047–1071.

Fingert Chused, J. F. & Raphling, D. L. (1992). The analyst's mistakes. *Journal of the American Psychoanalytic Association, 40,* 89 – 116.

Fink, M. (2004). AD(H)S – Ein Diskussionsbeitrag aus der Praxis. *Psychotherapeutenjournal, 2,* 115 – 120.

Fischer, N. (1989). Anorexia nervosa and unresolved rapprochement conflicts. A case study. *International Journal of Psychoanalysis, 70,* 41 – 54.

Fishman, G. G. (1996). Listening to affect. Interpersonal aspects of affective resonance in psychoanalytic treatment. In L. Lifson (ed.), *Understanding therapeutic action. Psychodynamic concepts of cure*, Vol. 15 (pp. 217 – 235). Hillsdale (NJ): The Analytic Press.

Flaake, K. & King, V. (1992). *Weibliche Adoleszenz.* Frankfurt am Main: Campus.

Flader, D. & Grodzicki, W.-D. (1978). Hypothesen zur Wirkungsweise der psychoanalytischen Grundregel. *Psyche, 32,* 545 – 594.

Fliess, R. (1953). Countertransference and counteridentification. *Journal of the American Psychoanalytic Association, 1,* 268 – 284.

Fogel, G. I. (1992). Winnicott's antitheory and Winnicott's art. His significance for adult analysis. *The Psychoanalytic Study of the Child, 47,* 205 – 222.

Fombonne, E. (1998). Increased rates of psychosocial disorders in youth. *European Archive of Psychiatry and Clinical Neuroscience, 248,* 14 – 21.

Fonagy, P. (2006). *Bindungstheorie und Psychoanalyse* (2. Aufl.). Stuttgart: Klett-Cotta.

Fonagy, P., Steele, M., Steele, H., Higgitt, A. & Target, M. (1994). The Emanuel Miller Memorial Lecture 1992. The theory and practice of resilience. *Journal of Child Psychology and Psychiatry, 35,* 231–257.

Fonagy, P. & Target, M. (1996). Predictors of outcome in child psychoanalysis: A retrospective study of 763 cases at the Anna Freud Centre. *Journal of the American Psychoanalytic Association, 44,* 27 – 77.

Fonagy, P. & Target, M. (2000). Mit der Realität spielen. Zur Doppelgesichtigkeit psychischer Realität von Borderline-Patienten. *Psyche, 55,* 961 – 995.

Fraiberg, S. (1955). Some considerations in the introduction to therapy in puberty. *Psychoanalytic Study of the Child, 10,* 264 – 286.

Fraiberg, S. (1961). Homosexual conflicts. In S. Lorand & H. I. Schneer (eds.), *Adolescents* (pp. 78 – 112). New York: Hoeber.

Fraiberg, S. (1982). Pathological defenses in infancy. *Psychoanalytical Quarterly, 51,* 612 – 635.

Fraiberg, S. et al. (1975). Ghosts in the nursery: A psychoanalytic approach to the problems of impaired infant-mother relationships. *Journal of the American Academy of Psychiatry, 14,* 387 – 421.

Franke, A., Mohn, K., Sitzler, F., Welbrink, A. & Witte, M. (2001). *Alkohol- und Medikamentenabhängigkeit bei Frauen.* Weinheim: Juventa.

Franz, M., Lieberz, K., Schmitz, N. & Schepank, H. (1999). Wenn der Vater fehlt. Epidemiologische Befunde zur Bedeutung früher Abwesenheit des Vaters für die psychische Gesundheit im späteren Leben. *Zeitschrift Psychosomatik, Medizin und Psychotherapie, 45,* 260 – 278.

Franz, M. & Lensche, H. (2003). Allein erziehend – allein gelassen? Die psychosoziale Beeinträchtigung allein erziehender Mütter und ihrer Kinder in einer Bevölkerungsstichprobe. *Zeitschrift für Psychosomatische Medizin und Psychotherapie, 49,* 115 – 138.

Freud, A. (1927). *Introduction to the technique of child analysis.* New York, Washington: Nervous and Mental Disease Publishing Co. [Deutsch: *Einführung in die Technik der Kinderanalyse.* In A. Freud: *Schriften, Band 1.* München: Kindler, 1980.]

Freud, A. (1936/2002). *The ego and the mechanisms of defence.* London: Hogarth Press. [Deutsch: *Das Ich und die Abwehrmechanismen.* London: Imago, 1952 und München: Kindler, 1968, 1980.]

Freud, A. (1945). Indikationsstellung in der Kinderanalyse. *Psyche, 21,* 233 – 253.

Freud, A. (1958). Adolescence. *Psychoanalytic Study of the Child, 13,* 255 – 278.

Freud, A. (1960). Probleme der Pubertät. *Psyche, 14,* 1–23.

Freud, A. (1965). *Normality and pathology in childhood.* New York: University Press. [Deutsch: *Wege und Irrwege in der Kinderentwicklung* (7. Aufl. 2003). Stuttgart: Klett-Cotta.]

Freud, A. (1970). Problems of termination in child analysis. *Writings, 7,* 3 – 21.

Freud, S. (1904). Die Freudsche psychoanalytische Methode. *GW, V,* 3 – 10.

Freud, S. (1905a). Drei Abhandlungen zur Sexualtheorie. *GW, V,* 30 – 145.

Freud, S. (1905b). Bruchstück einer Hysterie-Analyse. *GW, V,* 163 – 286.

Freud, S. (1909a). Der Familienroman der Neurotiker. *GW, VII,* 228 – 231.

Freud, S. (1909b). Über Psychoanalyse. *GW, VIII,* 3 – 60.

Freud, S. (1911). Die zukünftigen Chancen der psychoanalytischen Therapie. *GW, VIII,* 103 – 116.

Freud, S. (1912). Zur Dynamik der Übertragung. *GW, VIII,* 363 – 374.

Freud, S. (1914a). Erinnern, Wiederholen und Durcharbeiten. *GW, X,* 126 – 136.

Freud, S. (1914b). Zur Einführung des Narzissmus. *GW, X,* 137 – 170.

Freud, S. (1917a). Der Traum. *GW, XI,* 79 – 246.

Freud, S. (1917b). Trauer und Melancholie. *GW, X,* 427 – 446.

Freud, S. (1919). Das Unheimliche. *Studienausgabe, 4,* 243 – 274.

Freud, S. (1920). Jenseits des Lustprinzips. *GW, XIII,* 1 – 69.

Freud, S. (1923). Das Ich und das Es. *GW, XIII,* 237 – 289.

Freud, S. (1926a). Hemmung, Symptom und Angst. *GW, XIV,* 109 – 205.

Freud, S. (1926b). Die Frage der Laienanalyse. *GW, XIV,* 206 – 289.

Freud, S. (1932). Revision der Traumlehre. *GW, XV,* 6 – 31.

Freud, S. (1937a). Die endliche und die unendliche Analyse. *GW, XVI,* 57 – 99.

Freud, S. (1937b). Konstruktionen in der Analyse. *GW, XVI,* 40 – 56.

Freund, P. E. S. & McGuire, M. B. (1991). *Health, illness and the social body.* Englewood Cliffs: Prentice Hall.

Fromm-Reichmann, F. (1950). *Principles of intensive psychotherapy.* Chicago: University of Chicago Press.

Fuligni, A. J., Tseng, V. & Lam, M. (1999). Attitudes toward family obligations among American adolescents with Asian, Latin American, and European backgrounds. *Child Development, 70(4),* 1030 – 1044.

Furman, W. et al. (1999). *The development of romantic relationships in adolescence.* New York: Cambridge University Press.

Fürstenau, P. (1979). *Zur Theorie psychoanalytischer Praxis.* Stuttgart: Klett-Cotta.

Fürstenau, P. (2001). *Psychoanalytisch verstehen, systemisch denken und suggestiv intervenieren.* Stuttgart: Pfeiffer bei Klett-Cotta.

Gaffney, B. & Reyes, P. (1999). Gender identity dysphoria. In M. Lanyado & A. Horne, *The handbook of child and adolescent psychotherapy* (pp. 369 – 385). London: Routledge.

Geissmann-Chambon, C. (1997). Zur melancholischen Depression bei einem psychotischen Mädchen in der Adoleszenz. *Kinderanalyse,* 271–284.

Geleerd, E. R. (1957). Some aspects of psychoanalytic technique in adolescence. *The Psychoanalytic Study of the Child, 12,* 263 – 283.

Gilch-Geberzahn, G. (1998). Vom Wahrnehmen zum Deuten. Über die innere Arbeit des Psychoanalytikers. *Forum der Psychoanalyse, 14,* 34–51.

Gillman, R. D. (1992). Rescue fantasies and the secret benefactor. *The Psychoanalytic Study of the Child, 47,* 279 – 298.

Giovacchini, P. L. (2001). Dangerous transitions and the traumatized adolescent. *The American Journal of Psychoanalysis, 61,* 7 – 22.

Gitelson, M. (1952). The emotional position of the analyst in the psychoanalytic situation. *International Journal of Psychoanalysis, 33,* 1 – 10.

Glover, E. (1937). The theory of the therapeutic results of psychoanalysis. *International Journal of Psychoanalysis, 18,* 125 – 132.

Glover, E. (1955). *The technique of psychoanalysis.* London: Baillière, Tindall & Cox.

Godenne, G. D. (1982). The adolescent girl and her female therapist. *Adolescence, 17,* 225 – 242.

Goetze, H. & Julius, H. (2001). Psychische Auffälligkeiten von Kindern in den neuen Bundesländern am Beispiel der Uckermark. *Heilpädagogische Forschung, 27,* 15 – 22.

Goldberg, P. L. (1989). Actively seeking the holding environment: Conscious and unconscious elements in the building of a therapeutic framework. *Contemporary Psychoanalysis, 25,* 448 – 476.

Goodrich, W. (1990). The severely disturbed adolescent: Hospital treatment processes and patterns of response. In S. C. Feinstein (ed.), *Adolescent psychiatry. Developmental and clinical studies, Vol. 17* (pp. 226 – 245). Chicago, London: The Universities of Chicago Press.

Gorney, J. E. (1994). On limit and limit setting. *The Psychoanalytic Review, 81,* 259 – 277.

Gräser, L. (1957/2006). *Familie in Tieren.* München: Reinhardt.

Gray, M. R. & Steinberg, L. (1999). Adolescent romance and the parent-child relationship: A contextual perspective. In W. Furman, B. B. Brown & C. Feiring (eds.), *The development of romantic relationships in adolescence* (pp. 235 – 265). Cambridge: Cambridge University Press.

Green, V. (1999). Traditional models and their contemporary use. In M. Lanyado & A. Horne (eds.), *The handbook of child and adolescent psychotherapy* (pp. 199 – 213). London: Routledge.

Greenacre, P. (1969). Probleme der Überidealisierung des Analytikers und der Analyse. *Psyche, 23,* 611 – 628.

Greenson, R. R. (1961/1962). Zum Problem der Empathie. *Psyche, 15,* 142 – 154.

Greenson, R. R. (1974). Loving, hating and indifference towards the patient. *International Revue of Psychoanalysis, 1,* 259 – 266.

Greenson, R. R. (2000). *Technik und Praxis der Psychoanalyse* (8. Aufl.). Stuttgart: Klett-Cotta.

Grieser, J. (2004). Triangulierungsprozesse und die Funktion des Rahmens. *Kinderanalyse, 12,* 85 – 103.

Grossmann, K. & Grossmann, K. E. (2004). *Bindungen. Das Gefüge psychischer Sicherheit.* Stuttgart: Klett-Cotta.

Grotevant, H. D. & Cooper, C. R. (1986). Individuation in family relationships. A perspective on individual differences in the development of identity and role-taking skill in adolescence. *Human Development 9,* 82 – 100.

Günter, M. (2000). Zersplitterung und Containment – Die stationäre Behandlung jugendlicher Psychosen. *Kinderanalyse, 8,* 266 – 288.

Günter, M. (2001a). Die Behandlung jugendlicher Straftäter aus psychoanalytischer Sicht. *Kinderanalyse, 9,* 41 – 59.

Günter, M. (2001b). Ichideal und Adoleszenz. Einführende Bemerkungen zum Aufsatz »Ego Ideal and Pseudo Ego Ideal in Adolescence« (1964) von Moses Laufer. *Kinderanalyse, 9,* 261 – 263.

Günter, M. (2003). *Psychotherapeutische Erstinterviews mit Kindern: Winnicotts Squiggletechnik in der Praxis.* Stuttgart: Klett-Cotta.

Haar, R. (1990). Die Modifikation der Gruppenpsychotherapie bei der Anwendung in der Arbeit mit Kindern und Jugendlichen. *Gruppenpsychotherapie und Gruppendynamik, 26,* 272 – 283.

Handler Spitz, E. (1999). *Inside picture books.* New Haven: Yale University Press.

Hanl, J. & Seiffge-Krenke, I. (1996). Krankheitsbezogene Einstellungen und ihr Bezug zur medizinischen Anpassung. Befunde einer Längsschnittstudie an diabetischen Jugendlichen. *Diabetes und Stoffwechsel, 5,* 259 – 265.

Hauser, S. T., Powers, S. I. & Noam, G. G. (1991). *Adolescents and their families.* New York: The Free Press.

Hédervári, É. (1996). Therapeutische Implikationen des Bindungskonzeptes für die psychoanalytische Behandlung von Kindern und Jugendlichen. *Analytische Kinder- und Jugendlichen-Psychotherapie, 91,* 227 – 239.

Heekerens, H. P. (1989). *Familientherapie und Erziehungsberatung.* Heidelberg: Roland Asanger Verlag.

Heimann, P. (1950). On counter-transference. *International Journal of Psychoanalysis, 31,* 81 – 84.

Heimann, P. (1957). Die Dynamik der Übertragungssituation. *Psyche, 11,* 401 – 415.

Heimann, P. (1960). Countertransference. *British Journal of Medical Psychology, 33,* 9 – 15.

Heimann, P. (1964). Bemerkungen zur Gegenübertragung. *Psyche, 18,* 483 – 493.

Heimann, P. (1966). Bemerkungen zum Arbeitsbegriff in der Psychoanalyse. *Psyche, 20,* 321 – 361.

Heimann, P. (1969). Gedanken zum Erkenntnisprozeß des Psychoanalytikers. *Psyche, 23,* 2 – 24.

Heinemann, E. & Hopf, H. (2001). *Psychische Störungen in Kindheit und Jugend. Symptome – Psychodynamik – Fallbeispiele – psychoanalytische Therapie.* Stuttgart: Kohlhammer.

Heinemann, E. & Hopf, H. (2006). *ADHS: Symptome, Psychodynamik, Fallbeispiele.* Stuttgart: Kohlhammer.

Heintze, I. (2004). Der Einfluss der Arbeitslosigkeit und der sozialökologischen Kontexte auf die Bildungschancen von Kindern in Ostdeutschland. *Kölner Zeitschrift für Soziologie und Sozialpsychologie, 56,* 232 – 256.

Herpertz-Dahlmann, B., Hagenah, T., Vloet, T. & Holtkamp, K. (2005). Essstörungen in der Adoleszenz. *Praxis der Kinderpsychologie und Kinderpsychiatrie, 4,* 248 – 267.

Herzog, J. M. (1982). On father hunger: The father's role in the modulation of aggressive drive and fantasy. In S. H. Cath, A. Gurwitt & J. M. Ross (eds.), *Father and child.* Boston, MA: Little Brown.

Hesse, J. & Schrader, H. C. (1980). *Arzt und Psychologe.* Diplomarbeit, FU Berlin.

Heuves, W. (1992). Depression in der Frühadoleszenz. *Arbeitshefte Kinderpsychoanalyse, 16,* 49 – 62.

Heuves, W. (1995). Ein Selbstmordversuch in der Pubertät. Vatermord? Mutterliebe? *Arbeitshefte Kinderpsychoanalyse, 21,* 9 – 21.

Hill, J. P. & Holmbeck, G. N. (1987). Familial adaptation to biological change during adolescence. In R. M. Lerner & T. T. Foch (eds.), *Biological-psychosocial interactions in early adolescence: A life-span perspective* (pp. 207–223). Hillsdale (NJ): Lawrence Erlbaum.

Hinshelwood, R. D. (1997). *Therapy or coercion? Does psychoanalysis differ from brainwashing?* London: Karnac Books.

Hirsch, M. (1998). Zur Objektverwendung des eigenen Körpers bei Selbstbeschädigung, Masturbation und Eßstörungen. *Analytische Kinder- und Jugendlichen-Psychotherapie, 29,* 387 – 403.

Hirsch, M. (1999). Psychodynamik und Identitätsschicksal des Ersatzkindes. In H. Sohni (Hrsg.), *Geschwisterlichkeit. Horizontale Beziehungen in Psychotherapie und Gesellschaft* (S. 82 – 99). Göttingen: Vandenhoeck & Ruprecht.

Hirschmüller, B., Hopf, H., Munz, D., Szewkies, J. (1997). Dauer und Frequenz analytischer Psychotherapie bei Kindern und Jugendlichen. Daten und Fakten. VAKJP-Schriftenreihe Band 5. Mannheim.

Hogan, D. P., Msall, M. E., Rogers, M. L. & Avery, R. C. (1997). Improved disability population estimates of functional limitation among American children aged 5 – 17. *Maternal Child Health Journal, 1,* 203–216.

Holder, A. (1996). Reflections on transference, countertransference, session frequency, and the psychoanalytic process. In J. Tsiantis, A.-M. Sandler, D. Anastasopoulos & B. Martindale (eds.), *Countertransference in psychoanalytic psychotherapy* (pp. 51 – 67). Madison, CT: International Universities Press.

Hopf, A. (2000). Zur Psychoanalyse des hyperkinetischen Syndroms. *Analytische Kinder- und Jugendlichen-Psychotherapie, 107,* 279 – 308.

Hopf, H. (2005). *Traum, Aggression und heilende Beziehung.* Frankfurt am Main: Edition Déjà-vu – Verlagsabteilung der Sigmund-Freud-Buchhandlung (Aufsätze von 1985 bis 2005).

Horne, A. (1999). Sexual abuse and sexual abusing in childhood and adolescence. In M. Lanyado & A. Horne (eds.), *The handbook of child and adolescent psychotherapy* (pp. 347 – 367). London: Routledge.

Horne, A. (2001). Brief communications from the edge: Psychotherapy with challenging adolescents. *Journal of Child Psychotherapy, 27,* 3 – 18.

Horney, K. (1936). The problem of the negative therapeutic reaction. *Psychoanalytic Quarterly, 5,* 29 – 44.

Horney Eckardt, M. (1988). Psychoanalysis is alive and well: Meeting the challenges of diversity. *Journal of the American Academy of Psychoanalysis, 16,* 417 – 430.

Hug-Hellmuth, H. (1920). Zur Technik der Kinderanalyse. *Kinderanalyse, 2,* 9 – 27.

Hurrelmann, K., Klocke, A., Melzer, W. & Raven-Sieberer, U. (Hrsg.) (2003). *Jugendgesundheitssurvey.* Weinheim: Juventa.

Ihle, W., Esser, G. & Schmidt, M. H. (2003). Rechtsextreme Einstellungen und Gewaltbereitschaft im frühen Erwachsenenalter: Prävalenz, Korrelate, soziale, umwelt- und personenbezogene Risikofaktoren. In U. Lehmkuhl (Hrsg.), *Aggressives Verhalten bei Kindern und Jugendlichen. Ursachen, Prävention, Behandlung* (S. 131 – 149). Göttingen: Vandenhoeck & Ruprecht.

Ilan, E. (1979). Probleme der psychoanalytisch ausgerichteten Psychotherapie mit männlichen Adoleszenten. *Psyche, 33,* 1099 – 1113.

Ingram, S., Hechtman, L. & Morgenstern, G. (1999). Outcome issues in ADHD: Adolescent and adult long-term outcome. *Mental Retardation and Developmental Disabilities Research Reviews, 5,* 243 – 250.

Insall, N. (1994). Use of an ending to work with a family's difficulty about differentiation. In S. Box, B. Copley, J. Magagna & E. Moustaki Smilansky, *Crisis at adolescence. Object relations therapy with the family* (pp. 221–238). Northvale (NJ), London: Jason Aronson.

Israel, L. (2001). *Die unerhörte Botschaft der Hysterie.* München: Reinhardt.

Jäckel, U. & Wieser, S. (1970). *Das Bild der Geisteskranken in der Öffentlichkeit.* Stuttgart: Thieme.

Jacobson, E. (1957). Denial and repression. *Journal of the American Psychoanalytic Association, 5,* 61 – 92.

Jaede, W., Wolf, J. & Zeller, B. (1994). Das Freiburger Gruppeninterventionsprogramm für Kinder aus Trennungs- und Scheidungsfamilien. *Praxis der Kinderpsychologie und Kinderpsychiatrie, 43,* 360 – 366.

Jerusalem, M. (1992). Akkulturationsstreß und psychosoziale Befindlichkeit jugendlicher Ausländer. *Report Psychologie, 2,* 16 – 25.

Johnson, D. E., Epstein, J. N., Waid, R., Latham, P. K., Voronin, K. E. & Anton, R. F. (2001).

Neuropsychological performance deficits in adults with attention deficit/hyperactivity disorder. *Archives of Clinical Neuropsychology, 16,* 587 – 604.

Jones, E. (1957). *The life and work of Sigmund Freud. Vol. 2.* New York: Basic Books.

Jongbloed-Schurig, U. (1997). Analytische Arbeit mit den Adoleszenten. Fragen zu Technik, Setting und Frequenz. *Analytische Kinder- und Jugendlichen-Psychotherapie, 28, 113* – 134.

Jongbloed-Schurig, U. (1999). Störungen der sexuellen und der Geschlechtsidentität in der Adoleszenz – Fragen zur Behandlungstechnik. *Analytische Kinder- und Jugendlichen-Psychotherapie 101,* 7 – 28.

Josselyn, I. M. (1957). Psychotherapy of adolescents at a level of private practice. In B. H. Balser (ed.), *Psychotherapy of the adolescent* (pp. 13 – 38). New York: International University Press.

Kalff, D. M. (1991). Sandplay: A psychotherapeutic approach to the psyche. *Journal of Sandplay Therapy, 1,* 9 – 15.

Karen, R. (1994). *Becoming attached. First relationships and how they shape our capacity to love.* New York, Oxford: Oxford University Press.

Kashani, J. H. & McNaul, J. P. (1997). Mood disorders in adolescents. In J. M. Wiener (ed.), *Textbook of child and adolescent psychiatry. 2nd edition* (pp. 343 – 385). Washington D.C.: American Academy of Child and Adolescent Psychiatry: American Psychiatric Press.

Katan, A. (1951). The role of displacement in agoraphobia (1937). *International Journal of Psychoanalysis, 32,* 41 – 50.

Katz, P. (1990). The first few minutes: The engagement of the difficult adolescent. In S. C. Feinstein (ed.), *Adolescent psychiatry. Developmental and clinical studies, Vol. 17* (pp. 69 – 81). Chicago, London: The Universities of Chicago Press.

Kazdin, A. (1997). Practitioner review: Psychosocial treatment for conduct disorder in children. *Journal of Child Psychology and Psychiatry, 38,* 161 – 178.

Kennedy, R. (1990). A severe form of breakdown in communication in the psychoanalysis of an ill adolescent. *International Journal of Psychoanalysis, 71,* 309 – 319.

Kernberg, O. F. (1967). Borderline personality organization. *Journal of the American Psychoanalytic Association, 15,* 641 – 685.

Kernberg, O. F. (1978). *Borderline-Störungen und pathologischer Narzißmus.* Frankfurt am Main: Suhrkamp.

Kernberg, O. F. (1979). Some implications of object relations theory and technique. *Journal of the American Psychoanalytic Association, 27,* 207 – 240.

Kernberg, O. F. (1984). *Severe personality disorders: Psychotherapeutic strategies.* New Haven: Yale University Press (dt.: Schwere Persönlichkeitsstörungen. Theorie, Diagnose, Behandlungsstrategien. Stuttgart: Klett-Cotta, 7. Aufl. 2006).

Kernberg, O. F. (1996). The importance of diagnosis in facilitating the therapeutic action of psychodynamic psychotherapy of an adolescent. In Lifson, L. (ed.), *Understanding therapeutic action. Psychodynamic concepts of cure,* Volume 15 (pp. 51 – 68). Hillsdale (NJ): The Analytic Press.

Kernberg, P., Weiner, A. S. & Bardenstein, K. K. (2000). *Personality disorders in children and adolescents.* New York: Basic Books (dt.: Persönlichkeitsstörungen bei Kindern und Jugendlichen. Stuttgart: Klett-Cotta, 2. Aufl. 2005).

King, P. & Steiner, R. (2000). *Die Freud/Klein-Kontroversen. Band 1: 1941 – 1945.* Stuttgart: Klett-Cotta.

King, R. A. & Apter, A. (1996). Psychoanalytic perspectives on adolescent suicide. *The Psychoanalytic Study of the Child, 51,* 491 – 511.

King, R. A. & Showalter, J. E. (1997). The clinical interview of the adolescent. In J. M. Wiener (ed.), *Textbook of child and adolescent psychiatry. 2nd edition* (pp. 89 – 93). Washington D.C.: American Academy of Child and Adolescent Psychiatry: American Psychiatric Press.

King, V. (2001). Hysterie und weibliche Adoleszenz. Inszenierung und Verhüllung des Objekts im Körper. *Forum der Psychoanalyse, 17,* 235 – 250.

King, V. & Flaake, K. (2005). *Männliche Adoleszenz.* Frankfurt am Main: Campus.

Klein, M. (1928). Frühstadium des Ödipuskomplexes. *Internationale Zeitschrift für Psychoanalyse, 14,* 7 – 21.

Klein, M. (1932). *Die Psychoanalyse des Kindes.* Wien: Internationaler Psychoanalytischer Verlag; München, Basel: Reinhardt, 1971.

Klein, M. (1940). Mourning and its relation to manic-depressive states. *International Journal of Psychoanalysis, 26,* 125 – 153.

Klein, M. (1946). Notes on some schizoid mechanisms. *International Journal of Psychoanalysis, 27,* 99 – 110.

Klein, M. (1955/2006). *Das Seelenleben des Kleinkindes* (8. Aufl.). Stuttgart: Klett-Cotta.

Klein, M. (1957). *Envy and gratitude.* In *The Writings of Melanie Klein, Vol. 3* (pp. 176 – 235). London: Hogarth. [Deutsch (2006): *Neid und Dankbarkeit.* In M. Klein, *Das Seelenleben des Kleinkindes und andere Beiträge zur Psychoanalyse.* Stuttgart: Klett-Cotta.]

Klüwer, R. (1985). Versuch einer Standortbestimmung der Fokaltherapie als einer psychoanalytischen Kurztherapie. In M. Leuzinger-Bohleber (Hrsg.), *Psychoanalytische Kurztherapien* (S. 94 – 131). Opladen: Westdeutscher Verlag.

Koch, E. & Oelkers, R. (2001). Depression und Adoleszenz – entwicklungspsychopathologische Aspekte. *Psychotherapie im Dialog, 4,* 491 – 496.

Kogan, I. (1995). *The cry of mute children. A psychoanalytic perspective of the second generation of the Holocaust.* London, New York: Free Association Books.

Kohut, H. (1971). *The analysis of the self. Monograph Series of the Psychoanalytic Study of the Child, 4.* London: Hogarth Press.

Kohut, H. (1979a). *Narzißmus.* Frankfurt am Main: Suhrkamp.

Kohut, H. (1979b). *Die Heilung des Selbst.* Frankfurt am Main: Suhrkamp.

König, H., Schraivogel, P. & Wegner, P. (1993). Zur Praxis der analytischen Psychotherapie jenseits der 300-Stunden-Grenze. *Forum der Psychoanalyse, 9,* 35 – 47.

König, K. (1997). *Abwehrmechanismen* (2. Aufl.). Göttingen: Vandenhoeck & Ruprecht.

Körner, J. (1985). *Vom Erklären zum Verstehen in der Psychoanalyse.* Göttingen: Vandenhoeck & Ruprecht.

Körner, J. (1989). Arbeit *an* der Übertragung? Arbeit *in* der Übertragung! *Forum der Psychoanalyse, 5,* 209 – 223.

Kößler, M. & Scheid, E. C. (1997). *Konversionsstörungen: Diagnose, Klassifikation, Therapie.* Stuttgart: Schattauer.

Kouretas, N. (1996). The development of the concept of the »Borderline« in psychoanalytic diagnosis and treatment. In J. Feher Gurewich & M. Tort (eds.), *The subject and the self* (pp. 43 – 61). Northvale (NJ), London: Jason Aronson.

Krüll, M. (1979). *Freud und sein Vater. Die Entstehung der Psychoanalyse und Freuds ungelöste Vaterbindung.* München: Beck.

Kulish, N. (1998). First loves and prime adventures: Adolescent expressions in adult analyses. *Psychoanalytic Quarterly, 67,* 539 – 565.

Künzler, E. & Zimmermann, I. (1956). Zur Eröffnung des Erstinterviews. *Psyche, 19,* 68 – 79.

Ladame, F. (1995). The importance of dreams and action in the adolescent process. *International Journal of Psychoanalysis, 76,* 1143 – 1153.

Lademann, J., Mertesacker, H. & Gebhardt, B. (2006). Psychische Erkrankungen im Fokus der Gesundheitsreporte der Krankenkassen. *Psychotherapeutenjounal, 2,* 123 – 129.

Lampl-de Groot, J. (1965). Zur Adoleszenz. *Psyche, 19,* 477 – 485.

Lanyado, M. (1999). The treatment of traumatisation in children. In M. Lanyado & A. Horne, *The handbook of child and adolescent psychotherapy* (pp. 275 – 291). London: Routledge.

Laufer, M. (1964). Ego ideal and pseudo ego ideal in adolescence. *Psychoanalytic Study of the Child, 19,* 196 – 221.

Laufer, M. (1965). Assessment of adolescent disturbances. *Psychoanalytic Study of the Child, 20,* 99 – 123.

Laufer, M. (1980). Zentrale Onaniephantasie, definitive Sexualorganisation und Adoleszenz. *Psyche, 34,* 365 – 384.

Laufer, M. (1981). The psychoanalyst and the adolescent's sexual development. *Psychoanalytic Study of the Child, 36,* 181 – 191.

Laufer, M. (1994). Eine gescheiterte Analyse. Von der Macht des Heimlichen und des Unheimlichen. *Analytische Kinder- und Jugendlichen-Psychotherapie, 82,* 125 – 137.

Laufer, M. (1996a). The psychoanalysis of the adolescent. *The Psychoanalytic Study of the Child, 51,* 512 – 521.

Laufer, M. (1996b). The role of passivity in the relationship to the body during adolescence. *The Psychoanalytic Study of the Child, 51,* 348 – 364.

Laufer, M. L. & Laufer, E. (1984). *Adolescence and developmental breakdown.* New Haven: Yale (dt.: *Adoleszenz und Entwicklungskrise.* Stuttgart: Klett-Cotta) (Neuauflage 2002).

Lee, A. & Hobson, R. P. (1998). On developing self-concepts: A controlled study of children and adolescents with autism. *Journal of Child Psychology and Psychiatry, 39,* 1131 – 1141.

Lehmkuhl, G. & Lehmkuhl, U. (1992). Gibt es spezifische Effekte der stationären Gruppentherapie mit Jugendlichen? *Gruppenpsychotherapie und Gruppendynamik, 28,* 279 – 287.

Lehmkuhl, G. (1992). Beziehung und Beziehungsgestaltung in der analytischen Psychotherapie von Jugendlichen mit Anorexia nervosa. *Analytische Kinder- und Jugendlichen-Psychotherapie, 92,* 381 – 398.

Lehmkuhl, G., Adam, C. & Döpfner, M. (1998). Impulskontrollgestörte Kinder und ihre weitere Entwicklung. In J. Klosterkötter (Hrsg.), *Frühdiagnostik und Frühbehandlung psychischer Störungen* (S. 97 – 121). Berlin: Springer.

Lehtinen, V. & Väisänen, E. (1978). Attidudes toward mental illness and utilization of psychiatric treatment. *Social Psychiatry, 13,* 63 – 68.

Leichsenring, F. (2004). 71 Studien zur Wirksamkeit von psychoanalytischer Therapie bei Erwachsenen. *Forum Psychoanalyse, 20,* 34 – 39.

Lerner, R. M. & Busch-Rossnagel, N. A. (1981). *Individuals as producers of their own development. A life-span perspective.* New York: Academic Press.

Leuzinger-Bohleber, M. (2001). Katamnesen – ihre klinische Relevanz. In U. Stuhr, M. Leuzinzer-Bohleber & M. Beutel (Hrsg.), *Langzeitpsychotherapie. Perspektiven für Therapeuten und Wissenschaftler* (S. 160 – 286). Stuttgart: Kohlhammer.

Leuzinger-Bohleber, M. (Hrsg.) (1985). *Psychoanalytische Kurztherapien.* Opladen: Westdeutscher Verlag.

Leventhal, B. L. & Crotts, M. E. (1997). The parent interview. In J. M. Wiener (ed.), *Textbook of child and adolescent psychiatry. 2nd edition* (pp. 95 – 102). Washington D.C.: American Academy of Child and Adolescent Psychiatry: American Psychiatric Press.

Lewinsky-Aurbach, B. (1980). *Suizidale Jugendliche. Grenzen und Möglichkeiten psychologischen Verstehens.* Stuttgart: Enke.

Lewis, D. O. (1997). Conduct and antisocial disorders in adolescence. In J. M. Wiener (ed.), *Textbook of child and adolescent psychiatry. 2nd edition* (pp. 441 – 458). Washington D.C.: American Academy of Child and Adolescent Psychiatry: American Psychiatric Press.

Lichtenberg, J. (1998). Eine selbstpsychologische Betrachtung der Adoleszenz: Übergangsphase oder Sturm-und-Drang-Komplex? In H. P. Hartmann et al. (Hrsg.), *Das Selbst im Lebenszyklus* (S. 59 – 84). Frankfurt am Main: Suhrkamp.

Liker, J. K. & Elder, G. H. Jr. (1983). Economic hardship and marital relations in the 1930s. *American Sociological Review, 48,* 343 – 359.

Likierman, M. (1997). On rejection: Adolescent girls and anorexia. *Journal of Child Psychotherapy, 23,* 61 – 80.

Loch, W. (1972). *Psychotherapie bei Kindern.* Stuttgart: Klett.

Loewald, H. W. (1988). Termination analyzable and unanalyzable. *The Psychoanalytic Study of the Child, 43,* 155 – 166.

Löffler, M. (1995). Zur Anwendung des diagnostischen Profils – die Darstellung eines Interviews und Erläuterungen. *Analytische Kinder- und Jugendlichen-Psychotherapie, 86,* 127 – 145.

Luborsky, L. (1988). Der zentrale Beziehungskonflikt. In L. Luborsky & H. Kächele (Hrsg.), *Der zentrale Beziehungskonflikt. Manual zur Auswertung von Verbatimtranskripten psychoanalytischer Therapie* (S. 22 – 58). Ulm: PSZ-Verlag.

Mack Brunswick, R. (1940). The preoedipal phase of the libido development. In R. Fleiss (ed.) (1948), *The psychoanalytic reader.* New York: New York University Press.

Mahler, M. S. (1968). *On human symbiosis and the vicissitudes of individuation.* New York: International Universities Press.

Mahler, M. S. (1998). *Symbiose und Individuation. Band I: Psychosen im frühen Kindesalter* (7. Aufl.). Stuttgart: Klett-Cotta.

Mahler, M. S., Pine, F. & Bergman, A. (1975). *Die psychische Geburt des Menschen. Symbiose und Individuation.* Frankfurt am Main: Fischer.

Mâle, P. (1976). *Psychotherapie bei Jugendlichen*. München: Kindler.

Mannoni, M. (1999). *Separation and creativity*. New York: Other Press.

March, J. S., Amaya-Jackson, L. & Pynoos, R. S. (1997). Pediatric posttraumatic stress disorder. In J. M. Wiener (ed.), *Textbook of child and adolescent psychiatry. 2nd edition* (pp. 507 – 524). Washington D.C.: American Academy of Child and Adolescent Psychiatry: American Psychiatric Press.

Mark, B. S. & Anderson, R. (1997). A multimodal approach for working trough a therapeutic impasse in the case of childhood sexual abuse. In B. S. Mark & J. Incorvaia, *The handbook of infant, child and adolescent psychotherapy. New directions in integrative treatment, Vol. 2* (pp. 195 – 207). Reiss-Davis Child Study Center. Northvale (NJ), New York.

Mark, B. S. & Incorvaia, J. (1995). *The handbook of infant, child and adolescent psychotherapy. A guide to diagnosis and treatment, Vol. 1.* Northvale (NJ), New York: Jason Aronson.

Mattejat, F. (1997). Indikationsstellung und Therapieplanung. In H. Remschmidt (Hrsg.), *Psychotherapie im Kindes- und Jugendalter*. Stuttgart, New York: Thieme.

Mayer, K.-U., Solga, H. & Diewald, M. (1997). Kontinuitäten und Brüche in den Erwerbs- und Berufsverläufen nach der deutschen Vereinigung. In D. Beer et al. (Hrsg.), *Der ostdeutsche Arbeitsmarkt in Gesamtdeutschland: Angleichung oder Auseinanderdriften?* (S. 73 – 113). Opladen: Leske & Budrich.

Mayer, S., Fuhrer, U. & Uslucan, H.-H. (2005). Intra- und intergenerationale Weitergabe von physischer Gewalt in Familien türkischer und deutscher Herkunft. In I. Seiffge-Krenke (Hrsg.), *Aggressionsentwicklung zwischen Normalität und Pathologie* (S. 238 – 263), Göttingen: Vandenhoeck & Ruprecht.

Mayr, T. (1987). Hyperaktivität im Vorschulalter. Probleme bei der Definition, Klassifikation und Diagnose. *Zeitschrift für Klinische Psychologie, 16,* 205 – 220.

McCallum, M. & Piper, W. E. (1996). Psychological mindedness. *Psychiatry: Interpersonal and Biological Processes, 59,* 48 – 64.

McCarthy, J. B. (1996). Paranoia and omnipotent symbiosis in borderline adolescents. *The Journal of the American Academy of Psychoanalysis, 24,* 45 – 59.

McDougall, J. (1987). How theory shapes technique. *Psychoanalytic Inquiry, 7,* 223 – 232.

McLanahan, S. (1999). Father absence and the welfare of children. In E. M. Hetherington (ed.), *Coping with divorce, single parenting, and remarriage: A risk and resiliency perspective* (pp. 117 – 145). Mahwah (NJ).

Meissner, W. W. (1996). The therapeutic alliance and the real relationship in the analytic process. In Lifson, L. (ed.), *Understanding therapeutic action. Psychodynamic concepts of cure,* Volume 15 (pp. 21 – 39). Hillsdale (NJ): The Analytic Press.

Meng, H., Schleske, G. & Bürgin, D. (2002a). Trianguläre Phänomene in der Behandlung Jugendlicher im milieutherapeutischen Setting. Teil I: Zur Entwicklung der Kapazität zu triangulärem Erleben. *Kinderanalyse, 10,* 23 – 39.

Meng, H., Bilke, O., Braun-Scharm, H., Zarotti, G. & Bürgin, D. (2002b). Zur Indikation einer stationären jugendpsychiatrischen Behandlung. *Praxis der Kinderpsychologie und Kinderpsychiatrie, 51,* 546 – 558.

Mertens, E. (2001). Analytische Psychotherapie bei Kindern und Jugendlichen. Überlegungen zu einer beruflichen Standortbestimmung. *Analytische Kinder- und Jugendlichen-Psychotherapie, 32,* 273 – 292.

Mertens, W. (Hrsg.) (1997). *Der Beruf des Psychoanalytikers.* Stuttgart: Klett-Cotta.

Meyer. G. (2005). *Konzepte der Angst in der Psychoanalyse, Band 1: 1895 – 1950.* Frankfurt am Main: Brandes & Apsel.

Milch, W. (1997). Kleinkindforschung und Erwachsenenbehandlung. *Forum der Psychoanalyse, 13,* 139–153.

Minuchin, S. (1978). *Familie und Familientherapie.* Freiburg: Lambertus.

Moffitt, T. E. (1993). Adolescence-limited and life-course-persistent antisocial behavior: A developmental taxonomy. *Psychological Review, 100,* 674 – 701.

Montemayor, R. (1983). Parent and adolescents in conflict: All families some of the time and some families most of the time. *Journal of Early Adolescence, 3,* 83–103.

Moradi, R. (1995). Family therapy, evaluation, and treatment planning. In B. S. Mark & J. Incorvaia, *The handbook of infant, child and adolescent psychotherapy. A guide to diagnosis and treatment, Vol. 1* (pp. 109 – 125). Northvale (NJ), New York.

Motzkau, H. & Rudolf, G. (1997). Belastende Ereignisse und Faktoren pathogener Sozialisation bei psychisch und psychosomatisch Kranken. *Kölner Zeitschrift für Soziologie und Sozialpsychologie, 49,* 674 – 701.

Muck, M. & Paal, J. (1968). Kriterien der Behandelbarkeit und ihre Feststellung im Vorinterview. *Psyche, 22,* 770 – 777.

Müller-Küppers, M. (1973). Zum Problem der Übertragung und Gegenübertragung in der Kinderpsychotherapie. *Praxis der Kinderpsychologie und Kinderpsychiatrie, 22,* 243 – 246.

Müller-Küppers, M. (1990). Psychotherapie bei Kindern und Jugendlichen. *Zeitschrift für Psychosomatische Medizin, 36,* 131 – 137.

Müller-Pozzi, H. (1980). Zur Handhabung der Übertragung in der Analyse von Jugendlichen. *Psyche, 34,* 339 – 364.

Nagera, H. (1969). The imaginary companion. Its significance for ego development and conflict solution. *Psychoanalytic Study of the Child, 24,* 165 – 196.

Nagliero, G. (1995). Sandplay therapy and verbal interpretation with an anorexic girl. In M. Sidoli & G. Bovensiepen (eds.), *Incest fantasies and self-destructive acts. Jungian and post-Jungian psychotherapy in adolescence* (pp. 297 – 310). New Brunswick, London: Transaction Publishers.

Natterson, I. (1995). Sexual abuse in adolescence: Its long-term effects. In B. S. Mark & J. Incorvaia (eds.), *The handbook of infant, child, and adolescent psychotherapy, Vol. 1* (pp. 277 – 233). Northvale (NJ), London: Jason Aronson.

Niedecken, D. (1991). Im Bannkreis der Musik. Fallstudie: Musiktherapie mit einem präpsychotischen Jugendlichen. Die Bedeutung der Musik im psychotherapeutischen Bearbeitungsprozeß. *Psychotherapie, Psychosomatik und Medizinische Psychologie, 41,* 77 – 82.

Nitschke, B. (1998). Hat Freud die Verführungstheorie aufgegeben? Trauma, Konflikt und Freud-Kritik. In A. Streeck-Fischer (Hrsg.), *Adoleszenz und Trauma* (S. 21 – 31). Göttingen: Vandenhoeck & Ruprecht.

Novick, J. (1976). Termination of treatment in adolescence. *Psychoanalytic Study of the Child, 31,* 389 – 414.

Novick, J. (1980). Negative therapeutic motivation and negative therapeutic alliance. *Psychoanalytic Study of the Child, 35,* 299 – 320.

Offord, D. R., Boyle, M. H., Racine, Y. A., Fleming, J. F., Cadman, D. T., Blum, H. M., Byrne, C., Links, P. S., Lipman, E. L., MacMillan, H. L., Grant, N. I. R., Sanford, M. N., Szatmari, P., Thomas, H. & Woodward, C. (1992). Outcome prognosis and risk in a longitudinal follow-up study. *Journal of the American Academy of Child and Adolescent Psychiatry, 31,* 916 – 923.

Ogden, T. (2000). *Frühe Formen des Erlebens* (2. Aufl.). Wien, New York: Springer.

OPD (Hrsg.) (2006). *Operationalisierte Psychodynamische Diagnostik OPD-2.* Bern: Huber; Göttingen: Hogrefe.

OPD-KJ (Hrsg.) (2003). *Operationalisierte psychodynamische Diagnostik im Kindes- und Jugendalter.* Göttingen: Huber.

Orlinsky, D. E., Grawe, K. & Parks, B. K. (1994). Process and outcome in psychotherapy. In A. E. Bergin & S. L. Garfield (eds.), *Handbook of psychotherapy and behavior change* (pp. 257 – 310). New York: Wiley.

Ornstein, P. H. (1996). Empathy and the therapeutic dialogue: An historical-conceptual overview of self psychology and a brief clinical example. In J. Feher Gurewich & M. Tort (eds.), *The subject and the self* (pp. 77 – 92). Northvale (NJ), London: Jason Aronson.

Ottino, J. (1999). Suicide attempts during adolescence: Systematic hospitalization and crisis treatment. *Crisis, 20,* 41 – 48.

Palombo, J. (1990). The cohesive self, the nuclear self, and development in late adolescence. In S. C. Feinstein (ed.), *Adolescent psychiatry. Developmental and clinical studies, Vol. 17* (pp. 338 – 359). Chicago, London: The Universities of Chicago Press.

Parker, N. (1999). Eating disorders. In M. Lanyado & A. Horne, *The handbook of child and adolescent psychotherapy* (pp. 387 – 409). London: Routledge.

Paz, C. A. & De Paz, O. T. (1992). Adolescence and borderline pathology: Characteristics of the relevant psychoanalytic process. *International Journal of Psychoanalysis, 73,* 739 – 755.

Person, E. S. & Klar, H. (1994). Establishing trauma: The difficulty distinguishing between memories and fantasies. *Journal of the American Psychoanalytic Society, 42,* 1055 – 1081.

Perret-Catipovic, M. & Ladame, F. (1998). *Adolescence and psychoanalysis.* London: Karnac.

Pestalozzi, J. (2003). The symbolic and concrete: Psychotic adolescents in psychoanalytic psychotherapy. *The International Journal of Psychoanalysis, 84,* 733 – 753.

Peters, M. (2006). *Psychosoziale Beratung und Psychotherapie im Alter.* Göttingen: Vandenhoeck & Ruprecht.

Peters, U.-H. (1979). *Anna Freud. Ein Leben für das Kind.* München: Kindler.

Petersen, M.-L. (1994). Die Traumanalyse aus kommunikativer Sicht. *Analytische Kinder- und Jugendlichen-Psychotherapie, 81,* 41 – 62.

Petersen, M.-L. (1999). Überlegungen zur Wahl des Settings für die begleitende Psychotherapie der Bezugspersonen. *Analytische Kinder- und Jugendlichen-Psychotherapie, 103,* 339 – 360.

Petri, H. & Thieme, E. (1978). Katamnese zur analytischen Psychotherapie im Kindes- und Jugendalter. *Psyche, 32,* 21 – 51.

Pfeffer, C. R. (1997). Suicide and suicidality. In J. M. Wiener (ed.), *Textbook of child and adolescent psychiatry. 2nd edition* (pp. 727 – 738). Washington D.C.: American Academy of Child and Adolescent Psychiatry: American Psychiatric Press.

Pfleiderer, B. (1998). »Ich weiß gar nichts!« Möglichkeiten und Grenzen der Behandlung von sexuellem Missbrauch in der analytischen Kinder- und Jugendlichen-Psychotherapie. *Analytische Kinder- und Jugendlichen-Psychotherapie, 97,* 43 – 56.

Pfleiderer, B. (2002). Tiefenpsychologisch fundierte Psychotherapie bei Kindern und Jugendlichen. *Praxis der Kinderpsychologie und Kinderpsychiatrie, 51,* 31 – 38.

Piaget, J. & Inhelder, B. (1972). *Die Psychologie des Kindes.* Olten: Walter.

Pilz, I. (1995). Symbol, Symbolisierungsfähigkeit und die Bedeutung des Symbols in der Kinder- und Jugendlichen-Psychotherapie. *Analytische Kinder- und Jugendlichen-Psychotherapie, 86,* 93–108.

Plück, J., Döpfner, M. & Lehmkuhl, G. (2000). Internalisierende Auffälligkeiten bei Kindern und Jugendlichen in Deutschland – Ergebnisse der PAK-KID-Studie. *Kindheit und Entwicklung, 9,* 133 – 142.

Poehlmann, J. (2005). Representations of attachment relationships in children of incarcerated mothers. *Child Development, 76,* 679 – 696.

Poluda, E. S. (1999). Die psychosexuelle Entwicklung der Geschlechter im Vergleich. *Forum der Psychoanalyse, 15,* 101 – 119.

Ponesicky, J. (2005). Ost-West-Verhältnis 15 Jahre nach der Wende aus psychoanalytischer Sicht. *Forum Psychoanalyse, 21,* 380 – 387.

Rangell, L. (1989). Rapprochement and other crises. The specific and nonspecific in analytic reconstruction. *The Psychoanalytic Study of the Child, 44,* 19 – 39.

Raue, J. & Wolff, A. (1995). Das Diagnose-Profil des Instituts für analytische Kinder- und Jugendlichen-Psychotherapie Frankfurt a. M. *Analytische Kinder- und Jugendlichen-Psychotherapie, 86,* 109 – 126.

Reddemann, L. (2006). *Imagination als heilsame Kraft* (12. Aufl.). Stuttgart: Klett-Cotta.

Reddemann, L. & Sachsse, U. (1997). Traumazentrierte Psychotherapie. In U. Sachsse, *Psychologische Psychotherapie der Persönlichkeitsstörungen* (3. Aufl., S. 113 – 147). Bern: Huber; Göttingen: Hogrefe.

Reich, A. (1951). On countertransference. *International Journal of Psychoanalysis, 32,* 25 – 31.

Reich, W. (1933). *Charakteranalyse.* Wien: Selbstverlag.

Reicher, H. (2000). *Depressionen bei Kindern und Jugendlichen.* Münster: Waxmann.

Reid, S. (1999). The group as a healing whole. Group psychotherapy with children and adolescents. In M. Lanyado & A. Horne (Hrsg.), *The handbook of child and adolescent psychotherapy* (pp. 247 – 259). London: Routledge.

Reiter, L. (1978). Partnerschafts- und Familientherapie. In L. R. Schmidt (Hrsg.), *Lehrbuch der Klinischen Psychologie* (S. 492 – 501). Stuttgart: Enke.

Remschmidt, H., Schmidt, M. & Poustka, F. (2001). *Multiaxiales Klassifikationschema für psychische Störungen des Kindes- und Jugendalters nach ICD-10 der WHO*. Bern: Huber.

Resch, F. (1996). *Entwicklungspsychopathologie*. Weinheim: Beltz.

Resch, F. (1997). Selbstverletzendes Verhalten bei Kindern und Jugendlichen. In Hartmannbund (Hrsg.), *Symposion: Selbstverletzendes, selbstschädigendes und parasuizidales Verhalten bei Kindern und Jugendlichen*. Marl-Sinsen: Hartmannbund.

Resch, F. (1998a). Hilft Selbstverletzung dem verletzten Selbst? Zur Klinik und Psychodynamik der Automutilation bei Jugendlichen. *Analytische Kinder- und Jugendlichen-Psychotherapie, 97,* 71 – 85.

Resch, F. (1998b). Zur präpsychotischen Persönlichkeitsentwicklung in der Adoleszenz. *Psychotherapeut, 43,* 11 – 116.

Resch, F. & Schulte-Markwort, M. (2005a). *Kursbuch für integrative Kinder- und Jugendpsychotherapie. Schwerpunkt: Dissoziation und Trauma*. Weinheim: Beltz.

Resch, F. & Schulte-Markwort, M. (2005b). *Kursbuch für integrative Kinder- und Jugendpsychotherapie. Schwerpunkt: Sexualität*. Weinheim: Beltz.

Resch, F., Schulte-Markwort, M. & Bürgin, D. (1998). Operationalisierte psychodynamische Diagnostik im Kindes- und Jugendalter. Ein Beitrag zur Qualitätssicherung. *Praxis der Kinderpsychologie und Kinderpsychiatrie, 47,* 373 – 386.

Richmond, L. H. (1978). Some further observations on private practice and community clinic adolescent psychotherapy groups. *Corrective and Social Psychiatry, 24,* 57 – 61.

Richter, H.-E. (1963). *Eltern, Kind, Neurose*. Reinbek: Rowohlt.

Richter, H.-E. (1970). *Patient Familie*. Reinbek: Rowohlt.

Richter, H.-E. (1972). *Die Gruppe*. Reinbek: Rowohlt.

Ringbäck Weitoft, G., Haglund, B. & Rosen, M. (2000). Mortality among lone mothers in Sweden: A population study. *Lancet, 355,* 1215 – 1219.

Rinsley, D. B. (1967). The adolescent in residential treatment: Some critical reflections. *Adolescence, 2,* 83 – 95.

Robinson, L. H. (1999). In defense of parents. In S. C. Feinstein (ed.), *Adolescent psychiatry. Developmental and clinical studies, Vol. 17* (pp. 36 – 50). Chicago, London: The Universities of Chicago Press.

Rogers, R. (1970). The »unmotivated« adolescent patient who wants psychotherapy. *American Journal of Psychotherapy, 24,* 411 – 418.

Rosenkötter, L., de Boor, C., Erdèly, Z. E. & Matthes, I. (1968). Psychoanalytische Untersuchungen von Patientinnen mit funktioneller Amenorrhoe. *Psyche, 22,* 836 – 846.

Roth, A. & Fonagy, P. (2004). *What works for whom? A critical review of psychotherapy research* (2nd edition). New York: Guilford Press.

Rotmann, M. (1978). Über die Bedeutung des Vaters in der »Wiederannäherungskrise«. *Psyche, 32,* 1105 – 1147.

Rudolf, G. (2004). *Strukturbezogene Psychotherapie. Leitfaden zur psychodynamischen Therapie struktureller Störungen*. Stuttgart, New York: Schattauer.

Rudolf, G., Dilg, R., Grande, T., Jakobsen, T., Keller, W., Oberbracht, C., Pauli-Magnus, C., Stehle, S. & Wilke, S. (2001). Therapeutische Umstrukturierung im analytischen Prozess: Modellbildung und Verlaufsbeobachtungen. In A.-M. Schlösser & A. Gerlach (Hrsg.), *Kreativität und Scheitern* (S. 463 – 476). Gießen: Psychosozial-Verlag.

Rudolf, G., Jakobson, T., Hohage, R. & Schlösser, A. (2002). Wie urteilen Psychotherapiegutachter? *Psychotherapeut, 47,* 249 – 253.

Rüth, U. (2000). Ambulante tiefenpsychologisch fundierte oder psychoanalytische Behandlung von Kindern und Jugendlichen vor einer stationären Aufnahme in die Kinder- und Jugendpsychiatrie. *Analytische Kinder- und Jugendpsychotherapie, 107,* 355 – 373.

Rutter, M. & Smith, D. J. (1995). *Psychological disorders in young people: Time trends and their causes.* Chichester: Wiley.

Sachsse, U., Özkan, I. & Streeck-Fischer, A. (2002). *Traumatherapie – Was ist erfolgreich?* Göttingen: Vandenhoeck & Ruprecht.

Sandler, J. (1961). Sicherheitsgefühl und Wahrnehmungsvorgang. *Psyche, 15,* 124 – 131.

Sandler, J. (1976). Gegenübertragung und Bereitschaft zur Rollenübernahme. *Psyche, 30,* 297 – 305.

Sandler, J., Dare, C. & Holder, A. (2001). *Die Grundbegriffe der psychoanalytischen Therapie* (8. Aufl.). Stuttgart: Klett-Cotta.

Sandler, J. & Sandler, A.-M. (1994). Comments on the conceptualisation of clinical facts in psychoanalysis. *International Journal of Psychoanalysis, 75,* 995 – 1010.

Sandler, J. & Sandler, A.-M. (1999). *Innere Objektbeziehungen.* Stuttgart: Klett-Cotta.

Sandler, J., Kennedy, H. & Tyson, R. L. (1982). *Kinderanalyse. Gespräche mit Anna Freud.* Frankfurt am Main: Fischer.

Saß, H., Wittchen, H.-U., Zaudig, M. & Houben, I. (2003). *DSM-IV-TR.* Göttingen: Hogrefe.

Schacht, L. (1975). Die Entfaltung des Arbeitsbündnisses in der Analyse eines Adoleszenten. *Psyche, 29,* 21 – 34.

Schleske, G., Meng, H. & Bürgin, D. (2002). Trianguläre Phänomene in der Behandlung Jugendlicher im milieutherapeutischen Setting. Teil II: Die Bedeutung der Triangulierungsfähigkeit in der Adoleszenz. *Kinderanalyse, 10,* 143 – 160.

Schlippe, A. von & Schweitzer, J. (1996). *Lehrbuch der systemischen Therapie und Beratung.* Göttingen: Vandenhoeck & Ruprecht.

Schmidt-Denter, U. & Beelmann, W. (1997). Kindliche Symptombelastung in der Zeit nach einer ehelichen Trennung. Eine differentielle und längsschnittliche Betrachtung. *Zeitschrift für Entwicklungspsychologie und Pädagogische Psychologie, 29,* 26 – 42.

Schmukler, A. G. (1990). Termination in midadolescence. *The Psychoanalytic Study of the Child, 45,* 459 – 474.

Schmukler, A. G. (ed.) (1991). *Saying goodbye. A casebook of termination in child and adolescent analysis and therapy.* Hillsdale (NJ), London: The Analytic Press.

Schneider-Henn, K. (1988). *Die hungrigen Töchter – Eßstörungen bei jungen Mädchen.* München: Kösel.

Schoon, I. (2006). *Risk and resilience. Adaptations in changing times.* Cambridge: Cambridge University Press.

Schulte-Markwort, M. J. & Knölker, U. (1991). Therapieabbrüche im stationären Bereich. *Praxis der Kinderpsychologie und Kinderpsychiatrie, 40,* 28 – 33.

Schulte-Markwort, M., Diepold, B. & Resch, F. (1998). *Psychische Störungen im Kindes- und Jugendalter. Ein psychodynamisches Fallbuch.* Stuttgart, New York: Thieme.

Schur, M. (1978). Zur Metapsychologie der Somatisierung. In A. Mitscherlich & M. Mitscherlich (Hrsg.), *Seelischer Konflikt – körperliches Leiden* (S. 83 – 142). Reinbek: Rowohlt.

Schwarz, B. & Gödde, M. (1999). Depressivität von Müttern aus Trennungsfamilien: Welche Rolle können eine neue Partnerschaft und soziale Unterstützung spielen? In E. Sander (Hrsg.), *Trennung und Scheidung. Die Perspektive betroffener Eltern* (S. 75 – 93). Weinheim: Deutscher Studien Verlag.

Schwidder, W. (1975). *Schriften zur Psychoanalyse der Neurosen und psychosomatischen Medizin.* Göttingen: Vandenhoeck & Ruprecht.

Segal, H. (1988). Sweating it out. *The Psychoanalytic Study of the Child, 43,* 167 – 175.

Segal, H. (1993). A dictionary of Kleinian thought. *International Journal of Psychoanalysis, 74,* 417 – 419.

Seiffge-Krenke, I. (1986). *Psychoanalytische Therapie Jugendlicher.* Stuttgart: Kohlhammer.

Seiffge-Krenke, I. (1989). Problem intensity and the disposition of adolescents to take therapeutic advice. In M. Brambring, F. Loesel & H. Skowronek (eds.), *Children at risk* (pp. 457 – 477). Berlin, New York: de Gruyter.

Seiffge-Krenke, I. (1994). *Gesundheitspsychologie des Jugendalters.* Göttingen: Hogrefe.

Seiffge-Krenke, I. (1997a). Wie verändern sich die familiären Beziehungen im Jugendalter? Diskrepanzen in der Einschätzung von Jugendlichen und ihren Eltern. *Zeitschrift für Entwicklungspsychologie und Pädagogische Psychologie, 29,* 133 – 150.

Seiffge-Krenke, I. (1997b). Die psychoanalytische Perspektive. In H. Keller (Hrsg.), *Handbuch der Kleinkindforschung* (S. 183–216). Bern: Huber.

Seiffge-Krenke, I. (1999). Families with daughters, families with sons: Different challenges for family relationships and marital satisfaction? *Journal of Youth and Adolescence, 3,* 325 – 342.

Seiffge-Krenke, I. (2000). Ein sehr spezieller Freund: Der imaginäre Gefährte. *Praxis Kinderpsychologie und Kinderpsychiatrie, 49,* 689 – 702.

Seiffge-Krenke, I. (2001a). Neuere Ergebnisse der Vaterforschung: Sind Väter notwendig, überflüssig oder sogar schädlich für die Entwicklung ihrer Kinder? *Psychotherapeut, 46,* 391 – 397.

Seiffge-Krenke, I. (2001b). Väter und Söhne, Väter und Töchter. *Forum der Psychoanalyse, 17,* 51 – 63.

Seiffge-Krenke, I. (2001c). Die Bedeutung von Phantasieproduktionen für die Psychotherapie bei Kindern und Jugendlichen. *Zeitschrift für Analytische Kinder- und Jugendlichen-Psychotherapie, 109,* 113 – 130.

Seiffge-Krenke, I. (2001d). »Liebe Kitty, du hast mich gefragt …«: Phantasiegefährten und reale Freundschaftsbeziehungen im Jugendalter. *Praxis der Kinderpsychologie und Kinderpsychiatrie, 1,* 1 – 15.

Seiffge-Krenke, I. (2002). Emotionale Kompetenz im Jugendalter: Ressourcen und Gefährdungen. In M. v. Salisch (Hrsg.), *Emotionale Kompetenz entwickeln. Grundlagen in Kindheit und Jugend* (S. 51 – 72). Stuttgart: Kohlhammer.

Seiffge-Krenke, I. (2003a). Entwicklung in der frühesten Kindheit aus psychoanalytischer Sicht. In H. Keller (Hrsg.), *Handbuch der Kleinkindforschung* (3., korrig., überarb. und erw. Aufl., S. 183 – 221). Göttingen: Huber.

Seiffge-Krenke, I. (2003b). Testing theories of romantic development from adolescence to young adulthood: Evidence of a developmental sequence. *International Journal of Behavioral Development, 27,* 519 – 531.

Seiffge-Krenke, I. (2004a). Adoleszenzentwicklung und Bindung. In A. Streeck-Fischer (Hrsg.), *Adoleszenz – Bindung – Destruktivität* (S. 156 – 175). Stuttgart: Klett-Cotta.

Seiffge-Krenke, I. (2004b). *Psychotherapie und Entwicklungspsychologie. Beziehungen: Herausforderungen, Ressourcen, Risiken.* Heidelberg: Springer.

Seiffge-Krenke, I. (Hrsg.) (2005). *Aggressionsentwicklung zwischen Normalität und Pathologie.* Göttingen: Vandenhoeck & Ruprecht.

Seiffge-Krenke, I. (2006a). *Nach PISA. Stress in der Schule und mit den Eltern. Bewältigungskompetenz deutscher Jugendlicher im internationalen Vergleich.* Göttingen: Vandenhoeck & Ruprecht.

Seiffge-Krenke, I. (2006b). Leaving home or still in the nest? Parent-child relationships and psychological health as predictors of different leaving home patterns. *Developmental Psychology, 42,* 864 – 876.

Seiffge-Krenke, I. (2006c). Depressivität. In M. Klein (Hrsg.), *Kinder und Suchtgefahren.* Stuttgart: Schattauer.

Seiffge-Krenke, I. (2006d). Psychoanalytische und tiefenpsychologisch fundierte Therapie bei Kindern und Jugendlichen. In R. Rosner (Hrsg.), *Psychotherapieführer Kinder und Jugendliche. Seelische Störungen und ihre Behandlung* (S. 58 – 66). München: Beck.

Seiffge-Krenke, I. & von Salisch, M. (1996). Freundschaftsbeziehungen im Kindes- und Jugendalter. *Psychologie in Erziehung und Unterricht, 43,* 81 – 84.

Seiffge-Krenke, I. & Kollmar, F. (1998). Discrepancies between mothers' and fathers' perceptions of sons' and daughters' problem behaviour: A longitudinal analysis of parent-adolescent agreement on internalising and externalising problem behaviour. *Journal of Child Psychology and Psychiatry, 39,* 687 – 697.

Seiffge-Krenke, I., Hertel, M. & Nieder, T. (2001). Kommunikation und Coping von Vätern diabetischer Jugendlicher. *Kindheit und Entwicklung, 10,* 3 – 12.

Seiffge-Krenke, I. & Kirsch, H. (2002). The body in adolescent diaries – The case of Karen Horney. *The Psychoanalytic Study of the Child, 57,* 400 – 410.

Seiffge-Krenke, I. & Seiffge, J. M. (2005). »Boys play sport …?« Die Bedeutung von Freundschaftsbeziehungen für männliche Jugendliche. In V. King & K. Flaake (Hrsg.), *Männliche Adoleszenz* (S. 267–285). Frankfurt am Main, New York: Campus Verlag.

Seiffge-Krenke, I. & Cierpka, M. (2005). Themenheft: Kinderzeichnungen. Entwicklungspsychologische und klinische Perspektiven. *Praxis der Kinderpsychologie und Kinderpsychiatrie, 1.*

Seiffge-Krenke, I. & Gelhaar, T. (2006). Entwicklungsregulation im jungen Erwachsenenalter: Zwischen Partnerschaft, Berufseinstieg und der Gründung eines eigenen Haushalts. *Zeitschrift für Entwicklungspsychologie und Pädagogische Psychologie, 38*, 18–31.

Seiffge-Krenke, I., Beher, S. & Skaletz, C. (2006). Die Wende in der Wirksamkeitsforschung von systemischer Therapie/Familientherapie: Zeitbezogene Trends und Unterschiede zwischen verschiedenen Behandlungsmodellen. *Zeitschrift für Familienforschung* (im Druck).

Selman, R. L. (1984). *Die Entwicklung des sozialen Verstehens.* Frankfurt am Main: Suhrkamp.

Shane, E. & Shane, M. (1990). The opening phase: A developmental perspective. In T. J. Jacobs & A. Rothstein (eds.), *On beginning an analysis* (pp. 27–43). Madison: International Universities Press.

Shelley, M. W. (2000). *Frankenstein.* München: dtv.

Shirk, S. R. & Russell, R. L. (1996). Change process in child psychotherapy. New York: Guilford Press.

Showalter, E. (1998). *Hystories.* New York: Columbia University Press.

Shulman, S. & Seiffge-Krenke, I. (1997). *Fathers and adolescents. Developmental and clinical perspectives.* London, New York: Routledge.

Sidoli, M. & Bovensiepen, G. (1995). Experience of time and death fantasies in adolescence. In M. Sidoli & G. Bovensiepen (eds.), *Incest fantasies and self-destructive acts. Jungian and post-Jungian psychotherapy in adolescence* (pp. 25–35). New Brunswick, London: Transaction Publishers.

Sidor, A., Knebel, A. & Seiffge-Krenke, I. (2006). Ich-Entwicklung und frühere Partnerschaftserfahrungen als Determinanten des Intimitätsstatus. *Zeitschrift für Soziologie der Erziehung und Sozialisation, 26*, 295–310.

Silbereisen, R. K. & Walper, S. (1989). Arbeitslosigkeit und Familie. In R. Nave-Herz & M. Markefka (Hrsg.), *Handbuch für Familien- und Jugendforschung* (S. 535–557). Neuwied: Luchterhand.

Smetana, J. G., Yau, J. & Hanson, S. (1991). Conflict resolution in families with adolescents. *Journal of Research on Adolescence, 1*, 189–206.

Smith, M. L. & Glass, G. V. (1977). Metaanalysis of psychotherapy outcome studies. *American Psychologist, 32*, 752–760.

Spatz Widom, C. S. (1989). Does violence beget violence? A critical examination of the literature. *Psychological Bulletin 1*, 3–28.

Spiegel, L. A. (1951). A review of contributions to a psychoanalytic theory of adolescence: Individual aspects. *Psychoanalytic Study of the Child, 6*, 375–393.

Spiegel, L. A. (1958). Comments on the psychoanalytic psychology of adolescence. *Psychoanalytic Study of the Child, 13*, 296–304.

Staehle, A. (1999). »Innere Landschaften und Fremdkörper« – oder der »Schatten des Objektes«. Aus der Behandlung eines Jugendlichen mit Symbolisierungsstörungen. *Analytische Kinder- und Jugendpsychotherapie, 30*, 497–519.

Stark, M. (1996). From structural conflict to relational conflict. In L. Lifson (ed.), *Understanding therapeutic action. Psychodynamic concepts of cure,* Vol. 15 (pp. 237–252). Hillsdale (NJ): The Analytic Press.

Statistisches Bundesamt (2004). *Aktualisierte Tabellen zum Datenreport: Die Familie im Spiegel der amtlichen Statistik. Ausgewählte Ergebnisse des Mikrozensus 2003.* Bonn: Statistisches Bundesamt.

Steck, B. (1997). Narrative von adoptierten Kindern und Jugendlichen über ihren Beziehungs- und Herkunftsabbruch. *Analytische Kinder- und Jugendlichen-Psychotherapie, 95,* 335 – 350.

Steck, B. (1999). Die psychoanalytisch orientierte Psychodrama-Gruppentherapie bei Kindern und Jugendlichen. *Kinderanalyse, 7,* 23 – 52.

Stegmann, D. (1997). *Lebensläufe Alleinerziehender in West- und Ostdeutschland.* Wiesbaden: Bundesinstitut für Bevölkerungsforschung.

Stein, A. (1968). An evaluation of the results of group psychotherapy: A clinical appraisal. In S. Lesse (ed.), *An evaluation of the results of the* psychotherapies (pp. 153–189). Springfield (Illinois): Charles C. Thomas Publ.

Stein, M. H. (1990). Acting out: Special considerations of diagnosis and technique. In T. J. Jacobs & A. Rothstein (eds.), *On beginning an analysis* (pp. 179–199). Madison: International Universities Press.

Steinhausen, H.-C. (1996). *Psychische Störungen bei Kindern und Jugendlichen* (3. Aufl.). München: Urban & Schwarzenberg.

Stekel, W. (1938). *Technik der analytischen Psychotherapie.* Bern: Huber.

Stern, D. N. (1985). *The interpersonal world of the infant.* New York: Basic Books (dt.: Die Lebenserfahrung des Säuglings. Stuttgart: Klett-Cotta, 9. Aufl. 2007).

Stierlin, H. (1970). Familientherapie mit Adoleszenten im Lichte des Trennungsprozesses. *Psyche, 24,* 756 – 767.

Stierlin, H. (1973). Interpersonal aspects of internalizations. *International Journal of Psychoanalysis, 54,* 203–213.

Stierlin, H. (1975). The adolescent as a delegate of his parents. *Adolescent Psychiatry, 4,* 72 – 83.

Stierlin, H. (1980). *Von der Psychoanalyse zur Familientherapie.* Stuttgart: Klett-Cotta.

Stierlin, H. & Ravenscroft, K. (1974). Trennungskonflikte bei Jugendlichen. *Psyche, 28,* 719 – 746.

Stierlin, H., Rücker-Embden, I., Wetzel, N. & Wirsching, M. (2001). *Das erste Familiengespräch* (8. Aufl.). Stuttgart: Klett-Cotta.

Stork, J. (1993). Suizid und Inzestwunsch bei Adoleszenten. *Kinderanalyse, 1,* 13 – 23.

Stösser, D. & Klosinski, G. (1995). Die Eingangssituation in einer kinder- und jugendpsychiatrischen Poliklinik. Zugangswege, Informiertheit, Vorbereitung, Vorstellungen, Erwartungen und Befürchtungen bei Kindern, Jugendlichen und ihren Eltern. *Praxis Kinderpsychologie und Kinderpsychiatrie, 44,* 72 – 80.

Stracke, D. M. (2000). Überlegungen zur Funktion und Wirkungsweise bildnerischen Gestaltens innerhalb der Kinder- und Jugendlichen-Psychotherapie. *Analytische Kinder- und Jugendlichen-Psychotherapie, 105,* 71 – 90.

Streeck-Fischer, A. (1995). Stationäre Psychotherapie von Kindern und Jugendlichen mit sog. Frühstörungen. *Psychotherapeut, 40,* 79 – 87.

Streeck-Fischer, A. (1999a). Misshandelt – missbraucht: Probleme der Diagnostik und Psychotherapie traumatisierter Jugendlicher. In A. Streeck-Fischer (Hrsg.) (1999), *Adoleszenz und Trauma* (S. 174–223). Göttingen: Vandenhoeck & Ruprecht.

Streeck-Fischer, A. (Hrsg.) (1999). *Adoleszenz und Trauma.* Göttingen: Vandenhoeck & Ruprecht.

Streeck-Fischer, A. (2002a). Jugendliche in stationärer Psychotherapie mit Beispielen von Traumatisierten. *Psychotherapie im Dialog, 4,* 353–361.

Streeck-Fischer, A. (2002b). Tiefenpsychologisch fundierte Psychotherapie von Kindern und Jugendlichen – Einführung in die Thematik. *Praxis der Kinderpsychologie und Kinderpsychiatrie, 51,* 3–11.

Sturzbecher, D. & Tausendteufel, H. (2003). Gewalt unter Jugendlichen – Trends und Ursachen. In S. Andresen, K. Bock, M. Brumlik, H.-U. Schmidt & D. Sturzbecher (Hrsg.), *Vereintes Deutschland – geteilte Jugend. Ein politisches Handbuch* (S. 197–212). Opladen: Leske & Budrich.

Sugarman, A. (1997). Dynamic underpinnings of father hunger as illuminated in the analysis of an adolescent boy. *The Psychoanalytic Study of the Child, 52,* 227–243.

Sulloway, F. (1999). *Der Rebell in der Familie.* Berlin: Siedler Verlag.

Sydow, K. von, Beher, S., Retzlaff, R. & Schweitzer, J. (2006). *Die Wirksamkeit der systemischen Therapie/Familientherapie.* Heidelberg: Springer.

Thomä, H. & Kächele, H. (1997). *Lehrbuch der psychoanalytischen Therapie.* Heidelberg: Springer.

Timmermann, F. (2001). *Psychoanalytische Indikationsgespräche mit Adoleszenten.* Frankfurt am Main: Brandes & Apsel.

Tramontana, M. G. (1980). Critical review of research on psychotherapy outcome with adolescents. *Psychological Bulletin, 88,* 429–450.

Tylim, J. (1978). Narcissistic transference and countertransference in adolescent treatment. *Psychoanalytic Study of the Child, 33,* 279–292.

Vaillant, G. E. (1977). *Adaptation to life.* Boston, MA: Little, Brown.

VAKJP, Verein Analytischer Kinder- und Jugendlichentherapeuten (Hrsg.) (2003). *Analytische Kinder- und Jugendlichen-Psychotherapie: Berufsbild, Ausbildung, Rechtsgrundlagen.* Frankfurt am Main: Brandes & Apsel.

van der Kolk, B. A. (1999). Das Trauma in der Borderline-Persönlichkeitsstörung. *Persönlichkeitsstörungen: Theorie und Therapie, 3,* 21–29.

van IJzendoorn, M. H., Scheungel, C. & Bakermans-Kranenburg, M. J. (1999). Disorganized attachment in early childhood: Meta-analysis of precursors, concomitants and sequelae. *Development and Psychopathology, 11(2),* 225–249.

Vogt, M. & Winizki, M. (1996). Gruppentherapie als Unterstützung des Adoleszenzprozesses. *Analytische Kinder- und Jugendlichen-Psychotherapie, 91,* 285–312.

von Aster, M., Reitzle, M. & Steinhausen, H. C. (1994). Differentielle therapeutische und pädagogische Entscheidungen in der Behandlung von Kindern und Jugendlichen. *Psychotherapeut, 39,* 360–367.

von Klitzing, K. & Bürgin, D. (1994). Psychoanalytische Behandlung eines 8jährigen, in der frühen Kindheit deprivierten Jungen. *Zeitschrift für Kinder- und Jugendpsychiatrie, 22,* 206 - 213.

von Rad, M., Senf, W. & Bräutigam, W. (1998). Psychotherapie und Psychoanalyse in der Krankenversorgung: Ergebnisse des Heidelberger Katamnese-Projektes. *Psychotherapie, Psychosomatik und Medizinische Psychologie, 48,* 88 - 100.

von Widdern, S., Häßler, F., von Widdern, O. & Richter, J. (2004). Ein Jahrzehnt nach der Wiedervereinigung: Wie beurteilen sich Jugendliche einer nordostdeutschen Schülerstichprobe hinsichtlich ihrer psychischen Befindlichkeit? *Praxis Kinderpsychologie und Kinderpsychiatrie, 53,* 652 - 673.

Waddell, M. (1999). Assessing adolescents: Process or procedure – the problems of thinking about thinking. *Psychoanalytic Inquiry, 19,* 215–228.

Waddell, M. (2002). The assessment of adolescents. Preconceptions and realizations. *Journal of Child Psychotherapy, 28,* 365 - 382.

Waldvogel, B. (1997). Längere Psychotherapien wurden als nützlicher erlebt. Ergebnisse und Diskussion einer unabhängigen Umfrage in den USA. *Forum der Psychoanalyse, 13,* 172 - 182.

Walper, S. & Pekrun, R. (2001). *Familie und Entwicklung.* Göttingen: Hogrefe.

Walsh, S., Shulman, S., Bar-On, Z. & Tsur, A. (2006). The role of parentification and family climate in adaptation among immigrant adolescents in Israel. *Journal of Research on Adolescence, 16,* 321 - 350.

Wampold, B. E. (2001). *The great psychotherapy debate.* Mahwah, NJ.

Waring, E. M. & Russell, L. (1980). Cognitive family therapy. *Journal of Sex and Marital Therapy, 6,* 258 - 273.

Weisz, J. R., Weiss, B., Hahn, S. S., Granger, D. A. & Morton, T. (1995). Effects of psychotherapy with children and adolescents revisited: A meta-analysis of treatment outcome studies. *Psychological Bulletin, 117,* 450 - 568.

Welter, N. & Seiffge-Krenke, I. (2006). Essstörung oder dissoziative Störung? Diagnostische Probleme und Verschiebung des Konfliktfokus im Verlauf einer Jugendlichentherapie. *Kinderanalyse, 14,* 207 - 234.

Wenk-Reich, C. (1997). Aus der Analyse einer Adoleszenten: Work in Progress. *Kinderanalyse, 1,* 14 - 34.

Werner, E. E. & Smith, R. S. (1992). *Overcoming the odds: High risk children from birth to adulthood.* New York: Ithaca.

Westen, D., Ludolph, P., Silk, K., Kellam, A., Gold, L. & Lohr, N. (1990). Object relations in borderline adolescents and adults: Developmental differences. In S. C. Feinstein (ed.), *Adolescent psychiatry. Developmental and clinical studies,* Vol. 17 (pp. 360 - 384). Chicago, London: The Universities of Chicago Press.

Wiesse, J. & Weinstock-Kroczek, E. (1989). Anxiety in adolescence and its significance for psychoanalysis. *Adolescence, 24,* 403 - 410.

Will, H. (2006). *Psychoanalytische Kompetenzen. Standards und Ziele für die Psychotherapeutische Ausbildung und Praxis.* Stuttgart: Kohlhammer.

Willi, J. (1975). *Die Zweierbeziehung.* Reinbek: Rowohlt.

Willi, J. (1996). *Ökologische Psychotherapie*. Göttingen: Hogrefe.

Windaus, E. (1991). Die Marginalisierung der Kinderanalyse. *Arbeitshefte Kinderanalyse, 14,* 37–55.

Windaus, E. (2000). Vom Amokläufer zum gerupften Huhn. Aus einer Fokaltherapie mit einem 12-jährigen Jungen. *Analytische Kinder- und Jugendlichen-Psychotherapie, 32,* 365–392.

Windaus, E. (2003). Die Zukunftsfähigkeit der Kinder- und Jugendlichen-Psychoanalyse. Wissenschaftstheoretische und berufspolitische Perspektiven der analytischen Kinder- und Jugendlichen-Psychotherapie. *Analytische Kinder- und Jugendlichen-Psychotherapie, 4,* 545–569.

Windaus, E. (2004a). Studien zur Wirksamkeit von psychoanalytischer Therapie bei Kindern und Jugendlichen. *Forum der Psychoanalyse, 20,* 39–44.

Windaus, E. (2004b). Übersicht über Studien und Katamnesen im Bereich der psychoanalytischen Kinder- und Jugendlichen-Psychotherapie. *Forum der Psychoanalyse, 20,* 44–54.

Windaus, E. (2005). Wirksamkeitsstudien im Bereich der tiefenpsychologisch fundierten und analytischen Kinder- und Jugendlichen-Psychotherapie: eine Übersicht. *Praxis der Kinderpsychologie und Kinderpsychiatrie, 54,* 530–558.

Winkelmann, K. et al. (2000). Stabilität des Therapieerfolges nach analytischer Kinder- und Jugendlichen-Psychotherapie – eine Fünf-Jahres-Katamnese. *Praxis der Kinderpsychologie und Kinderpsychiatrie, 49,* 315–328.

Winkelmann, K. et al. (2003). *Heidelberger Studie zur analytischen Langzeitpsychotherapie bei Kindern und Jugendlichen. Zwischenbericht III, März 2003.*

Winnicott, D. W. (1960). The theory of the parent-infant relationship. *International Journal of Psychoanalysis, 41,* 585–595.

Winnicott, D. W. (1965). *The maturational processes and the facilitating environment*. London: Hogarth.

Winnicott, D. W. (1969a). *Kind, Familie und Umwelt*. München, Basel: Reinhardt.

Winnicott, D. W. (1969b). Übergangsobjekte und Übergangsphänomene. *Psyche, 23,* 666–682.

Winnicott, D. W. (1971). *Playing and reality*. London: Tavistock Publications.

Winnicott, D. W. (1974/2002). *Reifungsprozesse und fördernde Umwelt*. Gießen: Psychosozial-Verlag.

Winnicott, D. W. (1996). *Blick in die analytische Praxis*. Stuttgart: Klett-Cotta.

Wirsching, M. (1979). Jugendliche und ihre Familien. In F. Specht, K. Gerlicher & K. Schütt (Hrsg.), *Beratungsarbeit mit Jugendlichen* (2. Aufl., S. 36–44). Göttingen: Vandenhoeck & Ruprecht.

Wittchen, H.-U., Nelson, C.B. & Lachner, G. (1998). Prevalence of mental disorders and psychosocial impairments in adolescents and young adults. *Psychological Medicine, 28,* 109–126.

Wittenberger, A. (1996). Abbruch einer Analyse. Einige Überlegungen zur Übertragungs-Gegenübertragungs-Konstellation im Dora-Fall. *Kinderanalyse, 4,* 385–405.

Wolff, A. (1998). Fokaltherapie bei Kindern und Jugendlichen – Vorläufiger Bericht über ein Projekt. In U. Jongbloed-Shurig & A. Wolff (Hrsg.), *»Denn wir können die Kinder nach unserem Sinne nicht formen«. Beiträge zur Psychoanalyse des Kindes- und Jugendalters* (S. 164 – 174). Frankfurt am Main: Brandes & Apsel.

Wurmser, L. (1981). *The mask of shame*. Baltimore (Maryland): Jason Aronson.

Zacharias, G. (1967). Zum Begriff des Widerstands und über die Methode der deskriptiven Widerstandsbearbeitung. *Zeitschrift für Psychotherapie, 17,* 27 – 32.

Zeanah, C. H., Smyke, A. T., Koga, S., Carlson, E. & the BEIP Core Group (2005). Attachment in institutionalized and community children in Romania. *Child Development, 76,* 1015 – 1028.

Zulliger, H. (1973). Die Spaziergangsbehandlung – eine Form des psychotherapeutischen Umgangs mit gefährdeten Jugendlichen. In G. Biermann (Hrsg.), *Handbuch der Kinderpsychotherapie* (3. Aufl.). München, Basel: Reinhardt.

Zwiebel, R. (1992). *Der Schlaf des Analytikers*. Stuttgart: Verlag für Internationale Psychoanalyse.

Personenregister

Sachwortregister

Robert Brooks / Sam Goldstein:

Das Resilienz-Buch

Wie Eltern ihre Kinder fürs Leben stärken –
Das Geheimnis der inneren Widerstandskraft

Mit einem Vorwort von Edgar Friederichs
Aus dem Amerikanischen von Ulrike Stopfel
375 Seiten, Klappenbroschur, ISBN 978-3-608-94421-1

Wie kommt es, dass ein Kind Nackenschläge oder eine Niederlage gut wegsteckt, ein anderes dagegen daran zerbricht? Wieso gelingt es manchen Kindern, aus Krisen sogar gestärkt hervorzugehen? Welche Eigenschaften bringen diese Kinder mit, und welche Weichen für seelische Widerstandskraft werden schon in der Kindheit gestellt? Die Autoren, zwei erfahrene Kindertherapeuten, beschreiben, was die Eltern und Erzieher dafür tun können, dass die Kinder »stark« werden und die entscheidenden Ressourcen erwerben, die es ihnen ermöglichen, ihre Lebensbelastungen erfolgreich zu bewältigen. Sie vermitteln Eltern und Erziehern die Zuversicht, dass sie ihren Kindern vieles mit auf den Lebensweg geben können, was ihnen die seelische Widerstandskraft gibt, die sie benötigen, um später auch selbstständig ihren Weg im Leben zurückzulegen.

Affektregulierung, Mentalisierung und die Entwicklung des Selbst

Von Peter Fonagy, György Gergely, Elliot L. Jurist und Mary Target
Aus dem Englischen von Elisabeth Vorspohl
572 Seiten, gebunden, ISBN 978-3-608-94384-9

Dieses Buch ist eine großangelegte Synthese, in der es um das spannungsreiche Gegen- und Miteinander von Psychoanalyse, Entwicklungspsychologie und Bindungstheorie geht. Es schlägt eine Brücke zwischen den Disziplinen, indem die Autoren das Bindungskonzept neu beleuchten. Es geht nicht mehr nur um die Herstellung von Bindung an sich, sondern darum, das Kind durch sichere Beziehungen so auszustatten, dass es das Verstehen mentaler Zustände im Anderen und im Selbst entwickeln kann. Das Konzept der Mentalisierung wird damit zum zentralen Punkt für das menschliche Funktionieren im sozialen Umfeld.

Klett-Cotta